MONOCLONAL GAMMOPATHY
ASSOCIATED RENAL DISEASES

MONOCLONAL GAMMOPATHY
ASSOCIATED RENAL DISEASES

单克隆丙种球蛋白病
相关肾病

谌贻璞 编著

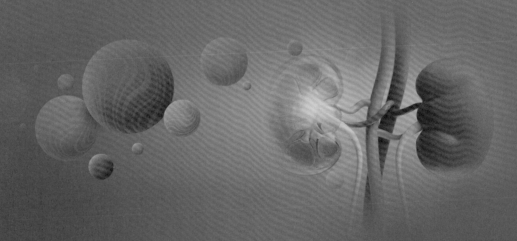

人民卫生出版社
·北京·

图书在版编目（CIP）数据

单克隆丙种球蛋白病相关肾病 / 谌贻璞编著 .
北京 ：人民卫生出版社，2024. 12. -- ISBN 978-7-117-
37203-9

Ⅰ. R559

中国国家版本馆 CIP 数据核字第 2024B686T9 号

人卫智网	www.ipmph.com	医学教育、学术、考试、健康， 购书智慧智能综合服务平台
人卫官网	www.pmph.com	人卫官方资讯发布平台

单克隆丙种球蛋白病相关肾病

Dankelong Bingzhongqiudanbaibing Xiangguan Shenbing

编　　著：谌贻璞
出版发行：人民卫生出版社（中继线 010-59780011）
地　　址：北京市朝阳区潘家园南里 19 号
邮　　编：100021
E - mail：pmph @ pmph.com
购书热线：010-59787592　010-59787584　010-65264830
印　　刷：北京华联印刷有限公司
经　　销：新华书店
开　　本：787 × 1092　1/16　　印张：18
字　　数：382 千字
版　　次：2024 年 12 月第 1 版
印　　次：2025 年 2 月第 1 次印刷
标准书号：ISBN 978-7-117-37203-9
定　　价：129.00 元

打击盗版举报电话：010-59787491　E-mail：WQ @ pmph.com
质量问题联系电话：010-59787234　E-mail：zhiliang @ pmph.com
数字融合服务电话：4001118166　E-mail：zengzhi @ pmph.com

作者简介
————————

谌贻璞

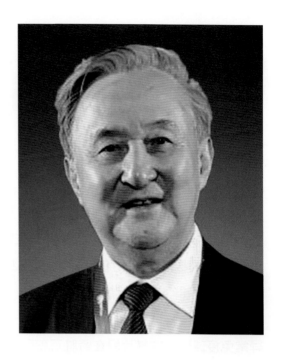

　　教授、主任医师、博士研究生导师，1962 年毕业于北京医学院（现北京大学医学部）医疗系，留学美国及澳大利亚。曾先后任职于北京大学第一医院、中日友好医院及首都医科大学附属北京安贞医院。曾任中华医学会肾脏病学分会主任委员，中国医师协会肾脏内科医师分会副会长，以及亚太肾脏病学会理事；曾任北京医学会常务理事、监事及肾脏病学分会主任委员，北京医师协会常务理事、副会长及肾脏内科专科医师分会会长；曾任卫生部继续医学教育委员会及全国继续医学教育委员会委员；曾任国际肾脏病学会会刊 Kidney International 编委、亚太肾脏病学会会刊 Nephrology 编委，以及《中华肾脏病杂志》主编。

　　谌贻璞教授长期致力于医教研工作，曾获省部级及国家级面上或重大科研项目 27 项；在国内、外杂志发表论文 490 余篇，主编及参编国内医学著作 66 部，国外医学著作 2 部；曾获国家级及省部级科学技术进步奖 19 次，1992 年被评为卫生部有突出贡献的中青年专家，享受国务院政府特殊津贴。2020 年被中华医学会肾脏病学分会授予"终身成就专家"。

序一

根据联合国统计，目前全球 65 岁及以上老年人口数量已达 7.7 亿人，预计到 2050 年将增长至 22 亿人。我国也正在快速进入老龄化社会，老龄人口的增加导致疾病谱发生重要变化。单克隆丙种球蛋白病相关肾病就是一种发病率日益增加、多发于 50 岁以上人群的常见疾病。

单克隆丙种球蛋白病相关肾病，是一组由 B 淋巴细胞或浆细胞克隆性增殖产生的异常免疫球蛋白或其片段在肾脏沉积所导致的肾脏疾病。肾脏组织中发现单克隆免疫球蛋白（M 蛋白）沉积是该组疾病的特点，多数患者可在血液或尿液中检测出 M 蛋白。导致单克隆丙种球蛋白病的疾病谱广泛，包括相对良性的、意义未明的单克隆丙种球蛋白病和多发性骨髓瘤等血液系统恶性肿瘤。多发性骨髓瘤是老年人最常见的疾病之一（平均发病年龄 65 岁），预后仍不容乐观，50% 以上患者会发展为肾功能障碍，其中 10% 需要透析。本书作者通过阅读、分析大量文献资料并结合几十年丰富的临床实践经验，详尽介绍了单克隆丙种球蛋白病及其肾病的相关检验及免疫病理检查，导致单克隆丙种球蛋白病的各种血液病及其治疗，以及单克隆丙种球蛋白病相关肾病的疾病特点等。不仅有助于提高肾脏病医师对该病的认识，也让血液病、肿瘤、免疫性疾病等其他专科医师从中找到适合本领域开展的临床实践和疾病研究的内容和方法。

本书内容丰富、文字流畅、图文并茂，读后能充分提高对这类疾病的认识和理解。谌教授是我国肾脏病学界著名的老一辈学者，耄耋之年仍辛勤耕耘、笔耕不辍，令人深深敬佩。

2024 年 6 月 20 日

序二

单克隆丙种球蛋白病是近年来研究的热点课题，与肾脏疾病的关系非常密切，其来源、临床表现、治疗方法和预后均有多种学说和争论，是肾脏病医师和血液科医师最关心的问题。

《单克隆丙种球蛋白病相关肾病》一书的编著与出版恰逢其时，弥补了这一学术领域的空白。

谌教授虽然年事已高，仍笔耕不辍，孜孜不倦地编著了《单克隆丙种球蛋白病相关肾病》，令人钦佩。

谌教授编著的这本著作从理论到临床实践对该类疾病进行了全面叙述，编入了精美的插图，内容丰富、新颖、实用，编排具有逻辑性，加入了当前最新的研究成果，可称图文并茂的精品著作。

谌教授历来对学术和知识的态度是"求真、求实、求新"，这种优良作风也体现在了这本著作中。

我相信，该书的问世，必然引起业界的赞许及好评。

郭万忠

2024 年 6 月 10 日

序三

单克隆丙种球蛋白病相关肾病常发生于老年人,在已经步入老龄化社会的国家,发病率日益升高,从以往的罕见病演变为如今的常见病。但是,现今临床医师对这类疾病的认识明显不足,亟须一本好参考书帮助学习提高。谌贻璞教授从医六十余载,今时今日,依然坚守临床一线,对临床工作严谨敬业,对新知识和新进展执着探索。仁心仁术,大医精诚,是这本著作的出发点,也是这本著作的落脚点。

本著作上篇介绍了导致单克隆丙种球蛋白病相关肾病的基础血液病知识,详细地讲解了相关检验、免疫病理及药物的基础知识。该病在老年人中发病率高,却极易漏诊、误诊,可无特异性地表现为高血压、血尿、肾病综合征等,故血/尿蛋白电泳、血/尿免疫固定电泳、血清游离轻链的检测在此类患者中的筛查极有必要。值得一提的是,谌教授已在全国率先反复地对这些重要检测实验进行宣讲,帮助大家提高了认识。此外,谌教授强调肾脏病理检查中的免疫病理,对于单克隆丙种球蛋白病相关肾病的诊断及鉴别诊断至关重要。下篇逐一地对各种单克隆丙种球蛋白病相关肾病做了详细介绍,包括单克隆丙种球蛋白病引起的各种肾损害(肾小球、肾血管、肾小管及肾间质)。本著作娓娓道来不同疾病的不同特点,甚至囊括了罕见的特殊类型,系统、全面、细化、严谨,深入浅出,见"树木"也见"森林"。

谌教授耄耋之年,仍笔耕不辍。这本凝聚智慧、经验和哲理的著作,匠心匠制,是谌教授从医经验的结晶,是年轻医师实践的宝典,是科学前沿知识的总汇,必将对提高单克隆丙种球蛋白病相关肾病的认识及诊治水平作出重要贡献!本著作完完全全切合了谌教授对自己写本书时"正确,新,实用"的要求准则,是对那些挑灯夜读的日子、那些细细钻研病例的时光的最好致敬。我敬佩谌教授对科学的执着,谌教授是我终身学习的榜样!静心反复研读谌教授这一著作,真乃余音绕梁,唇齿回甘!

陈楠

2024 年 6 月 21 日

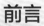

前言

　　我国从 1999 年起已进入老龄化社会,老龄人口一直在迅速增长,与之伴随的疾病谱也在发生重大变化。作为肾内科医师我已明显感到单克隆丙种球蛋白病相关肾病患者数量日益增多,而我们从前对这类疾病认识不足,目前国内也无这方面专著,这就激起了我书写此书的责任。写本书时,笔者对自己提出的要求是,全书内容要"正确,新,实用",并始终照此努力。

　　本书分成上、下篇两部分。上篇扼要地介绍了导致单克隆丙种球蛋白病的基础血液病,并介绍了相关检验、肾病免疫病理及药物知识,为阅读下篇打基础。本书主要内容在下篇,逐一地对各种单克隆丙种球蛋白病相关肾病做了归类介绍,并尽量纳入了最新进展(包括对疾病认识的争议)。

　　在编写格式上本书做了如下两项工作:第一,正文参考文献加注了角标,以便读者查寻和阅读相关文献,更好地理解所讲内容;第二,在正文的疾病、检验及药物名称后都标注了英文,这是因为某些疾病可能有不同中文名称,而许多新药无统一的中文译名,标注英文能避免误解。上述工作也能增加本书严谨性。

　　感谢北京协和医院血液内科李剑教授帮助审阅了本书第四章内容,并提出了宝贵的修改意见;感谢北京大学基础医学院病理学系邹万忠教授、北京大学第一医院超微病理诊断和研究中心王素霞教授及首都医科大学附属北京安贞医院检验科栾彩霞副主任技师为本书提供了一些宝贵的病理及检验图片;感谢北京中医药大学刘文斌博士后为本书绘制了一些插图。

　　非常感谢首都医科大学附属北京安贞医院肾内科的全体同事,是在救治患者的共同"战斗"中,我才逐渐提高了对单克隆丙种球蛋白病相关肾病的认识,而且本书引用的不少病理图片也是我们一同工作的结晶。

2021 年初,笔者已开始动笔,本想两年完成书写并出版,以将其作为自己大学毕业 60 周年的纪念。可是动笔方知"难",虽夜以继日地读和写,也到 2023 年底才落笔。在这段时日里,家人给予了我充分理解和支持,我也深深感谢!

本书如能对读者有所帮助,那就是笔者最大的欣慰!本书中不足或不当之处更希望各位读者给与指正。

首都医科大学附属北京安贞医院肾内科

2024 年 6 月 18 日

目录

上篇

单克隆丙种球蛋白病的
基础知识

第一章
单克隆丙种球蛋白病概述

克隆增殖的浆细胞或 B 淋巴细胞分泌完整的单克隆免疫球蛋白和 / 或其片段(游离轻链或重链)进入血液循环,能从血清和 / 或尿液中检出,即单克隆丙种球蛋白病(monoclonal gammopathy,MGP),也称单克隆免疫球蛋白血症(monoclonal immunoglobulinemia)[1-3]。单克隆丙种球蛋白与单克隆免疫球蛋白在本书中是相互通用的术语。

正常情况下,B 淋巴细胞受到免疫原刺激后活化,在辅助 T 细胞协助下,发生细胞增殖及分化,转变成浆细胞,合成及分泌可溶性抗体(多克隆免疫球蛋白)。但是,克隆增殖的 B 淋巴细胞也可以不转化成浆细胞,直接分泌单克隆免疫球蛋白和 / 或其片段[1]。

能导致 MGP 的基础血液病很多,可分为如下两大类:①恶性血液病:包括多发性骨髓瘤(multiple myeloma,MM),淋巴浆细胞性淋巴瘤(lymphoplasmacytoid lymphoma,LPL)/ 华氏巨球蛋白血症(Waldenström macroglobulinemia,WM),B 细胞非霍奇金淋巴瘤(B cell non-Hodgkin lymphoma,B-NHL)及慢性淋巴细胞白血病(chronic lymphocytic leukemia,CLL)[1-3]。②非恶性血液病:主要为意义未明的单克隆丙种球蛋白病(monoclonal gammopathy of undetermined significance,MGUS)[1-3]。

在 MGP 中上述各基础血液病所占比例如下:MGUS 最多见,在 MGP 中占 54.8%~77.6%,是恶性血液病的 1.2~3.6 倍[4-6];在恶性血液病中,MM 所占比例最高,为 49.0%~80.5%,其他疾病所占比例均较低,B-NHL 为 12.5%~14.3%,CLL 为 3.3%~8.0%,WM 为 4.6%~8.6%[4-6]。Al-Hussain 等[2]认为可将上述各病在恶性血液病中的占比粗略估计为:MM 占 60%,B-NHL、CLL 及 WM 各占 10% 左右。

在 MGP 中各种 M 蛋白(monoclonal protein)所占百分比如下[4,6]:单克隆 IgG 最高(占 42.8%~64.0%),单克隆 IgA(占 8.9%~23.0%)及 IgM(占 8.7%~13.6%)次之,单克隆游离轻链较低(占 2.7%~6.6%,不过我国上海及其周边地区却高达 15.9%[7]),单克隆 IgD 最低(仅占 0~5.3%)。此外,少数病例分泌双克隆 M 蛋白[4,6]。

MGP 可以没有临床症状,如 MGUS、冒烟型 MM 及冒烟型 WM,其只能从血和 / 或尿中检出 M 蛋白才被发现;而另一部分 MGP 患者,却能通过 M 蛋白的直接作用(沉积于器官组织,通过毒性反应或激活补体致病)或间接作用(不沉积于器官组织,在循环中激活补体或细胞因子致病)损伤器官组织,包括肾脏,出现临床症状[3](请参阅第六章)。

MGP 好发于老年人,文献报告我国 MGP 患者确诊时的平均年龄为 62.1~68.5 岁[6-7]。

2007 年西班牙学者 Bergón 等[4]报告了一个社区的流行病学调查资料（表 1-0-1），可以明显地看出，MGUS 及血液系统恶性肿瘤的年发病率都随着年龄增长而增高，且在 70 岁后增速加快，MGUS 的年发病率在 80 岁后达到高峰。所以，已进入老龄化社会的我国，对 MGP 及其所致器官损害（包括肾损害）应予以高度重视！

表 1-0-1　MGUS 及血液系统恶性肿瘤各年龄段的年发病率 *

年龄 / 岁	MGUS/10 万 $^{-1}$	血液系统恶性肿瘤 /10 万 $^{-1}$
0~29	0.06	0
30~39	0.76	0.30
40~49	2.37	1.64
50~59	5.99	5.61
60~69	13.77	18.84
70~79	54.99	55.01
≥80	116.05	52.53
全年龄	5.8	4.92

注：MGUS，意义未明的单克隆丙种球蛋白病。* 每年每 10 万人口的发病例数。

　　MGP 属于血液系统疾病，血液科医师当然需要熟知其诊断与治疗方法，但是，因为该疾病能侵犯多种器官组织，所以其他相关科室的医师，包括肾内科医师，也需要对它十分了解。

参考文献

［1］ ATTAELMANNAN M, LEVINSON S S. Understanding and identifying monoclonal gammopathies [J]. Clin Chem, 2000, 46 (8 Pt 2): 1230-1238.

［2］ AL-HUSSAIN T, HUSSEIN M H, AL MANA H, et al. Renal involvement in monoclonal gammopathy [J]. Adv Anat Pathol, 2015, 22 (2): 121-134.

［3］ SETHI S, FERVENZA F C, RAJKUMAR S V. Spectrum of manifestations of monoclonal gammopathy-associated renal lesions [J]. Curr Opin Nephrol Hypertens, 2016, 25 (2): 127-137.

［4］ BERGÓN E, MIRAVALLES E. Retrospective study of monoclonal gammopathies detected in the clinical laboratory of a Spanish healthcare district: 14-year series [J]. Clin Chem Lab Med, 2007, 45 (2): 190-196.

［5］ WILLRICH M A V, KATZMANN J A. Laboratory testing requirements for diagnosis and follow-up of multiple myeloma and related plasma cell dyscrasias [J]. Clin Chem Lab Med, 2016, 54 (6): 907-919.

［6］ 严云, 汪萍, 卞锦国, 等. 单克隆丙种球蛋白血症 639 例临床观察分析 [J]. 中国实用内科杂志 (临床版), 2006, 26 (15): 1164-1166.

［7］ WANG H, GAO C, XU L, et al. Laboratory characterizations on 2007 cases of monoclonal gammopathies in East China [J]. Cell Mol Immunol, 2008, 5 (4): 293-298.

第二章
单克隆丙种球蛋白病的相关检验

第一节　概　　述

在血清和 / 或尿液中检测出 M 蛋白（monoclonal protein），包括完整的单克隆免疫球蛋白（intact monoclonal immunoglobulin，M-iIg）及其片段轻链（light chain）或重链（heavy chain），是诊断单克隆丙种球蛋白病（monoclonal gammopathy，MGP）的前提，M 蛋白检验应包括定性（有无 M 蛋白存在）、分型（是哪种 M 蛋白）及定量检验。

常用的检验技术有蛋白电泳（protein electrophoresis，PE）包括琼脂糖凝胶电泳（agarose gel electrophoresis）及毛细管区带电泳（capillary zone electrophoresis）等。在此基础上又衍生出免疫削减法毛细管区带电泳（immunosubtraction electrophoresis by capillary zone electrophoresis）、免疫电泳（immunoelectrophoresis）及免疫固定电泳（immunofixation electrophoresis，IFE）。近 20 年利用免疫比浊技术又开发了血清游离轻链测定（serum free light chain assay，sFLC）及血清重轻链测定（serum heavy/light chain assay，sHLC）。上述检验技术的相互配合应用，已显著提高了 MGP 的诊断水平[1-4]。近几年，还有学者应用质谱技术如基质辅助激光解吸电离飞行时间质谱（matrix-assisted laser desorption ionization time of flight mass spectrometry）来检测 M 蛋白，具有高灵敏度及特异度特点，但是尚未在临床推广应用[2-4]。

免疫削减法毛细管区带电泳及免疫电泳现已少用，而基质辅助激光解吸电离飞行时间质谱尚未推广，故本章不做介绍。本章将着重介绍目前临床上最常用的 PE、IFE 及 sFLC，以及具有应用前途的 sHLC。

参考文献

[1] 程黎明, 刘文励. 单克隆免疫球蛋白血症的检测及临床意义 [J]. 内科急危重症杂志, 2013, 19 (6): 332-335.

[2] LEUNG N, BARNIDGE D R, HUTCHISON C A. Laboratory testing in monoclonal gammopathy of renal significance (MGRS)[J]. Clin Chem Lab Med, 2016, 54 (6): 929-937.

[3] WILLRICH M A V, KATZMANN J A. Laboratory testing requirements for diagnosis and follow-up of multiple myeloma and related plasma cell dyscrasias [J]. Clin Chem Lab Med, 2016, 54 (6): 907-919.

[4] WILLRICH M A V, MURRAY D L, KYLE R A. Laboratory testing for monoclonal gammopathies: focus

on monoclonal gammopathy of undetermined significance and smoldering multiple myeloma [J]. Clin Biochem, 2018, 51: 38-47.

第二节　血清及尿液蛋白电泳

血清或尿液中各蛋白质的分子量及电荷数不同,所以在电场作用下,其在支持介质(如凝胶)中迁移时,就会出现迁移率的差异,分成若干区带,染色后用光密度仪扫描对各区带进行分析(定性及定量),这种蛋白质分析技术即为蛋白电泳[1-2]。

一、血清蛋白电泳

正常人的血清蛋白电泳(serum protein electrophoresis, SPE)将出现 5 个区带,即白蛋白(albumin,在蛋白电泳图上常缩写为 Alb)带、α_1 球蛋白带、α_2 球蛋白带、β 球蛋白带及 γ 球蛋白带,进行染色及扫描定量后,能测出各条带在总蛋白中的百分比(图 2-2-1)[1-2]。

当血清中存在 M 蛋白(monoclonal protein)时,电泳图上会出现一条密集区带,扫描后呈现一个高耸窄峰,即单克隆峰(M-spike)(图 2-2-2)[1-4]。此 M 蛋白条带常位于 γ 带内,但有时也出现于其他区域[1-3]。有学者分析了 1 027 例多发性骨髓瘤(multiple myeloma, MM)患者的血清蛋白电泳图,发现 M 蛋白位于 γ 带、β 带与 γ 带间、β 带及 α_2 带的患者比例分别为 54%、12%、13% 及 1%[3]。单克隆 IgG 及 IgM 通常位于 γ 带,单克隆 IgA 位于 β 带与 γ 带间或 β 带,而轻链 κ 及 λ 可出现于各个区域中[4]。

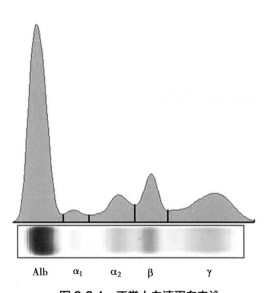

图 2-2-1　正常人血清蛋白电泳

注:可见 Alb,α_1,α_2,β 及 γ 条带。

(此图由栾彩霞副主任技师提供,特致谢)

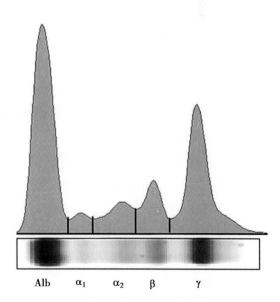

图 2-2-2　单克隆丙种球蛋白病患者血清蛋白电泳

注:在 γ 条带出现 M 蛋白。

(此图由栾彩霞副主任技师提供,特致谢)

SPE 在检测 M 蛋白上的优点是：①检验过程全部自动化，能减少人为误差，并适用于人群单克隆丙种球蛋白病（monoclonal gammopathy，MGP）筛查[2,4,5]；② SPE 除能对 M 蛋白定性外，还能定量（先用光密度仪对电泳条带进行扫描，测得 M 蛋白在总蛋白中的百分比，然后用生化分析仪检测血清总蛋白量，即可计算出 M 蛋白含量），这对监测病情变化及评估疗效均有意义[1]。不过，血清 M 蛋白需要达到一定浓度时 SPE 定量才准确，国际骨髓瘤工作组（International Myeloma Working Group，IMWG）认为 M 蛋白浓度需要达到 10g/L 以上，否则定量结果变异大，重复性差[3-4]。

但是，用 SPE 检测 M 蛋白也存在某些缺点。第一，M 蛋白的检测灵敏度低，以下情况容易漏诊：①意义未明的单克隆丙种球蛋白病（monoclonal gammopathy of undetermined significance，MGUS）：血清 M 蛋白浓度必须达到 0.5~2.0g/L SPE 定性才为阳性[6]，更有学者认为做 SPE 检测时，γ 带上 M 蛋白的检出限（detection limit）为 3~5g/L，α 或 β 带上为 7g/L[2]，故 M 蛋白负荷低的 MGUS 容易漏诊[2]；②单克隆 IgA 导致的 MGP：电泳时约 1/3 的 IgA 将移行至 β 带，若其浓度不够高则可能被存在于 β 带中的转铁蛋白、补体 C3 等血清蛋白掩盖，而无法识别[2-4]；③轻链型多发性骨髓瘤（light chain multiple myeloma，LCMM）：轻链的分子量小（为 22.5kDa[3-4,6]），很容易从肾小球滤过，导致其血清浓度较低，难被 SPE 检出[3-4]。不过，此时 SPE 可能出现另一现象，即 γ 带低平（扫描值低于参考值范围），这是 LCMM 患者浆细胞合成重链的能力被抑制，正常免疫球蛋白生成减少，出现低丙种球蛋白血症所致，应予以关注[2-5]。第二，SPE 虽能检出 M 蛋白，但是不能判断 M 蛋白的类型[2]。由于 SPE 的这些局限性，在诊断 MGP 方面仅能作为初筛试验[5]。

二、尿液蛋白电泳

尿液蛋白电泳（urine protein electrophoresis，UPE）的检测原理及操作与 SPE 相似。临床上主要用 UPE 检测尿中单克隆游离轻链（monoclonal free light chain，M-FLC），即本周蛋白（Bence-Jones protein，BJP）。正如前述，轻链分子量小，很容易通过肾小球滤过膜进入尿中，故尿中浓度较高易被检出。

而循环中完整的单克隆免疫球蛋白（intact monoclonal immunoglobulin，M-iIg）分子量大，若无肾小球疾病存在，将无法通过肾小球滤过膜进入尿液，所以由 M-iIg 引起的 MGP，无法通过 UPE 发现。有学者对 124 例浆细胞病（plasma cell disorders）患者同时进行了 SPE 及 UPE 检验，结果显示，在发现 M-iIg 的特异度上两者都很高，分别为 97.9% 及 99.2%，而灵敏度上 SPE 为 94.94%，UPE 却仅为 37.7%（与血中 M-iIg 不能滤至尿中相关）[7]。为此，现在多主张不将其用于 MGP 筛查[3]。

但是 UPE 在如下方面仍有意义：①协助诊断轻链型 MGP（如 LCMM）：正如前述，血中 M-FLC 很容易从肾小球滤过，致尿中浓度较高，而且检验前尿标本还能浓缩，更加提高了它的浓度，故用 UPE 检测 M-FLC 常比 SPE 灵敏[8]。②监测轻链型 MGP 的治疗效果：UPE 能对尿液 M-FLC 进行定量,故观察其在尿中的含量变化即能帮助判断轻链型 MGP 的治疗效果[2-3]。所以,UPE 不应完全被弃用,在轻链型 MGP 的诊断及疗效观察上,其能作为血清游离轻链测定(serum free light chain assay,sFLC)的补充来发挥作用。

参考文献

［1］程黎明, 刘文励. 单克隆免疫球蛋白血症的检测及临床意义 [J]. 内科急危重症杂志, 2013, 19 (6): 332-335.

［2］LEUNG N, BARNIDGE D R, HUTCHISON C A. Laboratory testing in monoclonal gammopathy of renal significance (MGRS)[J]. Clin Chem Lab Med, 2016, 54 (6): 929-937.

［3］WILLRICH M A V, KATZMANN J A. Laboratory testing requirements for diagnosis and follow-up of multiple myeloma and related plasma cell dyscrasias [J]. Clin Chem Lab Med, 2016, 54 (6): 907-919.

［4］WILLRICH M A V, MURRAY D L, KYLE R A. Laboratory testing for monoclonal gammopathies: focus on monoclonal gammopathy of undetermined significance and smoldering multiple myeloma [J]. Clin Biochem, 2018, 51: 38-47.

［5］WOLFF F, THIRY C, WILLEMS D. Assessment of the analytical performance and the sensitivity of serum free light chains immunoassay in patients with monoclonal gammopathy [J]. Clin Biochem, 2007, 40 (5/6): 351-354.

［6］ATTAELMANNAN M, LEVINSON S S. Understanding and identifying monoclonal gammopathies [J]. Clin Chem, 2000, 46 (8 Pt 2): 1230-1238.

［7］MC TAGGART M P, LINDSAY J, KEARNEY E M. Replacing urine protein electrophoresis with serum free light chain analysis as a first-line test for detecting plasma cell disorders offers increased diagnostic accuracy and potential health benefit to patients [J]. Am J Clin Pathol, 2013, 140: 890-897.

［8］TATE J, CALDWELL G, DALY J, et al. Recommendations for standardized reporting of protein electrophoresis in Australia and New Zealand [J]. Ann Clin Biochem, 2012, 49 (Pt 3): 242-256.

第三节　血清及尿液免疫固定电泳

一、血清免疫固定电泳

免疫固定电泳(immunofixation electrophoresis,IFE)是蛋白质区带电泳与抗原 - 抗体免疫沉淀反应相结合的 M 蛋白(monoclonal protein)分析技术。血清免疫固定电泳(serum immunofixation electrophoresis,sIFE)的操作过程如下:将血清样品分别注入加样梳的 6 个孔内,在琼脂糖凝胶板(或醋酸纤维膜)上进行电泳。电泳结束后,在第 1 泳道上(ELP 泳道)加蛋白固定剂(染色后显示出各蛋白电泳条带做参照),在第 2~5 条带上分别加抗 IgG 血清(抗免疫球蛋白抗体的抗原表位存在于重链 Fc 段,所以用抗 IgG 血清做试验即为检测其重链 γ)、抗 IgA 血清(检测重链 α)、抗 IgM 血清(检测重链 μ)、抗轻链 κ 及抗轻链 λ 血清,进行孵育,待免疫复合物形成并沉淀后,用吸水纸吸出多余的抗血清,烘干,染色,然后判读结果[1-2]。

正常人的 sIFE 结果只出现多克隆条带,条带弥散,染色较淡,边缘模糊(图 2-3-1),而单克隆条带(monoclonal band,简称 M 带)为浓聚、染色深、边界清晰的条带(图 2-3-2 及图 2-3-3)[2]。完整的单克隆免疫球蛋白(intact monoclonal immunoglobulin,M-iIg)会出现一条单克隆重链(γ、α 或 μ)及一条单克隆轻链(κ 或 λ),两者在同一水平位置;单克隆游离轻链(monoclonal free light chain,M-FLC)只出现一条单克隆轻链条带(κ 或 λ)[2]。需要注意的是,常规操作的 sIFE 结果只显示一条单克隆轻链条带时,不能立即下 M-FLC 诊断,因为 sIFE 的常规操作过程中并未添加抗 IgD(检测重链 δ)及抗 IgE(检测重链 ε)血清,标本中如果存在单克隆 IgD 或 IgE(后者罕见)时,常规的 sIFE 检验不可能显示其重链条带,但能显示出其单克隆轻链,所以此时 sIFE 的表现与 M-FLC 的检验结果相似。为解决这一问题,需要另外用抗 IgD 及抗 IgE 血清再做 sIFE,如果仍为单一的单克隆轻链条带,才能确诊为M-FLC[3-4]。

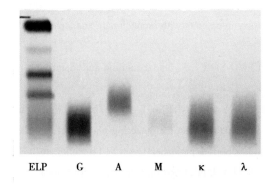

图 2-3-1　正常人血清免疫固定电泳
(此图由栾彩霞副主任技师提供,特致谢)

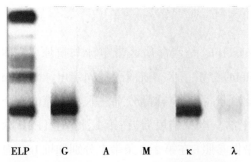

图 2-3-2　单克隆 IgG κ 血清免疫固定电泳
(此图由栾彩霞副主任技师提供,特致谢)

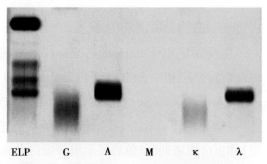

图 2-3-3　单克隆 IgA λ 血清免疫固定电泳
(此图由栾彩霞副主任技师提供,特致谢)

sIFE 在检测 M 蛋白上的优点是:①提高了检测灵敏度:文献报道,血清 M 蛋白浓度达到 0.1~0.5g/L 时 sIFE 即能检出[2-5],比血清蛋白电泳(serum protein electrophoresis,SPE)的检测灵敏度提高了 5~10 倍[2-4]。② sIFE 不但能检出 M 蛋白(定性检查),而且能对 M 蛋白(包括 M-iIg 及 M-FLC)进行分型。

sIFE 的主要缺点是:①检验结果需要人工根据图形进行判读,这就难以避免主观性,检验师的水平和认真程度十分影响结果准确率。因此,有条件时应提倡两位检验师双盲判读结果,看法不一致时讨论解决,若有必要还需重复 sIFE 检验[5]。② sIFE 不能进行 M 蛋白定量。

由于 sIFE 具有上述优点,现在已成为筛查 M 蛋白的重要试验,尤其在检验 M-iIg 上该技术最灵敏[5]。而且,sIFE 还常与其他 M 蛋白检验,如 SPE、尿液免疫固定电泳(urine immunofixation electrophoresis,uIFE)及血清游离轻链测定(serum free light chain assay,sFLC)联合应用,通过优势互补及相互验证能进一步提高检验的灵敏度及准确率。

二、尿液免疫固定电泳

因检测目的不同,uIFE 检验可分为如下两种:①检测尿液中各种 M 蛋白成分的 uIFE:此操作与 sIFE 相同,电泳后在 ELP 泳道加固定剂,在第 2~5 个泳道分别加抗 IgG、抗 IgA、抗 IgM、抗轻链 κ 及抗轻链 λ 血清,判读结果的方法也与 sIFE 相同。②检测尿液中本周蛋白(Bence-Jones protein,BJP)的 uIFE:该检验方法只是为了检测尿中 M-FLC,所以电泳后添加的试剂有所不同,在第 2~5 个泳道分别加抗 IgG、抗 IgA 及 IgM 的混合血清、抗轻链 κ 血清、抗轻链 λ 血清、抗游离轻链 κ 血清及抗游离轻链 λ 血清[6-7]。常用 24 小时尿或晨尿标本进行检测,若先将尿标本浓缩(根据情况决定浓缩倍数,常浓缩 10 倍,甚至浓缩 100 倍)能提高检测灵敏度[6-8]。

uIFE 的结果判读与 sIEF 相同,M 带为浓聚且边缘清晰的条带,多克隆条带为弥散且边缘模糊的条带[6-7]。用 uIEF 检测 BJP 常见如下 3 种结果:①尿液单克隆游离轻链 κ 阳性:第 3 及第 5 泳道出现相对应的 M 带,而第 2、4、6 泳道无 M 带(图 2-3-4);②尿液单克隆游离轻链 λ 阳性:第 4 及第 6 泳道出现相对应的 M 带,而第 2、3、5 泳道无 M 带(图 2-3-5);③尿中无 M-FLC:第 5 及第 6 泳道未出现条带,第 2、3、4 泳道也未出现 M 带(有肾脏病时可出现多克隆条带)[6]。

有时还能遇到如下两种结果:①尿中出现了 M-iIg,但无 M-FLC:在第 2 泳道及第 3(或第 4)泳道出现了相对应的 M 带,但第 5 及 6 泳道无条带(图 2-3-6);②尿中既有 M-iIg 又有 M-FLC:第 2 泳道出现一条 M 带,第 5(或第 6)泳道也出现一条 M 带(其位置与第 2 泳道上的 M 带不对应),第 3(或第 4)泳道出现两条 M 带,其中一条与第 2 泳道的 M 带相对应,另一条与第 5(或第 6)泳道的 M 带相对应(图 2-3-7)[6-7]。

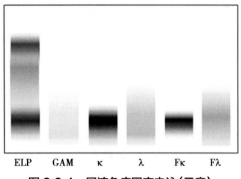

图 2-3-4 尿液免疫固定电泳(示意)

注:单克隆游离轻链 κ 阳性。

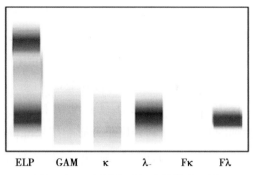

图 2-3-5 尿液免疫固定电泳(示意)

注:单克隆游离轻链 λ 阳性。

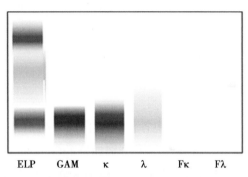

图 2-3-6 尿液免疫固定电泳(示意)

注:完整的单克隆免疫球蛋白,无单克隆游离轻链。

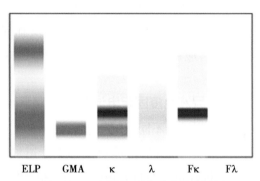

图 2-3-7 尿液免疫固定电泳(示意)

注:完整的单克隆免疫球蛋白及单克隆游离轻链 κ。

uIFE 检测 BJP 的灵敏度很高,能检出尿中浓度为 20~50mg/L 的 M-FLC[9]。而 Nowrousian 等[10]报告,他们检出的尿液 FLC κ 最低浓度为 5.4mg/L,FLC λ 为 17.4mg/L。现在,临床上常将 uIFE 与 sFLC 配合应用来提高 M-FLC 的检出水平[8]。

参考文献

[1] 程黎明, 刘文励. 单克隆免疫球蛋白血症的检测及临床意义 [J]. 内科急危重症杂志, 2013, 19 (6): 332-335.

[2] LEUNG N, BARNIDGE D R, HUTCHISON C A. Laboratory testing in monoclonal gammopathy of renal significance (MGRS)[J]. Clin Chem Lab Med, 2016, 54 (6): 929-937.

[3] WILLRICH M A V, KATZMANN J A. Laboratory testing requirements for diagnosis and follow-up of multiple myeloma and related plasma cell dyscrasias [J]. Clin Chem Lab Med, 2016, 54 (6): 907-919.

[4] WILLRICH M A V, MURRAY D L, KYLE R A. Laboratory testing for monoclonal gammopathies: focus on monoclonal gammopathy of undetermined significance and smoldering multiple myeloma [J]. Clin Biochem, 2018, 51: 38-47.

[5] 朱国庆, 姚宏静. 免疫固定电泳技术的应用体会 [J]. 实用医技杂志, 2007, 14 (35): 4858-4859.

［6］ 颜绵生, 喻雄文, 高玲. 免疫固定电泳法的应用: 检测本周蛋白 [J]. 中华检验医学杂志, 2001, 24 (5): 269-271.

［7］ 廖慧芳, 万建新, 颜绵生. 免疫固定技术检测尿本周蛋白及其临床分析 [J]. 海南医学, 2006, 17 (10): 140-141.

［8］ LEVINSON S S. Urine immunofixation electrophoresis remains important and is complementary to serum free light chain [J]. Clin Chem Lab Med, 2011, 49 (11): 1801-1804.

［9］ JENNER E. Serum free light chains in clinical laboratory diagnostics [J]. Clin Chim Acta, 2014, 427: 15-20.

［10］ NOWROUSIAN M R, BRANDHORST D, SAMMET C, et al. Serum free light chain analysis and urine immunofixation electrophoresis in patients with multiple myeloma [J]. Clin Cancer Res, 2005, 11 (24 Pt 1): 8706-8714.

第四节　血清游离轻链测定

在介绍血清游离轻链测定(serum free light chain assay, sFLC)之前,有必要对游离轻链(free light chain, FLC)的相关知识作一简要复习。生理情况下,人体合成轻链蛋白的数量比重链多,在组成免疫球蛋白后,剩余的轻链(约占 40%)就以游离形式存在于循环中,即血清 FLC[1]。此外,人体合成的 κ 及 λ 轻链也不等量,κ 轻链约占全部轻链的 2/3,为 λ 轻链的 1.8 倍[1-3]。但是,循环中的 FLC κ 多以单体形式存在,而 FLC λ 却以二聚体形式存在,所以 FLC κ 就比 FLC λ 更容易被肾脏清除,导致 FLC κ 的血清浓度中位数值反而比 FLC λ 低(两者之比为 0.9)[2-3]。如果 MGP 患者产生了单克隆游离轻链(monoclonal free light chain, M-FLC),上述生理平衡就会被打破,此时做 sFLC 就能够帮助疾病诊断。

现在常用乳胶颗粒增强免疫比浊法进行 sFLC。在此试验中,轻链的抗原表位(epitope)位于轻链恒定区(constant region of the light chain, CL),在其与重链结合的侧面上。于完整的免疫球蛋白分子中(轻链与重链相结合)此抗原表位被掩蔽,而在 FLC 上此表位暴露(图 2-4-1),所以,此特异抗体只与 FLC,而不与免疫球蛋白分子上的轻链结合[2,4-5]。试验用的抗人 FLC κ 及 FLC λ 抗体都已与乳胶颗粒交联,当此抗体与相应 FLC 结合时,这些乳胶颗粒就会随着免疫复合物的形成而迅速聚集,使反应液浊度增加,此时用浊度仪(散射比浊仪或投射比浊仪)测定反应液浊度,并与标准液浊度对比,即能获知血清 FLC κ 及 FLC λ 浓度,且能计算出血清游离轻链比值(serum free light chain ratio, rFLC),即 κ/λ 比率,上述全部操作均由仪器自动完成[4-6]。

2002 年 Katzmann 等[7]用此方法最早地确定了 sFLC 浓度的参考值范围: FLC κ 为 3.3 ~ 19.4mg/L, FLC λ 为 5.7~26.3mg/L, κ/λ 比率为 0.26~1.65。出现单克隆 κ 轻链血症时,血清 FLC κ 浓度增高, κ/λ 比率>1.65; 出现单克隆 λ 轻链血症时,血清 FLC λ 浓度增高, κ/λ 比率<0.26[4,6-7]。

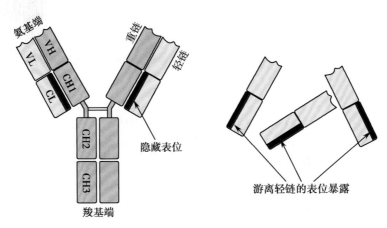

图 2-4-1 血清游离轻链测定的轻链抗原表位位置（示意）

注：VL，轻链可变区；VH，重链可变区；CL，轻链恒定区；CH，重链恒定区。

免疫比浊法检测血清 M-FLC 的优点是：①检测灵敏度显著提高：用此法检测血清 FLC κ 的下限值为 1.5mg/L，FLC λ 为 3mg/L，已低于正常人的血清 FLC 浓度[5-6]。②能对血清 M-FLC 进行定量检测：血清 FLC κ/λ 比率高于或低于参考值范围（0.26~1.65）时，提示血清 M-FLC 存在，动态观察 κ/λ 比率变化，能够了解血清中 M-FLC 量的增减[2]。③操作简便，能自动化完成。

由于 sFLC 具有上述优点，现已广泛应用于克隆增殖性浆细胞及 B 淋巴细胞疾病的 M-FLC 检测，对诊断单克隆轻链血症及动态观察病情变化都具有重要意义。此处拟对其在多发性骨髓瘤（multiple myeloma，MM）中的应用作一强调：①轻链型多发性骨髓瘤（light chain multiple myeloma，LCMM）：此型占 MM 患者的 15%~20%。血和 / 或尿中能检出 M-FLC，但无完整的单克隆免疫球蛋白（intact monoclonal immunoglobulin，M-iIg），骨髓单克隆浆细胞比例 ≥10% 才能诊断[6,8]。用传统方法检测尿本周蛋白（Bence-Jones protein，BJP）诊断 LCMM，大约一半患者会因检测结果呈假阴性而漏诊，而用 sFLC 则全部阳性，提示 sFLC 对 LCMM 诊断极为重要[6,8]。②完整的免疫球蛋白型多发性骨髓瘤（intact immunoglobulin multiple myeloma，IIMM）：在 MM 患者中 IIMM 约占 80%。已发现约 96% 的 IIMM 患者也同时具有 M-FLC[6,9]。这种患者在治疗过程中除需监测血清 M-iIg 的变化外，更需监测 M-FLC 的变化。由于完整的免疫球蛋白半衰期长（IgG 为 20~23d，IgA 为 5.8d，IgM 为 5.1d）而 FLC 短（仅 2~6h）[2]，所以用 sFLC 监测 M-FLC 的 κ/λ 比率变化比用血清蛋白电泳（serum protein electrophoresis，SPE）监测 M-iIg 量的变化能更及时判断疗效[6]。而在监测 IIMM 缓解病例复发时，sFLC 还有特殊作用。现已知 MM 在疾病过程中可能发生克隆演化（clone evolution），从而产生不同类型的 M 蛋白。如果 IIMM 复发时已经发生克隆演化，有可能从原来产生 M-iIg 变为仅产生 M-FLC，此时若不做 sFLC 则无法判断是否复发[6,9]。③不分泌型多发性骨髓瘤（nonsecretory multiple myeloma，NSMM）：占 MM

患者的 1%~5%。骨髓检查符合 MM 诊断(克隆浆细胞比例 ≥ 10%),但血清及尿液免疫固定电泳都检测不到 M 蛋白是此型特点[6]。sFLC 问世后,其检测结果却发现,38%~68% 的 NSMM 患者血清 FLC κ 或 FLC λ 浓度升高,κ/λ 比率异常,提示有 M-FLC 存在[10],为此,有学者已将这部分 MM 从 NSMM 中剥离出来,划归到寡分泌型多发性骨髓瘤(oligosecretory multiple myeloma,OSMM)[10]。2006 年国际骨髓瘤工作组(International Myeloma Working Group,IMWG)已规定对 NSMM 及 OSMM 患者进行评估时,都需要纳入 sFLC[11]。

此外,sFLC 还能检测血清游离轻链差值(difference in involved and uninvolved serum free light chains,dFLC),即受累与未受累血清游离轻链绝对值之差。近年已有几篇报道显示 dFLC 对判断 MGP 的疾病预后很有意义。用硼替佐米(bortezomib)治疗轻链型淀粉样变性病(light-chain amyloidosis,AL),治疗结束后检测 dFLC,然后将 dFLC 下降到 10mg/L 以下的患者与未降至此值的患者进行比较,发现前者的器官(心与肾)治疗效应、停用药物的持续时间及患者生存期都显著优于后者[12-13]。国内学者对 MM 初治患者治疗前 rFLC 及 dFLC 水平与疾病预后的关系进行了回顾性分析,发现治疗前 rFLC 水平小于 14.7 或 14.8,和 / 或 dFLC 水平小于 111mg/L 或 113mg/L 的患者,无症状生存期及总生存期均显著优于 rFLC 和 / 或 dFLC 水平超过上述数值者[14-15]。dFLC 在预测 MGP 预后上的意义,今后还需继续深入研究。

用免疫比浊法 sFLC 检测血清中 M-FLC 需注意如下事项:①血清存在高浓度多克隆 FLC 时检测 M-FLC 的灵敏度会降低:由于 sFLC 所用的抗 FLC 抗体并不能区分单克隆或多克隆 FLC,对两者都结合,故血清中存在高浓度多克隆 FLC 时(见于自身免疫病及感染性疾病),血清 FLC κ 及 FLC λ 检测值均会增高,但 κ/λ 比率仍在参考范围内[6]。假如 MGP 患者的血清 M-FLC 浓度低,那么做 sFLC 时高浓度多克隆 FLC 产生的浊度,就会将低浓度 M-FLC 产生的浊度掩盖,κ/λ 比率仍保持在参考范围内,导致 M-FLC 漏诊[16]。解决办法是同时用 uIFE 检测 BJP,uIFE 检测 BJP 不受多克隆 FLC 的影响,能弥补上述缺陷[16]。②肾功能不全致 FLC 排泄减少,蓄积的 FLC 会干扰 sFLC 的结果判读:肾功能不全时蓄积的 FLC 将依靠网状内皮系统清除,网状内皮系统清除与肾脏清除不同,不受 FLC 分子量影响,对 FLC κ 及 FLC λ 的降解并无差异。可是机体合成轻链 κ 的量比轻链 λ 多,这就必然造成肾功能不全时血清 FLC κ 浓度升高比 FLC λ 浓度升高显著,从而导致 κ/λ 比率升高[17-18]。2008 年 Hutchison 等[17]用 sFLC 试验对 688 例慢性肾脏病(chronic kidney disease,CKD)患者的血清 FLC 浓度进行了检测,确定了 CKD 人群的 κ/λ 比率参考范围,为 0.37~3.10。所以他们认为 CKD 肾功能不全患者诊断单克隆轻链血症的标准应与普通人群不同:血清 FLC κ 浓度增高致 κ/λ 比率>3.10 时,才能诊断为单克隆 κ 轻链血症;而血清 FLC λ 浓度增高致 κ/λ 比率<0.37 时,才能诊断为单克隆 λ 轻链血症。2019 年国内南京大学医学院附属金陵医院也进行了类似研究,他们检测了 1 128 例慢性肾功能不全(chronic renal insufficiency,CRI)患者的血清 FLC 浓度,确定 κ/λ 比率的参考范围为 0.52~2.36[18]。因此,肾功能不全

时,用 κ/λ 比率判断 M-FLC 的标准必须修订。

现在常用的 sFLC 方法有两种,包括 2001 年开发的应用 FLC 多克隆抗体进行检测的 Freelite 试验,以及 2011 年开发的应用 FLC 单克隆抗体进行检测的 N Latex 试验[5]。由于 Freelite 试验应用早,许多 sFLC 资料都来自 Freelite 试验,而且国际 sFLC 指南也是基于 Freelite 试验结果制定[6]。不过在实际应用中却发现 Freelite 试验存在如下缺点:用不同批次的抗 FLC 多克隆抗体进行检测时,低浓度的血清 FLC 检测结果差异较大[5,19];用不同的平台检测同一样品,结果也会出现差异,因此不同平台的检测值不宜通用[5,20]。临床医师应了解检测试验的这些局限性。

参考文献

[1] AL-HUSSAIN T, HUSSEIN M H, AL MANA H, et al. Renal involvement in monoclonal gammopathy [J]. Adv Anat Pathol, 2015, 22 (2): 121-134.

[2] WILLRICH M A V, KATZMANN J A. Laboratory testing requirements for diagnosis and follow-up of multiple myeloma and related plasma cell dyscrasias [J]. Clin Chem Lab Med, 2016, 54 (6): 907-919.

[3] WILLRICH M A V, MURRAY D L, KYLE R A. Laboratory testing for monoclonal gammopathies: focus on monoclonal gammopathy of undetermined significance and smoldering multiple myeloma [J]. Clin Biochem, 2018, 51: 38-47.

[4] HUNGRIA V T, ALLEN S, KAMPANIS P, et al. Serum free light chain assays not total light chain assays are the standard of care to assess monoclonal gammopathies [J]. Rev Bras Hematol Hemoter, 2016, 38 (1): 37-43.

[5] 何媛, 周涛, 苏婷, 等. 血清游离轻链不同定量检测方法的应用研究进展 [J]. 中国药物经济学, 2020, 15 (9): 123-128.

[6] JENNER E. Serum free light chains in clinical laboratory diagnostics [J]. Clin Chim Acta, 2014, 427: 15-20.

[7] KATZMANN J A, CLARK R J, ABRAHAM R S, et al. Serum reference intervals and diagnostic ranges for free kappa and free lambda immunoglobulin light chains: relative sensitivity for detection of monoclonal light chains [J]. Clin Chem, 2002, 48 (9): 1437-1444.

[8] ABRAHAM R S, CLARK R J, BRYANT S C, et al. Correlation of serum immunoglobulin free light chain quantification with urinary Bence Jones protein in light chain myeloma [J]. Clin Chem, 2002, 48 (4): 655-657.

[9] MEAD G P, CARR-SMITH H D, DRAYSON M T, et al. Serum free light chains for monitoring multiple myeloma [J]. Br J Haematol, 2004, 126 (3): 348-354.

[10] HEANEY J L J, CAMPBELL J P, GRIFFIN A E, et al. Diagnosis and monitoring for light chain only and oligosecretory myeloma using serum free light chain tests [J]. Br J Haematol, 2017, 178 (2): 220-230.

[11] DURIE B G, HAROUSSEAU J L, MIGUEL J S, et al. International uniform response criteria for multiple myeloma [J]. Leukemia, 2006, 20 (9): 1467-1473.

[12] MANWANI R, COHEN O, SHARPLEY F, et al. A prospective observational study of 915 patients with systemic AL amyloidosis treated with upfront bortezomib [J]. Blood, 2019, 134 (25): 2271-2280.

［13］SHEN K N, MIAO H L, ZHANG C L, et al. Posttreatment dFLC less than 10 mg/L predicts superior organ response and longer time to next treatment in newly diagnosed light-chain amyloidosis patients treated with bortezomib [J]. Leuk Lymphoma, 2021, 62 (4): 874-882.

［14］李璐, 姜华, 傅卫军, 等. 血清游离轻链比值及差值对初诊多发性骨髓瘤患者预后价值的评估与比较 [J]. 中华血液学杂志, 2019, 40 (4): 321-326.

［15］胡莉娜, 刘怡, 但刚, 等. rFLC 和 dFLC 对初治多发性骨髓瘤患者临床预后的影响及最佳 cutoff 值探讨 [J]. 中国实验血液学杂志, 2020, 28 (5): 1611-1617.

［16］LEVINSON S S. Polyclonal free light chain of Ig may interfere with interpretation of monoclonal free light chain κ/λ ratio [J]. Ann Clin Lab Sci, 2010, 40 (4): 348-353.

［17］HUTCHISON C A, HARDING S, HEWINS P, et al. Quantitative assessment of serum and urinary polyclonal free light chains in patients with chronic kidney disease [J]. Clin J Am Soc Nephrol, 2008, 3 (6): 1684-1690.

［18］李旭涵, 陈欣, 谌达程, 等. 肾功能对慢性肾脏病血清游离轻链的影响 [J]. 肾脏病与透析肾移植杂志, 2019, 28 (2): 113-118.

［19］TATE J, BAZELEY S, SYKES S, et al. Quantitative serum free light chain assay: analytical issues [J]. Clin Biochem Rev, 2009, 30 (3): 131-140.

［20］COTTEN S W, SHAJANI-YI Z, CERVINSKI M A, et al. Reference intervals and diagnostic ranges for serum free κ and free λ immunoglobulin light chains vary by instrument platform: implications for classification of patient results in a multi-center study [J]. Clin Biochem, 2018, 58: 100-107.

第五节　血清重轻链测定

2009 年 Bradwell 等[1]成功地创建了检测完整的单克隆免疫球蛋白（intact monoclonal immunoglobulin, M-iIg）的血清重轻链测定（serum heavy/light chain assay, sHLC）方法，他们从单克隆丙种球蛋白病（monoclonal gammopathy, MGP）患者的血清及尿液中提取并纯化了单克隆 IgG κ、IgG λ、IgA κ、IgA λ、IgM κ 和 IgM λ，用其做抗原分别免疫绵羊，获得了针对这些 M-iIg 的多克隆抗体[1-2]。这些抗体识别的免疫球蛋白抗原表位（epitope）位于重链恒定区 1（constant region of heavy chain 1, CH1）与轻链恒定区（constant region of light chain, CL）的结合面上，其抗原性取决于双方的肽结构[1,3-6]（图 2-5-1）。利用这些抗体做免疫比浊试验，就能对上述 6 种免疫球蛋白浓度进行定量检测，然后计算重轻链对的比率（heavy/light chain-pair ratio, rHLC），包括 IgG κ/IgG λ, IgA κ/IgA λ 及 IgM κ/IgM λ 的

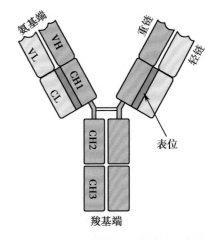

图 2-5-1　血清重轻链测定的抗原表位位置（示意）

注: VL, 轻链可变区; VH, 重链可变区; CL, 轻链恒定区; CH, 重链恒定区。

比率[1-3]。2009 年 Bradwell 等[1]及 2013 年美国梅奥医学中心(Mayo Clinic)[3]已确定了血清 rHLC 的参考范围(详见表 2-5-1 及表 2-5-2)。sHLC 结果的判读与血清游离轻链测定(serum free light chain assay,sFLC)相似,如果 rHLC 检测值大于参考范围的上限,即提示单克隆 Igκ 存在,小于参考范围的下限,即提示单克隆 Igλ 存在。

表 2-5-1 血清重轻链试验的参考范围[1]

重轻链	中位数	95% 置信区间
IgG κ/(g·L⁻¹)	7.76	4.23~12.18
IgG λ/(g·L⁻¹)	4.00	2.37~5.91
IgG κ/IgG λ	1.96	1.26~3.20
IgA κ/(g·L⁻¹)	1.27	0.43~2.36
IgA λ/(g·L⁻¹)	0.87	0.40~1.73
IgA κ/IgA λ	1.40	0.58~2.52
IgM κ/(g·L⁻¹)	0.77	0.33~1.54
IgM λ/(g·L⁻¹)	0.50	0.20~1.10
IgM κ/IgM λ	1.69	0.81~2.52

表 2-5-2 血清重轻链试验的参考范围[3]

重轻链	中位数	95% 置信区间
IgG κ/(g·L⁻¹)	6.45	4.34~10.80
IgG λ/(g·L⁻¹)	3.27	1.77~5.31
IgG κ/IgG λ	2.0	1.3~3.7
IgA κ/(g·L⁻¹)	1.22	0.53~2.62
IgA λ/(g·L⁻¹)	0.92	0.38~1.81
IgA κ/IgA λ	1.4	0.7~2.2
IgM κ/(g·L⁻¹)	0.64	0.22~1.43
IgM λ/(g·L⁻¹)	0.41	0.10~0.94
IgM κ/IgM λ	1.6	1.0~2.4

此外,在判读 sHLC 检测结果时,还需关注"重轻链对抑制(heavy/light chain pair suppression)"现象,表现为某单克隆免疫球蛋白(monoclonal immunoglobulin,M-Ig)水平增高时,其配对的非单克隆免疫球蛋白水平降低(例如单克隆 IgG κ 水平增高时,IgG λ 水平降低),这反映了单克隆浆细胞对重链类型相同的多克隆浆细胞的抑制[1-3]。现认为重轻链对抑制能够更灵敏、更有效地反映浆细胞疾病的克隆性,已有学者观察到,有时受检的免疫球蛋白水平正常,但其配对的免疫球蛋白已受抑,并已导致 rHLC 异常,此时仍能判断此受检免疫球蛋白为 M-Ig[1]。

免疫比浊法 sHLC 具有如下功能：判断有无 M-iIg（定性），判断是哪种 M-iIg（分型），并能对 M-iIg 进行定量分析（检测浓度及 rHLC 值）。①在定性上，其检测 M-iIg 的灵敏度总体上与血清蛋白电泳（serum protein electrophoresis，SPE）相当，不过其中检测单克隆 IgA 的灵敏度可能比 SPE 高（移行至 β 带的单克隆 IgA 常被掩盖，SPE 无法检出，但 sHLC 却不受影响）[1,2,4]。②在分型上，sHLC 能明确地判断 M-iIg 性质[1-2]。③在定量上，当 M 蛋白量低于10g/L 时，SPE 定量已不准确（详见本章第二节），而 sHLC 仍能准确检测，所以 sHLC 在判定 MM 患者治疗后有无微小残留病（minimal residual disease）上，具有独特功效[2,4-7]。

此外，还需要十分注意有无重轻链对抑制存在，近年已发现此现象能预测意义未明的单克隆球蛋白病（monoclonal gammopathy of undetermined significance，MGUS）向多发性骨髓瘤（multiple myeloma，MM）转化，及无症状（冒烟型）MM 向有症状（活动性）MM 进展（特别是单克隆 IgG 患者），这是其他所有 M 蛋白检验都不具备的功能[3,5,8]。

sHLC 目前只能检测单克隆 IgG、IgA 及 IgM，尚无检测 IgD 及 IgE 的试剂盒[4]，因此临床上高度怀疑 IgD 或 IgE 型（后者极罕见）MGP 时，需要增做相应的 sIFE 检验（详见本章第三节）。

参考文献

[1] BRADWELL A R, HARDING S J, FOURRIER N J, et al. Assessment of monoclonal gammopathies by nephelometric measurement of individual immunoglobulin kappa/lambda ratios [J]. Clin Chem, 2009, 55 (9): 1646-1655.

[2] 张聪丽, 王琛, 李剑. 血清重轻链检测在浆细胞病中的应用 [J]. 中国肿瘤临床, 2016, 43 (15): 646-649.

[3] KATZMANN J A, CLARK R, KYLE R A, et al. Suppression of uninvolved immunoglobulins defined by heavy/light chain pair suppression is a risk factor for progression of MGUS [J]. Leukemia, 2013, 27 (1): 208-212.

[4] 于晓晨, 苏薇, 庄俊玲. 重轻链检测在多发性骨髓瘤疗效评价中的意义 [J]. 中华血液学杂志, 2018, 39 (4): 281-285.

[5] KATZMANN J A, RAJKUMAR S V. A window into immunoglobulin quantitation and plasma cell disease: antigen epitopes defined by the junction of immunoglobulin heavy and light chains [J]. Leukemia, 2013, 27 (1): 1-2.

[6] 张慧, 周莉莉, 李荣, 等. 免疫球蛋白重/轻链检测在 IgG 型多发性骨髓瘤患者微小残留病监测中的作用 [J]. 中华血液学杂志, 2015, 36 (2): 95-98.

[7] KUMAR S, PAIVA B, ANDERSON K C, et al. International Myeloma Working Group consensus criteria for response and minimal residual disease assessment in multiple myeloma [J]. Lancet Oncol, 2016, 17 (8): e328-e346.

[8] MAGNANO L, DE LARREA C F, ELENA M, et al. Prognostic impact of serum heavy/light chain pairs in patients with monoclonal gammopathy of undetermined significance and smoldering myeloma: long-term results from a single institution [J]. Clin Lymphoma Myeloma Leuk, 2016, 16 (6): e71-e77.

第六节　合理应用 M 蛋白检测试验

前几节已对血清及尿液蛋白电泳(serum and urine protein electrophoresis,SPE 及 UPE)、血清及尿液免疫固定电泳(serum and urine immunofixation electrophoresis,sIFE 及 uIFE)、血清游离轻链测定(serum free light chain assay,sFLC)及血清重轻链测定(serum heavy/light chain assay,sHLC)作了较详细介绍,现再将这些项目的检验内容、主要功能及定性检验灵敏度列表进行总结(表 2-6-1 至表 2-6-3)。①定性检验:对于完整的单克隆免疫球蛋白(intact monoclonal immunoglobulin,M-iIg)最灵敏的检验项目是 sIFE,对于单克隆游离轻链(monoclonal free light chain,M-FLC)最灵敏的检验项目是 sFLC,其次为 uIFE(用于检验本周蛋白的 uIFE 试验)。②分型检验:对 M-iIg 分型应选用 sIFE 及 sHLC,对 M-FLC 分型宜选用 sFLC 及 uIFE(用于检验本周蛋白的 uIFE 试验)。③定量检验:对 M-iIg 进行定量可选用 SPE 及 sHLC(M-iIg 量低于 10g/L 时,SPE 检测已不准确,但 sHLC 仍能准确检测),对 M-FLC 进行定量宜首选 sFLC,UPE 可作为辅助检验。

表 2-6-1　M 蛋白检验项目的内容与功能

检验项目	检验内容	定性	分型	定量
血清蛋白电泳	M 蛋白*	√	×	√
血清免疫固定电泳	M 蛋白*	√	√	×
尿液蛋白电泳	M-FLC	√	×	√
尿液免疫固定电泳◆	M-FLC	√	√	×
血清游离轻链测定	M-FLC	√	√	√
血清重轻链测定	M-iIg	√	√	√

注:M-FLC,单克隆游离轻链;M-iIg,完整的单克隆免疫球蛋白;*M 蛋白包括完整的单克隆免疫球蛋白及单克隆游离轻链;◆仅指检验尿本周蛋白的尿液免疫固定电泳试验。

表 2-6-2　检测完整的单克隆免疫球蛋白定性试验的灵敏度

检验项目	定性检测下限 /(mg·L^{-1})
血清蛋白电泳	500~2 000
血清免疫固定电泳	100~500
血清重轻链测定	与血清蛋白电泳相当*

注:* 检验单克隆 IgA 的灵敏度可能高于血清蛋白电泳。

表 2-6-3　检测单克隆游离轻链定性试验的灵敏度 *

检验项目	定性检测下限 /(mg·L^{-1})
血清蛋白电泳	500~2 000
血清免疫固定电泳	100~500
尿液免疫固定电泳◆	20~50
血清游离轻链测定★	1.5~3.0

注：* 尿液蛋白电泳也能检测单克隆游离轻链,但不常用,其灵敏度高于血清免疫固定电泳,低于尿液免疫固定电泳；◆ 仅指检验尿本周蛋白的尿液免疫固定电泳试验；★ 检测游离轻链 κ 及 λ 的下限值分别为 1.5mg/L 及 3.0mg/L。

在诊断单克隆丙种球蛋白病(monoclonal gammopathy,MGP)时,现在主张将多项检验配合应用,以提高检测的灵敏度及符合率。2009 年美国梅奥医学中心发表了一个大样本的回顾性研究资料,他们检测了 1 851 例由各种克隆增殖性浆细胞及 B 淋巴细胞疾病导致的 MGP 患者,发现 SPE、sIFE 及 sFLC 单项检验的检出率分别是 79%、87% 及 74.3%(sFLC 不能发现 M-iIg,故其 M 蛋白总检出率低)；SPE 与 sFLC 两项组合的检出率是 94.3%；SPE、sIFE 与 sFLC 三项组合的检出率为 97.4%；而这 3 项血清检验再联合 uIEF,检出率却未再增加,仍为 97.0%[1-2]。为此,2009 年国际骨髓瘤工作组(International Myeloma Working Group,IMWG)在其制定的《骨髓瘤及相关疾病应用血清游离轻链分析指南》中推荐,应用 SPE、sIFE 及 sFLC 组合来筛查及诊断 MGP,如果怀疑存在轻链淀粉样变,需要再加 uIFE 检验[3]。由于 sHLC 在 M-iIg 定性检查上的灵敏度仅与 SPE 相当,所以一般不将其用于 MGP 筛查[4]。

参考文献

[1] KATZMANN J A, KYLE R A, BENSON J, et al. Screening panels for detection of monoclonal gammopathies [J]. Clin Chem, 2009, 55 (8): 1517-1522.

[2] PRETORIUS C J, UNGERER J P J, WILGEN U, et al. Screening panels for detection of monoclonal gammopathies: confidence intervals [J]. Clin Chem, 2010, 56 (4): 677-679.

[3] DISPENZIERI A, KYLE R, MERLINI G, et al. International Myeloma Working Group guidelines for serum-free light chain analysis in multiple myeloma and related disorders [J]. Leukemia, 2009, 23: 215-224.

[4] KATZMANN J A, RAJKUMAR S V. A window into immunoglobulin quantitation and plasma cell disease: antigen epitopes defined by the junction of immunoglobulin heavy and light chains [J]. Leukemia, 2013, 27 (1): 1-2.

第三章
单克隆丙种球蛋白病相关肾病的免疫病理检查

第一节 概 述

绝大多数单克隆丙种球蛋白病相关肾病（monoclonal gammopathy-associated renal diseases，MGP-RD）都是 M 蛋白（monoclonal protein）沉积于肾组织导致的疾病，这就需要进行肾组织免疫病理检查。

肾组织的常规免疫病理检查主要是免疫荧光（immunofluorescence，IF）检查及免疫组织化学（immunohistochemistry，IHC）检查。常规 IF 是在冰冻组织切片上进行免疫荧光染色，冰冻组织切片免疫荧光染色（immunofluorescence staining on frozen tissue sections，IF-F）；而 IHC 是用 4% 中性甲醛溶液（又称 10% 福尔马林）固定、石蜡包埋的组织切片，于抗原修复后做免疫组织化学染色[1-2]。

但在实践中人们逐渐发现，仅用上述常规 IF-F 或 IHC 检查诊断 MGP-RD 有时并不可靠，可能出现误诊漏诊（即假阳性及假阴性）[3]。因此，现在强调，进行 MGP-RD 诊断时，除做上述常规检查外，必要时还需要增加其他检查，例如石蜡切片酶消化免疫荧光染色（immunofluorescence staining on enzyme-digested paraffin sections，IF-P）检查[3-4]及新近开发的免疫球蛋白重 / 轻链免疫荧光染色（immunofluorescence staining for immunoglobulin heavy chain/light chain，HLC-IF）检查[5-6]。有时还需做免疫电镜（immunoelectron microscope，IEM）检查。

本章仅对 IF-F、IHC 及 IEM 检查进行简述，而将重点放在 IF-P 及 HLC-IF 检查上。

参考文献

［1］邹万忠. 肾活检标本的处理和病理检查方法 [M]// 邹万忠. 肾活检病理学. 5 版. 北京: 北京大学医学出版社, 2021: 35-53.

［2］肾活检病理规范化诊断共识专家组. 肾活检病理规范化诊断的专家共识 [J]. 中华肾脏病杂志, 2018, 34 (12): 941-946.

［3］SANTORIELLO D, NASR S H. Novel approaches beyond standard immunofluorescence for kidney biopsies [J]. Curr Opin Nephrol Hypertens, 2022, 31 (3): 221-227.

［4］NASR S H, FIDLER M E, SAID S M. Paraffin immunofluorescence: a valuable ancillary technique in renal pathology [J]. Kidney Int Rep, 2018, 3 (6): 1260-1266.

［5］ NASR S H, FIDLER M E, SAID S M, et al. Immunofluorescence staining for immunoglobulin heavy chain/light chain on kidney biopsies is a valuable ancillary technique for the diagnosis of monoclonal gammopathy-associated kidney diseases [J]. Kidney Int, 2021, 100 (1): 155-170.

［6］ SANTORIELLO D, MARKOWITZ G S. Heavy and light chains all at once: a new immunofluorescence technique to evaluate monoclonal immunoglobulin deposits [J]. Kidney Int, 2021, 100 (1): 22-24.

第二节　冰冻切片免疫荧光检查及
石蜡切片免疫组织化学检查

冰冻组织切片免疫荧光染色（immunofluorescence staining on frozen tissue sections，IF-F）检查需先用冷室切片机制作肾组织的冰冻切片（3μm 厚），然后用直接免疫荧光法染色（用荧光素标记的特异抗体直接滴加到切片上孵育）或间接免疫荧光法染色（先滴加特异抗体至切片上孵育，洗片后再滴加荧光素标记的第二抗体孵育，第二抗体是针对特异抗体的"抗抗体"），最后用荧光显微镜观察。IF-F 的优点是操作简单、快速，检查灵敏度高（特别是间接法，灵敏度比直接法高 5~10 倍），能判断荧光强度（0~4+ 的半定量），并能做不同染色片间的相互比较，缺点是需要特殊设备（如冷室切片机及荧光显微镜），荧光易淬灭，染色片无法保存（现在用配备数码成像系统的荧光显微镜进行检查，能够实时地将荧光图像存入电脑，这一缺点已被克服）[1-3]。

免疫组织化学（immunohistochemistry，IHC）检查与光学显微镜检查一样，需要制作肾组织蜡块（经 4% 中性甲醛溶液固定、脱水、透明、浸蜡及石蜡包埋等步骤制成蜡块），然后切片（3μm 厚），在脱蜡、至水及阻断内源性酶后，用物理解聚法（微波炉或高压锅加热）和／或酶消化法（用链霉蛋白酶、胃蛋白酶或胰酶消化）修复抗原，再进行封闭（阻断抗体与肾组织的非特异结合）及染色。染色也有直接法（用酶标记的特异抗体与组织切片孵育）和间接法（先用特异抗体与切片孵育，洗片后再用酶标记的第二抗体孵育），最后加酶底物及显色剂显色，用普通光学显微镜观察。IHC 的优点是不需要特殊设备，染色片可长期保存，缺点是操作手续繁杂，人为因素干扰大，非特异性染色背景难消除，着色强度半定量困难，更无法做不同染色片的相互比较（着色强度受组织固定、抗原修复、染色方法及显色时间长短影响，不同染色片的上述条件不同，故无法相互比较）[1]。

2020 年 Alwahaibi 等[4]发表了一篇研究论著，他们对 101 个肾活检组织标本（并非单克隆丙种球蛋白病相关肾病）做了 IF-F 及 IHC 染色，然后将两者结果进行比较。若将 IF-F 检查结果作为"金标准"，在检出肾小球 IgA、IgG 及 IgM 沉积物上，IHC 的灵敏度分别为 61.8%、74.2% 及 64.2%，特异度分别为 84.8%、69.2% 及 66.7%，IHC 有较高的假阳性率。

基于上述 IF-F 与 IHC 的优缺点，2018 年我国制定的《肾活检病理规范化诊断的专家共识》建议使用 IF-F 做常规检查，IHC 仅作为 IF-F 的补充方法[2]，笔者十分赞同。

IF-F 虽有不少优点,但是,在使用其检查肾组织中沉积的单型免疫球蛋白(monotypic immunoglobulin,请参阅本章"附:免疫病理检查常用术语的解释")时,仍可能出现误诊漏诊,因此上述专家共识也建议,在使用 IF-F 对单克隆丙种球蛋白病相关肾病(monoclonal gammopathy-associated renal diseases,MGP-RD)进行诊断时,如考虑有假阴性或假阳性可能,则要再做石蜡切片酶消化免疫荧光染色(immunofluorescence staining on enzyme-digested paraffin sections,IF-P)检查[2]。

参考文献

[1] 邹万忠. 肾活检标本的处理和病理检查方法 [M]// 邹万忠. 肾活检病理学. 5 版. 北京: 北京大学医学出版社,2021: 35-53.

[2] 肾活检病理规范化诊断共识专家组. 肾活检病理规范化诊断的专家共识 [J]. 中华肾脏病杂志,2018,34 (12): 941-946.

[3] MORENO V, SMITH E A, PIÑA-OVIEDO S. Fluorescent immunohistochemistry [J]. Methods Mol Biol, 2022, 2422: 131-146.

[4] ALWAHAIBI N Y, ALSIDIRI R M, ALSINAWI T A, et al. Immunoperoxidase and immunofluorescence on formalin-fixed, paraffin-embedded tissue sections versus immunofluorescence on frozen sections in the assessment of renal biopsies [J]. Indian J Nephrol, 2020, 30 (1): 8-13.

第三节　石蜡切片酶消化免疫荧光检查

在诊断单克隆丙种球蛋白病相关肾病(monoclonal gammopathy-associated renal diseases, MGP-RD)时,石蜡切片酶消化免疫荧光染色(immunofluorescence staining on enzyme-digested paraffin sections,IF-P)检查有时能发挥关键作用,现对其做一简要介绍。

一、IF-P 检查的用途及局限性

(一) IF-P 的制片与染色

制作蜡块、切片、脱蜡、至水及酶消化修复抗原操作步骤与免疫组织化学(immuno-histochemistry,IHC)检查相同,而后用直接法或间接法做免疫荧光染色,操作与前述冰冻组织切片免疫荧光染色(immunofluorescence staining on frozen tissue sections,IF-F)检查一样,最后用荧光显微镜进行观察[1-2]。与 IHC 相比,由于 IF-P 不用酶标记抗体,所以省去了阻断内源性酶和用酶底物及显色剂显色等相关步骤。欲想获得高质量的 IF-P 染色片,在上述操作过程中要抓好脱蜡、抗原修复及荧光素标记抗体染色(抗体稀释度及孵育时间)这 3 个关键环节(此处不做详述,请参阅相关文献)[1]。

（二）IF-P 检查的用途

西方国家早在 20 世纪 80 年代已有用 IF-P 做肾病检查的报道[3]，国内应用较晚，21 世纪初才陆续有论著发表[1]。最初 IF-P 是作为一种弥补措施进行应用，即肾活检取材不足无 IF-F 标本时，或冰冻切片无肾小球（或仅有硬化肾小球）无法判断结果时，才做 IF-P 检查[1-4]。与 IF-F 比较，IF-P 有如下优点：组织结构保存好，荧光染色背景低，荧光淬灭时间延迟等，而且还可以用保存多年的肾组织蜡块做检查，进行回顾性免疫病理研究[1,3,5]。已有研究显示，保存达 15 年的蜡块仍能制作出清晰的 IF-P 染色片[5]。

在应用 IF-P 的过程中，人们又发现其另一重要功能，即能揭开肾组织中一些被掩蔽的（masked）免疫沉积物，从而检出 IF-F 未能发现的这些成分，包括免疫球蛋白及轻链等，纠正 IF-F 的误诊漏诊。IF-P 的这一功能对诊断某些 MGP-RD 十分重要（下文将详细讨论）[2,4-5]。

（三）IF-P 检查的局限性

与 IF-F 相比，IF-P 虽有上述优点，但也有如下局限性：①肾小球毛细血管壁残留的血清（因甲醛固定而残留）及未脱净的残留石蜡，在进行 IF-P 时都可能发出非特异性荧光，干扰结果判断（可能将其误判为阳性）（图 3-3-1）。此时用荧光显微镜高倍视野仔细观察显色部位及形态（这些残留物存在于肾小球毛细血管壁内缘，厚薄不匀，有时略带棱角）可帮助鉴别[1,2,4]。②IF-P 对补体 C3 的染色强度常较 IF-F 弱（据我们自己观察，两种染色方式强度一致者占 31%，IF-P 弱 1~3+ 者分别占 32%、33% 及 4%[1]），这在判断 IF-P 染色结果时需要注意[1,4]。③IF-F 染色时片中各肾小球的着色十分一致，而在 IF-P 染色时着色却可能存在较大差异（强弱不一，有的甚至呈阴性），遇到这种情况应以多数肾小球的着色情况为准做判断，但是如果片中肾小球数量过少，就可能造成误判[1,2,5]。笔者认为 IF-P 的上述 3 个局限性最应该受到关注。除此而外，文献报道还有如下局限性：①与 IF-F 相比，IF-P 染色的颗粒样沉积物有时较模糊、欠清晰[2,5]。②与 IF-F 相比，IF-P 在发现原发性膜性肾病（primary membranous nephropathy）和抗肾小球基底膜肾炎（anti-glomerular basement membrane nephritis）的 IgG 沉积、和发现 IgA 肾病（IgA nephropaty）的 IgA 沉积方面都欠缺灵敏度[2,4]。③与 IF-F 相比，IF-P 染色的荧光强度普遍弱一级（即 1+）[5]。但是多数研究并无上述结论。对这 3 个 IF-P 局限性的看法不一致的原因，笔者认为可能与各实验室所用抗原修复方法及荧光素标记抗体试剂不同有关。

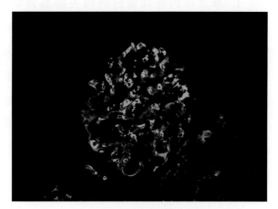

图 3-3-1　肾小球毛细血管壁残留血清造成的假阳性伪影

注：石蜡切片酶消化免疫荧光检查 ×400。

二、IF-P 在揭开被掩蔽免疫沉积物上的应用

(一) IF-P 揭开被掩蔽免疫沉积物的机制

某些免疫沉积物用 IF-F 检查不能被发现,而用 IF-P 检查却清晰可见,这是什么原因? 机制仍不清楚,但已有如下解释。

1. **单克隆免疫球蛋白(monoclonal immunoglobulin,M-Ig)被隔离**　这包括细胞质内的 M-Ig 及某些形成结晶的 M-Ig,前者完整的细胞膜能阻挡荧光素标记抗体进入胞内,而后者的抗原表位(epitope),即抗原决定簇,若被隔离于结晶中,荧光素标记抗体也无法到达该处,因此 IF-F 检查结果显示阴性。但是,IF-P 染色过程中的酶消化步骤却能解除上述隔离,使细胞膜变性提高通透性,并打开晶格暴露抗原表位,因此荧光素标记抗体能够进入胞内并到达抗原表位与之结合,IF-P 检查结果显示阳性[2,6-7]。

2. **组织中免疫沉积物丢失或变性**　① IF-F 制片过程(尤其是冲洗步骤),可能使沉积于组织中的免疫球蛋白丢失,造成检查结果阴性;或者上述操作导致免疫球蛋白结构(蛋白质三、四级结构)或电荷改变,使荧光素标记抗体无法识别并与之结合,也呈现阴性结果。而 IP-P 标本在固定过程中,甲醛已使蛋白质(包括沉积的免疫球蛋白)发生交联(cross-linking),制片操作不会使其丢失,而经过抗原修复后免疫球蛋白的抗原性恢复,荧光素标记抗体能识别并与之结合,检查结果显示阳性[2,4,7]。②需要运送的 IF-F 组织标本,常将标本浸泡于米歇尔/宙斯运输液(Michel/Zeus transport media)中,此运输液有可能干扰组织中的免疫球蛋白抗原性,造成 IF-F 检查阴性[2]。而 IF-P 标本是放置于 4% 甲醛溶液中固定及运输的,无此弊端。

(二) 需要应用 IF-P 揭开被掩蔽沉积物的疾病

在 MGP-RD 范围内,以下疾病需要进行 IF-P 检查。

1. **单克隆丙种球蛋白病相关结晶肾病(monoclonal gammopathy-related crystalline nephropathy,MGP-CN)**　MGP-CN 分为胞内型及胞外型两类。胞内型包括如下几类疾病:①结晶型轻链近端肾小管病(light chain proximal tubulopathy-crystalline type,LCPT-C)。诊断此病需进行 IF-P 检查,经过酶消化增加细胞膜通透性,并解除胞内晶体对抗原表位的隔离,荧光素标记抗体才能进入胞内,抵达抗原表位与其结合[2,6-8]。在 Nasr 等[6]报道的 10 例 LCPT-C 病例中,IF-F 染色仅 4 例阳性,而 IF-P 却全部阳性;在 Stokes 等[8]报道的 46 例 LCPT 病例中(包含 40 例结晶型及 6 例非结晶型),IF-F 染色的阳性率为 35%(15/43),而 IF-P 染色阳性率为 97%(37/38)。据笔者经验,部分非结晶型 LCPT 有时也需要做 IF-P 检查才能获得正确诊断(图 3-3-2)(请参阅第九章第二节相关内容)。②轻链结晶足细胞病(light chain crystalline podocytopathy,LCCP)。③ M-Ig 相关结晶贮存组织细胞增生症肾病(crystal-storing histiocytosis associated nephropathy,CSH-NP)。与 LCPT-C 相同,②③两种疾病也常需做 IF-P 检查才能获得正确诊断(请参阅第十一章第二节至第三节相关内容)。

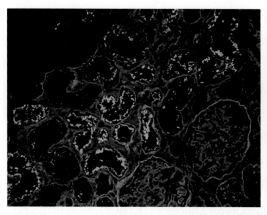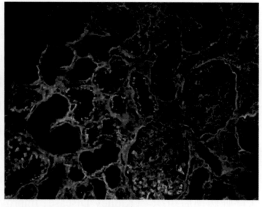

图3-3-2　非结晶型轻链近端肾小管病轻链κ沉积于细胞质

注：石蜡切片酶消化免疫荧光检查 A. 轻链κ染色×200；B. 轻链λ染色×200。
冰冻切片免疫荧光检查全部阴性（未显示）。

胞外型包括：①结晶型轻链管型肾病（light chain cast nephropathy-crystalline type，LCCN-C）。通常 IF-F 检查即能检出轻链管型肾病（包括 LCCN-C）的轻链限制性。但是若轻链管型滞留于肾小管时间较长，非致病轻链也可能非特异地黏附到管型上，造成 IF-F 检查κ及λ轻链均着色，此时即需做 IF-P 检查，揭开轻链限制性真面目（请参阅第九章第一节相关部分）。②结晶或冷结晶球蛋白血症肾病（crystalglobulinemia/cryocrystalglobulinemia-induced nephropathy，CGN/CCGN）。这两个疾病的抗原表位也可能被隐蔽在结晶中，如果 IF-F 检查结果阴性，则应加做 IF-P 检查（请参阅第十一章第四节、第五节相关内容）。

2. 具有纤维样或微管状亚结构的肾小球疾病　拟讨论以下 3 种疾病：①纤维样肾小球肾炎（fibrillary glomerulonephritis，FGN）。单凭 IF-F 检查诊断单型 FGN 十分不可靠，经常出现假阳性结果（呈现假的轻链限制性，特别是轻链λ），故需同时进行 IF-P 检查。Said 等[9]报道，用 IF-F 检查诊断为单型 FGN 的 35 例患者，做 IF-P 检查后，15 例轻链κ及λ均阳性，1 例两者均阴性，证明 46% 的原诊断是误判（请参阅第八章第四节相关部分）。②免疫触须样肾小球病（immunotactoid glomerulopathy，ITG）。现知 2/3 以上 ITG 为单克隆 IgG 致病，1/3 为多克隆免疫复合物致病，肾小球内均应有免疫球蛋白沉积。假若电镜检查高度疑诊 ITG 而 IF-F 检查肾小球中免疫球蛋白阴性时，即应做 IF-P 检查，以查明 ITG 的克隆属性（请参阅第八章第五节相关部分）。③Ⅰ及Ⅱ型冷球蛋白血症性肾小球肾炎（cryoglobulinemic glomerulonephritis，Cryo GN）。如果血清冷球蛋白检验阳性，电镜检查发现肾小球有序亚结构，而 IF-F 检查免疫球蛋白阴性，此时也需做 IF-P 检查，可能发现被掩蔽的免疫球蛋白而明确诊断（请参阅第七章第二节相关部分）。

3. C3 肾小球肾炎（C3 glomerulonephritis，C3GN）　增生性肾小球肾炎（多为膜增生性肾小球肾炎）做 IF-F 检查，如果肾小球系膜区 C3 阳性，而免疫球蛋白阴性（或弱阳性，但荧光强度较 C3 弱≥2+），即应考虑 C3GN 可能。但是，确诊前还一定要做 IF-P 检查，看有无被掩蔽的免疫球蛋白存在。如果 IF-P 揭开了被掩蔽的免疫球蛋白,显示是单型免疫球蛋白并与血和 / 或尿检出的 M-Ig 一致时,疾病诊断就需更改为"伴被掩蔽的单克隆免疫球蛋白沉积的增生性肾小球肾炎"(proliferative glomerulonephritis with masked monoclonal immunoglobulin deposits,PGNmMID)(请参阅第八章第三节相关部分),并非 C3GN。据文献报道,血和 / 或尿 M-Ig 检验阳性,而肾组织 IF-F 检查为可疑 C3GN 的病例,做 IF-P 检查后有 5%~10% 可查出被掩蔽的 M-Ig,从而被诊断为 PGNmMID[10]。此外,做 IF-P 检查后,暴露出的免疫球蛋白也可能是多克隆免疫球蛋白,此时也不是 C3GN,而是免疫复合物介导肾小球肾炎(immune complex mediated glomerulonephritis,ICGN)[4]。因此,2017 年"改善全球肾脏病预后组织"(Kidney Disease:Improving Global Outcomes,KDIGO)明确指出:诊断 C3GN 不但要做常规冰冻切片免疫荧光检查,而且还需要做石蜡切片酶消化后免疫荧光检查[11],这十分重要(请参阅第八章第一节相关部分)。

4. **未分类的膜增生性肾小球肾炎**(unclassified membranoproliferative glomerulonephritis,uMPGN)　如果光镜检查为膜增生性肾小球肾炎,而免疫病理检查肾小球并无免疫球蛋白及补体沉积,即为 uMPGN[7],应进一步查看有无肾小球微血管病(glomerular microangiopathy)(请参阅第八章第一节的图 8-1-4 膜增生性肾小球肾炎的新分类)。但是,单凭 IF-F 检查判断肾小球无免疫球蛋白沉积并不可靠,一定要再做 IF-P 检查看有无被掩蔽的免疫球蛋白,如果 IF-P 检查出了免疫球蛋白,那就不是 uMPGN,需进一步分析有无 PGNmMID 或 ICGN 存在(请参考前文 C3GN 的讲述)。

其实,除了 MPGN,其他增生性肾小球肾炎(如系膜增生性肾小球肾炎及毛细血管内增生性肾小球肾炎)也可能出现类似情况。所以,增生性肾小球肾炎,特别是血和 / 或尿 M-Ig 检验阳性者,如果 IF-F 检查肾小球内无免疫球蛋白沉积,无论是否有 C3 沉积,都应该再做 IF-P 检查(请参阅第八章第三节相关部分)。

5. **伴单型 / 单克隆免疫球蛋白沉积的增生性肾小球肾炎**(proliferative glomerulonephritis with monotypic/monoclonal immunoglobulin deposits,PGNMID)　笔者认为此病也有做 IF-P 检查的必要,理由如下:PGNMID 患者的血及尿 M-Ig 检验仅约 1/3 病例阳性,所以,诊断此病主要靠肾组织免疫病理检查。可能与 C3GN 一样,单凭 IF-F 检查无法检出某些被掩蔽的免疫球蛋白或轻链,从而造成误诊(过度诊断为 PGNMID)。笔者查阅已发表的 PGNMID 相关文献,仅发现 2020 年 Nasr 等[12]对 11 例 PGNMID 患者做了 IF-F 与 IF-P 检查的对比观察,结果未发现差异。不过此研究的病例数太少,今后仍需扩大病例数做进一步观察(请参阅第八章第二节相关部分)。

在结束此节讨论前需要强调,虽然 IF-P 检查对某些 MGP-RD 做出正确诊断非常重要,但是并非要用其取代 IF-F 进行常规检查,而是将其作为 IF-F 检查的重要补充[2,4]。Messias 等[4]报道,2013 年 1—9 月美国阿肯色研究室(Arkana Laboratories)接收了 4 969 份肾活检病理检查标本,其中仅 304 份(6.1%)进行了 IF-P 检查,为揭开被掩蔽沉积物而做检查者仅

97 份,占全部肾活检标本的 2.0%。而 Nasr 等[2]报道,2016 年 8 月—2017 年 8 月美国梅奥医学中心(Mayo Clinic)接收了 5 946 份肾活检病理检查标本,其中仅 303 份进行了 IF-P 检查,占全部肾活检标本的 5.1%。

参考文献

[1] 董鸿瑞, 程虹, 谌贻璞, 等. 甲醛固定石蜡包埋肾组织做免疫荧光染色在病理诊断中的应用 [J]. 中华肾脏病杂志, 2005, 21 (6): 315-319.

[2] NASR S H, FIDLER M E, SAID S M. Paraffin immunofluorescence: a valuable ancillary technique in renal pathology [J]. Kidney Int Rep, 2018, 3 (6): 1260-1266.

[3] BOLTON W K, MESNARD R M. New technique of kidney tissue processing for immunofluorescence microscopy: formol sucrose/gum sucrose/paraffin [J]. Lab Invest, 1982, 47 (2): 206-213.

[4] MESSIAS N C, WALKER P D, LARSEN C P. Paraffin immunofluorescence in the renal pathology laboratory: more than a salvage technique [J]. Mod Pathol, 2015, 28 (6): 854-860.

[5] NADA R, KUMAR A, KUMAR V G, et al. Unmasking of complements using proteinase-K in formalin fixed paraffin embedded renal biopsies [J]. Indian J Nephrol, 2016, 26 (3): 182-187.

[6] NASR S H, GALGANO S J, MARKOWITZ G S, et al. Immunofluorescence on pronase-digested paraffin sections: a valuable salvage technique for renal biopsies [J]. Kidney Int, 2006, 70 (12): 2148-2151.

[7] LARSEN C P, MESSIAS N C, WALKER P D, et al. Membranoproliferative glomerulonephritis with masked monotypic immunoglobulin deposits [J]. Kidney Int, 2015, 88 (4): 867-873.

[8] STOKES M B, VALERI A M, HERLITZ L, et al. Light chain proximal tubulopathy: clinical and pathologic characteristics in the modern treatment Era [J]. J Am Soc Nephrol, 2016, 27 (5): 1555-1565.

[9] SAID S M, LEUNG N, ALEXANDER M P, et al. DNAJB9-positive monotypic fibrillary glomerulonephritis is not associated with monoclonal gammopathy in the vast majority of patients [J]. Kidney Int, 2020, 98 (2): 498-504.

[10] GOMES-ALVES I, CASTRO-FERREIRA I. C3 glomerulonephritis associated with monoclonal gammopathy of renal significance [J]. Acta Med Port, 2021, 34 (5): 372-377.

[11] GOODSHIP T H, COOK H T, FAKHOURI F, et al. Atypical hemolytic uremic syndrome and C3 glomerulopathy: conclusions from a "Kidney Disease: Improving Global Outcomes" (KDIGO) controversies conference [J]. Kidney Int, 2017, 91 (3): 539-551.

[12] NASR S H, LARSEN C P, SIRAC C, et al. Light chain only variant of proliferative glomerulonephritis with monoclonal immunoglobulin deposits is associated with a high detection rate of the pathogenic plasma cell clone [J]. Kidney Int, 2020, 97 (3): 589-601.

第四节　免疫球蛋白重 / 轻链免疫荧光检查

免疫球蛋白重 / 轻链免疫荧光染色(immunofluorescence staining for immunoglobulin heavy chain/light chain, HLC-IF)检查是一项用于肾组织免疫病理检查的新技术,2021 年

7 月刚由美国梅奥医学中心（Mayo Clinic）的 Nasr 等[1]作了首次报道。HLC-IF 是利用冰冻切片进行直接法荧光素标记抗体染色,操作步骤与传统的冰冻组织切片免疫荧光染色（immunofluorescence staining on frozen tissue sections, IF-F）检查相同。其与传统 IF-F 的关键区别在所用抗体上,用于传统 IF-F 染色的抗免疫球蛋白抗体是靶向免疫球蛋白重链 Fc 段（IgG 及 IgA 重链的 CH2 及 CH3,IgM 重链的 CH2、CH3 及 CH4）的抗原表位,因此其仅能识别免疫球蛋白重链,但不能识别轻链;而用于传统 IF-F 染色的抗轻链抗体是靶向轻链 κ 或 λ 的抗原表位,能识别轻链,但不能识别免疫球蛋白重链。可是,用于 HLC-IF 的抗体是靶向免疫球蛋白重链 CH1 与轻链恒定区 CL 连接处的抗原表位,其抗原性取决于双方肽结构（参见图 2-5-1）,由此制作出的抗 IgG κ、IgG λ、IgA κ、IgA λ、IgM κ 及 IgM λ 抗体,能同时识别免疫球蛋白的重链及轻链,故能准确判断沉积的免疫球蛋白性质,即是否为单型免疫球蛋白,以及是哪种单型免疫球蛋白。这是 HLC-IF 检查的独特功能[1-3]。

Nasr 等[1]对 104 例肾活检组织进行了 HLC-IF 检查,现将其中几种单克隆丙种球蛋白病相关肾病（monoclonal gammopathy-associated renal diseases, MGP-RD）的鉴定结果总结如下:①伴单型 / 单克隆免疫球蛋白沉积的增生性肾小球肾炎（proliferative glomerulonephritis with monotypic/monoclonal immunoglobulin deposits, PGNMID）,共检查 13 例（包括 IgG 型 10 例、IgM 型 2 例及 IgA 型 1 例）。HLC-IF 检查结果显示 2 例 IgG 型因 IgG κ 及 IgG λ 均阳性,2 例 IgM 型因 IgM κ 及 IgM λ 均阳性而被排除诊断,占 31%。②伴轻链 λ 限制性 IgA 肾病（IgA nephropathy with λ light chain restriction）,共检查 12 例,6 例因 IgA κ 及 IgA λ 均阳性被排除,占 50%。③ DANJB9 阳性的单型纤维样肾小球肾炎（monotypic fibrillary glomerulonephritis）,共检查 6 例,3 例因 IgG κ 及 IgG λ 均阳性被排除,占 50%。④冷球蛋白血症性肾小球肾炎（cryoglobulinemic glomerulonephritis, Cryo GN）分型,对 15 例 Cryo GN（包括 Ⅰ 型 3 例、Ⅱ 型 10 例及 Ⅲ 型 2 例）进行分型研究,结果显示在与血清冷沉积物免疫固定电泳检测结果的一致性上,HCL-IF 明显高于 IF-F。而且 HCL-IF 能清晰地区分各型 Cryo GN[1,3]:Ⅰ 型为单克隆免疫球蛋白致病,若为单克隆 IgG κ 致病,则显示 IgG κ 阳性,IgG λ、IgM κ、IgM λ、IgA κ 及 IgA λ 全部阴性;Ⅱ 型多为单克隆 IgM κ 与多克隆 IgG 形成的免疫复合物致病,故显示 IgM κ、IgG κ 及 IgG λ 阳性,IgM λ、IgA κ 及 IgA λ 阴性;Ⅲ 型为多克隆 IgM 与多克隆 IgG 形成的免疫复合物致病,故显示 IgM κ、IgM λ、IgG κ 及 IgG λ 阳性,IgA κ 及 IgA λ 阴性。

至笔者 2023 年 6 月截稿时,仅上述一篇研究论著发表[1],但从中已能看出 HLC-IF 检查对 MGP-RD 诊断具有不可替代的重要作用,故 HLC-IF 检查很值得推广应用。

参考文献

［1］ NASR S H, FIDLER M E, SAID S M, et al. Immunofluorescence staining for immunoglobulin heavy chain/

light chain on kidney biopsies is a valuable ancillary technique for the diagnosis of monoclonal gammopathy-associated kidney diseases [J]. Kidney Int, 2021, 100 (1): 155-170.

[2] SANTORIELLO D, MARKOWITZ G S. Heavy and light chains all at once: a new immunofluorescence technique to evaluate monoclonal immunoglobulin deposits [J]. Kidney Int, 2021, 100 (1): 22-24.

[3] SANTORIELLO D, NASR S H. Novel approaches beyond standard immunofluorescence for kidney biopsies [J]. Curr Opin Nephrol Hypertens, 2022, 31 (3): 221-227.

第五节　免疫电子显微镜检查

免疫电镜（immunoelectron microscope, IEM）检查是免疫组织化学技术与电镜技术相结合的产物，以在超微结构水平对特定蛋白质进行定性、半定量及定位分析[1]。其标本处理过程比普通电镜标本的要求高，既要高质量地保护好组织超微结构，又要尽可能地保存组织抗原性[1]。主要步骤如下：①固定，普通电镜标本常用 2.5%~3.0% 戊二醛液进行固定，但会引起抗原位点交联（cross-linking），削弱抗原性。因此，免疫电镜标本常用对抗原性影响较小的 4% 多聚甲醛及 0.05%~0.5% 戊二醛混合液进行固定。②包埋，需在低温条件下（−40~−20℃）进行，故常用 Lowycryl K4M 或 LR White resin 低温包埋剂，前者需在波长 365nm 的紫外线照射下进行聚合，而后者不需要。有报道 LR White resin 包埋标本的超微结构更清晰，故常作为首选。③免疫标记，制作的超薄切片（60~80nm）铺于载网上（覆盖 formvar 膜的镍网或不锈钢网），用含小牛血清的缓冲液进行封闭，然后滴加第一抗体 4℃过夜或室温中反应 2 小时，洗涤后再滴加耦联胶体金（colloidal gold）的第二抗体室温中反应 1 小时，充分洗涤后用醋酸铀（uranyl acetate）及柠檬酸铅（lead citrate）染色[1-4]。最后用透射电镜观察，可做定性（有或无有意义的胶体金颗粒沉积）、半定量（对胶体金颗粒进行计数）及定位（确定阳性沉积物的超微结构位置）分析[1]。

现在，还能用普通电镜的环氧树脂（如 Epon 812）包埋标本做免疫电镜检查。制作超薄切片铺于载网后，增加一项蚀刻（etching）操作（用 H_2O_2 蚀刻数分钟，去除部分环氧树脂），以利于抗体渗入并与抗原结合。这样就能利用保存的环氧树脂包埋标本，进行回顾性免疫电镜研究，扩展了免疫电镜的应用范围[1-4]。

免疫电镜并不作为肾组织活检的常规免疫病理检查，仅作为免疫荧光或免疫组织化学检查的补充。当免疫荧光或免疫组织化学检查表现欠典型、或与光镜及电镜检查结果不符时，就应做免疫电镜检查。另外，免疫荧光或免疫组织化学检验阳性，但需对免疫沉积物进行超微结构定位时，也必须做免疫电镜检查[1]。免疫电镜检查对单克隆丙种球蛋白病相关肾病（monoclonal gammopathy-associated renal diseases, MGP-RD）诊断常能做出重要贡献[4]。

参考文献

[1] 邹万忠. 肾活检标本的处理和病理检查方法 [M]// 邹万忠. 肾活检病理学. 5 版. 北京: 北京大学医学出版社, 2021: 35-53.

[2] 王素霞, 邹万忠, 王盛兰, 等. 肾活检标本包埋后免疫电镜技术 [J]. 北京大学学报 (医学版), 2002, 34 (3): 306-309.

[3] IHLING C, OLIVIERI V, BANFI G, et al. Immunoelectron microscopy of different forms of glomerulonephritis in routine biopsy material [J]. Pathol Res Pract, 1994, 190 (5): 417-422.

[4] HERRERA G A, TURBAT-HERRERA E A. Ultrastructural immunolabeling in the diagnosis of monoclonal light-and heavy-chain-related renal diseases [J]. Ultrastruct Pathol, 2010, 34 (3): 161-173.

附: 免疫病理检查常用术语的解释

现将常用于单克隆丙种球蛋白病 (monoclonal gammopathy, MGP) 肾脏损害的一些免疫病理术语解释于下。

单型轻链 (monotypic light chain): 用免疫荧光染色 (常需同时用冰冻切片免疫荧光染色及石蜡切片酶消化免疫荧光染色) 检查组织中沉积的轻链 κ 及 λ, 如果仅一种轻链阳性, 或一种轻链的荧光强度较另一种强 ≥ 2+, 即称为轻链限制性 (light chain restriction), 此时呈限制性表达的轻链即为单型轻链[1]。例如, 仅轻链 κ 阳性或轻链 κ 的荧光强度较 λ 强 ≥ 2+ 时, 称为轻链 κ 限制性, 此时的轻链 κ 即为单型轻链。

单型重链 (monotypic heavy chain): 用免疫荧光染色检查组织中沉积的免疫球蛋白, 如果仅一种免疫球蛋白及其一种亚类 (具有亚类者) 阳性, 称为免疫球蛋白亚类限制性 (immunoglobulin subtype restriction)[2], 提示存在单型重链 (因为抗免疫球蛋白抗体的抗原表位位于免疫球蛋白重链 Fc 段)[3]。例如, 仅免疫球蛋白 IgG 及其亚类 IgG3 阳性时, 提示存在单型重链 γ3。

单型免疫球蛋白 (monotypic immunoglobulin): 用免疫荧光染色检查组织中沉积的免疫球蛋白, 如果发现其由单型重链及单型轻链构成, 则此免疫球蛋白为单型免疫球蛋白, 例如 IgG1 λ 或 IgG3 κ[1-2]。需要注意的是, 单型免疫球蛋白的克隆属性并未确定, 并未证明其是单克隆起源 (monoclonal origin) 或肯定具有单克隆性 (monoclonality)[1,4]。

单型免疫球蛋白相关肾病 (monotypic immunoglobulin-associated renal disease): 经免疫荧光检查证实沉积于肾组织的免疫球蛋白为单型免疫球蛋白时, 此肾病称为单型免疫球蛋白相关肾病, 例如单型免疫球蛋白相关纤维样肾小球肾炎 (常简称为单型纤维样肾小球肾炎) 等[5]。同样需要注意的是, 单型免疫球蛋白相关肾病的克隆属性也未确定。

单克隆丙种球蛋白病相关肾病 (monoclonal gammopathy associated renal disease, MGP-RD): 免疫荧光检查发现肾组织中沉积的免疫球蛋白为单型免疫球蛋白, 且此单型免疫球蛋白的类型与血和 / 或尿液检查出的单克隆免疫球蛋白 (monoclonal immunoglobulin, M-Ig) 一致, 那么此肾病称为 MGP-RD[6]。

　　不过,上述 MGP-RD 定义未能涵盖以下 3 种疾病:①单克隆丙种球蛋白病相关 C3 肾小球病(monoclonal gammopathy-associated C3 glomerulopathy,MGP-C3GP);②单克隆免疫球蛋白相关血栓性微血管病(monoclonal immunoglobulin-associated thrombotic microangiopathy,MIg-TMA);③ POEMS 综合征(POEMS syndrome)。前两者是 M-Ig 在循环中从旁路途径激活补体致肾小球损伤,而 POEMS 综合征是激活细胞因子并释放入循环导致肾小球损害,所以这 3 种 MGP-RD 的肾组织中均无 M-Ig 沉积(请参阅第八章第一节及第十章第一、二节相关内容)。

　　在结束本章叙述前,笔者还想强调几句。从 40 余年前开始使用冰冻切片免疫荧光染色技术做轻链 κ 及 λ 检查后,文献中就出现了"单克隆免疫球蛋白沉积物"一词。可是当时的"单克隆"概念与现在的有较大差别,在过去很长一段时间里,人们并未将"单型"(monotype)与"单克隆"(monoclone)分开,两者统称为"单克隆",所以那时"单克隆"一词的应用范围很广,而后随着新检测技术的陆续开发及人们认识的不断提高,"单克隆"术语的应用范围已逐渐变窄[4,7]。应该说前文对各种术语的解释是目前的认识,由于历史原因,文献中应用的某些术语不一定与前文解释相符,存在一定的混乱,请阅读时予以注意。

参考文献

[1] DA Y, GOH G H, LAU T, et al. Fibrillary glomerulonephritis and monoclonal gammopathy: potential diagnostic challenges [J]. Front Onco, 2022, 12: 880923.

[2] SAID S M, LEUNG N, ALEXANDER M P, et al. DNAJB9-positive monotypic fibrillary glomerulonephritis is not associated with monoclonal gammopathy in the vast majority of patients [J]. Kidney Int, 2020, 98 (2): 498-504.

[3] ANDEEN N K, AVASARE R S. DNA J homolog subfamily B member 9 and other advances in fibrillary glomerulonephritis [J]. Curr Opin Nephrol Hypertens, 2021, 30 (3): 294-302.

[4] SANTORIELLO D, MARKOWITZ G S. Heavy and light chains all at once: a new immunofluorescence technique to evaluate monoclonal immunoglobulin deposits [J]. Kidney Int, 2021, 100 (1): 22-24.

[5] SAID S M, LEUNG N, ALEXANDER M P, et al. DNAJB9-positive monotypic fibrillary glomerulonephritis is not associated with monoclonal gammopathy in the vast majority of patients [J]. Kidney Int, 2020, 98 (2): 498-504.

[6] LEUNG N, BRIDOUX F, BATUMAN V, et al. The evaluation of monoclonal gammopathy of renal significance: a consensus report of the International Kidney and Monoclonal Gammopathy Research Group [J]. Nat Rev Nephrol, 2019, 15 (1): 45-59.

[7] SANTORIELLO D, NASR S H. Novel approaches beyond standard immunofluorescence for kidney biopsies [J]. Curr Opin Nephrol Hypertens, 2022, 31 (3): 221-227.

第四章
导致单克隆丙种球蛋白病的基础血液病

能够导致单克隆丙种球蛋白病（monoclonal gammopathy，MGP）的基础血液病（underlying hematologic diseases）已在第一章作了概述，本章将对其逐一进行详细介绍。

第一节　多发性骨髓瘤

在导致 MGP 的恶性血液病中，多发性骨髓瘤（multiple myeloma，MM）最常见，占 49.0%~80.5%（请参阅第一章）。MM 是恶性浆细胞病，骨髓中克隆浆细胞异常增殖（比例 ≥ 10%）并分泌 M 蛋白（monoclonal protein，包括完整的单克隆免疫球蛋白及其片段）为其特征[1-6]。

一、临床及实验室表现

（一）临床表现

MM 的年龄标准化发病率（age-standardized incidence rate）在西方国家为每年 4~6/10 万，我国缺乏确切的流行病学调查资料，有报道为每年 0.9/10 万，该数据很可能被低估[1-2]。本病好发于老年人，文献报道诊断时的中位年龄在 65~70 岁间，男性多于女性[1-2]。MM 的主要临床表现如下。

1. **骨病变**　这是 MM 的常见表现，约 80% 的 MM 患者在诊断时已存在骨病变。患者主诉骨痛，X 线检查能见到如下 3 种骨损害：①溶骨性破坏，呈大小不等、边缘清晰的圆形凿孔样低密度灶，主要分布于扁骨（颅骨、骨盆及肋骨）、不规则骨（椎骨）及长骨（股骨及肱骨）近端，即具有骨髓造血功能的骨骼部位。②骨质疏松，多见于椎骨、骨盆及肋骨。③病理性骨折，自发性或外伤后发生。X 线片难以肯定上述骨病变时，对骨骼进行计算机断层扫描（computed tomography，CT）、磁共振成像（magnetic resonance imaging，MRI）或正电子发射断层扫描 / 计算机断层扫描（positron emission tomography/computed tomography，PET/CT）能显著提高检出率。而核素骨显像（radionuclide bone imaging）灵敏度低，不宜采用[2-4]。

2. **贫血**　70%~75% 的 MM 患者在诊断时已出现贫血症状，甚至可为 MM 的最早表现。MM 的贫血通常为正细胞正色素性贫血，是肿瘤细胞侵占骨髓造血组织所致。此外，约 5% 的 MM 患者会出现血小板减少，血小板数量减少及功能障碍（后者由 M 蛋白包被血小

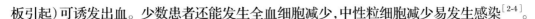

板引起)可诱发出血。少数患者还能发生全血细胞减少,中性粒细胞减少易发生感染[2-4]。

3. **高钙血症**　13%~15%的MM患者在诊断时已存在高钙血症(校正后血钙浓度>2.75mmol/L),并可出现临床症状,如肌肉无力、烦渴、多饮、多尿、便秘、恶心及呕吐等,严重者可出现嗜睡、昏迷及心律失常,需要紧急处理[2-4]。

4. **肾损害**　MM能引起多种肾损害,包括肾小球、肾小管间质及肾脏微血管病变,可导致急性肾损伤或慢性肾衰竭(请参阅下篇各章节)。约50%的MM患者在诊断时血清肌酐已升高,部分患者需要透析治疗[2-4]。

5. **感染**　约15%的MM患者会出现复发性或严重感染,其中上呼吸道感染及肺炎尤其常见。这与免疫不全麻痹(immunoparesis,指未受累的多克隆免疫球蛋白合成受抑,血清水平低于正常)、中性粒细胞减少和应用糖皮质激素及化疗药物等因素有关[2-4]。

6. **高黏滞综合征**(hyperviscosity syndrome)　当M蛋白水平较高时,还可能发生高黏滞综合征,患者出现头晕、眼花、耳鸣、思维不畅、意识欠清等症状,并可能出现眼底出血及黏膜出血[3-4]。此时血液黏滞度常已>4mPa·s。

西方学者从高钙血症(hyper**c**alcaemia)、肾损害(**r**enal impairment)、贫血(**a**nemia)和溶骨性病变(lytic **b**one lesion)的英文单词中提取出4个字母,组成缩写"CRAB",认为这是MM的主要临床表现。英文单词"crab"是中文"螃蟹",故记住"CRAB"便于记忆MM的主要临床表现。

(二) 血液学检验

1. **M蛋白检验**　在常规检验血清免疫球蛋白IgG、IgA及IgM时,如果发现其中某一种免疫球蛋白水平显著升高,而其他两种免疫球蛋白水平降低,应高度怀疑此升高的免疫球蛋白为M蛋白;如果IgG、IgA及IgM水平全部降低,则应高度怀疑有单克隆IgD或单克隆游离轻链(monoclonal free light chain,M-FLC)存在(单克隆IgE也呈此表现,但IgE型MGP罕见)。出现上述情况,均应进行血清及尿液M蛋白检验,至少应该包括血清蛋白电泳(serum electrophoresis,SPE),尿液蛋白电泳(urine electrophoresis,UPE),血清免疫固定电泳(serum immunofixation electrophoresis,sIFE),尿液免疫固定电泳(urine immunofixation electrophoresis,uIFE)及血清游离轻链测定(serum free light chain assay,sFLC)(请参阅第二章)。除极少数不分泌型多发性骨髓瘤(nonsecretory multiple myeloma,NSMM)外,MM都能检出M蛋白,这对诊断具有重要意义[2-4]。

MM患者的M蛋白分型占比大致如下:IgG型占50%~52%,IgA型占20%~21%,游离轻链型占15%~20%,IgD型占1%~8%(国内发病率略高于西方国家),双克隆型占1%~2%,IgM型占0.5%,IgE型罕见。轻链型MM患者中κ型占63%~65%,λ型占35%~37%,两者之比约为2:1[2,5-6]。

需要强调的是,不但轻链型多发性骨髓瘤(light chain multiple myeloma,LCMM)能检出M-FLC,完整的免疫球蛋白型多发性骨髓瘤(intact immunoglobulin multiple myeloma,IIMM)

也常伴随 M-FLC。2004 年 Mead 等[7]用灵敏的 sFLC 试验对 493 例 IIMM 患者进行检测，发现 472 例患者（占 96%）伴有 M-FLC，其中 IgG 型、IgA 型及 IgD 型患者伴 M-FLC 的比例分别为 95%、98% 及 97%。另外，NSMM（指 sIFE 及 uIFE 检验 M 蛋白阴性，但骨髓克隆浆细胞比例 ≥ 10% 的 MM）也可能伴有 M-FLC。2001 年 Drayson 等[8]用 sFLC 试验对 28 例 NSMM 患者进行检测，发现 19 例（占 68%）存在 M-FLC。值得注意的是，伴随 M-FLC 的 IIMM 患者更容易出现肾损害[9]，而存在 M-FLC 的 NSMM（已有学者主张将这种 NSMM 划归至寡分泌型多发性骨髓瘤，请参阅第二章第四节）预后可能比无 M-FLC 的 NSMM 差[10]。

2. **骨髓检查** 包括如下内容。

(1) 骨髓涂片与骨髓活检：骨髓穿刺涂片检验及骨髓活检病理检查应作为常规检查项目，对 MM 诊断具有重要意义。骨髓活检病理检查的灵敏度及符合率常比骨髓穿刺涂片高，在骨髓穿刺出现干抽或骨髓稀释时，骨髓活检是不可替代的补充检查。两种检查同时进行能明显提高 MM 诊断率。国内外指南均规定骨髓克隆浆细胞比例 ≥ 10% 和 / 或证明浆细胞瘤存在才能诊断 MM[2,4,6]。需要注意：①骨髓瘤细胞有时呈局灶分布，若首次检查克隆浆细胞不足 10% 而临床仍高度疑诊时，需更换部位再次取材检查。②骨髓穿刺涂片检验及骨髓活检病理检查的浆细胞比例不一致时（多数情况下骨髓活检的浆细胞比例较高，少数情况下反之），应以比例高者为准[2-4]。

(2) 细胞免疫表型（cellular immunophenotype）检查：包括骨髓免疫组织化学检查及流式细胞术检查，MM 细胞的免疫表型为 CD138 阳性，CD38 阳性，CD19 阴性，CD20 阴性（占 70%~80%）或阳性（占 20%~30%），CD56 阳性，CD45 阴性，κ 及 λ 呈轻链限制性[2,6,11-12]。有条件的单位还可做 CD27、CD28、CD81、CD117、CD200 及 CD269 等检查[6,11-12]。

(3) 细胞遗传学检查：应用荧光原位杂交（fluorescence in situ hybridization，FISH）技术检查。可先检测有无 IgH 易位（translocation）、17p13 缺失（deletion）、13q14 缺失及 1q21 增益 / 扩增（gain/amplification）；若发现 IgH 易位，则进一步检测 t(4;14)、t(11;14)、t(14;16) 及 t(14;20)。至今尚未发现 MM 的特征性细胞遗传学异常，因此 FISH 检查不能帮助 MM 诊断，但其检查结果有助于疾病危险分层，例如具有 17p13 缺失、t(4;14)、t(14;16)、t(14;20) 及 1q21 增益 / 扩增的患者都被认为属于高危。危险分层标准在不同文献中略有不同，不过出现上述异常都提示 MM 预后较差[2,6,12-14]。

二、诊断标准

由于对 MM 的认识不断深入，新检查和新治疗手段不断涌现，所以国际及国内的诊治指南一直在不断更新。中国医师协会血液科医师分会及中华医学会血液学分会等修订的《中国多发性骨髓瘤诊治指南（2022 年修订）》是目前国内最新的指南，其中包括了活动性 MM 及冒烟型 MM（smoldering multiple myeloma，SMM，即无症状 MM）的诊断标准[6]。现已分别列入表 4-1-1 及表 4-1-2。

表 4-1-1　活动性多发性骨髓瘤诊断标准[6]

1. 骨髓单克隆浆细胞比例 ≥ 10% 和 / 或组织活检证明存在浆细胞瘤（骨或髓外组织）
2. 骨髓瘤引起的相关表现
靶器官损害表现（CRAB）
［C］校正血清钙>2.75mmol/L
［R］肾功能损害（肌酐清除率<40ml/min 或血清肌酐>177μmol/L）
［A］贫血（血红蛋白低于正常下限 20g/L 或<100g/L）
［B］溶骨性破坏，通过影像学检查（X 线片、CT、MRI 或 PET/CT）显示 1 处或多处溶骨性病变
无靶器官损害表现，但以下检验或影像学指标异常（SLiM）
［S］骨髓单克隆浆细胞比例 ≥ 60%
［Li］受累 / 非受累血清游离轻链比 ≥ 100（受累轻链至少 ≥ 100mg/L）
［M］MRI 检查出现>1 处 5mm 以上局灶性病变

注：具备第 1 条，并具备 CRAB 或 SLiM 中任何 1 条即可诊断。

表 4-1-2　冒烟型多发性骨髓瘤诊断标准[6]

1. 血清单克隆 M 蛋白 ≥ 30g/L 或尿轻链 ≥ 0.5g/24h 或骨髓单克隆浆细胞比例 ≥ 10% 和 / 或组织活检证明为浆细胞瘤
2. 无 CRAB 及 SLiM

注：两条均具备才能诊断。CRAB 及 SLiM 的具体含义详见表 4-1-1。

在 MM 诊断标准上，《中国多发性骨髓瘤诊治指南》2022 年版与 2020 年版最大的不同是，删除了"血清和 / 或尿出现 M 蛋白"这条标准。过去几十年里，在诊断 MM 时此标准都是必备条件，用以判断浆细胞的克隆性。2022 年标准为何将其删掉？有如下原因：若将 M 蛋白作为诊断必备条件，必将漏掉 NSMM，无法涵盖全部 MM；诊断标准中"骨髓单克隆浆细胞 ≥ 10%"是诊断 MM 的必备条件，即已明确了浆细胞的克隆性。虽然 M 蛋白不再作为诊断标准，但仍是 MM 的基本检查项目。在诊断明确前，M 蛋白阳性对 MM 诊断有提示意义；在诊断明确后，M 蛋白能帮助评估 MM 治疗效果[15]。

在 MM 疾病过程中还可出现瘤细胞髓外扩散，出现两个特殊变种：髓外浆细胞瘤（extramedullary plasmacytoma）及浆细胞白血病（plasma cell leukemia）。现简述如下。

髓外浆细胞瘤：骨髓瘤细胞通过血液循环播散至远隔器官组织形成，于新诊断的 MM 患者中占 1.7%~4.5%，而在 MM 复发病例中占 3.4%~10.0%。瘤细胞播散至皮下组织时能出现单个或多个皮下结节（大结节常高度血管化呈红紫色），播散至内脏器官时常需做影像学检查包括超声、CT、MRI 及 PET/CT 才能发现。髓外浆细胞瘤的确诊仍需依靠病理检查（细针穿刺或活检取材）[16-17]。

浆细胞白血病：此病主要依靠检测外周血浆细胞数量来诊断。长期以来的诊断标准是外周血浆细胞比例>20%和/或绝对计数>2×10^9/L。可是，2021年国际骨髓瘤工作组（International Myeloma Working Group, IMWG）对此标准做了修订，规定外周血浆细胞比例>5%即可诊断。MM继发的浆细胞白血病发病率很低，仅出现在1%~4%的患者中，并常伴较广泛的MM髓外侵犯（出现肝、脾、淋巴结肿大），此时MM多已到终末阶段[18-19]。

三、治疗原则及疗效判断

SMM可以密切观察，暂不治疗。《中国多发性骨髓瘤诊治指南（2020年修订）》增加了高危SMM的诊断，认为符合如下3条中的2条即为高危SMM：血清单克隆M蛋白≥20g/L；骨髓单克隆浆细胞比例≥20%；受累/非受累血清游离轻链比≥20[6]。对高危SMM患者更应加强管理及监测。

对活动性MM患者应首先进行评估，看是否适合进行自体干细胞移植（autologous stem cell transplantation, ASCT）治疗。适合进行ASCT的患者首选ASCT治疗；不适合做ASCT的患者，则只能接受药物治疗[2,6]。

（一）适合进行ASCT治疗的患者

应尽早进行ASCT治疗，包括如下步骤。

1. **诱导治疗**　在干细胞移植前进行诱导治疗，使MM患者达到最高程度缓解，能有效地提高ASCT后患者的无疾病进展生存期（progression-free survival）。既往常用美法仑（melphalan，曾译为马法兰）做诱导治疗，但是该药物对造血干细胞具有毒性，可能导致之后干细胞动员采集失败，现已弃用。目前多采用以下药物进行诱导治疗：蛋白酶体抑制剂（proteasome inhibitors, PIs）如硼替佐米（bortezomib）等，免疫调节剂（immunomodulatory drugs, IMiDs）如沙利度胺（thalidomide）及来那度胺（lenalidomide）等，抗CD38单克隆抗体如达雷妥尤单抗（daratumumab），糖皮质激素如地塞米松（dexamethasone）等，以及细胞毒性药物如环磷酰胺（cyclophosphamide）等。诱导治疗多采用3药联合方案，例如VTD方案（硼替佐米、沙利度胺及地塞米松联合）、VRD方案（硼替佐米、来那度胺及地塞米松联合）。诱导治疗一般进行4个疗程[2,6,14,20]。

2. **自体干细胞移植**　包括如下步骤：①骨髓干细胞动员。常采用粒细胞集落刺激因子（granulocyte colony stimulating factor, G-CSF）联合环磷酰胺或G-CSF联合普乐沙福（plerixafor，为CXCR4拮抗剂，能增强G-CSF的干细胞动员作用）来进行动员。②采集干细胞。现在一般从外周血采集干细胞，每次ASCT所需CD34$^+$细胞数为≥2×10^6/kg。③ASCT预处理。常用美法仑200mg/m^2（肾功能不全患者需适当减量）进行预处理。④回输自体干细胞。从静脉回输采集的患者自体造血干细胞。高危MM患者宜采集两次移植所需干细胞，将其中一份冻存，在6个月内进行第二次输注，以提高MM缓解率[2,6,20]。

3. **巩固治疗及维持治疗**　在ASCT后，对高危患者可以考虑进行短期巩固治疗，一般采用与诱导治疗相似的联合治疗方案,进行 2~4 个疗程,以提高缓解深度,巩固疗效。随后即进入维持治疗阶段,可考虑用较低剂量的 PIs 或 IMiDs 进行长期(两年或更长时间)的单药维持治疗,以减少 MM 复发。不过长期应用上述药物需要注意药物副作用。目前如何合理地进行巩固治疗及维持治疗尚缺乏共识,需要进一步积累经验[2,6,20]。

除了 ASCT 外,还有异基因造血干细胞移植(allogeneic hematopoietic stem cell transplantation,allo-HSCT)治疗。allo-HSCT 的造血干细胞来源于正常供者,无肿瘤细胞污染,且移植物具有免疫抗肿瘤效应,理论上其疗效应优于 ASCT。但是迄今临床实践并未能证实这一推论,相反,进行 allo-HSCT 的患者死亡率却很高(文献报道为 20%~50%),故需严格掌握治疗适应证。目前认为只有年轻的高危患者,且有合适供者时,才考虑选择 allo-HSCT[2,6]。

（二）不适合进行 ASCT 治疗的患者

1. PIs 和 / 或 IMiDs 为基础的联合治疗　不适于进行 ASCT 治疗的患者,从前多采用美法仑为基础的药物联合治疗,而 PIs 及 IMiDs 类药物问世后,现在一般都已选用 PIs 和 / 或 IMiDs 为基础的联合治疗,其中两药联合方案如 VD 方案(硼替佐米联合地塞米松)及 RD 方案(来那度胺联合地塞米松)常需用药 18 个月;而三药联合方案如 VTD 方案、VRD 方案、VCD 方案(硼替佐米、环磷酰胺及地塞米松联合)、RCD 方案(来那度胺、环磷酰胺及地塞米松联合)及 TCD 方案(沙利度胺、环磷酰胺及地塞米松联合)常需用药 12~18 个月。一般而言,三药联治疗方案疗效优于两药联合方案,但是老年体弱患者仍宜首选两药联合治疗,待一般情况改善后才考虑三药联合治疗[2,6]。

2. 单克隆抗体为基础的联合治疗　难治 / 复发的 MM 患者还可以用抗 CD38 单克隆抗体进行治疗,常选用达雷妥尤单抗为基础的联合治疗方案,如 Dara-RD 方案(达雷妥尤单抗与来那度胺及地塞米松联合治疗)及 Dara-BD 方案(达雷妥尤单抗与硼替佐米及地塞米松联合治疗)[2,6]。此外,难治 / 复发病例还能够用抗 CSI/SLAM7 单克隆抗体治疗,常用埃罗妥珠单抗(elotuzumab)为基础的联合治疗方案[21]。

对于复发 / 难治性 MM 近年还涌现出一些新的免疫疗法(immunotherapy),包括:①嵌合抗原受体 T 细胞(chimeric antigen receptor T-cell,CAR-T),如 idecabtagene vicleucel(简称 Ide-cel)及 ciltacabtagene autoleucel(简称 Cilta-cel)(请参阅第五章第七节相关内容)。②抗体 - 药物偶联物(antibody-drug conjugates,ADCs),如贝兰他单抗 - 莫福汀(belantamab mafodotin)。③双特异性抗体(bispecific antibodies,BsAbs),如特立妥单抗(teclistamab)、埃纳妥单抗(elranatamab)及塔奎妥单抗(talquetamab)。这些新疗法已先后被美国食品药品监督管理局(Food and Drug Administration,FDA)批准应用于临床,它们的疗效及安全性很值得关注[22-24]。

（三）MM 的疗效判断

MM 的疗效可以分为以下 7 个级别:严格意义的完全缓解(stringent complete response,sCR),完全缓解(complete response,CR),非常好的部分缓解(very good partial response,

VGPR)、部分缓解(partial response，PR)、微小缓解(minimal response，MR)、疾病稳定(stable disease，SD)及疾病进展(progressive disease，PD)，这些疗效的具体判断标准请参考相关专著及指南[2,6]。

参考文献

[1] KAZANDJIAN D. Multiple myeloma epidemiology and survival: a unique malignancy [J]. Semin Oncol, 2016, 43 (6): 676-681.

[2] 刘澎. 多发性骨髓瘤 [M]// 王吉耀, 葛均波, 邹和建. 实用内科学. 16 版. 北京: 人民卫生出版社, 2022: 1580-1587.

[3] ESLICK R, TALAULIKAR D. Multiple myeloma: from diagnosis to treatment [J]. Aust Fam Physician, 2013, 42 (10): 684-688.

[4] PAWLYN C, JACKSON G H. Physicians, paraproteins and progress: diagnosis and management of myeloma [J]. Br J Hosp Med (Lond), 2019, 80 (2): 91-98.

[5] KYLE R A, GERTZ M A, WITZIG T E, et al. Review of 1027 patients with newly diagnosed multiple myeloma [J]. Mayo Clin Proc, 2003, 78 (1): 21-33.

[6] 中国医师协会血液科医师分会, 中华医学会血液学分会. 中国多发性骨髓瘤诊治指南 (2022 年修订)[J]. 中华内科杂志, 2022, 61 (5): 480-487.

[7] MEAD G P, CARR-SMITHN H D, DRAYSON M T, et al. Serum free light chains for monitoring multiple myeloma [J]. Br J Haematol, 2004, 126 (3): 348-354.

[8] DRAYSON M, TANG L X, DREW R, et al. Serum free light-chain measurements for identifying and monitoring patients with nonsecretory multiple myeloma [J]. Blood, 2001, 97 (9): 2900-2902.

[9] JENNER E. Serum free light chains in clinical laboratory diagnostics [J]. Clin Chim Acta, 2014, 427: 15-20.

[10] CORSO A, MANGIACAVALLI S. Non-secretory myeloma: ready for a new definition？ [J]. Mediterr J Hematol Infect Dis, 2017, 9 (1): e2017053.

[11] FLORES-MONTERO J, DE TUTE R, PAIVA B, et al. Immunophenotype of normal vs. myeloma plasma cells: toward antibody panel specifications for MRD detection in multiple myeloma [J]. Cytometry B Clin Cytom, 2016, 90 (1): 61-72.

[12] FITZPATRICK M J, NARDI V, SOHANI A R. Plasma cell myeloma: role of histopathology, immunophenotyping, and genetic testing [J]. Skeletal Radiol, 2022, 51 (1): 17-30.

[13] RAJKUMAR S V. Multiple myeloma: 2018 update on diagnosis, risk-stratification, and management [J]. Am J Hematol, 2018, 93 (8): 981-1114.

[14] COWAN A J, GREEN D J, KWOK M, et al. Diagnosis and management of multiple myeloma: a review [J]. JAMA, 2022, 327 (5): 464-477.

[15] 杜鹃, 侯健.《中国多发性骨髓瘤诊治指南》2022 年修订诊断部分解读 [J]. 中华内科杂志, 2022, 61 (5): 463-465.

[16] BLADÉ J, DE LARREA C F, ROSIÑOL L, et al. Soft-tissue plasmacytomas in multiple myeloma: incidence, mechanisms of extramedullary spread, and treatment approach [J]. J Clin Oncol, 2011, 29 (28):

3805-3812.

［17］ ROSIÑOL L, BEKSAC M, ZAMAGNI E, et al. Expert review on soft-tissue plasmacytomas in multiple myeloma: definition, disease assessment and treatment considerations [J]. Br J Haematol, 2021, 194 (3): 496-507.

［18］ DE LARREA C F, KYLE R, ROSIÑOL L, et al. Primary plasma cell leukemia: consensus definition by the International Myeloma Working Group according to peripheral blood plasma cell percentage [J]. Blood Cancer J, 2021, 11 (12): 192.

［19］ JURCZYSZYN A, OLSZEWSKA-SZOPA M, VESOLE D H. The current state of knowledge about evolution of multiple myeloma to plasma cell leukemia [J]. Clin Lymphoma Myeloma Leuk, 2023, 23 (3): 188-193.

［20］ 中华医学会血液学分会浆细胞疾病学组, 中国医师协会多发性骨髓瘤专业委员会. 中国多发性骨髓瘤自体造血干细胞移植指南 (2021 年版)[J]. 中华血液学杂志, 2021, 42 (5): 353-357.

［21］ ELEUTHERAKIS-PAPAIAKOVOU E, GAVRIATOPOULOU M, NTANASIS-STATHOPOULOS I, et al. Elotuzumab in combination with pomalidomide and dexamethasone for the treatment of multiple myeloma [J]. Expert Rev Anticancer Ther, 2019, 19 (11): 921-928.

［22］ CIPKAR C, CHEN C, TRUDEL S. Antibodies and bispecifics for multiple myeloma: effective effector therapy [J]. Hematology Am Soc Hematol Educ Program, 2022, 2022 (1): 163-172.

［23］ ZHAO J, REN Q, LIU X, et al. Bispecific antibodies targeting BCMA, GPRC5D, and FcRH5 for multiple myeloma therapy: latest updates from ASCO 2023 Annual Meeting [J]. J Hematol Oncol, 2023, 16 (1): 92.

［24］ ANDERSON LD JR, DHAKAL B, JAIN T, et al. Chimeric antigen receptor T cell therapy for myeloma: where are we now and what Is needed to move chimeric antigen receptor T cells forward to earlier lines of therapy？ Expert panel opinion from the American Society for Transplantation and Cellular Therapy [J]. Transplant Cell Ther, 2024, 30 (1): 17-37.

第二节　淋巴浆细胞淋巴瘤 / 华氏巨球蛋白血症

淋巴浆细胞淋巴瘤（lymphoplasmacytoid lymphoma, LPL）是由不同比例的小 B 淋巴细胞、浆细胞样淋巴细胞及浆细胞构成的恶性肿瘤, 属于 B 细胞非霍奇金淋巴瘤（B cell non-Hodgkin lymphoma, B-NHL）范畴, 但是仍有许多与多数 B-NHL 疾病不同的特点。

淋巴浆细胞淋巴瘤可进一步分成两类, 即华氏巨球蛋白血症（Waldenström macroglobulinemia, WM）及非 WM。绝大多数（约占 95%）LPL 为 WM, 侵犯骨髓并分泌单克隆 IgM 入循环; 非 WM 的 LPL 少见（约占 5%）, 分泌 IgG 或 IgA, 或者不分泌 M 蛋白（monoclonal protein）[1-4]。本文拟重点讨论 WM。

一、临床及实验室表现

(一) 临床表现

WM 是一个恶性度较低、呈惰性的淋巴瘤[1-4]。发病率低, 美国的年发病率约为 0.33/10 万,亚洲国家的发病率约为美国的 1/10[1]。本病好发于老年人，诊断时的中位年龄在 60~70 岁间，男性多于女性[1-2]。

约 30% 的 WM 患者并无临床症状，被称为冒烟型华氏巨球蛋白血症（smoldering Waldenström macroglobulinaemia，SWM）[2]。WM 患者出现的症状主要由肿瘤分泌的 M 蛋白和肿瘤细胞浸润引起。

1. 与 M 蛋白相关的病症　包括以下表现。

（1）高黏滞综合征（hyperviscosity syndrome）：常发生于血清单克隆 IgM 浓度高达 30~60g/L 时，此时血液黏滞度往往已 >4.0mPa·s[2-4]。WM 患者的高黏滞综合征发生率为 10%~15%[2]，其临床表现请参阅第四章第一节相关内容。

（2）Ⅰ型冷球蛋白血症（cryoglobulinemia）：约 20% WM 患者的单克隆 IgM 具有冷球蛋白特性，能加重高黏滞综合征，并能导致冷球蛋白血症相关的各种损害，例如皮肤病变、周围神经病变及肾损害[1-4]（请参阅第七章第二节相关内容）。

（3）自身免疫病：部分单克隆 IgM（尤其是 IgM κ）还能诱发自身免疫病，例如冷凝集素病（cold agglutinin disease），引起冷抗体型自身免疫性溶血性贫血，以及脱髓鞘性多发性神经病等[1-3]。

（4）肾脏损害：循环中高浓度的单克隆 IgM 在流经肾小球时，因不能通过滤过膜而在肾小球中被进一步浓缩，进而沉积于肾小球毛细血管腔形成"假血栓"（免疫荧光检查证实为 IgM），严重时可导致急性肾损伤（acute kidney injury，AKI）[5]。这种 IgM"假血栓"是 WM 相关肾病的一个重要病理特征，曾有学者将这种肾病称为巨球蛋白血症肾病（macroglobulinaemic nephropathy）[5]。

其实，WM 不仅能引起上述肾病，也能引起其他肾小球、肾小管间质及肾脏微血管病变，而且除了单克隆 IgM 致病外，与其伴随的单克隆游离轻链（monoclonal free light chain，M-FLC）也能造成肾损害[6]（请参阅下篇各章节相关内容）。不过与 MM 相比，WM 肾损害发生率仍很低，仅 4%~8% 的患者受累[6]。

2. 肿瘤细胞浸润　骨髓造血组织受肿瘤细胞侵占常导致贫血，为正细胞正色素性贫血，与高 IgM 血症一起常为本病的首发表现[1-2]。另外，也可能出现血小板减少，白细胞减少，乃至全血细胞减少[1-2]。

肿瘤浸润至髓外时，可导致淋巴结及肝脾增大[1-2]。WM 诊断时仅 10%~20% 患者呈现淋巴结和 / 或肝脾大，而复发时该比例高达 50%[2]。大约 4.4% 的患者还能见其他部位浸润（如骨、肺、肾、中枢神经系统等），肿瘤细胞肾脏浸润是 WM 导致 AKI 的另一重要原因[2]。

（二）血液学检验

1. M 蛋白检验　疑诊 WM 应立即做 M 蛋白各项检验（请参阅第二章及第四章第一节相关内容）。WM 产生的 M 蛋白是单克隆 IgM（75%~80% 是 IgM κ），检验完整的单克隆免疫球蛋白（intact monoclonal immunoglobulin，M-iIg）以血清免疫固定电泳（serum immunofixation electrophoresis，sIFE）最灵敏，故疑诊 WM 时一定要做 sIFE 检验。此外，2008 年 Leleu 等[7]用血清游离轻链测定（serum free light chain assay，sFLC）对 98 例 WM 患者进行了检验，发现 76.5% 患者的血清同时存在 M-FLC[7]，故 WM 患者也要做 sFLC。对 WM 患者并存的 M-FLC 应予以充分重视，其能独立导致多种单克隆游离轻链相关肾病[6]（请参阅下篇各章节）。此外，当 WM 患者合并 M-FLC 时，有学者建议在治疗 WM 观察疗效时，可同时观察血清 M-FLC 浓度变化，其能够比血清单克隆 IgM 更早地显示疗效。轻链的半衰期短，仅 2~6 小时；而 IgM 的半衰期长，约为 5.1 天，故治疗后 M-FLC 血清浓度的下降会比单克隆 IgM 下降早[7]。

2. **骨髓检查** 包括以下内容。

（1）骨髓涂片及骨髓活检：骨髓涂片可见小 B 淋巴细胞、浆细胞样淋巴细胞及浆细胞。骨髓活检可将 WM 分为弥漫型，结节型及间质型。骨髓浸润通常为小梁间浸润，单纯的小梁旁浸润少见。浸润细胞主要为小 B 淋巴细胞，并混合不同比例的浆细胞样淋巴细胞及浆细胞。大 B 淋巴细胞少见，若见到需要考虑 WM 转化（转化为侵袭性淋巴瘤如弥漫大 B 细胞淋巴瘤）的可能[1-2]。

（2）免疫表型分析：用骨髓流式细胞术和 / 或骨髓免疫组织化学染色做肿瘤细胞的免疫表型分析，结果显示 WM 表达泛 B 细胞标记 CD19、CD20、CD22、CD79a 及 FMC-7，通常也表达浆细胞标记 CD38 和 / 或 CD138。80%~90% 的 WM 患者 CD5、CD10 及 CD23 表达阴性，但是也有 10%~20% 患者其中某项表达阳性[1-2,4]。

（3）细胞遗传学检查：与 MM 一样，至今没有发现特征性细胞遗传学改变[1]。荧光原位杂交（fluorescence in situ hybridization，FISH）显示染色体 6q 缺失最常见，可累及 30%~60% 病例[1-2]。

3. **基因检测** 从骨髓或外周血标本提取 CD19 阳性 B 细胞进行基因检测，近年在 WM 中发现了两个重要的重现性体细胞基因突变（recurring somatic gene mutation），简述如下。

2012 年 Treon 等[8]在 WM 患者中发现了 *MYD88* L265P 基因突变，该突变存在于 90% 以上 WM 患者中。活化的 MyD88 能通过布鲁顿酪氨酸激酶（Bruton's tyrosine kinase，BTK）和其他蛋白分子激活核转录因子 κB（nuclear transcription factor κB，NF-κB），导致淋巴浆细胞恶性增生[1-2,8-10]。虽然少数非 WM 恶性血液病也能出现这一基因突变，但是阳性率低，故检测 *MYD88* L265P 基因突变对 WM 诊断具有一定意义[2,8-9]。

此外，2014 年 Hunter 等[11]在 WM 患者中又发现了 *CXCR4* WHIM 基因突变，30%~40% 的 WM 患者具有此基因突变。*CXCR4* WHIM 基因突变发生于 C- 末端，已发现两种突变：无义突变（nonsense mutation，称为 *CXCR4* WHIM/NS）及移码突变（frameshift mutation，称为 *CXCR4* WHIM/FS）。突变的 CXCR4 与其配体基质衍生因子 -1a（stromal derived factor-1a，SDF-1a；又称 CXCL12）结合后，能激活丝氨酸 / 苏氨酸蛋白激酶（serine-threonine protein kinase，AKT）及丝裂原活化蛋白激酶（mitogen-activated protein kinase，MAPK）信号通路，促

进淋巴浆细胞增殖、存活及迁移。临床上已发现具有 *CXCR4* WHIM 基因突变的 WM 患者骨髓肿瘤负荷重,血清 IgM 水平高,肿瘤细胞对全身器官的侵袭能力强[1-2,9-11]。

二、诊断标准

中国抗癌协会血液肿瘤专业委员会等学术组织于 2022 年公布了《淋巴浆细胞淋巴瘤 / 华氏巨球蛋白血症诊断与治疗中国指南(2022 年版)》[4],其中有关 WM 的诊断标准如下。

1. 血清中检测到单克隆性 IgM(不论数量)。

2. 骨髓中浆细胞样或浆细胞分化的小淋巴细胞呈小梁间隙侵犯(不论数量)。

3. 免疫表型:CD19、CD20、CD22、CD25、CD27、sIgM 及 FMC7(+),CD38 和 / 或 CD138 通常(+),CD103(−),CD5、CD10、CD23(−)。但也有 10%~20% 的患者 CD5、CD10、CD23 其中某项表达(+)。

4. 除外其他已知类型的淋巴瘤。

5. 90% 以上 WM 发生 *MYD88* L265P 突变,但 *MYD88* L265P 基因突变不是 WM 特异性突变,也可见于其他小 B 细胞淋巴瘤、弥漫大 B 细胞淋巴瘤等。

最后,还需在此提醒:WM 患者血清中高水平单克隆 IgM 可能干扰某些临床检验,造成检验误差[12]。已有 WM 造成血清直接胆红素检测结果假性增高[13]及血清肌酐检测结果假性增高的报道[14]。单克隆 IgM 干扰试验的机制可能为:单克隆 IgM 非特异地与分析物或测量系统成分结合;单克隆 IgM 出现沉淀,改变反应液浊度;单克隆 IgM 的冷球蛋白特性及造成的高黏滞度干扰试验等[12-14]。所以,WM 患者若出现不可解释的检验结果异常时,就应考虑并设法排除血清单克隆 IgM 对检验结果的干扰。

三、治疗原则及疗效判断

2023 年发表的《第 11 届华氏巨球蛋白血症国际研讨会共识报告》[15-16],及 2022 年发表的《淋巴浆细胞淋巴瘤 / 华氏巨球蛋白血症诊断与治疗中国指南(2022 年版)》[4],能够帮助临床医师合理地制订治疗方案。

对于无症状的 SWM 均不主张治疗,仅密切监测观察。单纯的血清 IgM 水平高也不是治疗指征。只有出现临床症状的活动性 WM 才应予以治疗[1-4,15]。主要治疗措施如下。

(一) 血浆置换治疗

WM 患者进行血浆置换(plasmapheresis)治疗的适应证是:出现高黏滞综合征、严重冷球蛋白血症或冷凝集素;血清单克隆 IgM 水平 ≥ 40g/L 并准备用利妥昔单抗(rituximab)治疗。如果血清 IgM 水平 ≥ 40g/L 时就开始利妥昔单抗治疗,很可能出现 "IgM 燃瘤反应"(IgM flare,发生率高达 50%~60%),表现为血清 IgM 水平迅速增高(≥ 25%),以及高黏滞综合征、冷球蛋白血症及其他 IgM 相关并发症加重。为避免该反应,高血清 IgM 水平患者应先进行数次血浆置换,降低血清 IgM 水平,然后再进行利妥昔单抗治疗[1,4,16-19]。

（二）药物治疗

药物治疗的目的是减轻肿瘤负荷，降低单克隆 IgM 水平，保护靶器官。主要治疗药物如下。

1. **利妥昔单抗为基础的联合治疗**　利妥昔单抗是抗 CD20 单克隆抗体，虽能单药治疗 WM，但疗效不如联合用药。现在以利妥昔单抗为基础的联合治疗已成为 WM 最常用的一线治疗方案，包括：①利妥昔单抗联合烷化剂，如联合苯达莫司汀（bendamustine，RBe 方案），或联合环磷酰胺（cyclophosphamide）及地塞米松（dexamethasone）（DRC 方案）。②利妥昔单抗联合蛋白酶体抑制剂，如联合硼替佐米（bortezomib，RBo 方案），或联合硼替佐米及地塞米松（RBD 方案），或联合卡非佐米（carfilzomib）及地塞米松（RCaD 方案）。③利妥昔单抗联合布鲁顿酪氨酸激酶抑制剂，如联合伊布替尼（ibrutinib，IR 方案）。④利妥昔单抗联合嘌呤核苷类似物，如联合氟达拉滨（fludarabine，FR 方案），或联合克拉屈滨（cladribine，CR 方案），或联合氟达拉滨及环磷酰胺（FCR 方案），由于这类药毒性较大，目前临床已少用[1,4,15-19]。利妥昔单抗疗效不佳或不耐受时，也可改用其他抗 CD20 单抗如奥妥珠单抗（obinutuzumab）或奥法妥木单抗（ofatumumab）[16,18-19]。

2. **布鲁顿酪氨酸激酶抑制剂**　自从发现大部分 WM 患者具有 *MYD88* L265P 基因突变后，BTK 抑制剂就成为治疗 WM 的重要药物。研究显示伊布替尼对初治、复发及难治性 WM 患者都具有良好疗效，可以单药治疗，也能与利妥昔单抗联合治疗，联合治疗的疗效更佳。其他 BTK 抑制剂如阿可替尼（acalabrutinib，又译阿卡拉布替尼）、泽布替尼（zanubrutinib）、替拉鲁替尼（tirabrutinib）及奥布替尼（orelabrutinib）对具有 *MYD88* L265P 基因突变的 WM 患者也同样有效[1,4,15-20]。2018 年美国食品药品监督管理局（Food and Drug Administration，FDA）已批准伊布替尼用于治疗 WM，2021 年又批准泽布替尼用于治疗 WM。

3. **蛋白酶体抑制剂**　硼替佐米、卡非佐米或伊沙佐米（ixazomib）能与利妥昔单抗联合用于治疗 WM，其中硼替佐米、利妥昔单抗与地塞米松的三药联合治疗方案（即 RBD 方案）应用最多，已显示对 WM 十分有效[1,15-19]。另一种蛋白酶体抑制剂奥普佐米（oprozomib）也已于 2019 年完成单药治疗复发性 WM 的 Ⅰb/Ⅱ期临床试验，初步显示出良好效果[19]。

4. **其他**　一些药物及疗法目前还在临床试验中，包括：① B 细胞淋巴瘤 -2（B cell lymphoma-2，BCL-2）抑制剂。因为 WM 细胞高表达抗凋亡蛋白 Bcl-2，故用 BCL-2 抑制剂治疗 WM 具有可能。2022 年维奈托克（venetoclax）治疗复发或抵抗性 WM 的Ⅱ期临床试验已完成，显示出良好效果[15-20]。②磷脂酰肌醇 3 激酶（phosphoinositide 3-kinase，PI3K）抑制剂。艾代拉里斯（idelalisib）与奥妥珠单抗联合治疗复发或抵抗性 WM 的Ⅱ期临床试验已完成，也显示出良好效果，但需注意肝毒性反应[16,19-20]。此外，用度维利塞（duvelisib）治疗 WM 的临床试验也在进行中。③靶向 CD19 的嵌合抗原受体 T 细胞（chimeric antigen receptor T-cell，CAR-T）治疗。2002 年报道 3 例复发或抵抗性 WM 患者已用此法治疗，获得了不同程度的临床效应,并耐受良好,因此认为该疗法值得进一步扩大临床试验进行研究[16-17,20]。④抗 CXCR4 药物。*CXCR4* WHIM 基因突变患者对多种治疗药物(包括 BTK 抑制剂)都容易产生抵抗,因此需要开发拮抗 CXCR4 的新药对其进行治疗,目前用乌洛鲁单抗(ulocuplumab,抑制 CXCR4 与其受体 SDF-1α 结合的完全人类 IgG4 单克隆抗体)与伊布替尼联合治疗 *CXCR4* 基因突变 WM 患者的 I 期临床试验已结束[19-20]。马伏沙福(mavorixafor,CXCR4 受体选择性拮抗剂)与伊布替尼联合治疗 *MYD88* 及 *CXCR4* 基因突变 WM 患者的 I b 期临床试验(NCT04274738)还在进行中[19-20]。

上述药物在临床具体应用时有以下注意事项:①要检测 *MYD88* L265P 及 *CXCR4* WHIM 基因突变,据此选择用药。*MYD88* 基因突变伴 *CXCR4* 野生型(*MYD88* MUT *CXCR4* WT)的患者,推荐用 BTK 抑制剂单药治疗,或利妥昔单抗为基础的药物联合治疗。*MYD88* 基因及 *CXCR4* 基因双突变(*MYD88* MUT *CXCR4* MUT)的患者,单用 BTK 抑制剂疗效较差,建议联合利妥昔单抗进行治疗,并可采用利妥昔单抗联合其他药物的治疗方案,如利妥昔单抗与硼替佐米及地塞米松联合治疗(RBD 方案),或利妥昔单抗与苯达莫司汀联合治疗(RBe 方案)。*MYD88* 基因及 *CXCR4* 基因双野生型(*MYD88* WT *CXCR4* WT)的患者,不推荐应用 BTK 抑制剂治疗,尤其是单药治疗,可以使用 RBe 方案做一线治疗[4]。②要了解各种药物的不良反应,并密切监测,一旦发生要及时调整治疗方案(相关药物的作用特点及不良反应请参阅第五章)。

(三) 造血干细胞移植

近年国内、外有多份 WM 诊治指南或共识发表,对造血干细胞移植治疗 WM 的观点如下。

1. **自体干细胞移植**(autologous stem cell transplantation,ASCT) 2022 年我国发表的《淋巴浆细胞淋巴瘤/华氏巨球蛋白血症诊断与治疗中国指南(2022 年版)》认为:ASCT不作为一线治疗推荐,是 WM 挽救治疗选择之一,对化疗仍敏感的复发患者,可考虑进行ASCT,特别是规范治疗后首次缓解时间小于 2 年或难治的患者,且 BTK 抑制剂充分治疗后进展或无效,推荐尽早进行 ASCT 治疗(≤2 次复发)[4]。2022 年英国血液病学会制定的《华氏巨球蛋白血症诊断与治疗指南》指出:由于缺乏强有力的证据,除非有 WM 继发淀粉样变等其他指征,否则不能在临床试验之外推荐应用 ASCT[3]。2023 年刚发表的《第 11 届华氏巨球蛋白血症国际研讨会共识报告》对 ASCT 治疗适应证的观点是:如果化学免疫治疗(chemoimmunotherapy)及共价 BTK 抑制剂(笔者注:BTK 抑制剂可分为共价结合与非共价结合两大类,请参阅第五章第三节相关内容)治疗失败,在临床试验或其他新药有限的情况下,对化疗仍敏感的年轻、健康患者可被认为适合进行 ASCT[16]。综上所述,不同指南及共识对应用 ASCT 治疗 WM 的看法有所不同,但是一致的观点是:不将其作为一线治疗,而且在临床试验之外用其治疗 WM 也应慎重。

2. **异基因造血干细胞移植**(allogeneic hematopoietic stem cell transplantation,allo-

HSCT) 我国 2022 年的指南指出：因 allo-HSCT 的移植相关并发症发生率较高,故只建议在年轻、多次复发、原发难治 / 耐药,且一般状况较好的,有合适供者的患者中选择性进行[4]。allo-HSCT 治疗的非复发死亡率(non-relapse mortality)高达约 30%,必须注意[3]。

(四) WM 的疗效判断

WM 的疗效可以分为如下 6 个等级：完全缓解(complete response,CR),非常好的部分缓解(very good partial response,VGPR),部分缓解(partial response,PR),微小缓解(minimal response,MR),疾病稳定(stable disease,SD)及疾病进展(progressive disease,PD),这些疗效的具体判断标准请参考相关专著及指南[4]。

需要指出的是,目前 WM 仍是一种不可治愈的疾病,其治疗起效比较缓慢,并很难达到血液学完全缓解,为此要避免过度治疗,以免导致不良后果。

参考文献

［1］魏征. 淋巴浆细胞淋巴瘤/Waldenström 巨球蛋白血症 [M]// 王吉耀, 葛均波, 邹和建. 实用内科学. 16 版. 北京: 人民卫生出版社, 2022: 1587-1589.

［2］WANG W, LIN P. Lymphoplasmacytic lymphoma and Waldenström macroglobulinaemia: clinicopathological features and differential diagnosis [J]. Pathology, 2020, 52 (1): 6-14.

［3］PRATT G, EL-SHARKAWI D, KOTHARI J, et al. Diagnosis and management of Waldenström macroglobulinaemia: a British Society for Haematology guideline [J]. Br J Haematol, 2022, 197 (2): 171-187.

［4］中国抗癌协会血液肿瘤专业委员会, 中华医学会血液学分会, 中国华氏巨球蛋白血症工作组. 淋巴浆细胞淋巴瘤/ 华氏巨球蛋白血症诊断与治疗中国专家指南 (2022 年版)[J]. 中华血液学杂志, 2022, 43 (8): 624-629.

［5］ARGANI I, KIPKIE G F. Macroglobulinemic nephropathy. Acute renal failure in macroglobulinemia of Waldenström [J]. Am J Med, 1964, 36: 151-157.

［6］UPPAL N U, MONGA D, VERNACE M A, et al. Kidney diseases associated with Waldenström macroglobulinemia [J]. Nephrol Dial Transplant, 2019, 34 (10): 1644-1652.

［7］LELEU X, MOREAU A-S, WELLER E, et al. Serum immunoglobulin free light chain correlates with tumor burden markers in Waldenström macroglobulinemia [J]. Leuk Lymphoma, 2008, 49 (6): 1104-1107.

［8］TREON S P, XU L, YANG G, et al. MYD88 L265P somatic mutation in Waldenström's macroglobulinemia [J]. N Engl J Med, 2012, 367 (9): 826-833.

［9］孟琦, 曹欣欣, 李剑. MYD88L265P 及 CXCR4WHIM 基因突变在华氏巨球蛋白血症中的意义 [J]. 中国医学科学院学报, 2017, 39 (4): 578-582.

［10］TREON S P, XU L, GUERRERA M L, et al. Genomic landscape of Waldenström macroglobulinemia and its impact on treatment strategies [J]. J Clin Oncol, 2020, 38 (11): 1198-1208.

［11］HUNTER Z R, XU L, YANG G, et al. The genomic landscape of Waldenström macroglobulinemia is characterized by highly recurring MYD88 and WHIM-like CXCR4 mutations, and small somatic deletions associated with B-cell lymphomagenesis [J]. Blood, 2014, 123 (11): 1637-1646.

［12］ 李剑. 华氏巨球蛋白血症的诊治进展："淋巴浆细胞淋巴瘤/华氏巨球蛋白血症诊断与治疗中国专家共识 (2016 年版)"解读 [J]. 临床血液学杂志, 2017, 30 (9): 677-679.

［13］ YILMAZ N S, SEN B, GULBAHAR O. Contribution of the laboratory to a diagnosis process by sequential reflective testing: paraprotein interference on a direct bilirubin assay [J]. Biochem Med (Zagreb), 2021, 31 (2): 020801.

［14］ HUMMEL K M, VON AHSEN N, KÜHN R B, et al. Pseudohypercreatininemia due to positive interference in enzymatic creatinine measurements caused by monoclonal IgM in patients with Waldenström's macroglobulinemia [J]. Nephron, 2000, 86 (2): 188-189.

［15］ BUSKE C, CASTILLO J J, ABEYKOON J P, et al. Report of consensus panel 1 from the 11th International Workshop on Waldenstrom's Macroglobulinemia on management of symptomatic, treatment-naïve patients [J]. Semin Hematol, 2023, 60 (2): 73-79.

［16］ D'SA S, MATOUS J V, ADVANI R, et al. Report of consensus panel 2 from the 11th International Workshop on Waldenstrom's Macroglobulinemia on the management of relapsed or refractory WM patients [J]. Semin Hematol, 2023, 60 (2): 80-89.

［17］ GERTZ M A. Waldenström macroglobulinemia: 2023 update on diagnosis, risk stratification, and management [J]. Am J Hematol, 2023, 98 (2): 348-358.

［18］ GERTZ M A. Waldenström macroglobulinemia: tailoring therapy for the individual [J]. J Clin Oncol, 2022, 40 (23): 2600-2608.

［19］ RAVI G, KAPOOR P. Current approach to Waldenström macroglobulinemia [J]. Cancer Treat Res Commun, 2022, 31: 100527.

［20］ MORENO D F, DE LARREA C F, CASTILLO J J. New treatment strategies for Waldenström macroglobulinemia [J]. Clin Adv Hematol Oncol, 2022, 20 (8): 506-515.

第三节　非霍奇金淋巴瘤及慢性淋巴细胞白血病

本节将对一些 B 细胞非霍奇金淋巴瘤(B cell non-Hodgkin lymphoma, B-NHL)及慢性淋巴细胞白血病(chronic lymphocytic leukemia, CLL)进行介绍,包括弥漫大 B 细胞淋巴瘤(diffuse large B cell lymphoma, DLBCL)、滤泡性淋巴瘤(follicular lymphoma, FL)、边缘区淋巴瘤(marginal zone lymphoma, MZL)、套细胞淋巴瘤(mantle cell lymphoma, MCL),以及慢性淋巴细胞白血病/小淋巴细胞淋巴瘤(chronic lymphocytic leukemia/small lymphocytic lymphoma, CLL/SLL)。这些 B-NHL 都能不同程度地产生 M 蛋白(monoclonal protein),导致单克隆丙种球蛋白病(monoclonal gammopathy, MGP)。淋巴浆细胞淋巴瘤/华氏巨球蛋白血症(lymphoplasmacytoid lymphoma/Waldenström macroglobulinemia, LPL/WM)也属于 B-NHL,但由于其特殊性,我们已在第四章第二节进行了单独介绍,不再纳入本节讨论。

为方便非血液病学专业医师理解下述各淋巴瘤的病理表现,在此展示淋巴结次级滤泡结构模式图(图 4-3-1),供阅读时参考。

一、疾病表现

(一) 弥漫大 B 细胞淋巴瘤

DLBCL 是一种弥漫分布的大 B 细胞恶性淋巴瘤,疾病呈侵袭性,在 B-NHL 中最常见。2012 年我国抗癌协会淋巴瘤专业委员会病理研究协作组组织的一项全国多中心协作研究,分析了 6 632 例成人 B-NHL 病例,DLBCL 占 50.2%[1]。在世界不同地区报告的成人 B-NHL 病例中,DLBCL 占 30%~40%[2-4]。估计全世界每年 DLBCL 的新发病例可达 15 万[4]。DLBCL 是一种异质性疾病,其中 DLBCL NOS 型(NOS 是 not otherwise specified 的缩写,意为没有特别说明)最常见,约占全部病例的 80%,另有十余种变异体(variants),共占 20%[3]。本文只对 DLBCL NOS 型进行介绍(下文均简写为 DLBCL)。

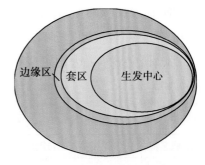

图 4-3-1 淋巴结次级滤泡结构(示意)
注:淋巴结次级滤泡由生发中心(germinal center)及套区(mantle zone)两部分组成,而套区外层常可见细胞质丰富淡染、核小而不规则的 B 细胞构成的边缘区(marginal zone),边缘区在肠系膜淋巴结清晰可见,在外周淋巴结常不明显。

本病好发于老年人,诊断时的中位年龄为 60~70 岁,男性多于女性。DLBCL 多数为原发,少数可由其他惰性淋巴瘤转化而来。临床上以迅速增大的肿大淋巴结和 / 或结外肿块为主要表现,30%~40% 的患者具有结外病变,胃肠道最常受累,骨髓也常被侵袭。约 1/3 患者可伴随出现 B 症状(发热、盗汗、体重下降)[2-4]。

病理检查可见体积较大(细胞核约为正常淋巴细胞的 2 倍)、形态均一的淋巴瘤细胞弥漫浸润淋巴结和 / 或结外受累器官,致使淋巴结和受累器官的正常结构被部分或完全破坏[2-4]。根据肿瘤细胞的形态可将 DLBCL 分为以下 3 个主要类型:中心母细胞性亚型(centroblastic subtype,约占 80%)、免疫母细胞性亚型(immunoblastic subtype,占 8%~10%)及间变性亚型(anaplastic subtype,约占 3%)[2-3]。

利用 cDNA 微阵列技术(即基因芯片技术)又能将 DLBCL 分为以下 3 个类型:生发中心 B 细胞样亚型(germinal centre B cell-like subtype,GCB 亚型,占 50%~60%)、活化 B 细胞样亚型(activated B cell-like subtype,ABC 亚型,占 25%~30%)及无法分型(占 10%~15%)。大量研究显示 GCB 亚型患者的预后显著优于非 GCB 亚型[2-4]。近年进行全外显子测序又将 DLBCL 分成了若干基因亚型,本文不拟介绍,但想强调应特别关注 *MYD88* L265P 及 *CD79B* 双基因突变,其中 90% 以上病例属于 ABC 型,病情较重,易侵犯结外位点,预后差,但最近却发现了针对该型的有效治疗方法(详见下述)。

在免疫表型上,DLBCL 能表达泛 B 细胞标记 CD19、CD20、CD22 及 CD79a,以及 B 细胞转录因子 PAX5[2-4]。表达 CD10、Bcl-6 及 MUM1 的比例分别为 30%~60%、60%~90% 及 35%~65%[3]。这 3 种标记结合起来能够鉴别 GCB 型及非 GCB 型:CD10(+)者均为 GCB 型;CD10 及 Bcl-6 同时(−)者均为非 GCB 型;CD10(−)Bcl-6(+)MUM1(−)者为

GCB 型,而 CD10(-)Bcl-6(+)MUM1(+)者为非 GCB 型,免疫组织化学分型与基因芯片分型的结果符合率可达到 80%[2-4]。此外,约 10% 的患者表达 CD5,19%~26% 的患者表达 CD43,研究显示表达 CD5 或 CD43 的患者多存在于非 GCB 型中,预后均比阴性者差[2-4](表 4-3-1)。

表 4-3-1 B 细胞非霍奇金淋巴瘤的免疫表型

疾病名称	CD20※	CD23	CD5	CD43	CD10	Bcl-6	MUM1	Cyclin D1
DLBCL#	+	+/-	-	-	+/-	+/-	+/-	-
FL△	+	+/-	-	-	+	+	-	-
MZL◇	+	-	-	-	-	-	-	-
MCL☆	+	-	+	+	-	-	-	+
CLL/SLL*	+	+	+	+	-	-	-	-

注:DLBCL,弥漫大 B 细胞淋巴瘤;FL,滤泡性淋巴瘤;MZL,边缘区淋巴瘤;MCL,套细胞淋巴瘤;CLL/SLL,慢性淋巴细胞白血病 / 小淋巴细胞淋巴瘤。

※ 其他泛 B 细胞标记如 CD19、CD22 及 CD79a/CD79b 的表达常与 CD20 表达相同;

CD10、Bcl-6 及 MUM1 是否(+)取决于 DLBCL 属于生发中心 B 细胞样(GCB)亚型或非 GCB 亚型;此外,约 10% 的 DLBCL 患者 CD5(+);19%~26% 患者 CD43(+);

△ 3b 级 FL 患者 CD10 表达下调,而 MUM1(+);

◇ 少数 MZL 患者 CD5、CD43 或 CD23(+);

☆ 少数 MCL 患者 CD5 和 / 或 Cyclin D1(-),此时应检验 SOX11,若 SOX11(+)仍可诊断 MCL;少数患者 CD10、Bcl-6 和 / 或 MUM1(+);

*CLL/SLL 患者 CD200(+),在与其他 B 细胞淋巴瘤鉴别上具有重要意义。

在细胞遗传学方面,荧光原位杂交(fluorescence in situ hybridization,FISH)检查发现 DLBCL 常呈现如下 3 种异常:3q27 位点的染色体易位,出现在 30%~40% 病例中,导致 BCL6 基因重排;t(1418)(q32;q21),此易位常见于 FL,但也能在 20%~30% 的 DLBCL(包括从 FL 转化的 DLBCL)患者中见到,导致 BCL2 及 IGH 基因重排及融合;8q24 位点的染色体易位,出现在 10%~15% 的病例中,导致 MYC 基因重排[2-4]。另外,DLBCL 还能出现 MYC 与 BCL2 或 BCL6 双基因重排,及 MYC 与 BCL2 和 BCL6 三基因重排的情况,占 4%~8%[4]。世界卫生组织(World Health Organization,WHO)2016 年修订的淋巴瘤分类已将上述具有双基因及三基因重排的淋巴瘤,分别称为"双重打击淋巴瘤"(double-hit lymphoma)及"三重打击淋巴瘤"(triple-hit lymphoma),均划归于"高级别 B 细胞淋巴瘤"(high-grade B cell lymphoma),这些患者疗效常较差,预后欠佳。

据文献报道,有 11.4%~37.7% 的 DLBCL 患者能产生 M 蛋白[5-7]。以单克隆 IgM、IgG 及轻链较常见,单克隆 IgA 少见[6-7]。研究显示,与未测出 M 蛋白的 DLBCL 相比,合并 M 蛋白者预后较差[5-6]。

(二) 滤泡性淋巴瘤

FL 是起源于淋巴结次级滤泡生发中心 B 细胞的恶性淋巴瘤,在非霍奇金淋巴瘤(non-Hodgkin lymphoma,NHL)患者中的占比仅次于 DLBCL,居第 2 位,在新发 NHL 患者中占 20%~25%[8]。亚洲国家的发病率比西方国家低,2012 年我国抗癌协会淋巴瘤专业委员会病理研究协作组调查的 6 632 例 B-NHL 患者中,FL 仅占 8.3%[1]。

本病好发于中老年,诊断时的中位年龄为 60~65 岁,男性稍多于女性[8-9]。临床上本病多以无痛性淋巴结肿大为主要表现,肿大的淋巴结常发生于颈部及腹腔(后者常在做影像学检查时被偶然发现),患者很少出现 B 症状。原发于结外的病灶很少,但是晚期 FL 患者却常发生结外侵犯,脾脏及骨髓最易受累,后者会导致贫血、血小板减少和 / 或中性粒细胞减少[8-10]。绝大多数 FL 属于惰性淋巴瘤,在其慢性病程中疾病可出现自发缓解及复发,而最终有 30%~40% 的病例会转化成侵袭性淋巴瘤如 DLBCL,每年转化率为 2%~3%,转化后疾病迅速进展,对治疗耐药,预后差[8-11]。

FL 确诊需依靠淋巴结活检病理检查,此肿瘤来源于次级淋巴滤泡生发中心的 B 细胞,由中心细胞(centrocytes,小到中等大的分裂细胞)及中心母细胞(centroblasts,大的非分裂细胞)混合组成。这些肿瘤性滤泡界限不清,常缺乏明显的套区(mantle zone)[8-11]。

FL 确诊后,还应依据高倍视野下(high power field,HPF)中心母细胞的数量进行疾病分级:1 级(0~5 个中心母细胞 /HPF);2 级(6~15 个中心母细胞 /HPF);3 级(>15 个中心母细胞 /HPF),3 级又再分为 3a 级(尚保留少数中心细胞)及 3b 级(中心母细胞成片浸润,无中心细胞)。1~3a 级都属于惰性淋巴瘤,而 3b 级不同,具有侵袭性,故 3b 级应按 DLBCL 进行治疗[8-11]。

FL 的典型免疫表型为:泛 B 细胞标记 CD19、CD20、CD22 及 CD79a 阳性,生发中心标记 CD10 及 Bcl-6 阳性(3b 级可能呈阴性),CD5、CD43 及 Cyclin D1 阴性,CD23 通常阴性,偶尔阳性[8-11]。此外,3b 级时,CD10 表达下调,MUM1 表达阳性[11](见表 4-3-1)。

FL 的重要细胞遗传学表现是 t(14;18)(q32;q21),发生于 70%~95% 的患者中(不过 3b 级中仅占 50%)。此易位将导致位于 14q32 的免疫球蛋白增强子区(*IgH* Eμ)与位于 18q21 的 *BCL2* 癌基因并置(juxtaposition),形成 *BCL2 :: IgH* 融合基因,从而解除对 *BCL2* 基因的表达调控,过度产生抗凋亡蛋白 Bcl-2,促进 FL 发病[8-11]。但是,20%~30% 的 DLBCL 患者也能出现 t(14;18)(q32;q21),故不能认为这是 FL 的特异细胞遗传学表现[9]。

据文献报道,FL 患者的 M 蛋白阳性率约为 17.2%[7]。其中单克隆 IgG 及 IgM 较常见,单克隆 IgA 少见[7]。

(三) 边缘区淋巴瘤

MZL 是起源于次级淋巴滤泡边缘区 B 细胞的恶性淋巴瘤,在西方国家的 B-NHL 中占 5%~15%。根据发生部位不同,WHO 将 MZL 分为 3 个亚型:脾边缘区淋巴瘤(splenic marginal zone lymphoma,SMZL)、淋巴结边缘区淋巴瘤(nodal marginal zone lymphoma,NMZL)和黏膜相关淋巴组织(mucosal-associated lymphoid tissue,MALT)淋巴瘤,分别约占

MZL 的 10%、10% 及 80%[12]。2012 年我国抗癌协会淋巴瘤专业委员会病理研究协作组统计的 6 632 例 B-NHL 患者中 MZL 占 12.4%,而 MZL 中 SMZL、NMZL 及 MALT 淋巴瘤又各占 5.0%、12.0% 及 83.0%[1]。在 B-NHL 中 MALT 淋巴瘤的占比仅次于 DLBCL 及 FL,居第 3 位;而在我国统计的 6 632 例 B-NHL 患者中,MALT 淋巴瘤的占比虽低于 DLBCL,但略高于 FL,居第 2 位[1]。MZL 好发于老年人,NMZL 及 MALT 淋巴瘤诊断时的中位年龄为 50~60 岁,SMZL 诊断时的中位年龄为 70 岁[12]。男女比例相近,女性略占优势[12]。MZL 各亚型在临床病理表现上存在很大差异,下文将分别进行介绍。

1. **脾边缘区淋巴瘤** SMZL 的主要临床表现为脾大(甚至出现巨脾),并常侵犯骨髓及血液。血液受累时血中淋巴细胞增多,出现绒毛淋巴细胞(villous lymphocyte,在细胞的一极或两极出现微绒毛样突起。需要注意:使用抗凝剂的血标本贮存数小时微绒毛样突起即会丢失,故需用新鲜血标本检查),伴随贫血及血小板减少。少数(约 25%)患者伴脾门周围的腹部淋巴结肿大(常被影像学检查发现),而外周淋巴结极少受累,很少出现 B 症状。此外,10%~20% 的患者可出现自身免疫病表现,如溶血性贫血、血小板减少及冷凝集素血症等[12-14]。SMZL 属于惰性淋巴瘤,但是部分患者(占 10%~19%)在病程中也可以转化成 DLBCL,其转化率低于 FL,高于 CLL/SLL[12-14]。

脾脏组织病理学检查显示,肿瘤细胞以边缘区模式(marginal zone pattern)或结节双相模式(nodular biphasic pattern,此结节由小 B 细胞的内核和较大的边缘区细胞的外带构成,故称"双相")浸润白髓,且伴不同程度的红髓浸润[13-14]。骨髓活检病理形态学检查(包括 CD20 免疫组织化学染色检查)显示,窦内浸润(intrasinusoidal infiltration)是 SMZL 的典型表现,文献报告在 75% 患者的病程中都能见到肿瘤细胞窦内浸润。但是窦内浸润很少单独存在(仅占 10%),在进展性病例肿瘤负荷增加时(特别在脾切除后),可发展为结节浸润(nodular infiltration),窦内浸润与结节浸润并存对诊断 SMZL 具有高度提示意义。少数病例还能见到间质浸润(interstitial infiltration),常与窦内浸润和 / 或结节浸润混合存在[13-14]。脾脏病理检查并非诊断 SMZL 的必需条件,未做脾切除的患者,根据疾病临床表现、血液细胞学、骨髓形态学、免疫表型及细胞遗传学检查仍可做出诊断[13-14]。

SMZL 的免疫表型为:泛 B 细胞标记 CD19、CD20、CD22 及 CD79a 阳性,生发中心标记 CD10 及 Bcl-6 阴性,CD5、CD43、CD23 及 Cyclin D1 阴性[13-14]。不过,仍有 15%~25% 的病例表达 CD5[13],少数病例表达 CD43 或 CD23[13](见表 4-3-1)。

SMZL 存在多种细胞遗传学异常,最常见染色体 7q31-32 缺失(占 30%~40%,影响 *FLNC*、*IRF5* 及 *POT1* 等基因[12-15])。3q 增益(占 10%~30%)及 18q 增益(约占 20%)也较常见[12-15]。此外,也有 6q 缺失的报道[15]。3q 增益、18q 增益及 6q 缺失异常在 SMZL、NMZL 及 MALT 淋巴瘤中都能见到,仅 7q31-32 缺失在 SMZL 中相对特异[13]。

SMZL 患者的 M 蛋白阳性率较高,为 24%~46%,粗略地说,约 1/3 患者可以检出 M 蛋白[12,16-17]。以单克隆 IgM 最常见,IgG 次之,IgA 及轻链少见[16-17]。

2. 淋巴结边缘区淋巴瘤　NMZL 主要表现为局部或弥散的浅表及内脏淋巴结肿大，颈部淋巴结最易受累。约 1/3 患者伴骨髓浸润，但很少累及血液及结外淋巴组织包括脾脏。临床上较少出现 B 症状。少数病例合并自身免疫病[12,16-19]。NMZL 属于惰性淋巴瘤，但是病程中 10%~20% 的患者可以转化为 DLBCL，转化发生的中位时间为诊断后 4.5 年，尤易发生在疾病进展或复发时[16-19]。

根据淋巴结病理检查结果，按生长方式可将 NMZL 分为以下 5 型：模糊结节型（vaguely nodular pattern），弥漫型（diffuse pattern），滤泡周围型（perifollicular pattern），滤泡间型（interfollicular pattern，瘤细胞呈窦内或窦旁分布）及反向滤泡型（inverse follicular pattern）[19]。有时不同类型可出现在同一淋巴结中[19]。NMZL 的肿瘤细胞也具有多样化特点，包括中心细胞样细胞（centrocyte-like cells），单核细胞样细胞（monocytoid cells），小淋巴细胞（small lymphocyte）、浆细胞样细胞（plasmacytoid cells）和浆细胞，以及散在的大细胞如中心母细胞（centroblasts）和免疫母细胞（immunoblasts）等，这些细胞以不同比例出现[18-19]。

NMZL 的免疫表型与 SMZL 相似[18-19]（见表 4-3-1）。NMZL 的细胞遗传学研究较少，但已发现存在多种异常，其中最常见为 3 号染色体增益（约占 24%，影响 *FOXP1*、*NFKBIZ* 和 *BCL6* 基因）、18q 增益（约占 24%，影响 *NFATC1* 基因）及染色体 6q23-24 缺失（约占 16%，影响 *TNFAIP3/A20* 基因）。上述染色体异常在 SMZL 及 MALT 淋巴瘤也能见到[18-20]。但是 NMZL 并不出现 SMZL 常见的 7q 缺失，及 MALT 淋巴瘤常见的 t(11; 18)(q21; q21)[19-20]。

NMZL 患者较少出现 M 蛋白，据报道仅 8%~10% 的患者呈阳性[12,16,18]，单克隆 IgM 最常见，IgG 次之[12]。

3. 黏膜相关淋巴组织淋巴瘤　全身凡有黏膜上皮或分泌导管黏膜的部位均可能发生 MALT 淋巴瘤，以原发于胃肠道黏膜（尤其胃黏膜）者最常见，占全部 MALT 淋巴瘤的 50%~66%。MALT 淋巴瘤的临床表现由其侵犯部位决定。胃肠 MALT 淋巴瘤常以腹痛、腹部包块为主要表现，伴消化不良、恶心、呕吐等不适，约 40% 患者可出现急腹症，包括胃肠道出血、穿孔及梗阻。临床上 B 症状少见。MALT 淋巴瘤为惰性淋巴瘤，能长时间局限于发病局部，但是病程中也有 30% 患者可累及远隔淋巴结，部分患者还能转化为 DLBCL，这些变化均提示预后不良。MALT 淋巴瘤较少累及骨髓[21-22]。

病灶组织的病理检查可见肿瘤细胞在边缘区围绕着次级淋巴滤泡浸润，可以向内侵入生发中心，部分或完全代替滤泡，称为滤泡植入；也能向外扩散至滤泡间形成片状弥漫浸润或模糊结节状浸润。其肿瘤细胞与 NMZL 相似，也具有多样化特点，包括中心细胞样细胞，单核细胞样细胞，小淋巴细胞及浆细胞，并偶尔出现大 B 细胞如中心母细胞及免疫母细胞。此外，MALT 淋巴瘤的肿瘤细胞还能聚集并侵犯上皮结构，形成淋巴上皮病变（lymphoepithelial lesion），此病变并非 MALT 淋巴瘤特有，但仍可作为其重要标志[21-22]。

MALT 淋巴瘤的免疫表型与 SMZL 及 NMZL 相似[21-22]（见表 4-3-1）。MALT 淋巴瘤可出现多种细胞遗传学异常，其中主要是 t(11; 18)(q21; q21)，约发生在 40% 病例中。此易位能导致 11 号染色体上凋亡抑制因子 2 基因(*API2*,又名 *BIRC3*)和 18 号染色体上 MALT 淋巴瘤相关易位基因(*MALT1*)融合,融合基因产物能激活核转录因子 NF-κB,从而抑制细胞凋亡,促进肿瘤发生。t(11;18)(q21;q21)对 MALT 淋巴瘤具有特征性意义,并不出现于 SMZL、NMZL 及其他小 B 细胞淋巴瘤,仅偶见于结外 DLBCL[21-22]。此外,3q 增益(约占 60%)、18q 增益(约占 21%)及染色体 6q23-24 缺失(约占 30%)也能在 MALT 淋巴瘤中见到,特别是在无 t(11;18)(q21;q21)的患者中[21-22]。

MALT 淋巴瘤患者的 M 蛋白阳性率较高,为 27%~36%,其中单克隆 IgM 较常见,IgG 次之,IgA 很少见[23-24]。

(四) 套细胞淋巴瘤

MCL 是起源于淋巴结次级淋巴滤泡套区 B 细胞的 B-NHL,较少见,仅占成人 NHL 的 2%~10%。好发于中老年,诊断时的中位年龄为 60~70 岁,男性占优势,男女比例约为 (2~4):1[25-26]。绝大多数 MCL 呈侵袭性,确诊时多数患者已处于疾病晚期(Ⅲ、Ⅳ 期,尤其是后者),除呈现全身淋巴结肿大外,还常见广泛的结外侵犯,如脾大(包括巨脾,占 45%~60%)、肝大(占 35%),骨髓受累(占 60% 以上),血液受累(占 20%25%),以及侵犯咽淋巴环及胃肠道(占 15%~30%)。约 50% 的患者出现 B 症状。仅 10%~20% 的 MCL 患者呈惰性[26]。

淋巴结病理检查可见形态单一的、体积小到中等的淋巴瘤细胞增生及浸润。按生长方式可将 MCL 分为以下 3 型:①套区扩展(expansion of mantle zone)型。肿瘤细胞起源于套区内层,然后在套区内增生扩展。②结节(nodular)型。肿瘤细胞已突破套区,向生发中心侵袭,形成模糊结节样结构,此型在形态上需与 FL 进行鉴别。③弥漫(diffuse)型。肿瘤细胞弥漫性浸润,此型在形态上需与 DLBCL 鉴别。前两型相对少见(各占 MCL 的 1/5 左右),而弥漫型最常见(约占 3/5)。有学者认为不同类型可能代表肿瘤发展的不同阶段[25-26]。除此之外,既往分型还包括原位套细胞淋巴瘤型(in situ mantle cell lymphoma),其特征是内套区可见散在分布的 t(11;14)并表达 Cyclin D1 的 B 细胞。但是,WHO 2016 年修订的淋巴瘤分类认为此病为低度进展性肿瘤,尚不能诊断为 MCL,故已将其从 MCL 剥离,更名为原位套细胞肿瘤(in situ mantle cell neoplasia)[26]。按肿瘤细胞的形态,又能将 MCL 分为经典型(classical type)、母细胞样变异型(blastoid variant)及多形性变异型(pleomorphic variant),后二者均呈侵袭性[25-26]。

MCL 的典型免疫表型为:泛 B 细胞标记 CD19、CD20、CD22 及 CD79a 阳性,CD5 及 CD43 阳性,细胞周期蛋白 Cyclin D1 阳性,SOX11(一种通常不在 B 细胞上表达的转录因子)阳性,而生发中心标记 CD10、Bcl-6 及 MUM1 阴性,CD23 阴性。但是也有少数病例的 CD5 阴性和/或 Cyclin D1 阴性,CD10、Bcl-6 和/或 MUM1 阳性。对于 CD5 和/或 Cyclin D1 阴性的患者一定要检测 SOX11,如果 SOX11 阳性仍能肯定为 MCL[25-26](见表 4-3-1)。

MCL 也存在多种细胞遗传学异常,但是最重要的是 t(11;14)(q13;q32),此异常出现于约 90% 的 MCL 患者中,使位于 11q13 的 Cyclin D1 基因(*CCND1*)与位于 14q32 的免疫球蛋白重链(*IgH*)启动子位点并置,形成 *IgH::CCND1* 融合基因,导致 Cyclin D1 蛋白异常高表达,促进肿瘤发生。尽管其他少数血液恶性肿瘤(如淋巴细胞白血病及多发性骨髓瘤)也会出现 t(11;14)(q13;q32),但并不常见,故可认为 t(11;14)(q13;q32)及 Cyclin D1 蛋白高表达,对提示 MCL 诊断具重要意义[25-26]。

MCL 患者合并 MGP 的报道很少,偶有单克隆 IgM 阳性的个例报道,而在单克隆 IgM 病例中,MCL 仅占很低比例,约 2.8%[27]。

(五)慢性淋巴细胞白血病及小淋巴细胞淋巴瘤

CLL/SLL 是以克隆性增生的 CD5 阳性小 B 细胞在血液、骨髓及淋巴组织中蓄积为特征的恶性淋巴瘤。CLL 与 SLL 是同一疾病的不同表现。西方国家 CLL/SLL 的年发病率为 40~60/100 万人。好发于中老年,诊断时的中位年龄为 70~72 岁,男女比例为 (1.7~2):1。大部分 CLL/SLL 呈惰性表现,疾病进展缓慢,但是病程中 5%~16% 的患者会转化成侵袭性淋巴瘤,最常转化为 DLBCL[28-29]。

CLL 主要累及血液及骨髓,呈现血中淋巴细胞增多($\geqslant 5 \times 10^9$/L),贫血,血小板减少,乃至全血细胞减少,常伴淋巴结肿大,或伴脾(肝)增大。许多患者在诊断时并无任何症状,在常规血液检查中发现[28-29]。而 SLL 主要累及淋巴组织,表现为淋巴结肿大、脾(肝)增大及结外淋巴组织浸润,骨髓常受累,但很少累及血液,淋巴细胞计数 $<5 \times 10^9$/L[28-29]。此外,少数(约占 20%)患者还能出现自身免疫病表现,如自身免疫性溶血性贫血、纯红细胞再生障碍、血小板减少症或粒细胞减少症。B 症状往往出现于疾病活动或转化时[28-29]。

呈典型表现的 CLL 不需要做淋巴结活检即能诊断,而诊断 SLL 需要做淋巴结活检病理检查。肿瘤细胞由成熟的小淋巴细胞及体积较大的幼稚淋巴细胞(prolymphocyte)和副免疫母细胞(paraimmunoblasts)构成[28-29]。肿瘤生长存在两种模式:①模糊结节型(vaguely nodular pattern),是最常见的生长模式。由幼稚淋巴细胞及副淋巴母细胞聚集形成染色较浅的苍白区(pale areas),即增殖中心,又称假滤泡生长中心,规律地分布在染色较深的成片小淋巴细胞暗背景中,呈现出边缘模糊的结节,淋巴结正常结构被肿瘤破坏、取代。增殖中心是 CLL/SLL 患者淋巴结中的标志性特征,在其他类型的淋巴瘤中未观察到[28-29]。②滤泡间变异体(interfollicular variant),较少见。淋巴结的滤泡及生发中心被保留,显示滤泡间浸润模式,增殖中心分布于滤泡间或滤泡周围。滤泡间变异体中的淋巴细胞与 CLL/SLL 的淋巴细胞具有相同表型,表明其是 CLL/SLL 的形态学变异体[29]。

CLL/SLL 的典型免疫表型为:泛 B 细胞标记 CD19 阳性,CD20、CD22 及 CD79b 弱阳性(与正常 B 细胞的表达强度相比),CD5 及 CD23 阳性,CD43 阳性,CD10 及 Bcl-6 阴性,Cyclin D1 阴性。此外,CD200 表达阳性,这在 CLL/SLL 与其他 B 细胞淋巴瘤的鉴别上具有重要意义[28-29](见表 4-3-1)。

细胞遗传学研究发现大约 80% CLL 患者至少具有以下一种染色体异常:染色体 13q14 缺失(占 50%~55%,影响 MIR15A,MIR16-1 等基因,疾病预后较好);染色体 11q22-23 缺失(占 10%~20%,影响 ATM 等基因,疾病预后不良);染色体 17p13 缺失(占 5%~10%,影响抑制

肿瘤基因 *TP53*,疾病预后最差);12 三体(占 10%~20%,影响 *CDK4*,*MDM-2* 等基因,对疾病预后影响居中)[28-29]。

CLL/SLL 患者的 M 蛋白阳性率很高,达 54%~69%[30-31],也以单克隆 IgM 最常见,IgG 次之,IgA 及轻链少见[30-31]。

二、治疗原则

治疗 B-NHL 时,需要根据疾病性质(惰性或侵袭性、所处阶段、初治或复发难治)及患者情况(年龄、对药物是否耐受及有无合并症等)来个体化制订治疗方案。此处仅对治疗原则进行简述。

(一) 低等级(惰性)B-NHL 的治疗

低等级 B-NHL 包括 1~3a 级 FL、MZL 及大部分 CLL/SLL。这些患者病情进展缓慢,而且临床研究已显示,他们在无症状时早期实施化疗并不能延长预期寿命,所以现在均主张对这些无症状患者只予以"观察及等待"("watch and wait"),而不要实施药物治疗[32-33]。当然,若干年后许多患者由于病情进展仍可能需要治疗。开始治疗的指征是:出现全身症状,巨大淋巴结或淋巴结进行性肿大,重要器官受累,或转化为侵袭性淋巴瘤等[32]。FL 及 MZL 常首选 R-CHOP 方案或 RBe 方案治疗。R-CHOP 方案由利妥昔单抗(rituximab)、环磷酰胺(cyclophosphamide)、长春新碱(vincristine)、多柔比星(doxorubicin)及泼尼松(prednisone)组成;RBe 方案由利妥昔单抗与苯达莫司汀(bendamustine)组成[32-33]。CLL/SLL 常首选 FCR 方案进行治疗,此方案由利妥昔单抗、氟达拉滨(fludarabine)及环磷酰胺组成[28]。此外,SMZL 患者还可进行脾切除[33]。

(二) 高等级(侵袭性)B-NHL 的治疗

高等级 B-NHL 包括 DLBCL 及 MCL,也包括 3b 级 FL。这些患者的病情常迅速进展,需要尽早开始治疗。利妥昔单抗上市前,CHOP 方案(环磷酰胺、长春新碱、多柔比星及泼尼松联合治疗)是标准治疗方案;利妥昔单抗上市后,利妥昔单抗与抗 B 细胞肿瘤药物的联合治疗已成为首选,尤其是 R-CHOP 方案。在完成上述全身治疗后,某些有局部巨大肿块的患者还应再行局部放疗扩野照射,以提高及巩固疗效[3,26,32-33]。

此外,具有某些细胞遗传学异常和/或基因突变的高等级 B-NHL 还可考虑采用特殊方案治疗。已有小样本临床观察显示,*MYD88* L265P 及 *CD79B* 双基因突变的 DLBCL 患者选用 BTK 抑制剂伊布替尼(ibrutinib)进行治疗,有效率为 80%(4/5)[34];*MYC* 与 *BCL2* 和/或 *BCL6* 基因同时重排的"双重或三重打击"DLBCL,宜采用高强度药物治疗,例如 R-EPOCH 方案。该方案由利妥昔单抗、依托泊苷(etoposide)、环磷酰胺、长春新碱、多柔比星及泼尼松 6 种药组成[35]。对 17p 缺失的高危或极高危 CLL/SLL,优先应用 BTK 抑制剂进行治疗(单药或联合用药)现已形成共识[28,36]。中国抗癌协会血液肿瘤专业委员会等 2022 年修订的《中国慢性淋巴细胞白血病/小淋巴细胞淋巴瘤的诊断与治疗指南(2022 年版)》推荐优先选用伊布替尼、泽布替尼(zanubrutinib)或奥布替尼(orelabrutinib)治疗,其次用 Bcl-2 蛋白抑制剂维奈克拉(venetoclax)联合利妥昔单抗或奥妥珠单抗(obinutuzumab)治疗[36]。

侵袭性 B-NHL 患者还可考虑进行自体干细胞移植(autologous stem cell transplantation,ASCT)。中国抗癌协会血液肿瘤专业委员会等组织于 2018 年制定的《造血干细胞移植治疗淋巴瘤中国专家共识(2018 版)》[37]已阐述治疗适应证为:适用于对化疗敏感、年龄相对较轻且体能状态较好的、具有不良预后因素的非霍奇金淋巴瘤一线诱导化疗后的巩固治疗;也适用于一线治疗失败后挽救治疗敏感患者的巩固治疗。

(三) 维持治疗

惰性淋巴瘤多为"可以治疗,但是不可治愈"的疾病,完成上述治疗后,患者常会经历缓解—复发的反复过程,因此在肿瘤治疗缓解后,应给予利妥昔单抗进行维持治疗。而治疗困难的侵袭性 MCL,治疗缓解后也同样需用利妥昔单抗进行维持治疗,以减少复发,提高疗效[32-33]。DLBCL 在诱导治疗缓解后是否应予维持治疗,尚存不同看法。DLBCL 治愈率很高,可达 60%~70%[3,32],而且已有研究显示 DLBCL 患者在用 R-CHOP 方案治疗缓解后,再用利妥昔单抗进行维持治疗并不能提高总生存率,反而会增加严重药物不良反应,因此不主张用利妥昔单抗进行维持治疗[38]。但是,DLBCL 在治疗缓解后,毕竟仍有 30% 以上的患者会复发(特别是原耐药者),预后不良,因此有学者认为对这类患者仍有进行维持治疗的必要。2017 年完成的Ⅲ期临床试验显示,利用来那度胺(lenalidomide)进行维持治疗能显著延长 DLBCL 患者(包括老龄患者)的无病生存期(disease-free survival),且无明显不良反应,值得关注[38]。

参考文献

[1] 李小秋, 李甘地, 高子芬, 等. 中国淋巴瘤亚型分布: 国内多中心性例 10 002 例分析 [J]. 诊断学理论与实践, 2012, 11 (2): 111-115.

[2] MARTELLI M, FERRERI A J M, AGOSTINELLI C, et al. Diffuse large B-cell lymphoma [J]. Crit Rev Oncol Hematol, 2013, 87 (2): 146-171.

[3] LI S, YOUNG K H, MEDEIROS L J. Diffuse large B-cell lymphoma [J]. Pathology, 2018, 50 (1): 74-87.

[4] SEHN L H, SALLES G. Diffuse large B-cell lymphoma [J]. N Engl J Med, 2021, 384 (9): 842-858.

[5] LI Y, WANG L, ZHU H Y, et al. Prognostic significance of serum immunoglobulin paraprotein in patients with diffuse large B cell lymphoma [J]. Br J Haematol, 2018, 182 (1): 131-134.

[6] JARDIN F, DELFAU-LARUE M H, MOLINA T J, et al. Immunoglobulin heavy chain/light chain pair measurement is associated with survival in diffuse large B-cell lymphoma [J]. Leuk Lymphoma, 2013, 54 (9): 1898-1907.

[7] ECONOMOPOULOS T, PAPAGEORGIOU S, PAPPA V, et al. Monoclonal gammopathies in B-cell non-Hodgkin's lymphomas [J]. Leuk Res, 2003, 27 (6): 505-508.

[8] CARBONE A, ROULLAND S, GLOGHINI A, et al. Follicular lymphoma [J]. Nat Rev Dis Primers, 2019,

5 (1): 83.

［9］ FREEDMAN A, JACOBSEN E. Follicular lymphoma: 2020 update on diagnosis and management [J]. Am J Hematol, 2020, 95 (3): 316-327.

［10］ LAURENT C, COOK J R, YOSHINO T, et al. Follicular lymphoma and marginal zone lymphoma: how many diseases？ [J]. Virchows Arch, 2023, 482 (1): 149-162.

［11］ TAKATA K, MIYATA-TAKATA T, SATO Y, et al. Pathology of follicular lymphoma [J]. J Clin Exp Hematop, 2014, 54 (1): 3-9.

［12］ BRON D, MEULEMAN N. Marginal zone lymphomas: second most common lymphomas in older patients [J]. Curr Opin Oncol, 2019, 31 (5): 386-393.

［13］ THIEBLEMONT C, DAVI F, NOGUERA M E, et al. Splenic marginal zone lymphoma: current knowl-edge and future directions [J]. Oncology (Williston Park), 2012, 26 (2): 194-202.

［14］ PIRIS M A, ONAINDÍA A, MOLLEJO M. Splenic marginal zone lymphoma [J]. Best Pract Res Clin Haematol, 2017, 30 (1/2): 56-64.

［15］ BALIAKAS P, STREFFORD J C, BIKOS V, et al. Splenic marginal-zone lymphoma: ontogeny and genetics [J]. Leuk Lymphoma, 2015, 56 (2): 301-310.

［16］ BERGER F, FELMAN P, THIEBLEMONT C, et al. Non-MALT marginal zone B-cell lymphomas: a description of clinical presentation and outcome in 124 patients [J]. Blood, 2000, 95: 1950-1956.

［17］ THIEBLEMONT C, FELMAN P, BERGER F, et al. Treatment of splenic marginal zone B-cell lymphoma: an analysis of 81 patients [J]. Clin Lymphoma, 2002, 3: 41-47.

［18］ PILERI S, PONZONI M. Pathology of nodal marginal zone lymphomas [J]. Best Pract Res Clin Haematol, 2017, 30 (1/2): 50-55.

［19］ ANGELOPOULOU M K, KALPADAKIS C, PANGALIS G A, et al. Nodal marginal zone lymphoma [J]. Leuk Lymphoma, 2014, 55 (6): 1240-1250.

［20］ THIEBLEMONT C, MOLINA T, DAVI F. Optimizing therapy for nodal marginal zone lymphoma [J]. Blood, 2016, 127 (17): 2064-2071.

［21］ BACON C M, DU M Q, DOGAN A. Mucosa-associated lymphoid tissue (MALT) lymphoma: a practical guide for pathologists [J]. J Clin Pathol, 2007, 60 (4): 361-372.

［22］ RADERER M, KIESEWETTER B, FERRERI A J M. Clinicopathologic characteristics and treatment of marginal zone lymphoma of mucosa-associated lymphoid tissue (MALT lymphoma)[J]. CA Cancer J Clin, 2016, 66 (2): 153-171.

［23］ ASATIANI E, COHEN P, OZDEMIRLI M, et al. Monoclonal gammopathy in extranodal marginal zone lymphoma (ENMZL) correlates with advanced disease and bone marrow involvement [J]. Am J Hematol, 2004, 77 (2): 144-146.

［24］ WÖHRER S, STREUBEL B, BARTSCH R, et al. Monoclonal immunoglobulin production is a frequent event in patients with mucosa-associated lymphoid tissue lymphoma [J]. Clin Cancer Res, 2004, 10 (21): 7179-7181.

［25］ ARMITAGE J O, LONGO D L. Mantle-cell lymphoma [J]. N Engl J Med, 2022, 386 (26): 2495-2506.

［26］ CORTELAZZO S, PONZONI M, FERRERI A J M, et al. Mantle cell lymphoma [J]. Crit Rev Oncol Hematol, 2020, 153: 103038.

［27］OWEN R G, PARAPIA L A, HIGGINSON J, et al. Clinicopathological correlates of IgM paraprotein-emias [J]. Clin Lymphoma, 2000, 1 (1): 39-43.

［28］KIPPS T J, STEVENSON F K, WU C J, et al. Chronic lymphocytic leukaemia [J]. Nat Rev Dis Primers, 2017, 3: 16096.

［29］SANTOS F P, O'BRIEN S. Small lymphocytic lymphoma and chronic lymphocytic leukemia: are they the same disease？ [J]. Cancer J, 2012, 18 (5): 396-403.

［30］PEZZOLI A, PASCALI E. Monoclonal Bence Jones proteinuria in chronic lymphocytic leukaemia [J]. Scand J Haematol, 1986, 36 (1): 18-24.

［31］HANSEN D A, ROBBINS B A, BYLUND D J, et al. Identification of monoclonal immunoglobulins and quantitative immunoglobulin abnormalities in hairy cell leukemia and chronic lymphocytic leukemia [J]. Am J Clin Pathol, 1994, 102 (5): 580-585.

［32］AL-NAEEB A B, AJITHKUMAR T, BEHAN S, et al. Non-Hodgkin lymphoma [J]. BMJ, 2018, 362: k3204.

［33］ARMITAGE J O, GASCOYNE R D, LUNNING M A, et al. Non-Hodgkin lymphoma [J]. Lancet, 2017, 390 (10091): 298-310.

［34］CHEN R, ZHOU D, WANG L, et al. MYD88L265P and CD79B double mutations type (MCD type) of diffuse large B-cell lymphoma: mechanism, clinical characteristics, and targeted therapy [J]. Ther Adv Hematol, 2022, 13: 20406207211072839.

［35］RIEDELL P A, SMITH S M. Double hit and double expressors in lymphoma: definition and treatment [J]. Cancer, 2018, 124 (24): 4622-4632.

［36］中国抗癌协会血液肿瘤专业委员会, 中华医学会血液学分会, 中国慢性淋巴细胞白血病工作组. 中国慢性淋巴细胞白血病/ 小淋巴细胞淋巴瘤的诊断与治疗指南 (2022 年版)[J]. 中华血液学杂志, 2022, 43 (5): 353-358.

［37］中国抗癌协会血液肿瘤专业委员会, 中华医学会血液学分会白血病淋巴瘤学组, 中国临床肿瘤学会抗淋巴瘤联盟. 造血干细胞移植治疗淋巴瘤中国专家共识 (2018 版)[J]. 中华肿瘤杂志, 2018, 40 (12): 927-932.

［38］REDDY N M, THIEBLEMONT C. Maintenance therapy following induction chemoimmunotherapy in patients with diffuse large B-cell lymphoma: current perspective [J]. Ann Oncol, 2017, 28 (11): 2680-2690.

第四节　意义未明的单克隆丙种球蛋白病

一、意义未明的单克隆丙种球蛋白病概述

(一) 认识史及概念

1976 年 Kyle 及 Bayrd 首次将本病命名为"意义未明的单克隆丙种球蛋白病"（monoclonal gammopathy of undetermined significance, MGUS）[1]。此前该疾病有许多名称, 其中用得较多的是"良性单克隆丙种球蛋白病"（benign monoclonal gammopathy）。

2003 年国际骨髓瘤工作组（International Myeloma Working Group，IMWG）制定了 MGUS 的诊断标准：①血清 M 蛋白（monoclonal protein）<30g/L；②骨髓克隆浆细胞<10%；③无其他 B 细胞增殖性疾病的证据；④无相关器官或组织损伤（无终末器官损伤，包括骨损伤）[1]。诊断 MGUS 应满足上述全部标准。

由于 MGUS 没有任何临床症状，因此只有做 M 蛋白相关检验才能够发现。检验应包括：血清及尿液蛋白电泳（serum and urine protein electrophoresis，SPE 及 UPE）、血清及尿液免疫固定电泳（serum and urine immunofixation electrophoresis，sIFE 及 uIFE）和血清游离轻链测定（serum free light chain assay，sFLC）。一般而言，发现完整的单克隆免疫球蛋白（intact monoclonal immunoglobulin，M-iIg）以 sIFE 最灵敏，而发现单克隆游离轻链（monoclonal free light chain，M-FLC）以 sFLC 最灵敏（请参阅第二章相关内容）。发现 M 蛋白后，需做骨髓检查（涂片、活检及流式细胞术检查等）及全身系统检查，在除外浆细胞及 B 细胞恶性病和相关组织器官损伤后，才能诊断 MGUS[2-3]。

MGUS（尤其是 IgG 型、IgA 型及轻链型 MGUS）有可能经过无症状（冒烟型）多发性骨髓瘤（multiple myeloma，MM）向有症状（活动性）MM 转化[2-3]，而 IgM 型 MGUS 也可能经过无症状（冒烟型）华氏巨球蛋白血症（Waldenström macroglobulinemia，WM）向有症状（活动性）WM 转化，以及向其他 B 细胞非霍奇金淋巴瘤（B cell non-Hodgkin lymphoma，B-NHL）转化[2-3]。MGUS 与无症状及有症状 MM 及 WM 的鉴别要点已分别列入表 4-4-1 及表 4-4-2。

表 4-4-1 MGUS 与无症状（冒烟型）多发性骨髓瘤的鉴别

项目	非 IgM-MGUS	无症状 MM	有症状 MM
血清 M 蛋白	<30g/L	≥30g/L	阳性
骨髓克隆浆细胞	<10%	≥10%	≥10%
器官损害*	无	无	有

注：MGUS，意义未明的单克隆丙种球蛋白病；MM，多发性骨髓瘤。

* 指 CRAB 或 SLiM 表现（请参阅本章第一节相关内容）。

表 4-4-2 IgM 型 MGUS 与无症状（冒烟型）华氏巨球蛋白血症的鉴别

项目	IgM-MGUS	无症状 WM	有症状 WM
血清单克隆 IgM	阳性，但<30g/L	阳性（无论数量）	阳性（无论数量）
骨髓淋巴浆细胞*	无	阳性（无论数量）	阳性（无论数量）
器官损害#	无	无	有

注：MGUS，意义未明的单克隆丙种球蛋白病；WM，华氏巨球蛋白血症。

* 指浆细胞样或浆细胞分化的小淋巴细胞。

指与 WM 相关的症状性贫血，高黏滞综合征，淋巴结及肝脾增大等表现。

（二）流行病学资料

美国、我国以及欧、亚、非洲的其他一些国家都已有了人群 MGUS 患病率的流行病学调查资料发表,从这些资料中可以发现 MGUS 患病率与下述因素相关。①种族:在 ≥50 岁人群的流行病学调查资料中,黑种人的 MGUS 患病率最高(加纳男性为 5.84%,美国非洲裔患病率约为白种人的 3 倍),白种人(美国白种人为 2.3%~3.2%)及黄种人(中国 3.08%;日本 2.4%,泰国 2.3%)较低[3-5]。②年龄:MGUS 的患病率随年龄增高而明显增加,这趋势在各种族中都相同。年龄 ≥80 岁的人群患病率约为 60~69 岁人群的 2~3 倍[3-5](表 4-4-3)。③性别:MGUS 患病率男性略高于女性,男女患者比例为(1.18~1.75):1[4-5]。

表 4-4-3　MGUS 患病率随年龄增长情况

作者	国家及种族	年龄分组 / 岁	患病率 /%
Landgren O, et al. (2014)[4]	美国白种人	50~59	1.01
		60~69	2.43
		70~79	3.44
		≥80	4.42
	美国黑种人	50~59	2.19
		60~69	3.48
		70~79	5.67
		≥80	8.56
Ma L, et al. (2019)[5]	中国黄种人	51~60	1.16
		61~70	2.19
		71~80	3.66
		≥81	7.76

注:MGUS,意义未明的单克隆丙种球蛋白病。

（三）疾病的亚型分布

在 MGUS 的亚型中,IgG 型所占比例最高(59.7%~73.6%),其次为 IgA 型(10.8%~22.5%)及 IgM 型(7.5%~17.2%)。此外,还可见双克隆型(约占 3%)、极少的 IgD 型(约占 0.6%)及游离轻链型(约占 0.9%)[2-3]。

二、意义未明的单克隆丙种球蛋白病的转归

（一）MGUS 转归的概况

总体来讲,MGUS 有以下 3 种不同的转归结局[6-7]:①长期追踪观察,患者持续无症

状,既未向恶性病转化,也未导致器官损害。绝大多数(75%~90%)MGUS病例属于这一情况[6]。②最终转化为恶性疾病如MM、WM、B-NHL或慢性淋巴细胞白血病(chronic lymphocytic leukemia,CLL)。文献报道每年约1%的MGUS患者及3%的高危MGUS患者会发生恶性病转化[6-7]。③并未转化为上述恶性病,但却因M蛋白的直接或间接作用导致器官损害,包括肾损害[6]。

上述3种转归是MGUS的主要转归结局,但是欧洲骨髓瘤网(European Myeloma Network,EMN)在其制定的《意义未明的单克隆丙种球蛋白病及相关疾病的临床相关性和处理》指南中提出,还有极少数(2%~5%)MGUS患者能出现第4种转归,即M蛋白消失。这往往发生在原有血清M蛋白水平低的患者中,多数是在对其合并疾病进行治疗(如自身免疫病的抗风湿治疗,器官或骨髓移植的抗排斥治疗,以及实体肿瘤的化疗)后消失[7]。

由于患者存在上述②③不良转归可能,故既往将MGUS称为"良性单克隆丙种球蛋白病"显然不当。但是,近年又有学者将MGUS称为"恶性肿瘤前疾病"(premalignant disorder/preneoplastic disorder),笔者认为也同样不妥,因为绝大多数患者的结局是上述①结局,轻易扣上"恶性肿瘤前疾病"帽子,可能会给患者增加不必要的思想负担。

(二) MGUS 向恶性病转化

前文已述,IgG、IgA及轻链型MGUS可能向MM转化[1-3],而IgM型MGUS可能向WM及其他B-NHL转化[2-3]。通过研究已经获知其向恶性病转化的一些危险因素,并且建立了几个转化风险评估系统,现进行介绍。

1. 向恶性病转化的危险因素 以下因素能促进MGUS转化。

(1)血清M蛋白浓度及增长速度:MGUS诊断时血清M蛋白浓度≥15g/L,及在随访满第3年时血清M蛋白浓度增长≥10%,均为危险因素[2,7]。增长速度达到这一标准的MGUS被称为进展性MGUS(evolving MGUS)[7]。

(2)M蛋白类型:IgM型及IgA型MGUS比IgG型MGUS更易转化为恶性病。对IgM型MGUS的研究较多,发现其转化成恶性病的风险比普通人群高约16倍。IgM型MGUS的每年恶性病转化率为1.5%(有报道疾病前5年的累积转化率为10%,10年为18%,15年为24%),而MGUS作为整体统计分析时,每年的恶性病转化率为1%。轻链型MUGS的恶性病转化率最低,每年仅0.27%[1-3,7-9]。

2018年Kyle等[10]发表了美国梅奥医学中心(Mayo Clinic)1960—1994年经治的1384例MGUS患者的长期随访资料(中位随访时间为34.1年)。将MGUS作为整体进行分析时,其转化成恶性病的风险比普通人群高6.5倍,每10年转化成恶性病的比例如下:10年为10%,20年为18%,30年为28%,40年为36%,转化率约为每年1%。作者进一步将MGUS患者分成IgM型及非IgM型两组,并根据危险因素(游离轻链κ/λ比值异常及血清M蛋白水平≥15g/L)进行分层,统计了随访20年时的恶性病转化率。IgM型具有0、1及2个危险因素患者的转化率分别为 19%、41% 及 55%；而非 IgM 型具有 0、1 及 2 个危险因素患者的转化率分别为 7%、20% 及 30%。这是在同一个研究中对 IgM 型及非 IgM 型 MGUS 患者进行的头对头比较，所以结果具有很强的说服力。

约 44%~54% 的 IgM 型 MGUS 患者具有体细胞 *MYD88* L265P 基因突变，有学者认为这基因突变是 IgM 型 MGUS 向 WM 进展的危险因素，此观点尚需进一步验证[11]。

(3) 血清游离轻链 κ/λ 比值异常：为检出 M-iIg 的 MGUS 患者做 sFLC，能发现 33%~46.6% 患者轻链 κ/λ 比率异常(<0.26 或>1.65)，提示并存 M-FLC。现已知 κ/λ 比值异常的 MGUS 患者比 κ/λ 比值正常者向恶性病转化的风险高(风险比为 3.5)[2,12]。

(4) 免疫不全麻痹：机体产生大量单克隆免疫球蛋白(monoclonal immunoglobulin，M-Ig)时，未受累的多克隆免疫球蛋白合成会被抑制，致其血清水平低于正常，即称为"免疫不全麻痹"(immunoparesis)。MGUS 患者出现 1 种、2 种血清多克隆免疫球蛋白水平降低的比例分别为 10.6% 及 2.2%；另有报道，MGUS 患者总体出现免疫不全麻痹的比例为 23.6%。不少研究发现，免疫不全麻痹也是 MGUS 向恶性病转化的危险因素之一[3,12]。

(5) 骨髓流式细胞术分析：①利用流式细胞术对异常浆细胞(aberrant plasma cells，aPC)进行计数，aPC 的细胞表型特点为弱表达 CD38，强表达 CD56，不表达 CD19 和 / 或 CD45，然后计算其在骨髓浆细胞(bone marrow plasma cells，BMPC)中的比例，即 aPC/BMPC[13-14]；②利用流式细胞术进行染色体倍性分析(ploidy analysis)[13-14]。现已知 aPC/BMPC ≥ 95% 及出现异倍体(heteroploid)都是 MGUS 向恶性病转化的危险因素[13-14]。

(6) 细胞遗传学特点：近年美国梅奥医学中心用荧光原位杂交(fluorescence in situ hybridization，FISH)技术对 MGUS 患者进行了细胞遗传学分析，发现 17p 缺失及 t(4；14) 是 MGUS 向 MM 转化的危险因素[15]。

此外，曾有学者认为骨髓浆细胞比例>5% 也是 MGUS 向恶性病转化的危险因素[3,8]，但未获普遍认同。

2. 转化风险的评估系统　在分析危险因素的基础上，已建立了几个 MGUS 转化风险的评估系统，包括以下几种。

(1) 基于血清 M 蛋白临床检验的评分系统(Rajkumar 等[9]2005 年创建)：此评分系统采用 3 个危险因素进行评分，即血清 M 蛋白浓度 ≥15g/L，M 蛋白为非 IgG 型，及血清游离轻链 κ/λ 比值异常(<0.26 或>1.65)。MGUS 转化风险被分为以下 4 级：低风险(无上述危险因素)；低 - 中度风险(具有 1 个危险因素)；中 - 高度风险(具有 2 个危险因素)；高度风险(具备全部 3 个危险因素)。随访 20 年，此 4 个等级的 MGUS 进展到恶性病的比例分别为 5%、21%、31% 及 58%。

(2) 基于骨髓流式细胞术分析的评分系统(Pérez-Persona 等[13]2007 年创建)：此评分系统采用 2 个危险因素进行评分，即 aPC/BMPC 比例 ≥ 95% 及异倍体。根据具有 0、1、2 个危险因素将风险分为 3 个等级，随访 5 年，这 3 个等级的 MGUS 转化为恶性病的比例分别为

2%、10% 及 46%。

（3）基于 aPC/BMPC 比例及血清 M 蛋白浓度增长速度的评分系统（Pérez-Persona 等[14] 2010 年创建）：此评分系统采用 aPC/BMPC 比例 ≥95% 及随访 3 年血清 M 蛋白浓度增长 ≥10%（进展性 MGUS）进行评分。根据具有 0、1、2 个危险因素将风险分为 3 个等级，随访 7 年，这 3 个等级的 MGUS 转化为恶性病的比例分别为 2%、16% 及 72%。

（4）非 IgM 型 MGUS 及轻链型 MGUS 的评分系统（Landgren 等[16]2019 年创建）：非 IgM 型 MGUS 评分系统采用了 4 个危险因素，即 IgA 型 MGUS（1 分），血清 M 蛋白浓度 ≥15g/L（1 分），血清游离轻链 κ/λ 比值<0.1 或>10（1 分）及免疫不全麻痹（每种未受累的多克隆免疫球蛋白血清水平低于正常为 1 分，总共 2 分）。轻链型 MGUS 评分系统采用了 2 个危险因素，即血清游离轻链 κ/λ 比值<0.1 或>10（1 分）及免疫不全麻痹（每种未受累的多克隆免疫球蛋白血水平低于正常为 1 分，总共 3 分）。按积分将 MGUS 的转化风险分为 3 级：低风险为 0~1 分；中风险为 2 分；高风险为 ≥3 分（表 4-4-4）。随访 6 年结束时，非 IgM 型 MGUS 转化为 MM 的 43 例患者中 23 例（占 53%）呈高风险，而未转化的 108 例患者中仅 1 例呈高风险；轻链型 MGUS 转化为 MM 的 10 例患者中 7 例（占 70%）呈高风险，而未转化的 120 例患者中仅 1 例呈高风险。

表 4-4-4　非 IgM 型及轻链型 MGUS 的转化风险评分[16]

项目	危险因素	评分*/分
非 IgM 型 MGUS		
M 蛋白类型	IgA 型	1
血清 M 蛋白浓度	≥15g/L	1
血清游离轻链 κ/λ 比值	0.1<或>10	1
免疫不全麻痹	未受累的多克隆免疫球蛋白低于正常水平	1 或 2
轻链型 MGUS		
血清游离轻链 κ/λ 比值	0.1<或>10	1
免疫不全麻痹	未受累的多克隆免疫球蛋白低于正常水平	1、2 或 3

注：MGUS，意义未明的单克隆丙种球蛋白病。

* 低风险为 0~1 分；中风险为 2 分；高风险为 ≥3 分。

上述 4 种 MGUS 转化风险评估系统有相似之处，但也有很大区别，目前尚缺乏对其评估准确率的大样本验证，也没有对其评估结果进行特异度和灵敏度比较，不过这些评估系统仍可供临床应用参考。

（三）MGUS 导致组织器官损伤

MGUS 不但能转化成恶性浆细胞病或 B 淋巴细胞肿瘤导致组织器官损伤，还能在不转

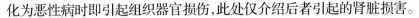

化为恶性病时即引起组织器官损伤,此处仅介绍后者引起的肾脏损害。

1. **具有肾脏意义的单克隆丙种球蛋白病**(monoclonal gammopathy of renal significance,MGRS)**概念**　MGUS 最常累及的器官是肾脏,2012 年国际肾脏及单克隆丙种球蛋白病研究组(International Kidney and Monoclonal Gammopathy Research Group,IKMG)将已导致肾损害的 MGUS 命名为 MGRS[17]。2017 年 IKMG 再次召开国际专家研讨会,对 MGRS 的定义做了重要修改,扩展了其范围。会议认为,除了 MGUS 引起的肾损害,一些不需要治疗的低等级恶性浆细胞或 B 淋巴细胞肿瘤(如冒烟型 MM、冒烟型 WM、低等级 B-NHL 及低等级 CLL)产生 M-Ig 引起的肾损害,都统称为 MGRS[18]。

2. **MGRS 肾损害的发病机制**　单克隆丙种球蛋白病相关肾病(monoclonal gammopathy-associated renal disease,MGP-RD)的发病机制将在第六章中进行详细介绍,包括了 MGRS 的肾损害机制,故此处不再详述。

简言之,MGRS 肾损害包括了以下两种主要机制:① M 蛋白直接作用。M 蛋白沉积于肾组织通过直接毒性反应或激活补体导致肾损害,大多数 MGRS 系此机制致病。② M 蛋白间接作用。M 蛋白并未沉积于肾脏,而是在血液循环中激活补体系统或以某种机制激活及释放细胞因子导致肾损害。致病的 M 蛋白既包括 M-iIg 又包括 M-FLC。

3. **MGRS 肾病分类**　IKMG 依据 MGRS 患者肾活检组织的病理检查,尤其是免疫荧光检查(有无 M 蛋白沉积)及透射电镜检查(有无有序沉积物)结果,对 MGRS 肾病进行了分类[18]。MGRS 肾病分类与广义的 MGP-RD 分类基本相同,MGP-RD 分类将在第六章详细介绍,故此处不再介绍 MGRS 肾病分类。

但是,需要注意 MGRS 极少产生轻链管型肾病(light chain cast nephropathy,LCCN)。LCCN 一般只发生于能产生高负荷量 M-FLC 的恶性血液病,如 MM 及某些恶性 B 淋巴细胞肿瘤。这些 M-FLC 从肾小球滤过进入肾小管,在流经髓袢时与 Tamm-Horsfall 蛋白结合,然后于远端肾小管形成大量管型,致 LCCN 发生。MGRS 通常只产生低负荷量的 M-FLC,从肾小球滤过后,被近端肾小管上皮细胞内吞(endocytosis),并在溶酶体中被降解,因此难以产生管型肾病(请参阅第九章第一节相关内容)。

2020 年北京大学第一医院[19]及美国梅奥医学中心[20]分别发表论文,介绍了各自单位的 MGRS 肾脏病谱,这些肾病均经过肾穿刺病理检查确诊(见表 4-4-5)。两家资料结果高度一致地显示,淀粉样变肾病(renal amyloidosis)是 MGRS 最常见的肾损害,约占 1/2~3/4,其次才是单克隆免疫球蛋白沉积病肾病(renal monoclonal immunoglobulin deposition disease)、伴单克隆免疫球蛋白沉积的增生性肾小球肾炎(proliferative glomerulonephritis with monoclonal immunoglobulin deposits,PGNMID)、轻链近端肾小管病(light chain proximal tubulopathy,LCPT)及冷球蛋白血症性肾小球肾炎(cryoglobulinemic glomerulonephritis,Cryo GN)等[19-20]。

表 4-4-5　MGRS 的肾脏疾病谱

肾脏病病理诊断	北京大学第一医院(187 例)	梅奥医学中心(64 例)
淀粉样变肾病	77.0%(144 例)	43.8%(28 例)
单克隆免疫球蛋白沉积病	9.6%(18 例)	7.8%(5 例)
伴单克隆免疫球蛋白沉积的增生性肾小球肾炎	5.4%(10 例)	18.8%(12 例)
冷球蛋白血症性肾小球肾炎	3.7%(7 例)	9.4%(6 例)
轻链近端肾小管病	2.7%(5 例)	9.4%(6 例)
免疫触须样肾小球病	0	1.5%(1 例)
纤维样肾小球病	1.1%(2 例)	0
C3 肾小球肾炎	0.5%(1 例)	3.1%(2 例)
血栓性微血管病	0	3.1%(2 例)
其他	0	3.1%(2 例)

注: MGRS,具有肾脏意义的单克隆丙种球蛋白病。

三、对意义未明的单克隆丙种球蛋白病的处理

(一) 对 MGUS 患者的处理

MGUS 确诊后,首先应进行转化风险评估(详见前述),然后追踪观察。对于低度转化风险的患者,追踪观察的间隔时间可以较长,例如首次半年复查,以后每 1~2 年随诊一次[7]。对中、高度转化风险的患者,建议半年做一次血及尿 M 蛋白检验(包括 SPE、UPE、sIFE、uIFE 及 sFLC)、血清免疫球蛋白检验及血和尿常规检验,如果病情稳定可改为每年一次[2,7]。低、中度转化风险患者在每次随诊做完上述检验后,都需要重新进行一次风险评估,看转化风险有无升级[16]。如果风险已升级,必要时还需做骨髓检查(涂片、活检及流式细胞术检查等)及相关影像学检查,例如骨或全身计算机断层扫描(computed tomography,CT)、磁共振成像(magnetic resonance imaging,MRI) 或正电子发射断层扫描 / 计算机断层扫描(positron emission tomography/computed tomography,PET/CT)等[2,7,16]。

(二) 转化为恶性肿瘤的处理

MGUS 一旦转化成了恶性浆细胞或 B 淋巴细胞肿瘤,即应尽早开始进行恶性血液病的治疗(请参见第四章第一节至第三节相关内容及血液病学专著)。

(三) 转变成 MGRS 的处理

MGUS 导致肾损害转变成 MGRS 时,同样需要及时治疗,包括对血液病的治疗及肾脏病的治疗(如利尿、消肿和降血压治疗,以及晚期的透析及肾移植治疗),此处仅对前者进行简述。

1. 进行血液病治疗的目的　应根据 MGRS 的肾病阶段有区别地制定克隆靶向治疗

（clone-targeted therapy）目标。处于慢性肾脏病（chronic kidney disease，CKD）1~3 期的患者给予克隆靶向治疗的目的是延缓肾损害进展，治疗后患者若能获得深度血液学效应，循环中 M 蛋白显著减少，即有望获得肾脏效应，改善肾脏病预后[21-22]；而处于 CKD 4~5 期的患者，肾脏病变已难以改善，克隆靶向治疗只应该用于准备肾移植的患者，以减少移植后 MGRS 复发及移植物失功（graft loss）[21-22]。

2. 克隆靶向治疗的措施　要根据 MGRS 的克隆性来决定治疗措施。

单克隆 IgM 型 MGRS：这类 MGRS 的治疗可以参考 WM 的治疗方案，首选抗 CD20 单克隆抗体如利妥昔单抗（rituximab）治疗。利妥昔单抗可单药治疗，也能与其他药物联合治疗，例如联合环磷酰胺（cyclophosphamide）及地塞米松（dexamethasone）的 DRC 方案，联合苯达莫司汀（bendamustine）的 RBe 方案等，联合治疗常用于病情较重需尽快见效的患者。利妥昔单抗疗效不佳或药物不耐受时，可以考虑应用其他抗 CD20 单克隆抗体如奥法妥木单抗（ofatumumab）或奥妥珠单抗（obinutuzumab）[7,21-22]。

单克隆非 IgM 型 MGRS：这类 MGRS 主要由单克隆 IgG、IgA 或轻链致病，可以参考 MM 的治疗方案进行治疗，包括以下疗法①蛋白酶体抑制剂（proteasome inhibitors，PIs）为基础的联合治疗。PIs 常首选硼替佐米（bortezomib），该药物治疗 MGRS 的疗效十分显著，能迅速降低体内 M 蛋白负荷，也可应用卡非佐米（carfilzomib）及伊沙佐米（ixazomib）[7,21-22]。②免疫调节剂（immunomodulatory drugs，IMiDs）为基础的联合治疗。IMiDs 常选用沙利度胺（thalidomide）或来那度胺（lenalidomide），难治性病例还能换用泊马度胺（pomalidomide）。合并周围神经病变的 MGRS 患者，不宜用硼替佐米或沙利度胺治疗，宜选用其他 PIs 和 IMiDs[7,21-22]。③抗 CD38 单克隆抗体为基础的联合治疗。2021 年 Kastritis 等[23]用达雷妥尤单抗（daratumumab）联合地塞米松（Dd 方案），或联合来那度胺及地塞米松（Dara-RD 方案），或联合硼替佐米、环磷酰胺及地塞米松（Dara-VCD 方案）治疗了 25 例 MGRS（上述方案分别治疗了 14 例、1 例及 10 例），中位随访时间 14 个月，约 3/4 患者获得了良好的血液学效应（部分缓解至完全缓解），约 2/3 患者尿蛋白减少 ≥30%，约 1/5 患者估算肾小球滤过率（estimated glomerular filtration rate，eGFR）明显改善，而不良反应轻。④自体干细胞移植（autologous stem cell transplantation，ASCT）治疗。对活动性 MM 患者，此疗法已被证实十分有效，因此有学者建议年龄 ≤65 岁、心肺功能良好、病情进展症状重的非 IgM 型 MGRS 患者也可选用 ASCT 治疗[7,21-22]。此外，经过药物治疗已获得深度血液学效应，准备进行肾移植的患者，也可再进行 ASCT，以减少移植后移植肾疾病复发[21-22]。

3. 要注意肾功能损害对药物药代动力学的影响　肾功能不全时，经肾排泄的药物常需要减小用量，以免药物在体内蓄积导致或加重毒副作用。①蛋白酶体抑制剂：硼替佐米及卡非佐米无须调节剂量，伊沙佐米在 GFR<30ml/min 时需减量。②免疫调节剂：沙利度胺及泊马度胺无须调节剂量，来那度胺在 GFR<60ml/min 时需减量。③烷化剂：环磷酰胺在 GFR<50ml/min 时需减量，美法仑（melphalan，用于 ASCT 预处理）于 GFR<60ml/min 时需

减量。④单克隆抗体：抗 CD20 单克隆抗体如利妥昔单抗、奥法妥木单抗及奥妥珠单抗，抗 CD38 单克隆抗体如达雷妥尤单抗均无须调节剂量（请参阅第五章相关内容）。

参考文献

［1］ International Myeloma Working Group. Criteria for the classification of monoclonal gammopathies, multiple myeloma and related disorders: a report of the International Myeloma Working Group [J]. Br J Haematol, 2003, 121 (5): 749-757.

［2］ KASEB H, ANNAMARAJU P, BABIKER H M. Monoclonal gammopathy of undetermined significance [M/OL]. Treasure Island (FL): StatPearls Publishing, 2022 [2023-05-10]. https://www. ncbi. nlm. nih. gov/ books/NBK507880/.

［3］ KAUR J, VALISEKKA S S, HAMEED M, et al. Monoclonal gammopathy of undetermined significance: a comprehensive review [J]. Clin Lymphoma Myeloma Leuk, 2023, 23 (5): e195-e212.

［4］ LANDGREN O, GRAUBARD B I, KATZMANN J A, et al. Racial disparities in the prevalence of mono-clonal gammopathies: a population-based study of 12 482 persons from the National Health and Nutritional Examination Survey [J]. Leukemia, 2014, 28 (7): 1537-1542.

［5］ MA L, XU S, QU J, et al. Monoclonal gammopathy of undetermined significance in Chinese population: a prospective epidemiological study [J]. Hematol Oncol, 2019, 37 (1): 75-79.

［6］ AL-HUSSAIN T, HUSSEIN M H, AL MANA H, et al. Renal involvement in monoclonal gammopathy [J]. Adv Anat Pathol, 2015, 22 (2): 121-134.

［7］ VAN DE DONK N W, PALUMBO A, JOHNSEN H E, et al. The clinical relevance and management of monoclonal gammopathy of undetermined significance and related disorders: recommendations from the European Myeloma Network [J]. Haematologica, 2014, 99 (6): 984-996.

［8］ KYLE R A, THERNEAU T M, DISPENZIERI A, et al. Immunoglobulin M monoclonal gammopathy of undetermined significance and smoldering Waldenström macroglobulinemia [J]. Clin Lymphoma Myeloma Leuk, 2013, 13 (2): 184-186.

［9］ RAJKUMAR S V, KYLE R A, THERNEAU T M, et al. Serum free light chain ratio is an independent risk factor for progression in monoclonal gammopathy of undetermined significance [J]. Blood, 2005, 106 (3): 812-817.

［10］ KYLE R A, LARSON D R, THERNEAU T M, et al. Long-term follow-up of monoclonal gammopathy of undetermined significance [J]. N Engl J Med, 2018, 378 (3): 241-249.

［11］ VARETTONI M, ZIBELLINI S, BOVERI E, et al. A risk-stratification model based on the initial concen-tration of the serum monoclonal protein and MYD88 mutation status identifies a subset of patients with IgM monoclonal gammopathy of undetermined significance at high risk of progression to Waldenström macroglobulinaemia or other lymphoproliferative disorders [J]. Br J Haematol, 2019, 187 (4): 441-446.

［12］ TURESSON I, KOVALCHIK S A, PFEIFFER R M, et al. Monoclonal gammopathy of undetermined significance and risk of lymphoid and myeloid malignancies: 728 cases followed up to 30 years in Sweden [J]. Blood, 2014, 123 (3): 338-345.

［13］PÉREZ-PERSONA E, VIDRIALES M-B, MATEO G, et al. New criteria to identify risk of progression in monoclonal gammopathy of uncertain significance and smoldering multiple myeloma based on multiparameter flow cytometry analysis of bone marrow plasma cells [J]. Blood, 2007, 110 (7): 2586-2592.

［14］PÉREZ-PERSONA E, MATEO G, GARCÍA-SANZ R, et al. Risk of progression in smouldering myeloma and monoclonal gammopathies of unknown significance: comparative analysis of the evolution of monoclonal component and multiparameter flow cytometry of bone marrow plasma cells [J]. Br J Haematol, 2010, 148 (1): 110-114.

［15］LAKSHMAN A, PAUL S, RAJKUMAR S V, et al. Prognostic significance of interphase FISH in monoclonal gammopathy of undetermined significance [J]. Leukemia, 2018, 32 (8): 1811-1815.

［16］LANDGREN O, HOFMANN J N, MCSHANE C M, et al. Association of immune marker changes with progression of monoclonal gammopathy of undetermined significance to multiple myeloma [J]. JAMA Oncol, 2019, 5 (9): 1293-1301.

［17］LEUNG N, BRIDOUX F, HUTCHISON C A, et al. Monoclonal gammopathy of renal significance: when MGUS is no longer undetermined or insignificant [J]. Blood, 2012, 120 (22): 4292-4295.

［18］LEUNG N, BRIDOUX F, BATUMAN V, et al. The evaluation of monoclonal gammopathy of renal significance: a consensus report of the International Kidney and Monoclonal Gammopathy Research Group [J]. Nat Rev Nephrol, 2019, 15 (1): 45-59.

［19］YU X J, ZHANG X, LI D Y, et al. Renal pathologic spectrum and clinical outcome of monoclonal gammopathy of renal significance: a large retrospective case series study from a single institute in China [J]. Nephrology (Carlton), 2020, 25 (3): 202-211.

［20］KLOMJIT N, LEUNG N, FERVENZA F, et al. Rate and predictors of finding monoclonal gammopathy of renal significance (MGRS) lesions on kidney biopsy in patients with monoclonal gammopathy [J]. J Am Soc Nephrol, 2020, 31 (10): 2400-2411.

［21］BATKO K, MALYSZKO J, JURCZYSZYN A, et al. The clinical implication of monoclonal gammopathies: monoclonal gammopathy of undetermined significance and of renal significance [J]. Nephrol Dial Transplant, 2019, 34 (9): 1440-1452.

［22］KARAM S, HAIDOUS M, DALLE I A, et al. Monoclonal gammopathy of renal significance: multidisciplinary approach to diagnosis and treatment [J]. Crit Rev Oncol Hematol, 2023, 183: 103926.

［23］KASTRITIS E, THEODORAKAKOU F, ROUSSOU M, et al. Daratumumab-based therapy for patients with monoclonal gammopathy of renal significance [J]. Br J Haematol, 2021, 193 (1): 113-118.

第五章
治疗基础血液病的相关药物

引发单克隆丙种球蛋白病(monoclonal gammopathy,MGP)的基础血液病(underlying hematologic diseases)是克隆增殖性浆细胞病及 B 淋巴细胞病,本章将对 21 世纪新开发的治疗这类疾病的有关药物进行简介。

第一节　蛋白酶体抑制剂

蛋白酶体(proteasome)是一个分布于细胞内(细胞核及细胞质)的具有多种催化功能的蛋白酶复合体[1-2],可分为组成性蛋白酶体(constitutive proteasome)和免疫蛋白酶体(immunoproteasome)两类。组成性蛋白酶体存在于绝大多数细胞中,能通过泛素 - 蛋白酶体通路(ubiquitin-proteasome pathway)催化水解体内许多具有重要生理功能的蛋白质,从而在维持机体细胞内环境稳态上发挥重要作用[1]。泛素 - 蛋白酶体系统功能失调将改变细胞的增殖与存活状态,导致肿瘤发生。免疫蛋白酶体主要存在于单核细胞和淋巴细胞,在细胞介导免疫中具有重要作用,近年发现它在肿瘤、炎症及自身免疫病中高表达。所以,蛋白酶体现已成为抗肿瘤治疗的一个重要靶点[1-2]。据此思路,21 世纪初即已陆续开发出了几种蛋白酶体抑制剂(proteasome inhibitors,PIs)[1-2],它们能选择性地诱导肿瘤细胞凋亡,增加肿瘤对放、化疗的敏感性,从而发挥治疗作用[1-2]。

PIs 可以分为非选择性及选择性两类。非选择性 PIs 既抑制组成性蛋白酶体又抑制免疫蛋白酶体,而选择性 PIs 选择性抑制其中一种。PIs 还能按药物的药效基团进行分类,如醛基肽类(peptide aldehydes),硼酸肽类(peptide boronates)、环氧酮肽类(peptide epoxiketones),乙烯基砜肽(peptide vinyl sulphones)及 β- 内酯类(β-lactones)[2]。此外,PIs 作用的蛋白酶体活性位点(或称催化亚单位)不同,抑制的酶活性也不同,包括糜蛋白酶(又称胰凝乳蛋白酶)样活性(chymotrypsin-like activity)、胰蛋白酶样活性(trypsin-like activity)及胱天蛋白酶样活性(caspase-like activity),其中糜蛋白酶样活性是 PIs 抗肿瘤治疗的主要靶点[1]。

下面将着重介绍几个已经上市或正在做临床试验的 PIs。

一、硼替佐米(bortezomib,代号 PS-341)

2003 年 5 月美国食品药品监督管理局(Food and Drug Administration,FDA)批准其上

市,用于治疗曾用过至少两种药物的成人复发/难治性多发性骨髓瘤(multiple myeloma,MM),是世界上首个被批准用于临床治疗的PIs[1]。2007年1月FDA又批准其治疗曾用过至少一种药物的成人套细胞淋巴瘤(mantle cell lymphoma,MCL)。此药已于2005年被我国批准于国内上市。

硼替佐米是硼酸肽类选择性PIs,能可逆地与蛋白酶体活性位点结合,从而抑制蛋白酶体的糜蛋白酶样活性,发挥抗肿瘤作用[1,3]。此药为注射剂(静脉注射或皮下注射),成人诱导治疗的推荐用法为:剂量1.3mg/m²,第1、4、8、11天给药,然后停药10天,前后共21天,为一疗程[3]。但也有学者用如下方案进行诱导治疗:剂量1.3mg/m²,第1、8、15、22天给药,4周一疗程。根据病情决定治疗疗程数。临床上硼替佐米常与地塞米松(dexamethasone)和其他抗肿瘤药联合应用[3]。肾功能损害并不影响硼替佐米代谢,不需要调整剂量;硼替佐米主要在肝脏代谢,中、重度肝功能损害需要减少用量(每次剂量0.7~1.0mg/m²)[3-5]。

硼替佐米较常见的不良反应有:①周围神经病变,是硼替佐米常见的不良反应,据统计其发生率为8.4%~80.5%(平均为37.8%),重度病变为1%~33.2%(平均为8%)。主要是感觉神经异常,常在第1疗程即发生,而在第5疗程达高峰。周围神经病变的发生机制并不清楚,但是已发现其发病与药物蓄积量、给药途径以及是否联用神经毒性药物相关,减少硼替佐米剂量、将静脉注射改为皮下注射、不与免疫调节剂沙利度胺(thalidomide)联用,都能减少周围神经病变的发生[1]。②心脏毒性,有报道其发生率达7%~8%,出现左室射血分数降低和心力衰竭,偶尔发生心搏骤停,因此原有心脏病患者应用此药时需要密切监测[1]。另外,约8%的患者可能出现体位性低血压。③血液毒性。短暂的血小板减少较常见(约占28%),由硼替佐米对巨核细胞产血小板功能造成的可逆性抑制导致,常呈周期性变化,在完成每个疗程治疗时计数最低,而在下一疗程开始前计数恢复。此外,中性粒细胞减少及贫血也较常见[3]。④消化道症状,恶心、呕吐、腹泻或便秘等,发生率较高,但多数症状较轻能耐受[3]。少数患者还可能出现肝损害,治疗期间应监测血清转氨酶变化。另外,动物实验显示本药能伤害胎儿,故育龄妇女用药期间应严格避孕。

硼替佐米的问世开创了PIs治疗恶性血液病的新纪元,使MM治疗取得了突破性进展。但是,在临床广泛应用后发现,其耐药发生率较高(约60%的患者会出现耐药,出现时间多在用药一年内),而且严重的周围神经病变也限制了其应用,这是硼替佐米的缺点[1]。

二、卡非佐米(carfilzomib,代号PR-171)

2012年7月美国FDA批准卡非佐米上市,用于治疗曾用过至少两种药物(硼替佐米及一种免疫调节剂)的复发/难治性MM[1]。2021年我国药品监督管理局也已批准它在我国上市。卡非佐米是环氧酮肽类非选择性PIs,是在环氧霉素(epoxomicin,一种PI天然产物)基础上进行结构修饰而生成,能不可逆性地与蛋白酶体活性位点结合,抑制蛋白酶体的糜蛋白酶样活性,发挥抗肿瘤效应[1]。由于其不可逆地与蛋白酶体结合,所以作用比硼替佐米持久[6]。此药为静脉滴注制剂,成人的诱导治疗有以下两种用法。①每周连续 2 天给药,共 3 周(即第 1、2、8、9、15、16 天给药),然后停药 12 天,总共 28 天一疗程。第 1 疗程剂量为每次 20mg/m²,如耐受良好,从第 2 疗程起剂量增至每次 27mg/m² 或 56mg/m²,缓慢静脉滴注(30 分钟)[1,6]。②每周给药 1 次(即第 1、8、15 天给药),然后停药 13 天,总共 28 天一疗程。第 1 天剂量为 20mg/m²,如果耐受良好,从第 8 天起剂量增至每次 70mg/m²,缓慢静脉滴注(30 分钟)[6]。治疗疗程根据病情决定。临床上卡非佐米也常与地塞米松,或来那度胺(lenalidomide)及地塞米松联合治疗[6]。肾功能损害不影响卡非佐米代谢,不需要调整剂量[6]。2017 年 Brown 等[7]对肝功能损害时卡非佐米的药代动力学进行了研究,发现轻度与中度肝功能损害患者的血药浓度 - 时间曲线下面积(area under the curve, AUC)比肝功能正常者高 20%~50%,但作者认为这并不具有临床意义。而 2019 年 2 月美国 FDA 修订的药物标签(FDA label)明确指出,轻、中度肝功能损害应减少用量 25%,重度肝功能损害不建议用药。

卡非佐米较常见的不良反应如下:①心脏毒性,包括出现充血性心力衰竭、缺血性心脏病、心律失常及心搏骤停,卡非佐米引起的心脏毒性比硼替佐米重。Shah 等[8]统计卡非佐米治疗出现心脏毒性者占 8.68%,严重心脏毒性者占 4.92%。产生心脏毒性作用的机制并未清楚,可能与卡非佐米抑制内皮型一氧化氮合酶(endothelial nitric oxide synthase, eNOS)活性,导致内皮依赖性血管舒张功能受损相关,也可能与错误折叠蛋白在心肌细胞内蓄积相关,而卡非佐米用量过大,静脉滴注过快以及联用免疫调节剂都是导致心脏不良反应的危险因素[1,6,8]。②急性肾损伤。用卡非佐米治疗时,约 24% 的患者会出现急性肾损伤,多数患者的肾损伤可逆,少数可转成慢性[1,6]。③周围神经病变,显著少于硼替佐米,已有周围神经病变的患者也能安全应用卡非佐米[6]。④其他不良反应。包括血液毒性,如血小板减少、贫血、中性粒细胞减少及淋巴细胞减少等,与硼替佐米相似,血小板减少也常呈周期性变化;消化道症状,如恶心、呕吐及腹泻;呼吸系统症状,如呼吸困难(较常见,发生率约 28%);肝损害,如血清转氨酶升高[1,6]。导致治疗中断的严重不良反应有充血性心力衰竭(占 1.5%)、呼吸困难(占 1.3%)、急性肾损伤 / 血清肌酐升高(各占 1.1%)、心搏骤停(占 1.0%)[6]。此外,动物实验显示本药对胎儿有害,故育龄妇女用药期间应严格避孕。

总之,卡非佐米的抗肿瘤活性明显高于硼替佐米,且外周神经毒性远低于硼替佐米,所以对硼替佐米治疗耐药或发生了周围神经病变的患者仍可用卡非佐米治疗。不过,其心、肾毒性等不良反应需要充分注意[6,8]。

三、伊沙佐米(ixazomib,代号 MLN-9708)

2015 年 11 月美国 FDA 批准伊沙佐米上市,与来那度胺及地塞米松联合治疗曾用过至少一种药物的复发 / 难治性 MM[1,9]。2018 年我国药监局也已批准其在我国上市。伊沙佐米是硼酸肽类非选择性 PIs,在体内能迅速水解成其活性产物 MLN-2238,此活性产物能可逆地与蛋白酶体的活性位点结合,然后通过多种途径发挥抗肿瘤作用,其中最主要的途径仍是抑制糜蛋白酶样活性[1,9]。其抗肿瘤作用强于硼替佐米。伊沙佐米为第一个口服 PIs,使用方便,不过高脂肪餐能使此药的系统暴露减少约 30%,所以本药应空腹服用,至少服药前 2 小时及服药后 1 小时内不宜进食[9]。成人诱导治疗的推荐用法为:第 1、8、15 天各服药 1 次,每次 4mg,然后停药 13 天,28 天一疗程,常与来那度胺及地塞米松联合应用[9]。治疗疗程数可根据病情决定。

需要注意严重肾、肝损害对伊沙佐米药代动力学的影响。与肾功能正常者比较,严重肾功能不全(肌酐清除率<30ml/min)及终末期肾病患者的未结合伊沙佐米及总伊沙佐米的系统暴露分别增加了 38% 及 39%[1,9-10];与肝功能正常者比较,中、重度肝功能损害患者的未结合伊沙佐米及总伊沙佐米的系统暴露分别增加了 27% 及 20%[1,9,11]。所以在上述情况下,伊沙佐米的使用剂量均应减少为每次 3mg[9-11]。

患者对伊沙佐米的耐受普遍较好。较常见的不良反应为血液毒性,可见血小板减少和中性粒细胞减少等,与硼替佐米相似,血小板减少也常呈周期性变化,以及消化道症状,如恶心、呕吐、腹泻或便秘,都较易控制[1,9]。与硼替佐米比较,伊沙佐米的周围神经病变少见且症状轻[1,9]。同样,基于动物实验结果,为避免本药损害胎儿,育龄妇女在服药期间应严格避孕[1]。

现将硼替佐米、卡非佐米及伊沙佐米的有关信息简要总结于表 5-1-1。

表 5-1-1　各种蛋白酶体抑制剂的药物学特点

药物名称	适应证	给药途径	肾损害时用药	肝损害时用药	主要不良反应
硼替佐米 (bortezomib)	MM、MCL	皮下注射或静脉注射	不变	中重度损害减量	周围神经病变,心脏毒性,血液毒性及消化道症状
卡非佐米 (carfilzomib)	MM	静脉滴注	不变	轻中度损害减量,重度损害不用	心脏毒性,急性肾损伤,血液毒性及消化道症状
伊沙佐米 (ixazomib)	MM	口服	重度损害减量	中重度损害减量	较轻,主要为血液及消化道症状

注:MCL,套细胞淋巴瘤;MM,多发性骨髓瘤。

四、其他蛋白酶体抑制剂

现在还有一些 PIs 正在进行上市前的临床试验,现在对其进行简介。

(一) oprozomib(中文暂用名奥罗佐米,代号为 ONX-0912 及 PR-047)

oprozomib 是环氧酮肽类非选择性 PIs,能不可逆地与蛋白酶体结合,抑制糜蛋白酶样活性,发挥抗肿瘤效应。其结构与抗肿瘤活性都与卡非佐米相似,但此药能口服,故比卡非佐米应用更方便[1]。制药公司开发此药期望用于 MM 治疗,而 2014 年美国 FDA 又指定其作为孤儿药（orphan drug）治疗华氏巨球蛋白血症（Waldenström macroglobulinemia，WM）。oprozomib 已完成了几个上市前临床试验，包括单药治疗复发性 MM 及 WM，或与泊马度胺（pomalidomide）及地塞米松联合治疗复发 / 难治性 MM，都已取得了良好效果。

（二）marizomib（中文暂用名马里佐米，代号为 NPI-0052）

marizomib 又名盐孢酰胺 A（salinsporamide A），是 β 内酯类非选择性 PIs，是一种非人工合成的天然产物，口服给药。marizomib 能与蛋白酶体不可逆地结合，发挥治疗效应。该药物与其他 PIs 在药理学上最大的区别是，不仅抑制糜蛋白酶样活性，而且也抑制胰蛋白酶样活性及胱天蛋白酶样活性。恶性肿瘤对硼替佐米等 PIs 产生耐药的一个重要原因是，糜蛋白酶样活性被抑制后，胰蛋白酶样活性及胱天蛋白酶样活性会代偿性增强参与致病。Marizomib 能够抑制 3 种酶样活性，故能获得更佳抗肿瘤效果，对硼替佐米等 PIs 已产生抵抗的患者，用其治疗仍常有效[1,12]。2013 年美国 FDA 已认定该药为治疗 MM 的孤儿药。marizomib 也已完成了几个上市前临床试验，包括单药或联合治疗（与泊马度胺及地塞米松联合）复发 / 难治性 MM，都已取得了良好效果。

（三）delanzomib（中文暂用名德兰佐米，代号为 CEP-18770）

delanzomib 是硼酸肽类非特异性 PIs，口服给药，能不可逆地与蛋白酶体结合，抑制糜蛋白酶样活性，发挥抗肿瘤效应[1]。但是，2017 年完成的用其单药治疗复发 / 难治性 MM 的Ⅰ/Ⅱ期临床试验结果却很不理想，已使用最大耐受剂量治疗，也只有 9% 患者获得部分缓解，为此试验申办者认为用 delanzomib 单药治疗复发 / 难治性 MM 已无前途，今后只能考虑进行 delanzomib 与其他抗肿瘤药联合治疗 MM 的临床试验，或进行治疗非霍奇金淋巴瘤（non-Hodgkin lymphoma，NHL）或 WM 的临床试验[13]。

参考文献

[1] ETTARI R, ZAPPALÀ M, GRASSO S, et al. Immunoproteasome-selective and non-selective inhibitors: a promising approach for the treatment of multiple myeloma [J]. Pharmacol Ther, 2018, 182: 176-192.

[2] ADAMS J. The proteasome: a suitable antineoplastic target [J]. Nat Rev Cancer, 2004, 4 (5): 349-360.

[3] TAN C R C, ABDUL-MAJEED S, CAEL B, et al. Clinical pharmacokinetics and pharmacodynamics of bortezomib [J]. Clin Pharmacokinet, 2019, 58 (2): 157-168.

[4] MORABITO F, GENTILE M, CIOLLI S, et al. Safety and efficacy of bortezomib-based regimens for multiple myeloma patients with renal impairment: a retrospective study of Italian Myeloma Network GIMEMA [J]. Eur J Haematol, 2010, 84 (3): 223-228.

[5] STANSFIELD L C, GONSALVES W I, BUADI F K. The use of novel agents in multiple myeloma patients with hepatic impairment [J]. Future Oncol, 2015, 11 (3): 501-510.

[6] GROEN K, VAN DE DONK N, STEGE C, et al. Carfilzomib for relapsed and refractory multiple myeloma [J]. Cancer Manag Res, 2019, 11: 2663-2675.

[7] BROWN J, PLUMMER R, BAUER T M, et al. Pharmacokinetics of carfilzomib in patients with advanced

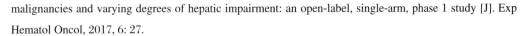

malignancies and varying degrees of hepatic impairment: an open-label, single-arm, phase 1 study [J]. Exp Hematol Oncol, 2017, 6: 27.

[8] SHAH C, BISHNOI R, JAIN A, et al. Cardiotoxicity associated with carfilzomib: systematic review and meta-analysis [J]. Leuk Lymphoma, 2018, 59 (11): 2557-2569.

[9] SHIRLEY M. Ixazomib: first global approval [J]. Drugs, 2016, 76 (3): 405-411.

[10] GUPTA N, HANLEY M J, HARVEY R D, et al. A pharmacokinetics and safety phase 1/1b study of oral ixazomib in patients with multiple myeloma and severe renal impairment or end-stage renal disease requiring haemodialysis [J]. Br J Haematol, 2016, 174 (5): 748-759.

[11] GUPTA N, HANLEY M J, VENKATAKRISHNAN K, et al. Pharmacokinetics of ixazomib, an oral proteasome inhibitor, in solid tumour patients with moderate or severe hepatic impairment [J]. Br J Clin Pharmacol, 2016, 82 (3): 728-738.

[12] LEVIN N, SPENCER A, HARRISON S J, et al. Marizomib irreversibly inhibits proteasome to overcome compensatory hyperactivation in multiple myeloma and solid tumour patients [J]. Br J Haematol, 2016, 174 (5): 711-720.

[13] VOGL D T, MARTIN T G, VIJ R, et al. Phase Ⅰ/Ⅱ study of the novel proteasome inhibitor delanzomib (CEP-18770) for relapsed and refractory multiple myeloma [J]. Leuk Lymphoma, 2017, 58 (8): 1872-1879.

第二节　免疫调节剂

免疫调节剂(immunomodulatory drugs,IMiDs)是 21 世纪新开发的又一类抗血液肿瘤药物,它们与蛋白酶体抑制剂(proteasome inhibitors,PIs)等新型抗肿瘤药的问世,已显著改变了多发性骨髓瘤(multiple myeloma,MM)等血液系统恶性病的预后[1-2]。IMiDs 能通过多种机制发挥抗肿瘤效应,包括免疫调节、抗血管生成、抗增殖及促细胞凋亡等。近年发现,IMiDs 与其靶蛋白羟脑苷脂(cerebron,CRBN)结合,诱导肿瘤细胞内关键转录因子 IKZF1(Ikaros)和 IKZF3(Aiolos)泛素化及降解,是其更重要的一个抗肿瘤机制[1-2]。现将已应用于临床的 3 个 IMiDs 进行介绍。

一、沙利度胺(thalidomide)

沙利度胺,曾用名"反应停",1957 年在欧洲上市用于治疗妊娠反应呕吐,但是不久即发现其能导致胎儿畸形,因此,1961 年此药即被停用,撤出了市场。但是,20 世纪 90 年代末人们发现此药物具有抗肿瘤活性,在经过临床试验验证后,2006 年 5 月美国食品药品监督管理局(Food and Drug Administration,FDA)正式批准其与地塞米松(dexamethasone)联合治疗新诊断的 MM[1-2]。

美国 FDA 推荐的成人 MM 诱导治疗方案为: 沙利度胺 200mg,1 次 /d,口服,联用地塞米松 40mg/d,于第 1~4 天、第 9~12 天、第 17~20 天给药,28 天为一疗程。此外,沙利度胺也常与 PIs 类药物或其他抗肿瘤药联合应用[1-2]。仅 1.8%~3.5% 的沙利度胺以原型从尿液排出,肾损害对其清除并无明显影响,故不需要调整用量[1-2]。沙利度胺极少在肝脏代谢[1],但是缺乏肝损害时的用药研究,所以药物说明书都未注明肝损害时是否需要调整药量[3]。

沙利度胺较常见的不良反应包括:①致畸。沙利度胺是强致畸药物!因此育龄妇女服药期间及服药结束后 4 周内需要严格避孕;男性服用沙利度胺,药物会出现于精液中,所以服药期间及服药结束后 4 周内均需使用避孕套严格避孕。②深静脉血栓及肺栓塞。深静脉血栓的发生率约 7%,有报道与地塞米松合用时发生率高达 22.5%。上述两种不良反应被美国 FDA 在药物标签(FDA label)上做了黑框警告。③周围神经病变,主要是感觉神经异常,有报道发生率达 39%,剂量增大或与硼替佐米(bortezomib)合用时更易发生。④困倦及嗜睡,发生率达 36%,故宜睡前服药。⑤其他不良反应。包括消化道症状,如恶心、便秘等,便秘发生率高达 71%;体位性低血压及中性粒细胞减少等[1,2,4]。

二、来那度胺(lenalidomide,代号 CC-5013)

2006 年 6 月美国 FDA 批准来那度胺上市,与地塞米松联合治疗成人 MM;2013 年 6 月又批准其治疗曾用过两种药物包括硼替佐米治疗的成人复发/难治性套细胞淋巴瘤(mantle cell lymphoma,MCL);2019 年 5 月批准其与利妥昔单抗(rituximab)联合治疗曾治疗过的成人滤泡性淋巴瘤(follicular lymphoma,FL)及边缘区淋巴瘤(marginal zone lymphoma,MZL)。我国药监局也于 2013 年批准此药在国内上市。

常用的成人 MM 诱导治疗方案为:来那度胺 25mg,1 次/d,口服,服用 21 天,停药 7 天;合用地塞米松每次 40mg,于第 1、8、15、22 天给药(多用于初治病例),或于第 1~4 天、第 9~12 天、第 17~20 天给药(多用于复发病例)。28 天为一个疗程[1-2]。研究显示,在以前用过沙利度胺治疗的复发/难治性 MM 患者中,此联合治疗方案总有效率仍可达 48%~61%[1]。来那度胺还常与 PIs 及其他抗肿瘤药联合应用[1-2]。约 81.7% 的来那度胺以原型从尿液排出,中、重度肾损害时其血浆半衰期会延长 3 倍,所以肌酐清除率<60ml/min,即慢性肾脏病(chronic kidney disease,CKD)3 期时,就需要减少用量[1-2]。来那度胺很少在肝脏代谢[1]。临床试验已观察到轻度肝损害并不影响本药清除,但是中、重度肝损害对本药代谢有无影响,目前尚缺乏研究[3]。

来那度胺较常见的不良反应有:①致畸。来那度胺是沙利度胺的类似物,故需要高度重视其致畸作用(详见上文沙利度胺的相关内容)。②血液毒性,是最常见的不良反应,包括中性粒细胞减少(3/4 级者为 25%~40%)、血小板减少(3/4 级者为 11%~15%)及贫血(3/4 级者为 9%~26%),服药期间应密切监测血象变化[1,2,5]。③深静脉血栓及肺栓塞。与地塞米松合用时,深静脉血栓发生率为 7.4%,而肺栓塞发生率为 3.7%,高危患者应予以预防血栓治疗。上述 3 种不良反应已被美国 FDA 在药物标签上做了黑框警告。④其他不良反应,包括消化

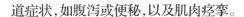

道症状,如腹泻或便秘,以及肌肉痉挛。

总体来讲,来那度胺的抗肿瘤作用较强,能治疗沙利度胺治疗过的复发/难治性MM。来那度胺不引起周围神经病变,但是美国FDA进行黑框警告的不良反应需予以重视[1,2,5]。

三、泊马度胺(pomalidomide,代号CC4047)

2013年2月美国FDA批准泊马度胺上市,与地塞米松联合治疗曾用过至少两种药物(包括来那度胺及一种PIs)治疗的成人复发/难治性MM。2020年11月我国药品监督管理局也直接批准了泊马度胺国产仿制药在国内上市。

常用的成人MM诱导治疗方案为:泊马度胺,4mg,1次/d,口服,服用21天,停药7天,并用地塞米松40mg/次,于第1、8、15、22天服用,或于第1~4天、第9~12天、第17~20天服用。28天为一个疗程[1-2]。研究显示在以前曾用过来那度胺治疗的复发/难治性MM患者中,这一联合治疗方案的有效率仍可达33%~42%[1]。泊马度胺也常与PIs及其他抗肿瘤药联合应用[1-2]。仅2.2%的泊马度胺以原型从尿液排出,肾损害对其清除并无明显影响,故肾损害并不需要调整剂量[2],但是对于需要透析的重症肾衰竭患者,美国FDA的药物标签仍推荐本药起始剂量减为3mg/d(减少25%)[6]。泊马度胺主要在肝脏代谢,轻、中及重度肝损害时药物平均暴露量会分别增加51%、58%及72%,因此轻、中度肝损害患者服用本药起始剂量需减为3mg/d(减少25%),重度肝损害患者需减为2mg/d(减少50%)[6]。

泊马度胺的不良反应有:①致畸。泊马度胺也是沙利度胺的类似物,故其致畸作用也需高度重视(详见上文沙利度胺的相关内容)。②深静脉血栓及肺栓塞。与地塞米松合用时,其发生率约为8.0%,高危患者应给予预防血栓治疗。上述两种不良反应已被美国FDA在药物标签上做了黑框警告。③血液毒性,是最常见的不良反应,包括中性粒细胞减少(3/4级者为16%~48%)、贫血(3/4级者为25%~33%)及血小板减少(3/4级者为22%~32%),服药期间应密切监测血象变化[1,2,6]。④感染,发生率达30%~34%,其中肺炎较常见(11%~14%)。⑤其他不良反应,包括消化道症状(腹泻或便秘)、少见的周围神经病变(仅1%患者出现3级周围神经病变)及肝损害等[1,2,6]。

总之,泊马度胺也具有较强的抗肿瘤作用,能用于治疗来那度胺治疗过的复发/难治性MM。与沙利度胺相比,很少出现周围神经病变。不过美国FDA进行黑框警告的不良反应仍需予重视[1,2,6]。

现将沙利度胺、来那度胺及泊马度胺的相关信息简要地总结于表5-2-1。

四、其他免疫调节剂

现在还有一些新的IMiDs已被开发[7-8],例如:① avadomide(中文暂用名阿伐度胺,代号CC-122):现已完成单药或联合抗CD20单克隆抗体治疗复发/难治性B细胞非霍奇金淋巴瘤(B cell non-Hodgkin lymphoma,B-NHL)包括弥漫大B细胞淋巴瘤(diffuse large B cell

表 5-2-1 各种免疫调节剂的药物学特点

药物名称	适应证	给药途径	肾损害时用药	肝损害时用药	主要不良反应
沙利度胺 (thalidomide)	MM	口服	剂量不变	欠明确	致畸、血栓栓塞、外周神经病、嗜睡
来那度胺 (lenalidomide)	MM，MCL，FL，MZL	口服	从 CKD3 期起减量	轻度损害不减量，中重度损害尚不明确	致畸、血栓栓塞、血液毒性
泊马度胺 (pomalidomide)	MM	口服	透析患者应减少用量	从轻度损害起减量	致畸、血栓栓塞、血液毒性

注：CKD，慢性肾脏病；FL，滤泡性淋巴瘤；MCL，套细胞淋巴瘤；MM，多发性骨髓瘤；MZL，边缘区淋巴瘤。

lymphoma，DLBCL）及 FL 的 Ⅰ 期及 Ⅰb 期临床试验[8]，并对单药治疗 MM 效果作了初步观察[8]。② iberdomide（中文暂用名伊贝度胺，代号 CC-220）：也已完成与地塞米松联合治疗复发 / 难治性 MM 的 Ⅰ / Ⅱ 期临床试验[8]。此外，还有一些 IMiDs 新药（如 CC-90009 及 CC-885 等）正在做临床前试验[7-8]。

参考文献

［1］HOLSTEIN S A, MCCARTHY P L. Immunomodulatory drugs in multiple myeloma: mechanisms of action and clinical experience [J]. Drugs, 2017, 77 (5): 505-520.

［2］ABE Y, ISHIDA T. Immunomodulatory drugs in the treatment of multiple myeloma [J]. Jpn J Clin Oncol, 2019, 49 (8): 695-702.

［3］STANSFIELD L C, GONSALVES W I, BUADI F K. The use of novel agents in multiple myeloma patients with hepatic impairment [J]. Future Oncol, 2015, 11 (3): 501-510.

［4］OFFIDANI M, CORVATTA L, MARCONI M, et al. Common and rare side-effects of low-dose thalidomide in multiple myeloma: focus on the dose-minimizing peripheral neuropathy [J]. Eur J Haematol, 2004, 72 (6): 403-409.

［5］PALUMBO A, FREEMAN J, WEISS L, et al. The clinical safety of lenalidomide in multiple myeloma and myelodysplastic syndromes [J]. Expert Opin Drug Saf, 2012, 11 (1): 107-120.

［6］US Food and Drug Administration. Pomalyst FDA label. Highlights of prescribing information [EB/OL]. (2020-12-20)[2023-11-03]. https://www. accessdata. fda. gov/drugsatfda_docs/label/2020/204026s028lbl. pdf.

［7］FUCHS O. Treatment of lymphoid and myeloid malignancies by immunomodulatory drugs [J]. Cardiovasc Hematol Disord Drug Target, 2019, 19 (1): 51-78.

［8］GAO S, WANG S, SONG Y. Novel immunomodulatory drugs and neo-substrates [J]. Biomark Res, 2020, 8: 2.

第三节　布鲁顿酪氨酸激酶抑制剂

布鲁顿酪氨酸激酶（Bruton's tyrosine kinase，BTK）是酪氨酸蛋白激酶 TEC 家族成员，是 B 细胞受体信号通路中下游的一个关键激酶。BTK 正常地表达于各个分化阶段的 B 细胞，对 B 细胞的发育、存活及功能具有重要作用，而在浆细胞、T 细胞及自然杀伤细胞上并无表达。在病理情况下，BTK 异常活化能导致 B 细胞恶性肿瘤发生，因此，BTK 已成为治疗 B 细胞恶性肿瘤的一个重要靶点，并据此产生了一类小分子 BKT 抑制剂治疗药物[1-2]。下面进行简要介绍。

一、伊布替尼（ibrutinib，又译为依鲁替尼，代号 PCI-29732）

2013 年 11 月美国食品药品监督管理局（Food and Drug Administration，FDA）批准其上市，用于治疗曾至少接受过一种药物治疗的成人套细胞淋巴瘤（mantle cell lymphoma，MCL），而后又批准扩大适应证，用于治疗成人慢性淋巴细胞白血病 / 小淋巴细胞淋巴瘤（chronic lymphocytic leukemia/small lymphocytic lymphoma，CLL/SLL，包括 17p 缺失患者）、华氏巨球蛋白血症（Waldenström macroglobulinemia，WM）及曾接受过至少一种抗 CD20 单克隆抗体为基础治疗的边缘区淋巴瘤（marginal zone lymphoma，MZL）。此外，文献报道伊布替尼单药治疗弥漫大 B 细胞淋巴瘤（diffuse large B cell lymphoma，DLBCL）的总缓解率（overall response rate，ORR）为 41.6%，与利妥昔单抗（rituximab）为基础的治疗联合应用 ORR 可提升至 72.0%[3]。我国药监局也于 2017 年 8 月批准伊布替尼于国内上市，用于治疗曾至少接受过一种药物治疗的 CLL/SLL 及 MZL。

伊布替尼是一个不可逆的小分子 BTK 抑制剂，为口服制剂（片剂及胶囊，服药时勿打开或咀嚼胶囊，勿切割、碾碎或咀嚼药片），食物能影响药物吸收，与隔夜空腹服药比较，进食时服药的药物系统暴露量会增加 2 倍[4]。成人的推荐用量为：治疗 MCL 及 MZL 560mg 口服，1 次 /d；治疗 CLL/SLL 及 WM 420mg 口服，1 次 /d。伊布替尼与其他抗肿瘤药包括抗 CD20 单克隆抗体利妥昔单抗或奥妥珠单抗（obinutuzumab）联合治疗能进一步提高疗效[4]。肾损害并不影响伊布替尼代谢，不需要调整剂量[4]；与肝功能正常者比较，轻、中及重度肝损害患者的平均药物暴露分别增加了 4.1 倍、9.8 倍、13.4 倍，所以以轻、中度肝损害时本药需要减少用量，而重度肝损害应避免使用本药[4-5]。

伊布替尼的较常见不良反应有：①血液系统毒性。包括中性粒细胞减少、淋巴细胞减少、白细胞总数减少、血小板减少及贫血等。3/4 级的血液毒性主要为中性粒细胞减少（13%~29%）、血小板减少（5%~17%）及贫血（0%~13%）。文献报道约 6% 的患者会出现 3/4 级出血（包括颅内及胃肠道出血），当伊布替尼与抗血小板药物或抗凝药物合用时出血风险将明显增加，因此，拟进行外科手术的患者，建议在术前及术后 3~7 日停服伊布替尼[3,4]。

②心血管不良反应。0~11%的患者出现心房颤动/心房扑动,0~16%的患者出现室性心动过速,18%~29%的患者出现高血压[3,4]。③感染。通常发生在治疗早期,3/4级感染发生率为14%~29%,其中主要是肺炎。另外,还需要十分警惕本药导致的病毒感染(如肝炎再活动及严重的多灶性白质脑病)及真菌感染(如严重的肺孢子菌肺炎)[3,4]。④消化道反应。包括腹泻(发生率达47%~68%)、恶心及呕吐等[3,4]。⑤肝毒性,出现转氨酶升高,并偶见急性肝衰竭,治疗期间应监测血清转氨酶变化[6]。出血、心血管不良反应及3/4级感染是本药最值得关注的不良反应[3-4]。有学者认为,出血、心律失常及腹泻的发生与本药选择性欠佳,出现脱靶效应(off-target effect),即抑制了胞内非BTK的其他激酶相关[7]。此外,动物实验证实本药对胎儿有致畸等毒性作用,育龄妇女在服药期间及停药1个月内要严格避孕。

二、阿可替尼(acalabrutinib,又译为阿卡替尼,代号 ACP-196)

2017年10月美国FDA批准此药上市,用于治疗曾用过至少一种药物治疗的成人MCL,2019年9月又批准其治疗成人CLL及SLL。用其治疗WM的多中心临床试验现已完成,并显示出了良好效果,初治及复发/难治性病例的ORR都达到93%[8]。我国药监局也于2023年3月批准其于国内上市,治疗曾接受过至少一种药物治疗的成人MCL。

阿可替尼是第二代不可逆的小分子BTK抑制剂,与伊布替尼比较,其抗肿瘤能力更强,选择性更高。阿可替尼为口服制剂(胶囊,服药时勿打开或嚼碎胶囊),空腹及饭后服用皆可。成人的推荐用药剂量为:100mg,每12小时服用一次。一般认为其疗效优于伊布替尼,与其他抗肿瘤药(包括抗CD20单克隆抗体)联合治疗能进一步提高疗效[7-8]。在轻、中度肝或肾损害患者中,本药的药代动力学无明显改变,无须调整剂量;但是,重度肝损害患者应避免应用此药,重度肾损害患者应用此药的情况目前尚缺研究资料[9-10]。

阿可替尼的不良反应与伊布替尼基本相同,但是一些较重的不良反应如心房颤动/心房扑动和3/4级出血的发生率比伊布替尼低,这可能与阿可替尼的选择性较高,较少发生脱靶效应相关[7-8]。

三、泽布替尼(zanubrutinib,代号 BGB-3111)

2019年11月美国FDA批准泽布替尼上市,用于治疗曾接受过至少一种药物治疗的成人MCL。2021年9月又批准其用于治疗WM及曾经接受过至少一种抗CD20单克隆抗体为基础治疗的复发/难治性MZL。我国药监局也于2020年6月批准泽布替尼在国内上市,用于治疗至少接受过一种药物治疗的成人MCL及CLL/SLL,2021年7月又批准其用于治疗至少接受过一种药物治疗的成人WM。

泽布替尼是我国自主研发的抗肿瘤药,为第二代不可逆的小分子BTK抑制剂,与伊布替尼比较,其抗肿瘤效力更强,选择性更高。泽布替尼是口服制剂(胶囊,服药时勿打开、破碎或嚼碎胶囊），空腹及饭后服用皆可。成人的推荐用药剂量为：160mg，2 次 /d，或 320mg，1 次 /d。与其他抗肿瘤药物（包括抗 CD20 单克隆抗体）联合治疗能进一步提高疗效[11]。轻至重度肾损害（肌酐清除率 ≥ 15ml/min）患者的药代动力学无明显改变，不需要调整剂量；轻、中度肝损害患者的药代动力学也无明显改变，也不需要调整剂量，但是，重度肝损害患者需要减少本药用量（80mg，2 次 /d）[12]。

泽布替尼的不良反应与伊布替尼基本相同，但是心房颤动 / 心房扑动和 3/4 级出血的发生率比伊布替尼低，腹泻和头痛的发生率也比伊布替尼和阿可替尼低，这同样与泽布替尼的选择性较高，较少发生脱靶效应相关[11]。

四、替拉鲁替尼（tirabrutinib，代号 ONO/GS-4059）

2020 年 3 月日本药监部门已批准此药上市，治疗复发 / 难治性原发中枢神经系统淋巴瘤（primary central nervous system lymphoma，PCNSL）。此外，近年还进行了不少临床试验用其治疗（单药或联合治疗）WM、其他 B 细胞非霍奇金淋巴瘤（B cell non-Hodgkin lymphoma，B-NHL）及 CLL[13-14]。

替拉鲁替尼是第二代不可逆的小分子 BTK 抑制剂，其抗肿瘤效力及选择性均优于伊布替尼。替拉鲁替尼是口服制剂（片剂），需要空腹服用。成人常用剂量为 480mg，1 次 /d。与其他抗肿瘤药物（包括抗 CD20 单克隆抗体）联合治疗能进一步提高疗效。肾损害或肝损害时的药代动力学及安全性情况目前尚缺乏研究[13-14]。

替拉鲁替尼的不良反应与伊布替尼基本相同，就目前有限的研究资料看，其不良反应发生率可能比伊布替尼低，但还需更多研究验证[13-14]。

五、奥布替尼（orelabrutinib，代号 ICP-022）

2020 年 12 月奥布替尼被我国药品监督管理局批准于国内上市，治疗曾经用过至少一种药物治疗的成人 MCL 及 CLL/SLL[15]。2023 年 4 月药品监督管理局又批准扩大其治疗适应证，治疗复发 / 难治性 MZL。2021 年 6 月被美国 FDA 授予"突破性疗法"（breakthrough therapy）称号，用于治疗复发 / 难治性 MCL。国内 Ⅱ 期临床试验结果显示，奥布替尼单药治疗复发 / 难治性 MCL 的 ORR 为 87.9%，完全缓解率 / 不确定的完全缓解率为 37.3%；单药治疗复发 / 难治性 CLL/SLL 的 ORR 为 93.8%，完全缓解率 / 伴骨髓恢复不完全的完全缓解率为 21.3%，部分缓解率为 61.3%[16]，而应用奥布替尼治疗 WM 及 DLBCL 的临床试验现在正在进行中[15]。

奥布替尼是我国自主开发的 1 类创新药物，是强效、不可逆、高选择性的第二代小分子 BTK 抑制剂（用浓度为 1μmol/L 的奥布替尼对多种激酶进行平行测试，结果仅 BTK 一种激酶被抑制，抑制率>90%）。奥布替尼为口服片剂，空腹及饭后服用皆可（用水吞服，不许切割、碾碎或咀嚼药片）。成人的用药剂量为 150mg，1 次 /d[15-16]。根据《奥布替尼治疗 B 细胞淋巴瘤中国专家推荐临床应用指导原则(2021 年版)》建议：轻度肝功能不全患者不必进行剂量调整,中度肝功能不全患者需在医师指导下慎用此药并密切监测肝功能,重度肝功能不全患者禁用；轻度肾功能不全患者不建议进行剂量调整,中、重度肾功能不全患者需在医师指导下慎用此药并密切监测肾功能[16]。

奥布替尼的不良反应较轻,主要为血细胞减少(占 18.4%)及感染(占 12.8%),很少出现与脱靶效应相关的心房颤动 / 心房扑动、出血及腹泻[1,15-16]。

六、吡妥布替尼(pirtobrutinib,代号 LOXO-305)

用吡妥布替尼单药治疗 MCL 的两个 1/2 期临床试验已于近日结束,入选患者都曾接受过治疗(包括用过其他 BTK 抑制剂),试验结果如下：ORR 为 52%~57.8%,其中完全缓解率为 20.0%~25.0%,部分缓解率为 26.8%~37.8%[17-18]。基于临床试验的良好结果,2023 年 1 月美国 FDA 已加速批准(accelerated approval)吡妥布替尼治疗曾接受过至少两种药物(包括 BTK 抑制剂)治疗的复发 / 难治性成人 MCL[19]。此外,用吡妥布替尼治疗 CLL/SLL 及 WM 的临床试验也显示出良好疗效。

吡妥布替尼是一种高选择性、非共价、可逆的 BTK 抑制剂,为第三代 BTK 抑制剂,口服给药(片剂用水吞服,不许切割、碾碎或咀嚼药片)[19-20]。共价 BTK 抑制剂(包括伊布替尼、阿可替尼、泽布替尼、替拉鲁替尼及奥布替尼)是通过与 BTK 分子的半胱氨酸 481 位残基(cysteine 481,C481)共价结合而抑制酶活性,发挥抗肿瘤效应。但是,如果用药时间较长,此 C481 结合位点可能发生突变,导致耐药发生。而吡妥布替尼并非通过与 C481 位点共价结合发挥效应,所以当肿瘤对共价 BTK 抑制剂产生耐药时,换用此药进行治疗会仍然有效[18-20]。成人的用药剂量为：200mg,1 次 /d[19-21]。轻、中度肾损害无须调整本药用量,重度肾损害(肾小球滤过率 15~29ml/min)时,吡妥布替尼的暴露将增加,需要减少用量；而轻、中及重度肝损害均无须调整用量[21]。

吡妥布替尼的不良反较轻。≥3 级不良反应主要为中性粒细胞减少,发生率为 10%~13.4%。心房颤动 / 心房扑动和 3/4 级出血等不良反应罕见[17-18]。

现将上述 6 种 BTK 抑制剂的相关信息简要总结于表 5-3-1。

表 5-3-1　各种 BTK 抑制剂的药物学特点 *

药物名称	适应证	给药途径	肾损害时用药	肝损害时用药	主要不良反应
伊布替尼 (ibrutinib)	MCL,MZL, CLL/SLL,WM	口服	剂量不变	轻中度损害减量, 重度禁用	心脏颤动 / 心房扑动、出血、感染、肝毒性
阿可替尼 (acalabrutinib)	MCL,CLL/SLL	口服	轻中度损害剂量不变	轻中度损害剂量不变,重度禁用	与伊布替尼相同,发生率较低

药物名称	适应证	给药途径	肾损害时用药	肝损害时用药	主要不良反应
泽布替尼 (zanubrutinib)	MCL,MZL, WM,CLL/SLL	口服	剂量不变	重度损害减量 50%	与伊布替尼相同, 发生率较低
替拉鲁替尼 (tirabrutinib)	PCNSL	口服	尚缺研究	尚缺研究	与伊布替尼相同, 发生率较低
奥布替尼 (orelabrutinib)	MCL,CLL/ SLL,MZL	口服	中重度损害谨 慎使用	中度损害谨慎使 用,重度禁用	与伊布替尼相同, 发生率低
吡妥布替尼 (pirtobrutinib)	MCL	口服	重度损害减量	剂量不变	与伊布替尼相同, 发生率低

注：BTK,布鲁顿酪氨酸激酶；CLL/SLL,慢性淋巴细胞白血病 / 小淋巴细胞淋巴瘤；MCL,套细胞淋巴瘤；MZL,边缘区淋巴瘤；PCNSL,原发中枢神经系统淋巴瘤；WM,华氏巨球蛋白血症。

* 吡妥布替尼为非共价 BTK 抑制剂,其余药物均为共价 BTK 抑制剂。

七、其他 BTK 抑制剂

目前还有十余个新开发的 BTK 抑制剂正在进行治疗血液恶性肿瘤的临床试验,其中尤其值得关注的非共价、可逆性 BTK 抑制剂有 vecabrutinib(中文暂用名维卡替尼,代号 SNS-062),fenebrutinib(中文暂用名非尼替尼,代号 GDC-0853)及 nemtabrutinib(中文暂用名奈他布替尼,代号 ARQ-531/MK-1026)等[2,13]。

参考文献

［1］于慧, 邓丽娟, 朱军. 布鲁顿酪氨酸激酶抑制剂在淋巴瘤中的研究进展 [J]. 肿瘤综合治疗电子杂志, 2020, 6 (2): 29-35.

［2］FENG Y, DUAN W, CU X, et al. Bruton's tyrosine kinase (BTK) inhibitors in treating cancer: a patent review (2010-2018)[J]. Expert Opin Ther Pat, 2019, 29 (4): 217-241.

［3］HOU K, YU Z, JIA Y, et al. Efficacy and safety of ibrutinib in diffuse large B-cell lymphoma: a single-arm meta-analysis [J]. Crit Rev Oncol Hematol, 2020, 152: 103010.

［4］LEE C S, RATTU M A, KIM S S. A review of a novel, Bruton's tyrosine kinase inhibitor, ibrutinib [J]. J Oncol Pharm Pract, 2016, 22 (1): 92-104.

［5］DE JONG J, SKEE D, HELLEMANS P, et al. Single-dose pharmacokinetics of ibrutinib in subjects with varying degrees of hepatic impairment [J]. Leuk Lymphoma, 2017, 58 (1): 185-194.

［6］TAFESH Z H, COLEMAN M, FULMER C, et al. Severe hepatotoxicity due to ibrutinib with a review of published cases [J]. Case Gastroenterol, 2019, 13 (2): 357-363.

［7］MORABITO F, RECCHIA A G, VIGNA E, et al. An in-depth evaluation of acalabrutinib for the treatment of mantle-cell lymphoma [J]. Expert Opin Pharmacother, 2020, 21 (1): 29-38.

［8］ OWEN R G, MCCARTHY H, RULE S, et al. Acalabrutinib monotherapy in patients with Waldenström macroglobulinemia: a single-arm, multicentre, phase 2 study [J]. Lancet Haematol, 2020, 7 (2): e112-e121.

［9］ US Food and Drug Administration. Calquence FDA label. Highlights of prescribing information [EB/OL]. (2022-08-03)[2023-11-03]. https://www. accessdata. fda. gov/drugsatfda_docs/label/2022/210259s009lbl. pdf.

［10］ EDLUND H, LEE S K, ANDREW M A, et al. Population pharmacokinetics of the BTK inhibitor acalabrutinib and its active metabolite in healthy volunteers and patients with B-cell malignancies [J]. Clin Pharmacokinet, 2019, 58 (5): 659-672.

［11］ SAWALHA Y, BOND D A, ALINARI L. Evaluating the therapeutic potential of zanubrutinib in the treatment of relapsed/refractory mantle cell lymphoma: evidence to date [J]. Onco Targets Ther, 2020, 13: 6573-6581.

［12］ OU Y C, LIU L, TARIQ B, et al. Population pharmacokinetic analysis of the BTK inhibitor zanubrutinib in healthy volunteers and patients with B-cell malignancies [J]. Clin Transl Sci, 2021, 14 (2): 764-772.

［13］ DHILLON S. Tirabrutinib: first approval [J]. Drugs, 2020, 80 (8): 835-840.

［14］ BOND D A, WOYACH J A. Targeting BTK in CLL: beyond ibrutinib [J]. Curr Hematol Malig Rep, 2019, 14 (3): 197-205.

［15］ DHILLON S. Orelabrutinib: first approval [J]. Drugs, 2021, 81 (4): 503-507.

［16］ 中国临床肿瘤学会 (CSCO) 淋巴瘤专家委员会. 奥布替尼治疗 B 细胞淋巴瘤中国专家推荐临床应用指导原则 (2021 年版)[J]. 白血病·淋巴瘤, 2021, 30 (8): 455-460.

［17］ MATO A R, SHAH N N, JURCZAK W, et al. Pirtobrutinib in relapsed or refractory B-cell malignancies (BRUIN): a phase 1/2 study [J]. Lancet, 2021, 397 (10277): 892-901.

［18］ WANG M L, JURCZAK W, ZINZANI P L, et al. Pirtobrutinib in covalent bruton tyrosine kinase inhibitor pretreated mantle-cell lymphoma [J]. J Clin Oncol, 2023, 41 (24): 3988-3997.

［19］ KEAM S J. Pirtobrutinib: first approval [J]. Drugs, 2023, 83 (6): 547-553.

［20］ MICHOT J M, RIBRAG V. Pirtobrutinib shows evidence to inaugurate a third generation of BTK inhibitors [J]. Lancet, 2021, 397 (10277): 855-857.

［21］ American Society of Health-System Pharmacists. Pirtobrutinib [J]. Am J Health Syst Pharm, 2023, 80 (11): 646-648.

第四节　磷脂酰肌醇 3 激酶抑制剂

磷脂酰肌醇 3 激酶（phosphoinositide 3-kinase, PI3K）- 蛋白激酶 B（protein kinase B, 逆转录病毒癌基因 v-*akt* 的编码产物, 故又称 AKT）- 哺乳动物雷帕霉素靶蛋白（mammalian target of rapamycin, mTOR）信号通路存在于人体各种组织中, 包括 B 淋巴细胞, 具有调控细胞存活、生长、增殖、分化、迁徙及凋亡的功能。PI3K-AKT-mTOR 信号通路的过度激活, 能促进细胞增殖, 抑制细胞凋亡, 增加血管生成, 从而在恶性肿瘤的发生及发展上发挥重要作用。所以, 针对这一信号通路近年已经并且正在研发一些小分子抑制剂, 用以治疗恶性肿瘤[1]。

AKT 抑制剂及 mTOR 抑制剂至今尚未获得治疗恶性血液病的适应证,故本节仅对 PI3K 抑制剂进行介绍。需要说明的是,2021 年 2 月美国食品药品监督管理局(Food and Drug Administration,FDA)曾批准厄布利塞(umbralisib, 代号 TGR-1202,一种 PI3K 抑制剂)上市,治疗边缘区淋巴瘤(marginal zone lymphoma,MZL)及滤泡性淋巴瘤(follicular lymphoma,FL),但上市后却发现此药会增加死亡风险,故 2022 年 6 月已将批准撤销,因此,此节将不再介绍厄布利塞。

一、艾代拉里斯(idelalisib,又译艾德拉尼,代号 CAL-101/GS-1101/IC-87114)

2014 年 7 月美国 FDA 批准此药与利妥昔单抗(rituximab)联合治疗复发性慢性淋巴细胞白血病(chronic lymphocytic leukemia,CLL),并治疗已接受过至少两种药物治疗的复发性小淋巴细胞淋巴瘤(small lymphocytic lymphoma,SLL),及 FL。该药是第一个被批准上市治疗 CLL 及 B 细胞非霍奇金淋巴瘤(B cell non-Hodgkin lymphoma,B-NHL)的 PI3K 抑制剂。

艾代拉里斯属于选择性 PI3Kδ 抑制剂,成人推荐剂量为 150mg,2 次 /d,口服,空腹或饭后服用皆可。严重肾功能损害时(肌酐清除率 15~29ml/min),艾代拉里斯的药物暴露并无变化,故在肾损害患者中无须调整用量;轻、中度肝功能损害患者,可以不调整药物用量,但需要密切监测肝功能变化,重度肝功能损害患者能否应用尚缺乏研究[2-3]。

此药的主要不良反应:①肝毒性。16%~18% 的患者可能出现严重肝损害(偶见致死性急性肝衰竭)。丙氨酸转氨酶(alanine transaminase,ALT)及天冬氨酸转氨酶(aspartate transaminase,AST)显著升高常发生在服药后最初 12 周内,为此,在用药初 12 周需要每两周检测一次肝功能,以后可逐渐延长检测间隔时间。而且,艾代拉里斯不应与其他肝毒性药物同时使用。②腹泻及结肠炎,能出现在 40% 的患者中,约 14%~20% 的患者达到不良反应 3/4 级。此腹泻为水样泻,无黏液及脓血,无腹痛。这种非感染性结肠炎可能与艾代拉里斯引起的自身免疫样毒性(autoimmune-like toxicities)反应相关,重症患者需暂停用药,并给予糖皮质激素包括布地奈德(budesonide,结肠定位片)治疗。此外,已有肠穿孔的病例报道,发生于严重腹泻者。③感染。严重感染的发生率约为 21%,肺炎最常见(发生率为 4%)。上述严重不良反应可能致死,故美国 FDA 已在药物标签(FDA label)上做了黑框警告,用药时需格外小心。此外,本药还有如下不良反应。①血液毒性:中性粒细胞减少最常见,单药治疗时发生率为 27%~30%,与利妥昔单抗合用时发生率更高,还可见血小板减少(发生率约 10%)及贫血。用艾代拉里斯治疗 CLL 的初期,还可能发生暂时的急性淋巴细胞增多,这是用药后白血病细胞从淋巴结释放入循环所致,有学者将其称为"白血病耀斑"("leukemic flare")。②皮肤反应:包括过敏性皮疹及严重的中毒性表皮坏死松解症(toxic epidermal necrolysis)。③胚胎 - 胎儿毒性:美国 FDA 药物标签(FDA label)指出育龄妇女在服药期间及停药一个月内、其男性伴侣在服药期间及停药 3 个月内均需进行有效避孕[2-3]。

二、可泮利塞（copanlisib，又译为库潘利西，代号 BAY80-6946）

2017 年 9 月美国 FDA 批准其上市，治疗已接受过至少两种药物治疗的成人复发性 FL。此后，可泮利塞又进行了治疗 CLL 及其他 B-NHL 的临床试验，其中单药治疗复发 / 难治性 ABC 型弥漫大 B 细胞淋巴瘤（diffuse large B cell lymphoma，DLBCL）的总缓解率（overall response rate，ORR）已达到 31.6%，值得关注[4]。2023 年 5 月我国国家药品监督管理局也已批准可泮利塞在我国上市，治疗已接受过至少两种药物治疗的成人复发或难治性 FL。

可泮利塞为 PI3Kα 和 PI3Kδ 双重抑制剂，静脉滴注给药（缓慢滴注 1 小时）。成人推荐剂量为 60mg/ 次，在每个疗程（28 天）中，于第 1、8、15 天给药 3 次。轻、中及重度肾损害（肌酐清除率 ≥15ml/min）患者的药代动力学并无显著改变，无须调整剂量，终末期肾病（end-stage renal disease，ESRD）药代动力学尚缺研究资料。轻度肝损害不需要调节剂量，中度肝损害需将剂量减为 45mg/ 次，重度肝损害需要减至 30mg/ 次[4-5]。

可泮利塞的主要不良反应。①高血糖：3、4 级血糖增高（≥13.8mmol/L，即 ≥250mg/dl）的发生率可达 41%，多数患者血糖高峰值出现在输注药物后 5~8 小时，而后逐渐下降至基线水平，故此现象被称为"输液相关高血糖"（infusion-related hyperglycemia）。不过仍有 17.7% 的患者在输注药物一天后血糖仍持续增高。②高血压：收缩压 ≥160mmHg 或舒张压 ≥100mmHg 的发生率为 26%，不少高血压现象也是"输液相关高血压"（infusion-related hypertension）。③血液毒性：包括 3、4 级中性粒细胞减少（发生率约 24%）、血小板减少（约 7%）及贫血（约 4%）。④感染：严重（包括致死性）感染发生率约为 19%，其中肺炎最常见。⑤非感染性肺炎（包括间质性肺炎）：发生率约为 5%，考虑与自身免疫样毒性反应相关，重者应暂停用药，并给予糖皮质激素治疗。⑥腹泻或结肠炎：发生率约为 36%，但是 3 级者仅 6.3%。⑦皮肤反应：3、4 级皮肤反应发生率分别约为 2.8% 及 0.6%，严重程度从皮疹（包括斑丘疹）至剥脱性皮炎（exfoliative dermatitis）。⑧胚胎 - 胎儿毒性：美国 FDA 药物标签指出育龄妇女或其男性伴侣在服用可泮利塞期间及停药 1 个月内均需进行有效避孕。总体来看，可泮利塞在安全性上优于艾代拉里斯及度维利塞，长期追踪也未发现药物毒性蓄积[4-5]。

三、度维利塞（duvelisib，又译为杜韦利西布，代号 IPI-145，INK-1197）

2018 年 9 月美国 FDA 批准其上市，治疗已接受过至少两种药物治疗的成人复发 / 难治性 CLL/SLL，并加速批准其治疗已接受过至少两种药物治疗的成人复发 / 难治性 FL。2022 年 3 月我国国家药品监督管理局也批准其在国内上市，用于治疗既往至少经过两种系统治疗的复发或难治性 FL。不过，美国 FDA 规定，加速批准的药物，都需要做上市后试验（post marketing trial）进行验证，而生产度维利塞（商品名 Copiktra®）的 Secura Bio 制药公司无法进行此上市后试验，故 2022 年 4 月美国 FDA 已取消其治疗复发或难治性 FL 的适应证。

度维利塞是 PI3Kδ 和 PI3Kγ 双重抑制剂。成人推荐剂量为 25mg,2 次/d,口服,空腹或饭后服用皆可。肾损害(肌酐清除率 23~80ml/min)或肝损害(Child-Pugh 分级 A、B 和 C 级)对度维利塞的药代动力学并无有临床意义的影响[6-7]。

此药的不良反应如下。①感染:严重感染发生率约为 31%,肺炎及败血症最常见。②腹泻或结肠炎:严重病例占 18%。③皮肤反应:重症(包括中毒性表皮坏死松解症)发生率为 5%。这 3 种不良反应危重时均可致死,故从批准此药上市起,上述严重不良反应即已被美国 FDA 在药物标签上加了黑框警告。此外,还可能出现如下不良反应:①肝毒性:3 级以上的转氨酶升高发生率为 3%~8%。②血液毒性:包括 3、4 级中性粒细胞减少(发生率约 42%)、血小板减少(11%)及贫血。③胚胎-胎儿毒性:美国 FDA 药物标签指出育龄妇女或其男性伴侣在服用度维利塞期间及停药一个月内均需进行有效避孕[6-7]。

四、林普利塞(linperlisib,代号 YY-20394)

林普利塞为我国自主开发的 1 类创新药物,2022 年 11 月已被我国国家药品监督管理局正式批准上市,用于治疗既往接受过至少两种系统治疗的成人复发或难治性 FL[8]。早在 2018 年 10 月,该药已获得美国 FDA 的孤儿药认定,用于治疗 FL 及 CLL/SLL。在已完成的 I 期临床试验中,10 例复发/难治性 FL 患者治疗后 ORR 达到 90%,完全缓解率达到 30%[9];而 II 期临床试验共治疗了 84 例复发/难治性 FL 患者,ORR 为 79.8%,完全缓解率为 15.5%[10],都显示了良好疗效。此外,用林普利塞与吉西他滨(gemcitabine)及奥沙利铂(oxaliplatin)联合治疗 DLBCL 的 1b/2 期临床试验也显示了良好结果,共 35 例患者完成治疗,ORR 为 60%,完全缓解率为 14%[11]。

林普利塞是 PI3Kδ 高选择性抑制剂。在上述试验中林普利塞的用量均为 80mg/d,口服[9-11]。关于肝、肾功能受损时的用药剂量,我国药品说明书进行以下说明:轻度肾功能不全(肌酐清除率 60~90ml/min)及轻度肝功能不全(ALT 升高在正常值上限的 2.5 倍以内)可正常使用,无须调整剂量;而中、重度肾功能不全或肝功能不全目前缺乏研究数据,故不推荐使用[12]。

林普利塞 3 级及以上不良反应有:①感染性肺炎。严重者占 12%~19%,包括致死性肺孢子菌肺炎,故服药期间应服用复方新诺明进行预防(每片含磺胺甲噁唑 400mg 及甲氧苄啶 80mg,每日 1 次或每周 3 次,每次服用 2 片)。②非感染性肺炎(包括间质性肺病炎)。严重者占 4%,甚至致死。林普利塞的中文药品说明书已对严重和/或致死性感染(包括肺孢子菌肺炎),严重和/或致死性间质性肺病加了黑框警告。此外还有如下不良反应。①血液毒性:包括中性粒细胞减少、淋巴细胞减少、血小板减少和/或贫血。②肝毒性:包括血清转氨酶升高等。③胚胎-胎儿毒性:我国药品说明书指出育龄妇女或其男性伴侣在服药期间及停药 6 个月内均需进行有效避孕[9-12]。

现将上述 4 个 PI3K 抑制剂的相关信息简要总结于表 5-4-1。

表 5-4-1　各种 PI3K 抑制剂的药物学特点

药物名称	适应证 *	肾损害时用药	肝损害时用药	主要不良反应
艾代拉里斯 （idelalisib）	CLL/SLL、 FL	剂量不变	轻中度损害剂量不变,重度 损害缺乏研究	较重。肝毒性、腹泻、 感染等
可泮利塞 （copanlisib）	FL	剂量不变	中度损害需减量 1/4,重度 损害需减量 1/2	高血糖、高血压、血液 毒性、感染等
度维利塞 （duvelisib）	CLL/SLL、 FL	轻中度损害剂量不变, 重度缺乏研究	剂量不变	较重。感染、腹泻、皮 肤反应等
林普利塞 （linperlisib）	FL	轻度损害剂量不变,中 重度损害不用	轻度损害剂量不变,中重度 损害不用	较重。感染间质性肺 病等

注：CLL/SLL,慢性淋巴细胞白血病 / 小淋巴细胞淋巴瘤；FL,滤泡性淋巴瘤；PI3K,磷脂酰肌醇 3 激酶。
* 除可泮利塞为静脉滴注给药外,其余 3 种均为口服给药。

五、其他 PI3K 抑制剂

除上述 4 种药物外,尚有不少 PI3K 抑制剂已经或正在进行治疗 B 细胞恶性血液病（包括各种 B-HNL 及 WM）的临床试验[13]。我们期待着将来有更多疗效更好、毒性更小的 PI3K 抑制剂药物上市。

参考文献

[1] WESTIN J R. Status of PI3K/Akt/mTOR pathway inhibitors in lymphoma [J]. Clin Lymphoma Myeloma Leuk, 2014, 14 (5): 335-342.

[2] GOPAL A, GRAF S. Idelalisib for the treatment of non-Hodgkin lymphoma [J]. Expert Opin Pharmacother, 2016, 17 (2): 265-274.

[3] DO B, MACE M, REXWINKLE A. Idelalisib for treatment of B-cell malignancies [J]. Am J Health Syst Pharm, 2016, 73 (8): 547-555.

[4] LE T, JEREL D, BRYAN L J. Update on the role of copanlisib in hematologic malignancies [J]. Ther Adv Hematol, 2021, 12: 20406207211006027.

[5] 孙雨田, 张清媛. copanlisib 治疗复发或难治性滤泡性淋巴瘤的研究进展 [J]. 癌症进展, 2020, 18 (11): 1089-1091.

[6] BLAIR H A. Duvelisib: first global approval [J]. Drugs, 2018, 78 (17): 1847-1853.

[7] PATEL K, DANILOV A V, PAGEL J M. Duvelisib for CLL/SLL and follicular non-Hodgkin lymphoma [J]. Blood, 2019, 134 (19): 1573-1577.

[8] 国家药品监督管理局. 国家药监局附条件批准林普利塞片上市 [EB/OL].(2022-11-09)[2023-05-25]. https://www. nmpa. gov. cn/yaowen/ypjgyw/ypyw/20221109161704108. html.

[9] JIANG B, QI J, SONG Y, et al. Phase 1 clinical trial of the PI3Kδ inhibitor YY-20394 in patients with B-cell hematological malignancies [J]. J Hematol Oncol, 2021, 14 (1): 130.

［10］WANG T, SUN X, QIU L, et al. The oral PI3Kδ inhibitor linperlisib for the treatment of relapsed and/or refractory follicular lymphoma: a phase Ⅱ, single-arm, open-label clinical trial [J]. Clin Cancer Res, 2023, 29 (8): 1440-1449.

［11］LI Z, YANG H, CEN H, et al. Single-arm phase 1b/2 trial of the PI3Kδ inhibitor linperlisib combining with Gemox in relapsed and/or refractory diffuse large B cell lymphoma [J]. Blood, 2021, 138 (Suppl1): 2483.

［12］上海璎黎药业有限公司. 林普利塞片说明书 [EB/OL].(2022-11-21)[2023-05-25]. http://www. yl-pharma. com/upload/8994d356826fff1c/d8ad023739638dd4. pdf.

［13］YANG J, NIE J, MA X, et al. Targeting PI3K in cancer: mechanisms and advances in clinical trials [J]. Mol Cancer, 2019, 18 (1): 26.

第五节　B 细胞淋巴瘤 -2 抑制剂

B 细胞淋巴瘤 -2（B cell lymphoma-2，Bcl-2），又称 B 细胞白血病 / 淋巴瘤 -2（B cell leukemia/lymphoma-2），其家族在调控内在线粒体凋亡途径（intrinsic mitochondrial apoptotic pathway）上具有关键作用。Bcl-2 家族由以下 3 类蛋白组成：①抗凋亡（促存活）蛋白，包括 Bcl-2 及髓细胞白血病序列 -1（myeloid cell leukemia-1，MCL-1）等蛋白，存在于线粒体膜表面，在正常情况下与凋亡效应蛋白 BAX 及 BAK 结合，抑制其活化。②仅含 BH3 结构域的促凋亡蛋白，包括 BIM 及 BAD 等蛋白，在收到凋亡信号后，立即与抗凋亡蛋白结合，解除其对凋亡效应蛋白的抑制，激活 BAX 及 BAK。③凋亡效应蛋白，包括 BAX 及 BAK 蛋白，其被激活后即能在线粒体外膜上打孔，使线粒体内的凋亡因子释放入细胞质，启动细胞凋亡。这些拮抗与促进细胞凋亡蛋白的相互作用及其之间的动态平衡，维持了生理情况下细胞的存活及死亡[1-3]。

Bcl-2 家族中抗凋亡（促存活）蛋白如 Bcl-2 过表达，与恶性肿瘤包括血液系统恶性肿瘤的发生、发展密切相关，因此，近 20 年对 Bcl-2 抑制剂的开发，已成为一个研究热点[1-3]。现在对研究成果进行简介。

一、维奈克拉（venetoclax，又译为维奈托拉，代号 ABT-199，GDC-0199 及 RG7601）

2016 年 4 月美国食品药品监督管理局（Food and Drug Administration，FDA）批准其上市，用于治疗至少接受过一次治疗的 17p 缺失慢性淋巴细胞白血病（chronic lymphocytic leukemia，CLL）；2018 年又扩大其治疗适应证，批准其用于治疗至少接受过一次治疗的、有或无 17p 缺失的成人 CLL 或小淋巴细胞白血病（small lymphocytic leukemia，SLL）。临床试验结果显示，用维奈克拉单药治疗 17p 缺失的 CLL，总缓解率（overall response rate，ORR）达到 71%~79%，完全缓解率为 8%~20%[1,4]。而维奈克拉与抗 CD20 单克隆抗体利妥昔单抗

(rituximab)或奥妥珠单抗(obinutuzumab)联合,与 BTK 抑制剂伊布替尼(ibrutinib)或 PI3K 抑制剂度维利塞(duvelisib)联合,以及 3 种药物联合(如维奈克拉与伊布替尼及奥妥珠单抗联合)都能显著提高疗效,提高完全缓解率[1,4]。

除了 CLL 外,维奈克拉也进行了单药或联合治疗其他 B 细胞非霍奇金淋巴瘤(B cell non-Hodgkin lymphoma,B-NHL)及多发性骨髓瘤(multiple myeloma,MM)的临床试验[2-3]。Davids 等[5]用维奈克拉单药治疗 106 例复发／难治性 B-NHL,ORR 达到 44%,其中 28 例套细胞淋巴瘤(mantle cell lymphoma,MCL)的 ORR 甚至高达 75%。很值得关注。临床试验还显示,维奈克拉单药治疗复发／难治性 MM 也有效,其中 t(11;14)患者的 ORR 达40%;而与硼替佐米(bortezomib)及地塞米松(dexamethasone)联合治疗时疗效进一步提高,t(11;14)患者的 ORR 达到 78%[2,6-7]。维奈克拉治疗非 CLL 恶性血液病的临床研究还在继续深入进行中。

维奈克拉是 Bcl-2 的强效选择性抑制剂,具有亚纳摩尔亲和力(subnanomolar affinity),抑制指数(K_i)<0.01nM[3-4]。本药为口服片剂,随餐用水吞服,勿咀嚼、压碎及破开药片[4]。为避免肿瘤溶解综合征(tumor lysis syndrome,TLS)发生,本药常使用"剂量滴定方案"(dose-titration schedule)给药,起始治疗量低,然后逐渐增量(第 1 至第 5 周的服药剂量分别为 20、50、100、200、400mg/d,此后 400mg/d)。本药主要在肝脏代谢[4]。美国 FDA 的药物标签(FDA label)指出,轻、中度肝损害患者无须调整剂量,但是重度肝损害患者需要减量服用;而轻、中及重度肾损害(肌酐清除率 ≥ 15ml/min)患者无须调整用量[8]。

维奈克拉的不良反应包括:①肿瘤溶解综合征。本药诱导 CLL 细胞凋亡非常迅速(8 小时内),在早期进行临床试验时对此认识不足,药物起始用量较大,导致较多 TLS 发生。如前所述,现在多采用剂量滴定用药方案,已有效减少了这一严重不良反应。不过在维奈克拉服药期间,仍应密切监测与 TLS 相关的血液生化指标(如尿酸及钾等)和肾功能变化,并积极采取预防 TLS 措施(如充分水化、碱化尿液及服用抗高尿酸药物等)。②血液毒性。3 或 4 级中性粒细胞减少发生率为 29%~41%,也可见血小板减少(15%~16%)及贫血(14%~18%)。③感染。1 或 2 级上呼吸道感染较常见(22%~48%),严重肺炎的发生率为 4%~5%。④消化道症状,多为 1 或 2 级不良反应,包括腹泻(35%~52%)、恶心(33%~47%)等[3,4,8]。总的来说,在控制 TLS 发生后,维奈克拉的 3 或 4 级不良反应主要是中性粒细胞减少,其他不良反应基本都属于 1 或 2 级。

用维奈克拉单药治疗恶性血液病时,还必须注意次生性抗药性(secondary resistance)的产生。用药初期抗肿瘤活性很好,疾病有所缓解,但是持续用药一段时间后,肿瘤就会产生耐药性,疾病复发并进展。现在认为其发生机制与其他抗凋亡(促存活)蛋白在 Bcl-2 被抑制后继发性高表达相关,其中 MCL-1 高表达尤为重要[1,9-10]。为克服这种次生性耐药已进行了各种探索,联合用药是一种解决途径,例如与 BTK 抑制剂伊布替尼或阿可替尼(acalabrutinib)联合用药,与 PI3K 抑制剂艾代拉里斯(idelalisib)联合应用等,这些激酶抑制

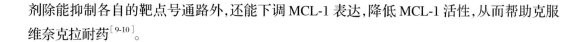

剂除能抑制各自的靶点号通路外,还能下调 MCL-1 表达,降低 MCL-1 活性,从而帮助克服维奈克拉耐药[9-10]。

二、其他 Bcl-2 抑制剂

近 20 年还曾开发过不少 Bcl-2 抑制剂,其中部分制剂已进入临床试验阶段,但终因疗效不足或不良反应过强而未被批准上市,例如反义寡核苷酸药物 oblimersen(G3139),BH3 模拟化合物 obatoclax(GX15-070)及 navitoclax(ABT-263)等[1,3]。可以说,Bcl-2 抑制剂的研发历程很不平坦,不过维奈克拉的成功必将为后续研发提供借鉴,未来可期待更多药物陆续上市。

参考文献

[1] RYAN C E, DAVIDS M S. BCL-2 inhibitors, present and future [J]. Cancer J, 2019, 25 (6): 401-409.

[2] ROBERTS A W. Therapeutic development and current uses of BCL-2 inhibition [J]. Hematology Am Soc Hematol Educ Program, 2020, 2020 (1): 1-9.

[3] ANDERSON M A, HUANG D, ROBERTS A. Targeting BCL2 for the treatment of lymphoid malignancies [J]. Semin Hematol, 2014, 51 (3): 219-227.

[4] CROMBIE J, DAVIDS M S. Venetoclax for the treatment of patients with chronic lymphocytic leukemia [J]. Future Oncol, 2017, 13 (14): 1223-1232.

[5] DAVIDS M S, ROBERTS A W, SEYMOUR J F, et al. Phase Ⅰ first-in-human study of venetoclax in patients with relapsed or refractory non-Hodgkin lymphoma [J]. J Clin Oncol, 2017, 35 (8): 826-833.

[6] MOREAU P, CHANAN-KHAN A, ROBERTS A W, et al. Promising efficacy and acceptable safety of venetoclax plus bortezomib and dexamethasone in relapsed/refractory MM [J]. Blood, 2017, 130 (22): 2392-2400.

[7] TOUZEAU C, MACIAG P, AMIOT M, et al. Targeting Bcl-2 for the treatment of multiple myeloma [J]. Leukemia, 2018, 32 (9): 1899-1907.

[8] US Food and Drug Administration. Venclexta FDA label. Highlights of prescribing information [EB/OL]. (2021-10-04)[2023-11-03]. https://www. accessdata. fda. gov/drugsatfda_docs/label/2021/208573s026lbl. pdf.

[9] BOSE P, GANDHI V, KONOPLEVA M. Pathways and mechanisms of venetoclax resistance [J]. Leuk Lymphoma, 2017, 58 (9): 1-17.

[10] KAPOOR I, BODO J, HILL B T, et al. Targeting BCL-2 in B-cell malignancies and overcoming therapeutic resistance [J]. Cell Death Dis, 2020, 11 (11): 941.

第六节 单克隆抗体

单克隆抗体(monoclonal antibodies,MoAbs)简称单抗,是 21 世纪涌现出来的又一类治疗血液系统恶性肿瘤的新药。

一、抗 CD20 单克隆抗体

CD20 是人类 B 淋巴细胞表面的跨膜磷蛋白（transmembrane phosphoprotein），对 B 淋巴细胞的增殖和分化具有调节作用。CD20 表达于前 B 淋巴细胞、未成熟 B 淋巴细胞、成熟 B 淋巴细胞及激活 B 淋巴细胞，是它们特有的细胞标识，但是在祖 B 淋巴细胞、浆细胞及其他组织细胞中均无表达。某些 B 淋巴细胞来源的肿瘤如 B 细胞非霍奇金淋巴瘤（B cell non-Hodgkin lymphoma，B-NHL）及慢性淋巴细胞白血病（chronic lymphocytic leukemia，CLL）的肿瘤细胞也高表达 CD20，因此 CD20 已成为这些肿瘤免疫治疗的一个重要靶点[1-3]。

抗 CD20 单克隆抗体杀伤肿瘤细胞的机制包括：①补体依赖的细胞毒性（complement dependent cytotoxicity，CDC），通过形成攻膜复合物（membrane attack complex）裂解细胞；②抗体依赖细胞介导的细胞毒作用（antibody-dependent cell-mediated cytotoxicity，ADCC）；③直接诱导细胞凋亡。上述 3 种作用机制在不同的抗 CD20 单克隆抗体中作用强度有所不同。抗 CD20 单抗分为 I、II 两型，I 型单抗与 CD20 结合后能诱导后者定位至脂筏（lipid raft），发挥激活补体作用，因此 I 型抗 CD20 单抗具有高 CDC 活性，同时也具有高 ADCC 活性，但直接诱导细胞凋亡作用弱；II 型单抗不能将 CD20 定位于脂筏，因此其 CDC 活性弱，但 ADCC 活性及直接诱导细胞凋亡作用强。临床上，无论应用哪种抗 CD20 单抗，用药后患者外周血 CD20 阳性 B 细胞都会很快耗竭，出现低丙种球蛋白血症，停药后数月才能逐渐恢复，这旁证了药物的抗肿瘤活性，但也增加了感染可能[1-3]。

（一）利妥昔单抗（rituximab，代号 IDEC-102/IDEC-C2B8）

本药属于第一代抗 CD20 单抗。1997 年 11 月美国食品药品监督管理局（Food and Drug Administration，FDA）批准其上市，用于治疗 CD20 阳性的 B-NHL，该药是第一个获准用于临床治疗 B 细胞恶性肿瘤的 MoAbs。其适应证为：单药或联合其他药物治疗复发 / 难治性滤泡性淋巴瘤（follicular lymphoma，FL），联合其他药物治疗初治的弥漫大 B 细胞淋巴瘤（diffuse large B cell lymphoma，DLBCL），联合其他药物治疗初治或曾经治疗过的 CLL，联合伊布替尼（(ibrutinib）治疗华氏巨球蛋白血症（Waldenström's macroglobulinemia，WM）[1-3]。此外，临床上也常用利妥昔单抗单药或联合其他药物治疗边缘区淋巴瘤（marginal zone lymphoma，MZL）及套细胞淋巴瘤（mantle cell lymphoma，MCL），治疗这些疾病属于未获适应证用药[3]。2019 年我国国家药品监督管理局已批准利妥昔单抗于国内上市。

利妥昔单抗是人 - 鼠嵌合 I 型抗 CD20 单克隆 IgG1κ 抗体，其抗肿瘤 CDC、ADCC 及直接诱导细胞凋亡的强度分别为中度、中度及低度，除此而外，还能通过抗体依赖性细胞吞噬作用（antibody dependent cellular phagocytosis，ADCP）杀伤肿瘤细胞[1-3]。本药为静脉滴注制剂，需要缓慢滴注，首次输注起始速度为 50mg/h，60 分钟过后可每 30 分钟增加 50mg/h，直至最大滴速 400mg/h。利妥昔单抗临床上可以单药治疗，例如剂量 375mg/m² 每周第 1 天给药，4 周一疗程，治疗成人 B-NHL；其更常与化疗药物联合应用，例如与氟达拉滨（fludarabine）及环磷酰胺（cyclophosphamide）联合的 FCR 方案治疗 CLL，第 1 疗程给利妥昔单抗 375mg/m², 第 2~6 疗程剂量改为 500mg/m², 4 周一疗程;又如与环磷酰胺、多柔比星(doxorubicin)、长春新碱(vincristine)及泼尼松(prednisone)联合的 R-CHOP 方案治疗 DLBCL,于每个疗程的第 1 天给利妥昔单抗 375mg/m², 3 周一个疗程,共 6 个疗程[2-3]。本药在肝或肾损害时不需要调整剂量[4]。

本药的不良反应如下。①输液相关反应(infusion-related reactions):这是最常见的不良反应,部分由细胞因子释放综合征(cytokine release syndrome)引起。该反应常出现在第一次输注利妥昔单抗时。患者在输液过程中(尤其是开始输液后 0.5~2 小时内)出现寒战、高热,面部潮红、恶心、呕吐,甚至出现荨麻疹、血管性水肿、哮喘、低血压,严重时会出现急性呼吸窘迫综合征及心肌梗死,威胁生命。文献报道利妥昔单抗治疗所致输液相关反应的总发生率为 77%, 3/4 级严重不良反应(如哮喘及低血压)发生率为 12%。为此,有过敏史者输注利妥昔单抗要谨慎,首次输注时需备好急救设备,输注过程应密切监测患者情况,输注速度要慢。此外,输注前给予糖皮质激素、抗组胺药和对乙酰氨基酚(acetaminophen)能够减少输液相关反应发生和 / 或减轻症状,高危患者可持续使用上述药物至输注后[3]。②感染:文献报道,30% 以上的患者在利妥昔单抗治疗过程中会出现感染,尤易出现在血清丙种球蛋白水平长期低下的患者中。各种病原体感染都能发生,其中需要格外注意病毒感染。利妥昔单抗治疗可激活乙型肝炎病毒,致肝炎再活动,严重时出现急性重症肝炎、急性肝衰竭威胁生命。此外,还能激活 JC 病毒(John Cunningham virus)导致进行性多灶性白质脑病(progressive multifocal leukoencephalopathy),常导致死亡[3]。③皮肤黏膜反应:可出现荨麻疹或皮疹,偶尔可出现致命的严重皮肤黏膜反应,如副肿瘤型天疱疮(paraneoplastic pemphigus)、Stevens-Johnson 综合征、苔藓样皮炎(lichenoid dermatitis)、水疱性皮炎(vesiculobullous dermatitis)和中毒性表皮坏死松解症(toxic epidermal necrolysis)等[3]。美国 FDA 已在本药的药物标签(FDA label)上对致死性输液相关反应、乙型肝炎再活动、进行性多灶性白质脑病及严重皮肤黏膜反应加了黑框警告。④心血管不良反应:文献报道其发生率约为 25%,较常见血压改变(低血压或高血压),也可见心律失常及心肌梗死等(常在输注利妥昔单抗过程中发生)[3]。⑤肿瘤溶解综合征(tumor lysis syndrome, TLS):高肿瘤负荷的患者用此药时需要预防 TLS 发生,例如进行水化、碱化尿液及服用抗高尿酸血症药物等[3]。⑥血细胞减少:可见中性粒细胞减少及血细胞减少,但是发生率较低且较轻[3]。

(二)奥法妥木单抗(ofatumumab, 代号 HuMax-CD20)

本药属于第二代抗 CD20 单抗。2009 年 10 月美国 FDA 批准其上市治疗 CLL,包括:与苯丁酸氮芥(chlorambucil)联合治疗不适用于氟达拉滨治疗的初治 CLL;与氟达拉滨和环磷酰胺联合治疗复发性 CLL;治疗氟达拉滨和阿仑单抗(alemtuzumab)难治的 CLL;复发性或进行性 CLL 治疗达到完全或部分缓解后进行延长治疗(extended treatment)。2020 年 12 月我国国家药品监督管理局已批准其在国内上市,但是适应证仅为复发型多发性硬化,而非恶性血液病。

奥法妥木单抗是完全人源化的Ⅰ型抗CD20单克隆IgG1κ抗体,其抗肿瘤CDC、ADCC及直接诱导细胞凋亡作用强度分别为极高度、中度及低度[1-2]。本药为静脉滴注制剂,需要缓慢滴注。2000年后开发了皮下注射制剂,但仅用于治疗多发性硬化。美国FDA推荐的奥法妥木单抗用法如下:①治疗初治CLL(与苯丁酸氮芥联合治疗)。首次300mg,一周后1000mg(第一疗程),然后每四周一个疗程,每个疗程的首日给1000mg,共3~12个疗程(视疗效决定)。②治疗复发CLL(与氟达拉滨和环磷酰胺联合)。给药方案与①相同,最多6个疗程。③治疗氟达拉滨和阿仑单抗难治的CLL。首次300mg,之后每周一次2000mg,共7次,再后每四周一次2000mg,共4次,总共12次。④CLL的延长治疗。首次300mg,一周后1000mg,七周后1000mg,之后每八周一次1000mg,最多用药两年[5]。奥法妥木单抗也能用于利妥昔单抗难治或不耐受的患者[1-2]。目前尚无肝、肾损害时本药安全性的研究,但是药代动力学研究显示,奥法妥木单抗的肝脏代谢可忽略不计,且不经肾脏排泄,故推断肝、肾损害患者不需要调整用药剂量[6]。

本药的不良反应如下。①输液相关反应:发生率约为60%,3/4级严重不良反应较少见。其表现及防治措施请参阅利妥昔单抗相关内容。②感染:发生率近40%。奥法妥木单抗也能激活乙型肝炎病毒致肝炎再活动,重者出现急性重症肝炎、急性肝衰竭致死,此外也能激活JC病毒诱发进行性多灶性白质脑病威胁生命。美国FDA已在本药药物标签上对乙型肝炎再活动及进行性多灶性白质脑病两个严重不良反应加了黑框警告。③血细胞减少:≥3级的中性粒细胞减少发生率为9%~28%,并可见血小板减少及贫血[1,2,5-6]。

(三)奥妥珠单抗(obinutuzumab,又译为奥滨尤妥珠单抗,代号GA101及RO5072759)

本药属于第二代抗CD20单抗。2013年11月美国FDA批准其上市,与苯丁酸氮芥联合治疗未曾治疗过的CLL;2016及2017年又分别批准其联合苯达莫司汀(bendamustine)治疗曾用过利妥昔单抗治疗的复发/难治性FL,及联合化疗药物治疗未曾治疗过的高级别FL。我国也已于2021年6月批准其上市治疗初治FL。

奥妥珠单抗是完全人源化的Ⅱ型抗CD20单克隆IgG1抗体,Fc段已被糖基化工程修饰,其抗肿瘤ADCC、CDC及诱导细胞凋亡作用强度分别为极高度、阴性及极高度,此外,还能通过ADCP机制杀伤肿瘤细胞[1,2,7]。本药为静脉滴注制剂,需要缓慢滴入。奥妥珠单抗可单药治疗,也可与其他药物联合治疗,例如,联合苯达莫司汀治疗成人FL,总缓解率(overall response rate,ORR)达到79.7%[7];联合苯丁酸氮芥治疗成人CLL,无进展生存期及完全缓解率均显著优于利妥昔单抗联合苯丁酸氮芥治疗;联合CHOP方案(由环磷酰胺、多柔比星、长春新碱及泼尼松组成)或联合FC方案(由氟达拉滨和环磷酰胺组成)治疗FL,ORR分别达到96%及93%,完全缓解率分别达到39%及50%。美国FDA推荐的奥妥珠单抗用法如下。①治疗CLL(与苯丁酸氮芥联合):第1疗程的第1、2、8、15天分别给100mg、900mg、1000mg及1000mg,第2~6疗程(28天一疗程)的第1天再给1000mg。②治疗FL(与化疗药物联合):第1疗程的第1、8、15天各给1000mg,第2~6(或2~8)疗程(28天一疗程)的第 1 天再给 1 000mg,以后改为奥妥珠单抗单药治疗,每 2 个月再给 1 000mg,直至满两年[8]。轻、中度肾损害不需要调整用药剂量[7],重度肾损害(肌酐清除率<30ml/min)也不影响其药代动力学[8]。肝损害时的用药安全性目前尚无研究资料发表[7-9]。

与化疗药联合治疗时 ≥3 级不良反应的发生率可达 72%~79.2%[9]。①输液相关反应:发生率为 37%~65%,治疗 CLL 时 3/4 级反应达到 20%[8-9]。输液相关反应的表现及防治请参阅利妥昔单抗部分相关内容。②感染:发生率为 12%~22.5%[9]。奥妥珠单抗治疗可能激活乙型肝炎病毒致肝炎再活动,激活 JC 病毒致进行性多灶性白质脑病发生,严重病例可能致死,故美国 FDA 已在本药药物标签上对这两种病毒感染加了黑框警告[8]。③血细胞减少:中性粒细胞减少(发生率 29%~50%)、血小板减少(6.1%~10.8%)及贫血[7,9]。

现将上述 3 个抗 CD20 单抗的相关信息简要总结于表 5-6-1。

表 5-6-1　抗 CD20 单克隆抗体的药物学特点

药物名称	种类及结构	给药途径	适应证	不良反应
利妥昔单抗 (rituximab)	Ⅰ型,人-鼠嵌合型,IgG1κ	缓慢静脉滴注	CLL、DLBCL、FL、WM	输液相关反应,感染,皮肤黏膜反应
奥法妥木单抗 (ofatumumab)	Ⅰ型,全人源化,IgG1κ	缓慢静脉滴注	CLL	输液相关反应,感染,血细胞减少
奥妥珠单抗 (obinutuzumab)	Ⅱ型,全人源化,IgG1,Fc 修饰	缓慢静脉滴注	CLL、FL	输液相关反应,感染,血细胞减少

注:CLL,慢性淋巴细胞白血病;DLBCL,弥漫大 B 细胞淋巴瘤;FL,滤泡性淋巴瘤;WM 华氏巨球蛋白血症。

(四) 其他抗 CD20 单抗

目前尚未获得治疗 B-NHL 及 CLL 适应证,但已在进行相关临床试验的抗 CD20 单抗还有:① ocrelizumab(中文暂用名奥瑞珠单抗,代号 PRO-70769),人源化Ⅰ型抗 CD20 单克隆 IgG1 抗体[1-2];② veltuzumab(中文暂用名维妥珠单抗,代号 IMMU-106 及 hA20),人源化Ⅰ型抗 CD20 单克隆 IgG1 抗体[1-2];③ ocaratuzumab(中文暂用名奥卡妥珠单抗,代号 AME-133v 及 LY2469298),Fc 段被修饰的人源化Ⅰ型抗 CD20 单克隆 IgG1 抗体[1-2];④ ublituximab(中文暂用名乌利妥昔单抗,代号 TGTX-1101、TG-1101 或 LFB-R603),Fc 段被修饰的人-鼠嵌合Ⅰ型抗 CD20 单克隆 IgG1 抗体[10];⑤ PRO131921,Fc 段被修饰的人源化Ⅰ型抗 CD20 单克隆 IgG1 抗体[1-2]。这些新单抗的临床试验结果很值得关注。

二、抗 CD38 单克隆抗体

人体中表达 CD38 的细胞较多,如浆细胞、自然杀伤细胞、单核细胞及某些 T、B 细胞亚群,CD38 还能低水平地表达于红细胞及某些非造血组织细胞表面。CD38 是一个跨膜糖蛋白受体,负责细胞活化/增殖信号转导;也是一个外酶(ectoenzyme),在细胞膜表面发挥催化作用;同时还是一个黏附分子,参与细胞间黏附及迁徙的调控[11]。多发性骨髓瘤(multiple myeloma,MM)患者的浆细胞能够高表达 CD38,因此 CD38 已成为 MM 免疫治疗的一个重要靶点。抗 CD38 单抗杀伤肿瘤细胞的机制包括:ADCC,ADCP,CDC 及诱导细胞凋亡作用;此外,抗 CD38 单抗对 CD38 外酶活性的调节也能参与抗肿瘤反应[11]。下文将对几个抗 CD38 单抗进行简介。

(一)达雷妥尤单抗(daratumumab,又译为达雷木单抗,代号 HuMax-CD38、IgG1-005 及 JNJ-54767414)

2015 年 11 月美国 FDA 批准达雷妥尤单抗上市,单药治疗曾用过至少 3 种药物包括蛋白酶体抑制剂(proteasome inhibitors,PIs)及免疫调节剂(immunomodulatory drugs,IMiDs)治疗的难治性 MM,该药是第一个获准用于临床治疗 MM 的 MoAbs[12]。之后美国 FDA 又多次扩大其治疗适应证,包括:与来那度胺(lenalidomide)及地塞米松(dexamethasone)或与硼替佐米(bortezomib)及地塞米松联合治疗曾用过至少 1 种药物治疗的 MM;联合泊马度胺(pomalidomide)及地塞米松治疗曾用过两种药物(包括来那度胺及一种 IMiDs)治疗的 MM;联合卡非佐米(carfilzomib)治疗曾接受过 1~3 种药物治疗的复发/难治性 MM;联合硼替佐米、来那度胺及地塞米松等药治疗不适于做自体干细胞移植(autologous stem cell transplantation,ASCT)的初治 MM[12]。2019 年 7 月我国也已批准其在国内上市,治疗成人复发/难治性 MM。

达雷妥尤单抗是完全人源化的抗 CD38 单克隆 IgG1κ 抗体[12-14],其抗肿瘤作用机制如下为 ADCC(2+),ADCP(3+),CDC(3+),诱导细胞凋亡(无直接诱导细胞凋亡作用,但能通过 Fcγ 受体介导的交联诱导凋亡,3+)及调节外酶功能(1+)[11]。本药为静脉滴注制剂,需要缓慢滴入,以 16mg/kg 剂量溶于 1 000ml 生理盐水中输注,首次输注的起始速度为 50ml/h;之后可逐渐增快滴速,每次增加 50ml/h,直至最大滴速 200ml/h,全程输注时间平均 6.5 小时[14]。美国 FDA 推荐的达雷妥尤单抗用法如下:①单药治疗时,成人用量为 16mg/kg,第 1~8 周每周给药一次,第 9~24 周每 2 周给药一次,第 25 周以后每 4 周给药一次[12]。②与一种 PIs 和/或一种 IMiDs 联合治疗时,达雷妥尤单抗的单次用量及用药方案与上述单药治疗略有不同,请参阅美国 FDA 药物标签说明[12]。肾损害不需要调整本药用量[12-13],轻、中度肝损害也不需要调整剂量,但是重度肝损害用药安全性尚无研究资料[12-13]。此外,近年已有达雷妥尤单抗皮下注射给药的研究,结果显示皮下注射给药能显著缩短给药时间,避免输液相关反应,且不影响治疗疗效。不过,目前皮下注射给药还未被正式批准应用于临床[14]。

达雷妥尤单抗的不良反应与利妥昔单抗十分相似,主要有:①输液相关反应,是最常见的不良反应,其发生率为 42%~56%,绝大多数为 1/2 级不良反应,3/4 级者为 1%~8%[12-14]。输液相关反应的表现及其防治请参阅利妥昔单抗部分相关内容。②血细胞减少,常见中性粒细胞减少、淋巴细胞减少,并常伴血小板减少及贫血[12-14]。3/4 级中性粒细胞减少在达雷妥尤单抗单药治疗时发生率约为 12%,而与 IMiDs 合用时发生率明显增加,与来那度胺及地塞米松合用时为 52%~78%;与泊马度胺及地塞米松合用时为 42%~77%。3/4 级血小板减少在达雷妥尤单抗单药治疗时发生率为 10%~19%,而与 PIs,尤其与硼替佐米合用时发生率明显增加(与硼替佐米及地塞米松合用时为 45%)[13-14]。③感染,主要为上呼吸道感染,达雷妥尤单抗单药治疗时发生率为 17%~22%;3/4 级的感染主要是肺炎,达雷妥尤单抗与其他化疗药合用时发生率为 8%~13%[13-14]。此外,近年已有达雷妥尤单抗治疗 MM 导致巨细胞病毒及乙型肝炎病毒再激活的报道,所以,治疗过程中病毒感染问题也需格外注意[14]。

临床上应用达雷妥尤单抗时还需要注意其对某些检验结果的干扰,如对间接抗人球蛋白试验(即间接 Coombs 试验)的干扰。由于达雷妥尤单抗能与存在于红细胞表面的 CD38 结合,从而导致假阳性出现,并能持续到停用达雷妥尤单抗后半年。如下几种方法能够清除这一干扰:①用还原剂二硫苏糖醇(dithiothreitol)事先处理试剂红细胞,使红细胞表面的 CD38 抗原变性,不能与血清标本中的达雷妥尤单抗结合,从而消除达雷妥尤单抗对试验的干扰。②用可溶性 CD38、或用抗达雷妥尤单抗的抗独特型抗体(anti-idiotype antibody)事先处理患者的血清标本,封闭或中和血清中的达雷妥尤单抗,从而消除其对试验的干扰。③近年又有学者制备了达雷妥尤单抗的 $(Fab')_2$ 片段,能与试剂红细胞表面的 CD38 结合,从而竞争性地阻断了 CD38 与患者血清中的达雷妥尤单抗结合,消除了其对试验的干扰[12-14]。

另外,还要注意达雷妥尤单抗对患者血清蛋白电泳(serum protein electrophoresis,SPE)及血清免疫固定电泳(serum immunofixation electrophoresis,sIFE)试验结果的干扰。由于达雷妥尤单抗是完全人源化的单克隆 IgG1κ 抗体,当其在患者血清中达到一定浓度时,SPE 结果的 γ 区即可能出现假 M 条带,sIFE 结果可能出现假单克隆 IgGκ 条带,从而干扰 IgGκ 型 MM 患者疗效的判断(即难以判断用达雷妥尤单抗治疗后 MM 是否已完全缓解)[12-14]。用商品化的抗达雷妥尤单抗抗体预处理患者血清,去除游离的达雷妥尤单抗再做 SPE 或 sIFE,即可帮助鉴别真假 M 蛋白[14]。

(二) 伊莎妥昔单抗(isatuximab,代号 SAR650984 及 hu38SB19)

2020 年 3 月美国 FDA 批准其上市,与泊马度胺及地塞米松联合治疗曾用过至少 2 种药物(包括来那度胺及一种 PIs)的复发 / 难治性 MM;2021 年 3 月又批准其与卡非佐米及地塞米松联合治疗曾用过 1~3 种药物的复发 / 难治性 MM。我国目前还未批准此单抗在国内上市。

伊莎妥昔单抗是抗 CD38 的嵌合单克隆 IgG1κ 抗体,但是其与 CD38 结合的抗原表位与达雷妥尤单抗不同。此单抗的抗肿瘤作用机制为 ADCC(2+),ADCP(2+),CDC(1+),诱导细胞凋亡(直接作用 2+,通过交联 3+)及调节外酶功能(3+)[11]。本药为静脉滴注制剂,需要缓慢滴入,以 10mg/kg 剂量溶于 250ml 生理盐水或 5% 葡萄糖溶液中输注,首次输注的起始速度为 25ml/h,30 分钟后可逐渐增快滴速,每 30 分钟增加 25ml/h,直至最大滴速 150ml/h,全程输注时间平均 3.5 小时[15-16]。美国 FDA 推荐伊莎妥昔单抗与泊马度胺及地塞米联合,或与卡非佐米及地塞米松联合治疗时的用法如下：每次剂量为10mg/kg，每周给药一次，共4次，然后改为每2周给药一次[15]。肾损害患者不需要调整本药用量[15]，轻度肝损害也不需要调整剂量，中、重度肝损害是否需要调整用量尚无研究资料[15]。此外，伊莎妥昔单抗皮下注射给药的研究现在也正在进行中。

伊莎妥昔单抗的不良反应包括：①输液相关反应，是最常见的不良反应，其发生率为38%~48%，绝大多数为1/2级不良反应，3/4级者为3%~9%[15-16]。输液相关反应的表现及其防治请参阅利妥昔单抗部分相关内容。②血细胞减少，伊莎妥昔单抗单药治疗时，出现3/4级中性粒细胞减少约占12%，淋巴细胞减少约占34%，血小板减少约占17%，贫血约占20%；伊莎妥昔单抗与其他抗肿瘤药物合用时3/4级血细胞异常明显增多[16]。③感染，1/2级感染主要为上呼吸道感染（发生率为24%~28%）及气管炎（24%~29%）；3/4级感染主要是肺炎（9%~20%）[16]。

用伊莎妥昔单抗治疗时，也同样观察到此单抗对间接抗人球蛋白试验的干扰以及对SPE和sIFE试验的干扰，这也需注意[15]。

现将上述两个抗CD38单抗的相关信息简要总结于表5-6-2。

表5-6-2 抗CD38单克隆抗体的药物学特点

药物名称	种类及结构	给药途径	治疗MM获批情况	不良反应
达雷妥尤单抗（daratumumab）	完全人源化单抗，IgG1κ	静脉滴注	美国FDA及我国已批准	输液相关反应，感染，血细胞减少
伊莎妥昔单抗（isatuximab）	嵌合体单抗，IgG1κ	静脉滴注	美国FDA已批准	输液相关反应，感染，血细胞减少

注：MM，多发性骨髓瘤。

（三）其他抗CD38单抗

已在进行治疗MM临床试验，但尚未获得适应证批准的抗CD38单抗还有：① felzartamab（中文暂用名菲泽妥单抗，代号MOR202及TJ202），完全人源化的抗CD38单克隆IgG1λ抗体[11]；② mezagitamab（中文暂用名迈泽妥单抗，代号TAK-079），完全人源化的抗CD38单克隆IgG1λ抗体[17]。也需密切关注其临床试验结果及治疗适应证审批进展。

三、抗CSI/SLAM7单克隆抗体

信号淋巴细胞活化分子F7（signaling lymphocyte activation molecule F7，SLAMF7），是一种细胞表面的糖蛋白受体，又称细胞表面糖蛋白CD2亚群1（cell-surface glycoprotein CD2 subset 1，CS1），属于免疫球蛋白超家族。正常情况下该蛋白高表达于浆细胞表面，低表达于自然杀伤细胞、CD8⁺T细胞、活化的B细胞、单核巨噬细胞及成熟的树突状细胞表面，而在

疾病情况下其能高表达于 MM、冒烟型 MM 及意义未明的单克隆丙种球蛋白病（monoclonal gammopathy with renal significance，MGUS）的克隆浆细胞表面，因此已成为 MM 免疫治疗的一个重要靶点[18-19]。

在抗 CSI/SLAM7 单克隆抗体中，现仅埃罗妥珠单抗（elotuzumab，代号 HuLuc63）已上市。2015 年 11 月美国 FDA 批准其与来那度胺及地塞米松联合治疗曾接受过 1~3 种药物治疗的成人 MM。2018 年 11 月美国 FDA 又批准其与泊马度胺及地塞米松联合治疗曾用过两种药物（包括来那度胺及一种 PIs）治疗的成人 MM[20]。埃罗妥珠单抗目前尚未在我国上市。

埃罗妥珠单抗是一种人源化单克隆 IgG1κ 抗体，能通过如下机制发挥抗 MM 作用：①与 MM 肿瘤细胞上的 CS1/SLAM7 结合，激活 ADCC 效应；②与 NK 细胞上的 CS1/SLAM7 结合，增强 NK 细胞的细胞毒效应；③与巨噬细胞上的 CS1/SLAM7 结合，激活巨噬细胞介导的 ADCP 效应；④与 MM 肿瘤细胞上的 CS1/SLAM7 结合，抑制肿瘤细胞与骨髓基质细胞（bone marrow stromal cells）黏附，促进肿瘤细胞死亡[18-19]。但是，没有 CDC 效应参与肿瘤细胞杀伤[18]。

本药是静脉滴注制剂。美国 FDA 推荐的埃罗妥珠单抗用法如下：①与来那度胺及地塞米松联合治疗时，第 1、2 疗程每周给药一次，之后每 2 周给药一次，每次剂量 10mg/kg，28 天为一疗程。②与泊马度胺及地塞米松联合治疗时，第 1、2 疗程每周给药一次，剂量 10mg/kg，之后每 4 周给药一次，每次剂量 20mg/kg，28 天为一疗程[20]。肾损害不需要改变本药用量，轻度肝损害也不需要改变用量，但是中、重度肝损害用药安全性尚缺研究资料[18-20]。

埃罗妥珠单抗的不良反应如下。①输液相关反应：发生率在 10% 左右，绝大多数属于 1/2 级不良反应，其表现及防治请参阅利妥昔单抗部分相关内容[18-20]。②血细胞减少：包括淋巴细胞减少、中性粒细胞减少、血小板减少及贫血。埃罗妥珠单抗与来那度胺及地塞米松联合治疗时，3/4 级淋巴细胞减少的发生率较对照组（仅来那度胺及地塞米松联合治疗）高，分别为 77% 和 49%，其他血象异常并无明显差异[18-19]。③感染：埃罗妥珠单抗与来那度胺及地塞米松联合治疗时，感染发生率及 3/4 级感染发生率分别为 81.4% 及 28%，而对照组（仅来那度胺及地塞米松联合）分别为 74.4% 及 24.3%。其中肺炎发生率为 11%~20%[18-20]。

另外，埃罗托珠单抗与达雷妥尤单抗及伊莎妥昔单抗一样，也可能干扰 SPE 和 sIFE 的试验结果（SPE 出现假阳性 M 蛋白，sIFE 出现假阳性单克隆 IgG1κ），均需注意[18-20]。

参考文献

[1] ROBAK T, ROBAK E. New anti-CD20 monoclonal antibodies for the treatment of B-cell lymphoid malignancies [J]. BioDrugs, 2011, 25 (1): 13-25.

[2] CANG S, MUKHI N, WANG K, et al. Novel CD20 monoclonal antibodies for lymphoma therapy [J]. J Hematol Oncol, 2012, 5: 64.

[3] SALLES G, BARRETT M, FOÀ R, et al. Rituximab in B-cell hematologic malignancies: a review of 20

years of clinical experience [J]. Adv Ther, 2017, 34 (10): 2232-2273.

［4］ National Health Service. Chemotherapy protocol. Chronic lymphocytic leukaemia (CLL). Idelalisib-Rituximab [EB/OL].(2017-02-01)[2023-11-03]. https://www. uhs. nhs. uk/Media/UHS-website-2019/Docs/Chemotherapy-SOPs1/CLL/IdelalisibRituximab. pdf.

［5］ US Food and Drug Administration. Arzerra FDA label. Highlights of prescribing information [EB/OL].(2016-08-30)[2023-06-11]. https://www. accessdata. fda. gov/drugsatfda_docs/label/2016/125326s063lbl. pdf.

［6］ Novartis Pharmaceuticals Australia. Australian product information: kesimpta (ofatumumab) solution for injection [EB/OL].(2021-03-04)[2023-11-12]. https://www. tga. gov. au/sites/default/files/auspar-ofatu-mumab-210624-pi. pdf.

［7］ DHILLON S. Obinutuzumab: a review in rituximab-refractory or-relapsed follicular lymphoma [J]. Target Oncol, 2017, 12 (2): 255-262.

［8］ US Food and Drug Administration. Gazyva FDA label. Highlights of prescribing information [EB/OL].(2022-02-14)[2023-06-11]. https://www. accessdata. fda. gov/drugsatfda_docs/label/2022/125486s034lbl. pdf.

［9］ 中国临床肿瘤学会 (CSCO) 淋巴瘤专家委员会. 奥妥珠单抗临床用药指导原则中国专家共识 (2021 年版)[J]. 白血病·淋巴瘤, 2021, 30 (10): 581-584.

［10］ BABIKER H M, GLODE A E, COOKE L S, et al. Ublituximab for the treatment of CD20 positive B-cell malignancies [J]. Expert Opin Investig Drugs, 2018, 27 (4): 407-412.

［11］ VAN DE DONK N W, RICHARDSON P G, MALAVASI F. CD38 antibodies in multiple myeloma: back to the future [J]. Blood, 2018, 131 (1): 13-29.

［12］ US Food and Drug Administration. Darzalex FDA label. Highlights of prescribing information [EB/OL].(2022-03-04)[2023-06-11]. https://www. accessdata. fda. gov/drugsatfda_docs/label/2022/761036s041lbl. pdf.

［13］ BLAIR H A. Daratumumab: a review in relapsed and/or refractory multiple myeloma [J]. Drugs, 2017, 77 (18): 2013-2024.

［14］ NOOKA A K, KAUFMAN J L, HOFMEISTER C C, et al. Daratumumab in multiple myeloma [J]. Cancer, 2019, 125 (14): 2364-2382.

［15］ US Food and Drug Administration. Sarclisa FDA label. Highlights of prescribing information [EB/OL].(2021-03-31)[2023-05-28]. https://www. accessdata. fda. gov/drugsatfda_docs/label/2021/761113s003lbl. pdf.

［16］ RICHTER J, SANCHEZ L, THIBAUD S. Therapeutic potential of isatuximab in the treatment of multiple myeloma: evidence to date [J]. Semin Oncol, 2020, 47 (2~3): 155-164.

［17］ KRISHNAN A Y, PATEL K K, HARI P, et al. A phase Ⅰb study of TAK-079, an investigational anti-CD38 monoclonal antibody (mAb) in patients with relapsed/refractory multiple myeloma (RRMM): preliminary results [J]. J Clin Oncol, 2020, 38 (15_suppl): 8539-8539.

［18］ BOUDREAULT J-S, TOUZEAU C, MOREAU P. The role of SLAMF7 in multiple myeloma: impact on therapy [J]. Expert Rev Clin Immunol, 2017, 13 (1): 67-75.

［19］ LAMB Y N. Elotuzumab: a review in relapsed and/or refractory multiple myeloma [J]. Drugs, 2018, 78 (14): 1481-1488.

［20］ US Food and Drug Administration. Empliciti FDA label. Highlights of prescribing information [EB/OL].(2019-10-28)[2023-06-12]. https://www. accessdata. fda. gov/drugsatfda_docs/label/2019/761035s010lbl. pdf.

第七节　嵌合抗原受体 T 细胞

嵌合抗原受体 T（chimeric antigen receptor T，CAR-T）细胞治疗，是 21 世纪开发的一项新型细胞免疫治疗方法。通过单采法收集患者 T 细胞，然后用慢病毒或逆转录病毒载体进行基因修饰，使其表达针对特定肿瘤抗原的嵌合抗原受体，形成 CAR-T 细胞。将此 CAR-T 细胞回输至患者体内，即能以主要组织相容性复合体（major histocompatibility complex，MHC）非依赖方式特异性识别表达靶抗原的肿瘤细胞，将其杀灭，发挥治疗作用[1-3]。

一、嵌合抗原受体结构

嵌合抗原受体由 5 个部分构成（图 5-7-1）：①胞外抗原识别结构域，是单克隆抗体单链可变区（scFv），对所识别并结合的肿瘤靶抗原特异性越高效果越好，能避免或减少"脱靶效应"。②铰链区，位于胞外，连接抗原识别结构域与跨膜结构域。③跨膜结构域，将嵌合抗原受体（CAR）锚定于细胞膜。④共刺激结构域，位于胞内，连接跨膜结构域与胞内信号结构域，常由协同刺激分子 CD28 或 4-1BB 构成。⑤胞内信号结构域，常由 CD3ζ 构成，发挥 T 细胞信号转导功能[1-3]。

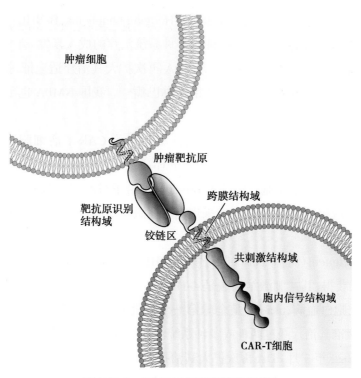

图 5-7-1　CAR-T 细胞的结构（示意）

T 细胞活化需要双信号存在,即抗原特异信号及协同刺激信号。第一代 CAR-T 细胞仅有抗原识别结构域,而无共刺激结构域,因此治疗作用有限;第二代 CAR-T 细胞结构增加了共刺激结构域(加入了协同刺激分子 CD28 或 4-1BB 等);第三代 CAR-T 细胞结构增加了多个共刺激结构域[1-3]。增加共刺激结构域能显著延长 CAR-T 细胞在体内的存活时间,增强其增殖能力及抗肿瘤能力。另外,现已发现加入 CD28 与加入 4-1BB 分子对 CAR-T 细胞的作用有所不同,CD28 能使 CAR-T 细胞更快、更多地扩增,而 4-1BB 能使 CAR-T 细胞逐渐地、更持久地扩增,这种差别会影响 CAR-T 细胞的疗效及副作用[2]。

二、靶向 CD19 的 CAR-T 细胞

(一) 药物特点、适应证及用法

现在美国食品药品监督管理局(Food and Drug Administration,FDA)及我国国家药品监督管理局(National Medical Products Administration,NMPA)总共批准了 5 个靶向 CD19 的 CAR-T 细胞用于临床治疗 B 细胞恶性肿瘤,都是第二代 CAR-T 细胞,下文将进行简介。

1. axicabtagene ciloleucel(简称 axi-cel,代号 KTE-C19,FKC876) axi-cel 由自体 T 细胞通过逆转录病毒载体进行基因修饰获得,其共刺激结构域是 CD28 分子。2017 年 10 月美国 FDA 批准其上市,治疗经过两种或多种系统治疗的成人复发 / 难治性大 B 细胞淋巴瘤包括弥漫大 B 细胞淋巴瘤(diffuse large B cell lymphoma,DLBCL),axi-cel 是全球第一个被批准用于治疗 B 细胞非霍奇金淋巴瘤(B cell non-Hodgkin lymphoma,B-NHL)的 CAR-T 细胞。2021 年 3 月 FDA 又批准其治疗经过两种或多种系统治疗的成人复发 / 难治性滤泡性淋巴瘤(follicular lymphoma,FL)。2022 年 10 月 FDA 再次扩大其治疗适应证,批准其治疗一线治疗难治或治疗后 12 个月内复发的大 B 细胞淋巴瘤[4]。我国 NMPA 也于 2021 年 6 月批准 axi-cel(国内药名为阿基仑赛)在我国上市。

美国 FDA 推荐的成人用量为:静脉输注 2×10^6 个 CAR-T 活细胞 /kg,最大用量为 2×10^8 个 CAR-T 活细胞。输注前 2~4 天给予环磷酰胺(cyclophosphamide)及氟达拉滨(fludarabine)消耗体内淋巴细胞。输注前 30~60min 给予对乙酰氨基酚(acetaminophen)和抗组胺药,减少输液相关反应,但是不宜采用糖皮质激素类药物,因为其能干扰 CAR-T 细胞活性[1,2,4]。

2. tisagenlecleucel(简称 tisa-cel,代号 CTL019) tisa-cel 由自体 T 细胞通过慢病毒载体进行基因修饰获得,其共刺激结构域是 4-1BB 分子。2017 年 8 月美国 FDA 批准其用于治疗急性淋巴细胞白血病,tisa-cel 是全球第一个被批准于临床使用的 CAR-T 细胞。2018 年 3 月 FDA 又批准其治疗经过两种或多种系统治疗的成人复发 / 难治性大 B 细胞淋巴瘤,包括 DLBCL。2022 年 5 月 FDA 再次扩大其治疗适应证,加速批准其治疗经过两种或多种系统治疗的成人复发 / 难治性 FL[5]。美国 FDA 推荐的成人用量为:静脉输注 $(0.6~6.0) \times 10^8$ 个 CAR-T 活细胞,输注前用药与 axi-cel 相同[1,2,5]。

3. brexucabtagene autoleucel(简称 brexu-cel,代号 KTE-X19) brexu-cel 是由自体 T 细胞通过逆转录病毒载体进行基因修饰获得,其共刺激结构域是 CD28。2020 年 7 月美国 FDA 批准其用于治疗成人复发/难治性套细胞淋巴瘤(mantle cell lymphoma,MCL),brexu-cel 是全球第一个被批准用于治疗 MCL 的 CAR-T 细胞[6-7]。美国 FDA 推荐的成人用量为:静脉输注 2×10^6 个 CAR-T 活细胞/kg,最大用量为 2×10^8 个 CAR-T 活细胞。输注前用药与 axi-cel 相同[6-7]。

4. lisocabtagene maraleucel(简称 liso-cel,代号 JCAR017) liso-cel 是由自体 T 细胞(CD4$^+$ T 细胞与 CD8$^+$ T 细胞比例为 1∶1)通过慢病毒载体进行基因修饰获得,其共刺激结构域是 4-1BB。美国 FDA 于 2021 年 2 月批准其治疗经过两种或多种系统治疗的成人复发/难治性大 B 细胞淋巴瘤,包括 DLBCL 及 3b 级 FL。2022 年 6 月 FDA 又扩大其治疗适应证,批准用于一线治疗难治或治疗后 12 个月内复发的大 B 细胞淋巴瘤,包括 DLBCL 及 3b 级 FL[8]。美国 FDA 推荐的成人用量为:静脉输注 $(50\sim110) \times 10^6$ 个 CAR-T 活细胞(适用于经过两种或多种系统治疗者),及静脉输注 $(90\sim110) \times 10^6$ 个 CAR-T 活细胞(适用于一线治疗难治或复发者)。输注前用药与 axi-cel 相同[1,2,8]。

5. relmacabtagene autoleucel(简称 relma-cel,代号 JWCAR029) relma-cel 是由自体 T 细胞通过慢病毒载体进行基因修饰获得,其共刺激结构域是 4-1BB[9]。relma-cel 是我国自主研发成功的第一个靶向 CD19 的 CAR-T 细胞(国内产品名为瑞基奥仑赛)。2021 年 6 月我国 NMPA 批准其在我国上市,治疗经过两种或多种系统治疗的成人复发或难治性大 B 细胞淋巴瘤,包括 DLBCL;2022 年 10 月又批准其扩大适应证,治疗经过两种或多种药物系统治疗的难治性或 24 个月内复发的成人 FL。我国制定的《瑞基奥仑赛注射液临床应用指导原则(2021 年版)》推荐单次使用剂量为 100×10^6 个 CAR-T 活细胞,输注前用药与 axi-cel 相同[10]。

肾损害或肝损害对应用上述 CAR-T 细胞治疗有无影响?是否需要调整 CAR-T 细胞用量?目前均缺乏研究资料。

现将上述 5 种已批准上市的 CAR-T 细胞的特点和临床应用总结于表 5-7-1。

表 5-7-1 五种靶向 CD19 的 CAR-T 细胞特点和临床应用

项目	axi-cel	tisa-cel	brexu-cel	liso-cel	relma-cel
抗原识别结构域	scFv	scFv	scFv	scFv	scFv
共刺激结构域	CD28	4-1BB	CD28	4-1BB	4-1BB
胞内信号结构域	CD3ζ	CD3ζ	CD3ζ	CD3ζ	CD3ζ
T 细胞	自体 T 细胞	自体 T 细胞	自体 T 细胞	自体 T 细胞	自体 T 细胞
基因修饰载体	逆转录病毒	慢病毒	逆转录病毒	慢病毒	慢病毒

续表

项目	axi-cel	tisa-cel	brexu-cel	liso-cel	relma-cel
治疗适应证	LBCL、FL	LBCL、FL	MCL	LBCL、3b 级 FL	LBCL、FL
CAR-T 细胞用量	2×10^6 个 CAR-T 活细胞 /kg,最大用量为 2×10^8 个	$(0.6 \sim 6.0) \times 10^8$ 个 CAR-T 活细胞	2×10^6 个 CAR-T 活细胞 /kg,最大用量为 2×10^8 个	$(50 \sim 110) \times 10^6$ 个 CAR-T 活细胞	100×10^6 个 CAR-T 活细胞

注:CAR-T,嵌合抗原受体 T;LBCT,大 B 细胞淋巴瘤(包括弥漫大 B 细胞淋巴瘤);FL,滤泡性淋巴瘤;MCL,套细胞淋巴瘤。

治疗 B-NHL 的 CAR-T 细胞,除了上述 5 个已批准应用的抗 CD19 CAR-T 细胞外,还有另外一些靶向 CD19 的 CAR-T 细胞,以及靶向 CD20、靶向 CD22 和双靶向(如靶向 CD19/CD20 及靶向 CD19/CD22)的 CAR-T 细胞正在进行临床试验,若获得成功,将能为治疗 B-NHL 提供更多选择[2]。

(二)不良反应

CAR-T 细胞治疗的不良反应绝大多数都可控且可逆,但是重症仍可威胁生命,需要积极干预。其中,最重要的不良反应是细胞因子释放综合征(cytokine release syndrome,CRS)及神经毒性综合征(neurologic toxicity syndrome,NTS)。美国 FDA 在 axi-cel、tisa-cel、brexu-cel 及 liso-cel 的药物标签(FDA label)上,我国 NMPA 在 relma-cel 的药品说明书上都对这两种严重不良反应加了黑框警告[4-6,8,10]。

1. **细胞因子释放综合征** 这是 CAR-T 细胞治疗最常见的不良反应。CAR-T 细胞与肿瘤细胞相互作用将导致白细胞介素 -6(interleukin-6,IL-6)、肿瘤坏死因子 -α(tumor necrosis factor-α,TNF-α)等多种细胞因子大量释放,由这些细胞因子引起 CRS。病初出现发热、头痛、乏力等症状,之后可出现多器官损害,例如心律失常、传导阻滞、心肌病、心功能不全及低血压;呼吸困难、低氧血症及呼吸衰竭;急性肾损伤;急性肝损害;毛细血管漏(capillary leak);弥散性血管内凝血等,严重时威胁生命[1-3,7,11-12]。据美国 FDA 药物标签资料,CRS 总体发生率及 ≥3 级者发生率如下:axi-cel 分别为 90%~93% 及 9%[4];tisa-cel 分别为 53%~74% 及 0~23%[5];brexu-cel 分别为 91% 及 18%[6];liso-cel 分别为 45%~46% 及 1.3%~4.1%[8];据我国药品说明书资料,rilma-cel 的 CRS 总体发生率及 ≥3 级者发生率分别为 47.5% 及 5.1%[10]。CRS 常在输注 CAR-T 细胞后数小时至数天内发生。以 CD28 为共刺激结构域的 CAR-T 细胞比以 4-1BB 为共刺激结构域者发生 CRS 早,axi-cel 的中位发病时间为 2 天,tisa-cel 的中位发病时间为 3 天,brexu-cel 的中位发病时间为 3 天,liso-cel 的中位发病时间为 5 天,rilma-cel 的中位发病时间为 4.5 天,且发生率高[1]。下列因素易导致严重的 CRS 发生:①患者方面因素,包括高肿瘤负荷,高骨髓受累,高炎症状态如血清 IL-6

水平增高,及高内皮细胞活化如血清血管生成素 -2(angiopoietin-2)和血管性血友病因子(von Willebrand factor)水平增高。②治疗相关因素,包括使用高剂量 CAR-T 细胞,以 CD28 为共刺激结构域的 CAR-T 细胞,以及并用环磷酰胺和氟达拉滨等化疗药治疗致淋巴细胞耗竭[1,11]。所以,在使用 CAR-T 细胞治疗前,所有患者都要认真进行危险因素评估。

CRS 的处理方案应根据病情轻重来决定,目前已有数个 CRS 病情分级标准,下文仅选其中较实用的标准进行介绍。① 1 级 CRS:主要表现为发热(≥38℃),一般认为仅需给予支持治疗处理(如静脉输液及退烧治疗等)。② 2 级 CRS:除发热(≥38℃)外,已出现低血压(但尚不需升压药物治疗)和 / 或低氧血症(仅需要低流量鼻导管吸氧)。对这级患者应在支持治疗基础上,给予以下一种拮抗炎症细胞因子的药物治疗,如托珠单抗(tocilizumab),为人源性抗 IL-6 受体单克隆抗体,静脉滴注或皮下注射给药,或司妥昔单抗(siltuximab),为人 - 鼠嵌合 IgGκ 抗 IL-6 单克隆抗体,静脉滴注给药。2021 年中国研究型医院学会生物治疗学专委会制定的《CAR T 细胞治疗 NHL 毒副作用临床管理专家共识》还推荐使用依那西普(etanercept),一种可溶性 TNF-α 受体融合蛋白,能结合血清中的 TNF-α,从而阻断后者与细胞表面受体结合,抑制其介导的免疫炎症反应,皮下注射给药;或英夫利西单抗(infliximab),一种人 - 鼠嵌合 IgG 单克隆抗体,为 TNF-α 拮抗剂,静脉滴注给药。当上述治疗无效甚至病情加重时,国内专家共识还推荐加用地塞米松(dexamethasone)静脉滴注治疗;如果病情有所好转,糖皮质激素要尽量在短期内减量至停用,因为其可能削弱 CAR-T 细胞的免疫治疗效果。③ 3 级 CRS:发热 ≥38℃,低血压和 / 或低氧血症已加重,前者已需要一种升压药物治疗,后者已需要高流量鼻导管吸氧,或面罩、非重复呼吸面罩或文丘里面罩(Venturi mask)吸氧。此时可考虑将患者转入重症监护室(intensive care unit,ICU),除了支持治疗外,需要用 2~3 种上述抗炎症细胞因子药物联合治疗,并给予地塞米松静脉滴注。④ 4 级 CRS:病情危重,除发热 ≥38℃外,低血压已需要多种升压药维持,低氧血症已需要正压通气辅助呼吸或其他机械通气治疗。患者应在 ICU 抢救并密切监护,针对 CRS 需要联合应用 3 种抗炎症细胞因子药物治疗,并续用地塞米松静脉滴注[1,12-14]。

2. 神经毒性综合征 CAR-T 细胞治疗引起的神经毒性常为免疫效应细胞相关神经毒性综合征(immune effector cell associated neurotoxicity syndrome,ICANS),主要表现为脑病,故又称 CAR-T 细胞相关脑病综合征(CAR-T cell related encephalopathy syndrome,CRES)[1,7,11-14]。ICANS 是第二种常见的 CAR-T 细胞治疗不良反应。此病早期可表现为注意力减退、语言障碍及笔迹不整等,易被忽略,之后病情迅速进展出现认知缺陷、迷失方向、失语、震颤、共济失调及肌阵挛等,严重时出现嗜睡、昏迷及癫痫发作,检查可发现颅内压增高、视乳头水肿及脑水肿[1,7,11-14]。ICANS 常与 CRS 同时发病,且发生在输注 CAR-T 细胞后 5 天内(最短为 2 天),称为第一时相发病;也可在 CRS 消退后才发病,或者不伴 CRS 单独发病,此种情况多发生在输注 CAR-T 细胞 5 天后(最迟可至 3~4 周),称为第二时相发病[1,13]。据美国 FDA 药物标签资料,ICANS 总体发生率及 ≥3 级者发生率如下:axi-cel 分别为 74%~87%

及 25%~31%[4]；tisa-cel 分别为 43%~60% 及 6%~19%[5]；brexu-cel 别为 81% 及 37%[6]；liso-cel 分别为 27%~35% 及 7%~12%[8]；据我国药品说明书资料，rilma-cel 的神经毒性总体发生率及 ≥3 级者发生率分别为 54.3% 及 8.5%[10]。同样，以 CD28 为共刺激结构域者比以 4-1BB 为共刺激结构域者发生率高。ICANS 的发病机制不清，由于 CAR-T 细胞不能穿过血脑屏障，故其直接损伤脑组织的可能性不大，现在认为 ICANS 的发病机制可能与 CRS 相似，由释放的大量细胞因子破坏并穿透血脑屏障导致[3,7,11-12]。

ICANS 的治疗方案也应根据病情轻重来决定，与治疗 CRS 一样，也以托珠单抗、司妥昔单抗及糖皮质激素为主要治疗药物，但是治疗 ICANS 需要考虑药物透过血脑屏障的问题。抗 IL-6 或其受体的单抗很难透过正常的血脑屏障[1,3,11]，不过有学者发现用其治疗第一时相发病者疗效仍很好，推断这与第一时相发病者炎症反应重，血脑屏障通透性增加，单克隆抗体能顺利透过血脑屏障进入脑组织相关。而用抗 IL-6 或其受体的单抗治疗第二时相发病者（其炎症反应相对轻，血脑屏障通透性无明显改变）疗效较差，因此这些学者建议治疗第二时相发病者应将糖皮质激素作为一线药物，提早应用[1,11,13]。此外，在选用糖皮质激素上也应考虑血脑屏障问题，静脉滴注地塞米松比静脉滴注甲泼尼龙（methylprednisolone）更易透过血脑屏障，故宜首选[1]。除了上述主要治疗外，针对脑病症状还应予以对症处理，例如用左乙拉西坦（levetiracetam）防治癫痫，用降颅内压药物治疗颅内压增高等[2,13]。

3. **低丙种球蛋白血症** 由于存在脱靶效应，CAR-T 细胞治疗可能误伤正常细胞，最值得关注的是导致 B 细胞再生障碍（B cell aplasia），即 B 细胞绝对值<61 个 /μl，并由其引起低丙种球蛋白血症（hypogammaglobulinemia），即血清 IgG ≤400mg/dl，发生率为 11%~18%[4-6,8]。对已发生低丙种球蛋白血症的患者，要密切监测有无感染发生，并应规律地静脉输注健康人免疫球蛋白，直至自身多克隆 B 细胞群恢复正常，输注人免疫球蛋白能有效减少感染发生[1-3,14]。

4. **长时期血细胞减少** CAR-T 细胞治疗能导致血细胞减少持续数周[1-3,11,14]。据美国 FDA 药物标签资料，在输注 axi-cel、tisa-cel、brexu-cel 及 lisa-cel 等 CD19 CAR-T 细胞 1 个月后，血细胞减少 ≥3 级的比例如下：中性粒细胞减少为 21%~40%，血小板减少为 13%~38%，贫血为 6%~17%[4-6,8]。另有报道，输注 axi-cel 3 个月后，仍存在血细胞减少 ≥3 级的患者比例为：中性粒细胞减少 11%，血小板减少 7%，贫血 3%[15]。所以输注 CAR-T 细胞后要密切监测血象变化。

5. **感染** 低丙种球蛋白血症及中性粒细胞减少都能导致感染（包括机会性感染），细菌、病毒及真菌感染都能发生，严重时可致死。根据美国 FDA 药物标签资料，CAR-T 细胞治疗后感染发生率为 36%~56%，≥3 级者为 12%~30%[4-6,8]。实施 CAR-T 治疗时，可以采取适当措施预防感染，感染一旦发生应立即针对病原体积极治疗。

6. **其他不良反应** CAR-T 细胞治疗还可能引起以下少见的严重不良反应：肿瘤溶解综合征（tumor lysis syndrome，TLS），噬血细胞性淋巴组织细胞增生症（hemophagocytic lymphohistiocytosis，HLH）及巨噬细胞活化综合征（macrophage-activation syndrome，MAS）

等,均需警惕[1,5,6,11,14]。

为此,美国 FDA 在其批准的上述 4 种 CAR-T 细胞药物标签的黑框中写道: CAR-T 细胞只有被"风险评估及缓解策略的限制项目"(a restricted program under a risk evaluation and mitigation strategy,REMS)认可才能应用[4-6,8]。

三、靶向 BCMA 的 CAR-T 细胞

B 细胞成熟抗原(B cell maturation antigen,BCMA),又称 CD269、肿瘤坏死因子受体超家族 17(tumor necrosis factor receptor superfamily 17,TNFRSF17),是肿瘤坏死因子受体超家族成员。在正常人体组织几乎只表达于浆细胞表面,在 B 细胞成熟及向浆细胞分化上发挥重要作用。而多发性骨髓瘤(multiple myeloma,MM)细胞也高表达 BCMA,所以该分子成为 CAR-T 细胞治疗 MM 的一个重要靶点[16-17]。

(一) 药物特点、适应证及用法

迄今美国 FDA 已经批准两个靶向 BCMA 的 CAR-T 细胞用于临床治疗 MM,都是第二代 CAR-T 细胞,下文将进行简介。

1. idecabtagene vicleucel(简称 ide-cel,曾用名 bb2121) ide-cel 由自体 T 细胞通过慢病毒载体进行基因修饰获得,其胞外抗原识别结构域为 scFv,共刺激结构域为 4-1BB,胞内信号结构域为 CD3ζ[16-17]。由于临床试验显示其治疗 MM 疗效良好,故 2021 年 3 月美国 FDA 已批准其用于曾用过 4 种或更多药物治疗的成人复发/难治性 MM,曾用过的药物应包括蛋白酶体抑制剂(proteasome inhibitors,PIs)、免疫调节剂(immunomodulatory drug,IMiDs)及抗 CD38 单抗[18]。ide-cel 是全球第 5 个被批准用于临床的 CAR-T 细胞,也是第一个靶向 BCMA 治疗 MM 的 CAR-T 细胞。美国 FDA 推荐的成人用量为: 每次(300~460)× 10^6 个 CAR-T 活细胞静脉输注,输注前用药与 axi-cel 相同[18]。

2. ciltacabtagene autoleucel(简称 cilta-cel,曾用名 LCAR-B38M) cilta-cel 也是由自体 T 细胞通过慢病毒载体进行基因修饰获得,其胞外抗原识别结构域(scFv)、共刺激结构域(4-1BB)及胞内信号结构域(CD3ζ)都与 ide-cel 相同,但与 ide-cel 不同的是,此 CAR 结构有两个胞外抗原识别结构域,能同时与两个 BCMA 靶点结合,增加了与抗原结合的亲和力[16-17,19]。经过临床试验证实其对 MM 具有良好疗效后,2022 年 2 月美国 FDA 已批准其用于曾用过 4 种或更多药物(包括 PIs、IMiDs 及抗 CD38 单抗)治疗的成人复发/难治性 MM[20]。cilta-cel 是世界上第二个靶向 BCMA 治疗 MM 的 CAR-T 细胞,也是我国第一个自主研发成功(国内产品名为西达基奥仑赛)且获得美国 FDA 批准的 CAR-T 细胞。2023 年 1 月我国 NMPA 已将 cilta-cel 正式纳入优先审评审批程序,可望不久在国内上市。美国 FDA 推荐的成人用量为: 静脉输注(0.5~1.0)× 10^6 个 CAR-T 活细胞/kg,最大用量为 1.0 × 10^8 个 CAR-T 活细胞[20]。

肾损害或肝损害对应用上述 CAR-T 细胞有无影响? 是否需要调整 CAR-T 细胞用量?

目前尚无研究资料。

现将上述两种 CAR-T 细胞的特点和临床应用总结于表 5-7-2。

表 5-7-2　两种靶向 BCMA 的 CAR-T 细胞特点和临床应用

项目	ide-cel	cilta-cel
抗原识别结构域	scFv	两个 scFv
共刺激结构域	4-1BB	4-1BB
胞内信号结构域	CD3ζ	CD3ζ
T 细胞	自体 T 细胞	自体 T 细胞
基因修饰载体	慢病毒	慢病毒
治疗适应证	MM	MM
CAR-T 细胞用量	$(300\sim460)\times10^6$ 个 CAR-T 活细胞	$(0.5\sim1.0)\times10^6$ 个 CAR-T 活细胞 /kg，最大用量为 1.0×10^8 个 CAR-T 活细胞

注：BCMA，B 细胞成熟抗原；CAR-T，嵌合抗原受体 T；MM，多发性骨髓瘤。

针对 MM，除上述两个已批准使用的 CAR-T 细胞外，还有另外一些靶向 BCMA 的 CAR-T 细胞，靶向 CD138、CD38 的 CAR-T 细胞，以及双靶向（如靶向 BCMA/CD38）的 CAR-T 细胞正在进行临床试验，应予以关注[16-17]。

（二）不良反应

靶向 BCMA 的 CAR-T 细胞的治疗不良反应与靶向 CD19 的 CAR-T 细胞相似，出现严重不良反应时也能威胁生命。美国 FDA 在 ide-cel 及 cilta-cel 两种 CAR-T 细胞的药物标签上，都加了黑框对以下 4 种严重不良反应发出警告。①细胞因子释放综合征：ide-cel 的 CRS 发生率为 85%，≥3 级者为 9%，输注 450×10^6 个 CAR-T 细胞患者比输注 300×10^6 个 CAR-T 细胞者发生率高[18]；cilta-cel 的 CRS 发生率为 95%，≥3 级者为 5%[20]。②神经毒性综合征：ide-cel 的 NTS 发生率为 28%，≥3 级者为 4%，输注 450×10^6 个 CAR-T 细胞患者比输注 300×10^6 个细胞者发生率高[18]；cilta-cel 的 NTS 发生率为 26%，≥3 级者为 11%。cilta-cel 的神经毒性可呈多种表现，除了 ICANS 外，还有帕金森病（Parkinson disease）、吉兰 - 巴雷综合征（Guillain-Barré syndrome）、免疫介导性脊髓炎（immune mediated myelitis）、颅神经麻痹（cranial nerve palsy）及外周神经病[20]。③长时期血细胞减少伴出血和感染：输注 ide-cel 一个月后，仍存在 ≥3 级中性粒细胞减少者为 41%，≥3 级血小板减少者为 49%。治疗后发生感染者为 70%，≥3 级感染者为 23%[18]；输注 cilta-cel 一个月后，仍存在 ≥3 级中性粒细胞减少者为 30%，≥3 级血小板减少者为 41%。治疗后发生感染者为 59%，≥3 级感染者为 23%[20]。④噬血细胞性淋巴组织细胞增生症 / 巨噬细胞活化综合征：输注 300×10^6 个和 450×10^6 个 ide-cel CAR-T 细胞后，HLH/MAS 的发生率分别为 4% 及 8%，而 cilta-cel 治疗者致死性 HLH 的发生率为 1%。HLH/MAS 常呈现低血压、缺氧伴弥漫性肺泡损害、凝血障碍、血细胞减少和多器官功能障碍(包括肾功能损害),病情重者病死率高[18,20]。除了上述4项黑框警告的严重不良反应外,ide-cel 及 cilta-cel 也能引起低丙种球蛋白血症及高敏反应等其他不良反应[18,20]。美国 FDA 在 ide-cel 及 cilta-cel 药物标签的黑框中强调:CAR-T 细胞只有被"风险评估及缓解策略的限制项目"认可才能应用,必须严格遵守[18,20]。

参考文献

[1] NAIR R, WESTIN J. CAR T-cells [J]. Adv Exp Med Biol, 2020, 1244: 215-233.

[2] ABRAMSON J S. Anti-CD19 CAR T-cell therapy for B-cell non-Hodgkin lymphoma [J]. Transfus Med Rev, 2020, 34 (1): 29-33.

[3] ANDERSON J K, MEHTA A. A review of chimeric antigen receptor T-cells in lymphoma [J]. Expert Rev Hematol, 2019, 12 (7): 551-561.

[4] US Food and Drug Administration. Axicabtagene ciloleucel FDA label. Highlights of prescribing information [EB/OL].(2022-11-04)[2023-05-28]. https://dailymed. nlm. nih. gov/dailymed/drugInfo. cfm？setid=9b70606e-b99c-4272-a0f1-b5523cce0c59.

[5] US Food and Drug Administration. Tisagenlecleucel FDA label. Highlights of prescribing information [EB/OL].(2022-05-30)[2023-05-28]. https://dailymed. nlm. nih. gov/dailymed/drugInfo. cfm？ setid=aad3ba54-dfd3-4cb3-9e2b-c5ef89559189.

[6] US Food and Drug Administration. Brexucabtagene autoleucel FDA label. Highlights of prescribing information [EB/OL].(2021-10-15)[2023-05-28]. https://dailymed. nlm. nih. gov/dailymed/drugInfo. cfm？setid=a16108c2-7ca7-45af-965e-54bda4713022.

[7] ANDERSON M K, TOROSYAN A, HALFORD Z. Brexucabtagene autoleucel: a novel chimeric antigen receptor T-cell therapy for the treatment of mantle cell lymphoma [J]. Ann Pharmacother, 2022, 56 (5): 609-619.

[8] US Food and Drug Administration. Lisocabtagene maraleucel FDA label. Highlights of prescribing information [EB/OL].(2022-06-03)[2023-05-28]. https://dailymed. nlm. nih. gov/dailymed/drugInfo. cfm？setid=594bb413-af3b-4b97-afb3-bfe2b174f2ed.

[9] YING Z, YANG H, GUO Y, et al. Relmacabtagene autoleucel (relma-cel) CD19 CAR-T therapy for adults with heavily pretreated relapsed/refractory large B-cell lymphoma in China [J]. Cancer Med, 2021, 10 (3): 999-1011.

[10] 中国临床肿瘤学会淋巴瘤专家委员会, 中华医学会血液学分会, 中国医师协会血液科医师分会. 瑞基奥仑赛注射液临床应用指导原则 (2021 年版). 白血病·淋巴瘤, 2022, 31 (1): 1-10.

[11] BRUDNO J N, KOCHENDERFER J N. Recent advances in CAR T-cell toxicity: mechanisms, manifestations and management [J]. Blood Rev, 2019, 34: 45-55.

[12] LEE D W, SANTOMASSO B D, LOCKE F L, et al. ASTCT consensus grading for cytokine release syndrome and neurologic toxicity associated with immune effector cells [J]. Biol Blood Marrow Transplant, 2019, 25 (4): 625-638.

［13］ NEELAPU S S, TUMMALA S, KEBRIAEI P, et al. Chimeric antigen receptor T-cell therapy-assessment and management of toxicities [J]. Nat Rev Clin Oncol, 2018, 15 (1): 47-62.

［14］ 中国研究型医院学会生物治疗学专委会. CART 细胞治疗 NHL 毒副作用临床管理专家共识 [J]. 转化医学杂志, 2021, 10 (1): 1-11.

［15］ LOCKE F L, GHOBADI A, JACOBSON C A, et al. Long-term safety and activity of axicabtagene ciloleucel in refractory large B-cell lymphoma (ZUMA-1): a single-arm, multicentre, phase 1-2 trial [J]. Lancet Oncol, 2019, 20 (1): 31-42.

［16］ VAN DE DONK N W C J, USMANI S Z, YONG K. CAR T-cell therapy for multiple myeloma: state of the art and prospects [J]. Lancet Haematol, 2021, 8 (6): e446-e461.

［17］ MANIER S, INGEGNERE T, ESCURE G, et al. Current state and next-generation CAR-T cells in multiple myeloma [J]. Blood Rev, 2022, 54: 100929.

［18］ US Food and Drug Administration. Idecabtagene vicleucel FDA label. Highlights of prescribing information [EB/OL].(2021-03-18)[2023-05-30]. https://packageinserts. bms. com/pi/pi_abecma. pdf.

［19］ ABEBE E C, SHIFERAW M Y, ADMASU F T, et al. Ciltacabtagene autoleucel: the second anti-BCMA CAR T-cell therapeutic armamentarium of relapsed or refractory multiple myeloma [J]. Front Immunol, 2022, 13: 991092.

［20］ US Food and Drug Administration. Ciltacabtagene autoleucel FDA label. Highlights of prescribing information [EB/OL].(2023-02-09)[2023-05-31]. https://www. fda. gov/media/156560/download.

下篇

单克隆丙种球蛋白病的
相关肾病

第六章
单克隆丙种球蛋白病相关肾病概述

上篇第四章描述的各种血液病,包括浆细胞及 B 淋巴细胞恶性肿瘤和意义未明的单克隆丙种球蛋白病(monoclonal gammopathy with undetermined significance,MGUS),都能通过产生 M 蛋白(monoclonal protein)导致肾损害,这些肾损害统称为单克隆丙种球蛋白病相关肾病(monoclonal gammopathy-associated renal diseases,MGP-RD),或单克隆免疫球蛋白血症相关肾病(monoclonal immunoglobulinemia-related renal diseases)。现将其发病机制及疾病分类作一简介。

一、MGP-RD 的发病机制

M 蛋白导致肾损害的机制尚未完全明了,但至少包括以下两方面作用。

(一)直接作用致病

M 蛋白沉积于肾组织导致肾损害,这是绝大多数 MGP-RD 的致病机制。M 蛋白沉积于肾组织能通过以下途径损伤肾脏。

1. **M 蛋白与肾组织细胞相互作用致病** 例如轻链型淀粉样变肾病(renal light chain amyloidosis),又名 AL 型淀粉样变肾病,循环中的单克隆游离轻链(monoclonal free light chain,M-FLC)沉积于肾小球后,被系膜细胞内吞(endocytosis)运送至细胞质溶酶体,这些轻链蛋白在溶酶体内发生错误折叠,形成 β 折叠片(β-pleated sheet),然后分泌至胞外,与血清淀粉样蛋白 P 组分(serum amyloid P component)等成分结合形成淀粉样纤维(amyloid fibrils),沉积于肾组织致病[1-3]。又如轻链近端肾小管病(light chain proximal tubulopathy,LCPT),循环中的 M-FLC 通过肾小球基底膜滤过经肾小囊进入肾小管腔,被近端肾小管上皮细胞内吞,输送到细胞质溶酶体中,这些 M-FLC 能抵抗溶酶体酶降解,蓄积于溶酶体内,甚至形成结晶,发挥毒性作用,导致 LCPT[3-4]。

2. **M 蛋白形成免疫复合物激活补体致病** 例如 Ⅱ 型冷球蛋白血症性肾小球肾炎(cryoglobulinemic glomerulonephritis,Cryo GN),循环中具有类风湿因子活性的单克隆 IgM(绝大多数为 IgMκ,发挥自身抗体作用)与多克隆 IgG(作为抗原)形成免疫复合物沉积于肾小球,通过经典途径激活补体系统,诱发 Cryo GN[5]。

3. **M 蛋白发生自身聚合激活补体致病** 例如 Ⅰ 型 Cryo GN,循环中的冷球蛋白单克隆 IgG3 或 IgG1 能够通过 Fc-Fc 段非特异相互反应,发生自身聚合(self-aggregation),沉积于肾小球,之后 γ 重链 CH2 区与补体 C1q 结合,通过经典途径激活补体,诱发 Cryo GN[5]。冷球蛋白单克隆 IgM 也能沉积于肾小球激活补体导致肾损害,但是其作用机制不清,是否由 μ 重链 CH3 区结合补体 C1q 从经典途径激活补体,尚待研究[6]。

(二) 间接作用致病

肾组织并无 M 蛋白沉积,故非 M 蛋白直接作用致病。现在认为是 M 蛋白在循环中通过旁路途径激活补体造成肾损伤,或是通过某种机制激活及释放细胞因子导致肾损害。

1. **通过旁路途径激活补体致病**　例如单克隆丙种球蛋白病相关 C3 肾小球病(monoclonal gammopathy-associated C3 glomerulopathy,MGP-C3GP),在此疾病中 M 蛋白作为补体旁路途径调节蛋白 I 因子及 H 因子的自身抗体,在循环中与这些因子结合,抑制其对 C3 转化酶(C3bBb)的降解;或者作为旁路途径 C3 转化酶的自身抗体,即 C3 肾炎因子(C3 nephritis factor,C3Nef),在循环中与 C3 转化酶结合,稳定 C3 转化酶,延长其半衰期。如此,循环中的补体系统即能被旁路途径的 C3 转化酶持续激活,产生的活化补体成分导致 MGP-C3GP[3,7]。这些自身抗体常为完整的单克隆免疫球蛋白(monoclonal immunoglobulin,M-Ig),特别是单克隆 IgG,但也可能是 M-FLC[7](请参阅第八章第一节相关内容)。除 MGP-C3GP 外,现在认为单克隆免疫球蛋白相关血栓性微血管病(monoclonal immunoglobulin-associated thrombotic microangiopathy,MIg-TMA)的发病机制也与此相似[3](请参阅第十章第一节相关内容)。

2. **激活及释放细胞因子致病**　已发现 POEMS 综合征(POEMS syndrome)患者血清血管内皮生长因子(vascular endothelial growth factor,VEGF)水平常增高,且与疾病活动度相关。VEGF 能够损伤血管内皮细胞,故其可能参与 POEMS 综合征致病机制(包括肾损害)[8-9]。POEMS 综合征患者血清 VEGF 增加的机制并未完全清楚,但已发现患者骨髓单克隆浆细胞高表达 VEGF mRNA,故推测 VEGF 是由其产生释放入循环[3,8]。此外,POEMS 综合征患者的浆细胞也能产生白细胞介素 -1(interleukin-1)及白细胞介素 -6(interleukin-6)等炎症细胞因子,也可能参与 POEMS 综合征致病机制[9](请参阅第十章第二节相关内容)。

总之,MGP-RD 的肾损害机制复杂,尚未完全清楚,需要继续深入研究。

二、MGP-RD 的分类

(一) 按照疾病累及部位分类

应首先区分此 MGP-RD 是伴随系统性损害的肾脏病还是器官特异性肾脏病。伴随系统性损害的肾脏病主要见于以下 3 种疾病:轻链 / 重链型淀粉样变肾病(renal light chain/heavy chain amyloidosis),Ⅰ 型或 Ⅱ 型 Cryo GN 及单克隆免疫球蛋白沉积病肾病(renal monoclonal immunoglobulin deposition disease),这些肾脏病主要累及肾小球,也可能累及肾小管间质和／或肾血管。器官特异性肾脏病需要进一步区分为肾小球疾病、肾小管间质疾病或肾脏微血管疾病[10-11]（详见图6-0-1）。POEMS综合征虽也存在多系统损害，但其肾脏病实质是肾脏微血管病，故在图6-0-1仍将其置于肾脏微血管疾病一栏，在此进行说明。

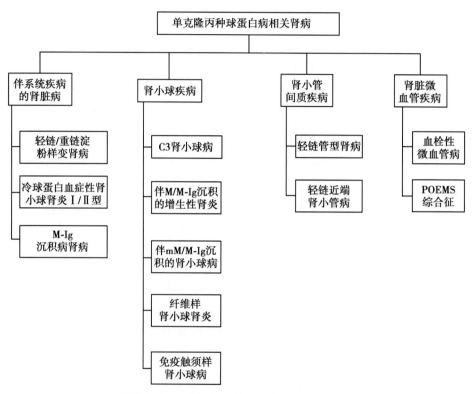

图6-0-1 MGP-RD 按照疾病累及部位分类

注：M-Ig，单克隆免疫球蛋白；M/M-Ig，单型／单克隆免疫球蛋白；

mM/M-Ig，被掩蔽的单型／单克隆免疫球蛋白。

（二）按照病理学形态特点分类

MGP-RD又能按照肾活检组织的病理学特点（尤其是免疫荧光及透射电镜检查结果）进行分类。

首先要依靠免疫荧光检查判断肾组织有无单克隆免疫球蛋白沉积，无免疫球蛋白沉积者主要为MGP-C3GP、MIg-TMA及POEMS综合征肾损害（即前文叙述的M蛋白间接作用致病者）；有免疫球蛋白沉积者，需要依靠电镜检查判断沉积物是有序沉积物（organized deposits）或无序沉积物（unorganized deposits），有序沉积物还要进一步判断是纤维样结构、微管样结构、结晶或包含物，然后才能进一步明确各种MGP-RD分类[10,12]（详见图6-0-2）。

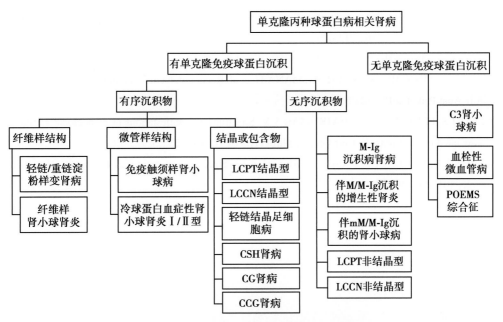

图6-0-2　MGP-RD 按照病理学形态特点分类

注：LCCN，轻链管型肾病；LCPT，轻链近端肾小管病；CCG，冷结晶球蛋白血症；CG，结晶球蛋白血症；CSH，结晶贮存组织细胞增生症；M-Ig，单克隆免疫球蛋白；M/M-Ig 单型 / 单克隆免疫球蛋白；mM/M-Ig，被掩蔽的单型 / 单克隆免疫球蛋白。

参考文献

［1］HERRERA G A, TENG J, TURBAT-HERRERA E A, et al. Understanding mesangial pathobiology in AL-amyloidosis and monoclonal Ig light chain deposition disease [J]. Kidney Int Rep, 2020, 5 (11): 1870-1893.

［2］KIDD J, CARL D E. Renal amyloidosis [J]. Curr Probl Cancer, 2016, 40 (5/6): 209-219.

［3］JAIN A, HAYNES R, KOTHARI J, et al. Pathophysiology and management of monoclonal gammopathy of renal significance [J]. Blood Adv, 2019, 3 (15): 2409-2423.

［4］LIU Y, ZHU T, XU L, et al. A single-center case series of eight patients with the rare plasma cell dyscrasia of acquired Fanconi syndrome secondary to monoclonal gammopathy [J]. Leuk Lymphoma, 2015, 56 (11): 3124-3128.

［5］CHEN Y P, CHENG H, RUI H L, et al. Cryoglobulinemic vasculitis and glomerulonephritis: concerns in clinical practice [J]. Chin Med J (Engl), 2019, 132 (14): 1723-1732.

［6］AUDARD V, GEORGES B, VANHILLE P, et al. Renal lesions associated with IgM-secreting monoclonal proliferations: revisiting the disease spectrum [J]. Clin J Am Soc Nephrol, 2008, 3 (5): 1339-1349.

［7］CHAUVET S, ROUMENINA L T, AUCOUTURIER P, et al. Both monoclonal and polyclonal immuno-globulin contingents mediate complement activation in monoclonal gammopathy associated-C3 glomeru-lopathy [J]. Front Immunol, 2018, 9: 2260.

［8］ DISPENZIERI A. POEMS syndrome: 2017 update on diagnosis, risk stratification, and management [J]. Am J Hematol, 2017, 92 (8): 814-829.

［9］ KIM Y R. Update on the POEMS syndrome [J]. Blood Res, 2022, 57 (S1): 27-31.

［10］ AL-HUSSAIN T, HUSSEIN M H, AL MANA H, et al. Renal involvement in monoclonal gammopathy [J]. Adv Anat Pathol, 2015, 22 (2): 121-134.

［11］ SETHI S, FERVENZA F C, RAJKUMAR S V. Spectrum of manifestations of monoclonal gammopathy-associated renal lesions [J]. Curr Opin Nephrol Hypertens, 2016, 25 (2): 127-137.

［12］ LEUNG N, BRIDOUX F, NASR S H. Monoclonal gammopathy of renal significance [J]. N Engl J Med, 2021, 384 (20): 1931-1941.

第七章
伴系统性损害的肾脏病

第一节　轻链/重链型淀粉样变性病及其肾病

从 1854 年 Rudolf Virchow 首次提出 "amyloid"（现译为 "淀粉样蛋白"）术语以来,对淀粉样变性病（amyloidosis）的认识一直在不断深入。淀粉样变性病可分为局限性及系统性两大类。目前,局限性淀粉样变性病（localized amyloidosis）已发现了 22 种致病淀粉样蛋白,分别侵犯中枢神经系统、内分泌系统（如甲状腺、垂体及胰岛）、血管（如主动脉）、肺、角膜及皮肤等,并不侵犯肾脏。系统性淀粉样变性病（systemic amyloidosis）已发现 18 种致病淀粉样蛋白,常同时侵犯多器官组织[1]（请参阅本节末 "附"）。

单克隆免疫球蛋白（monoclonal immunoglobulin, M-Ig）发生淀粉样变性时能导致系统性淀粉样变性病,包括轻链型淀粉样变性病（light chain amyloidosis, AL）、重链型淀粉样变性病（heavy chain amyloidosis, AH）及重轻链型淀粉样变性病（heavy and light chain amyloidosis, AHL,或称轻重链淀粉样变性病）。AL 常见,并常累及肾脏,本节将做详细讨论,而 AH 及 AHL 患病率低,本节仅做简要介绍。

一、轻链型淀粉样变性病及其肾病

（一）流行病学

基于人口的 AL 年发病率（annual incidence）有以下两篇资料:美国明尼苏达州奥姆斯特德县（Olmsted county, Minnesota）报道,性别和年龄修正后的 AL 年发病率为,1950—1969年 6.1 人/100 万人年,1970—1989 年 10.5 人/100 万人年,若将 1950—1989 年合并统计则为 8.9 人/100 万人年,而 1990—2005 年为 12 人/100 万人年[2]。法国利穆赞大区（Limousin region）报道,2012—2016 年间,AL 的年发病率约为 12.5 人/100 万人年[2]。由此可知,西方国家近些年 AL 的年发病率约为 12 人/100 万人年。

有关 AL 年患病率（annual prevalence）的可用资料更少。据 Merlini 等[2]总结的欧美估算数据,2010 年前为（8.8~15.5）人/100 万人年,2010 年后为（40~58）人/100 万人年。年患病率的增加可能与人口老龄化导致 AL 患者增多及治疗方法改进延长患者生存期相关。

至于 AL 所致淀粉样变肾病的发病情况,只能根据其在非移植肾肾穿刺病例中的占比来粗略了解。据美国、意大利、日本及南非报道,淀粉样变肾病占同期肾穿刺病例总数的 1.32%~2.90%,而 AL 型淀粉样变肾病占 0.78%~1.81%(占全部淀粉样变肾病的 56.5%~86.3%)。国内北京大学第一医院肾内科 2013 年报道,淀粉样变肾病占同期肾穿刺病例总数的 0.88%,AL 型淀粉样变肾病占 0.81%(占全部淀粉样变肾病的 92.5%)[3];复旦大学基础医学院病理学系 2021 年报道,淀粉样变肾病占同期肾穿刺病例总数的 1.60%,AL 型淀粉样变肾病占 1.23%(占全部淀粉样变肾病的 76.8%)[4]。

导致 AL 型淀粉样变肾病的基础血液病主要为具有肾脏意义的单克隆丙种球蛋白病(monoclonal gammopathy of renal significance,MGRS)。2021 年美国梅奥医学中心(Mayo Clinic)的 Leung 等[5]报道,在导致 M-Ig 相关淀粉样变肾病(其中 AL 型占 94%)的血液疾病中,MGRS 占 80%,多发性骨髓瘤(multiple myeloma,MM)占 16%,而 B 细胞非霍奇金淋巴瘤(B cell non-Hodgkin lymphoma,B-NHL)及淋巴浆细胞淋巴瘤/华氏巨球蛋白血症(lymphoplasmacytoid lymphoma/Waldenström macroglobulinemia,LPL/WM)仅占 4%。从另一个角度看,文献报道在 MGRS 的肾病疾病谱中,AL 型淀粉样变肾病约占 77%,而在 MM 相关肾脏病中仅占 10%~15%。

(二)发病机制

克隆浆细胞产生的某些免疫球蛋白轻链及其可变区片段具有某些结构特征,如 Vλ Ⅵ 亚群突变(mutations of Vλ Ⅵ subgroup)或 N 末端突变(mutations of N terminus),使其易于发生淀粉样变性,已知约 41% 发生淀粉样变的 λ 轻链都具有 Vλ Ⅵ 变异亚群。这些易发生淀粉样变性的轻链(amyloidogenic light chains)很不稳定,在适宜环境下,就会发生错误折叠,形成反平行式 β 折叠片结构(antiparallel β-pleated sheet configuration)。具有这些错误折叠的变异体很易发生自身聚集,形成原纤丝(protofilaments)。原纤丝达到一定浓度,并在血清淀粉样蛋白 P 组分(serum amyloid P component,SAP)及糖胺聚糖(glycosaminoglycan,GAG)等辅因子参与下(辅因子能促进淀粉样纤维形成,并阻止其降解),相互作用形成淀粉样纤维(amyloid fibrils),沉积于组织的细胞外间隙,造成组织结构破坏[6-7]。

而在 AL 型淀粉样变肾病的发病中,肾脏细胞也发挥了重要作用。已知肾小球系膜细胞表面存在轻链受体,当其与易发生淀粉样变的轻链(即淀粉样蛋白前体轻链)结合后,细胞就会发生表型转化,从正常的平滑肌细胞表型转变成巨噬细胞表型,进而将这些轻链内化(internalize)入胞内,转运至溶酶体,在溶酶体内逐步加工形成淀粉样纤维。这些淀粉样蛋白释出胞外,激活金属蛋白酶降解系膜基质,并抑制转化生长因子 β 阻碍系膜基质修复,导致系膜基质逐渐被淀粉样蛋白取代,肾小球正常结构遭到破坏,肾功能受损[8-9]。而肾间质与肾小管淀粉样变性病的机制也可能与此相似。肾间质成纤维细胞(renal interstitial fibroblasts)有可能转型(transform)为巨噬细胞,内化淀粉样蛋白前体轻链,于溶酶体加工成淀粉样纤维,释出胞外沉积于肾间质致病;而近端肾小管上皮细胞本身具有轻链受体,能将肾小球滤过的淀粉样蛋白前体轻链内化入胞内,于溶酶体加工形成淀粉样纤维,进而释出胞外,于肾小管管腔形成淀粉样管型。不过,这些推论还需进一步验证[9]。

（三）临床实验室表现

AL 好发于老年人，诊断时平均年龄 ≥ 65 岁，50 岁以下的患者比例不到 10%。男性多于女性，比例约为 2:1。AL 能够侵犯除中枢神经系统之外的所有器官，文献报道同时侵犯 1、2 及 ≥ 3 个器官的比例分别为 25%、36% 及 38%，所以疾病表现多样化，医师若对本病的认识不足，则易误、漏诊[6-7]。下文将着重介绍 AL 型淀粉样变肾病的表现，肾外表现只进行一般叙述。

1. **肾病表现** 肾脏是最易受累的器官，在 AL 初诊时肾脏受累的比例已达 30%~60%，而在疾病进程中肾脏受累的比例会增加到 50%~80%[6-8]。肾脏受累时，淀粉样蛋白最易沉积于肾小球，并常伴肾脏小动脉沉积，严重时肾小管及肾间质也能受累[9]。

AL 累及肾小球时，患者出现蛋白尿（主要由白蛋白组成，内含轻链蛋白），并常进展至大量蛋白尿（尿蛋白 > 3.5g/d）及肾病综合征（nephrotic syndrome，NS，此时尿蛋白 > 3.5g/d，血清白蛋白 < 30g/L，出现浮肿及高脂血症）。肾功能逐渐减退，最后进入终末期肾病（end-stage renal disease，ESRD），有报道 AL 型淀粉样变肾病患者从出现 NS 到开始透析治疗的中位时间为 14 个月。本病无血尿或仅有轻度镜下血尿（约占 20%），不出现肉眼血尿（若出现肉眼血尿，并为均一红细胞形态时，应考虑继发肾静脉血栓可能）[4,6-8,10]。

当病变累及肾小管间质时还会出现肾小管功能损害表现，近端肾小管重吸收功能受损可导致肾性糖尿、Ⅱ 型肾小管酸中毒（renal tubular acidosis）和 / 或范科尼综合征（Fanconi syndrome），远端肾小管功能受损时，可导致 Ⅰ 型肾小管酸中毒和 / 或肾性尿崩症（烦渴多尿，对垂体抗利尿激素无反应）[7-8,10]。

AL 在累及肾小球时也常累及肾脏小动脉，小动脉壁上沉积的淀粉样蛋白，可致血管腔狭窄甚至闭塞，肾小球供血减少，会加速肾功能损害[11]。在很少情况下，淀粉样蛋白仅沉积于肾脏小动脉，并不沉积于肾小球等其他部位，被称为"肾脏淀粉样血管病"（renal amyloid vasculopathy），其临床表现与肾小球受累的淀粉样变肾病十分不同，患者仅出现少量蛋白尿（定量常少于 1g/d），不出现 NS，而肾功能损害却往往较重[8,11-12]。

AL 型淀粉样变肾病患者可出现高血压（约占 20%，特别是淀粉样蛋白沉积肾脏小动脉致其管腔狭窄时[10]），但是多数患者血压不高，甚至偏低，从体位性低血压（约占 20%）至难治性持续低血压[6-8]。低血压与以下因素相关：①严重 NS 低白蛋白血症致血浆胶体渗透压降低，有效血容量减少，过度利尿又加重血容量不足，导致低血压。②伴发的心脏淀粉样变性病致心排血量减少，血压下降。③伴发的自主神经淀粉样变性病诱发体位性低血压[8]。

约 1/3 患者因淀粉样蛋白沉积肾组织可致肾脏体积增大，影像学检查（包括超声检查）清楚可见。所以，老年人出现 NS 伴双肾增大而无糖尿病时，或非糖尿病老年人出现严重肾功能不全双肾不缩小时，均需要考虑有无淀粉样变肾病存在。尽管如此，在淀粉样变肾病患者群体中，肾脏增大者仍为少数（约占 1/3），因此不能做"肾脏体积不大即不是淀粉样变肾病"的逆推论[6,8]。

2. 肾外组织受累表现　前文已讲,除中枢神经系统外,所有器官都能被 AL 侵犯,从而导致心脏疾病,神经病变(出现在约 1/5 患者中,包括外周感觉及运动神经病变和自主神经病变,后者可致体位性低血压、胃肠功能紊乱、膀胱功能失调及阳痿等),肝脾大,皮肤紫癜(眼眶周围及其他部位)及巨舌等(巨舌对 AL 具有重要提示意义,但该表现仅出现在不到 15% 的患者中,而且常出现在疾病晚期)[6-7]。下面拟对 AL 型淀粉样变心脏病进行介绍。

心脏也是 AL 最常累及的器官,受累率达 40%~60% 或更高,心脏受累是造成 AL 患者死亡的最主要原因(约占 75%)[6,7,13]。①临床表现:心脏受累致心功能受损时会出现心悸、气短症状及心力衰竭体征[6,13]。心脏受累可影响心脏传导系统,并能出现各种室上性或室性心律失常,文献报道心房颤动发生率为 10%~15%,心室颤动偶见,可致晕厥及猝死[6,13]。此外,在少数情况下,淀粉样蛋白还能沉积于冠状动脉,诱发心绞痛,甚至心肌梗死[6]。②超声心动检查:淀粉样蛋白沉积于心肌细胞间,导致心室壁(常为左室壁)肥厚和/或室间隔肥厚,无高血压病史的患者出现上述室壁和/或室间隔肥厚,对提示心脏淀粉样变性病很有意义。淀粉样蛋白有时还能沉积于心脏瓣膜,导致瓣膜肥厚[6,13]。③心电图:有两项异常值得关注,一是低电压,发生率为 46%~70%;二是伪心肌梗死图像,呈现 QS 波,冠状动脉造影检查却未见管腔狭窄,发生率为 33%~74%[6,13]。有学者认为,超声心动检查见室壁肥厚和/或室间隔肥厚,加上心电图检查呈低电压和/或伪心肌梗死图像,高度提示心脏淀粉样变[6,13]。④钆延迟增强心脏磁共振成像(late gadolinium enhancement cardiac magnetic resonance,LGE-CMR):注射钆对比剂后 10~20 分钟扫描,可见心房、心室及房、室间隔的心内膜下信号增强,对诊断心脏淀粉样变性病很有意义。研究显示上述 LGE-CMR 异常对诊断心脏淀粉样变性病的灵敏度为 80%~86%,特异度为 86%~94%,阳性预测值为 92%~95%,阴性预测值为 67%~85%[14]。⑤心内膜心肌活检:如果心外器官活检已经证实 AL,且上述各项检查均支持心脏淀粉样变性病,那么不做心内膜心肌活检也能诊断 AL 心脏受累[15]。但是对于诊断困难的病例,仍应进行心内膜心肌活检,取心组织做光镜(包括刚果红染色)、免疫荧光/免疫组织化学及电镜检查,必要时还要做质谱分析(mass spectrographic analysis),这对确诊十分重要。

(四) M 蛋白检验

当临床考虑有淀粉样变肾病可能时(较严格的检验适应证),或者老年人肾脏病(尤其NS)病因不明时(较宽泛的适应证),都应该做以下 M 蛋白检验:血清及尿液蛋白电泳(serum and urine protein electrophoresis,SPE 及 UPE)、血清及尿液免疫固定电泳(serum and urine immunofixation electrophoresis,sIFE 及 uIFE)和血清游离轻链测定(serum free light chain assay,sFLC)。上述 5 项检验中,sFLC 试验检测 κ/λ 比率及 uIFE 检验本周蛋白对发现单克隆游离轻链(monoclonal free light chain,M-FLC)最灵敏(请参阅第二章相关内容)。AL 是淀粉样单克隆轻链致病,90% 以上的 AL 患者能检出 M-FLC(主要是轻链 λ)[6]。

如果发现 M 蛋白,还应做骨髓穿刺涂片及骨髓活检病理检查。AL 的 M-FLC 常由小浆细胞克隆(small plasma cell clone)产生,因此,绝大多数(80% 以上)患者的骨髓克隆浆细胞均<10%(平均 7%)[6],国内专著《实用内科学(第16版)》明确写道:"大多 AL 型淀粉样变患者浆细胞疾病处于 MGUS 阶段"[16]。小部分(10%~16%)AL 患者骨髓克隆浆细胞>10%,这些患者的 AL 与 MM 相关[5,16]。

(五)肾脏病理检查

1. **肾穿刺取材** 在讲述 AL 型淀粉样变肾病的病理表现前,拟简单讨论淀粉样变肾病患者做肾穿刺活检的安全问题。有学者认为淀粉样变肾病患者做肾穿刺活检存在高出血风险,因为淀粉样蛋白沉积于小动脉壁可致血管收缩障碍,淀粉样蛋白与凝血因子 X 结合可致凝血异常,而且有时还能出现机制未明的纤溶亢进,这些都是肾穿刺出血的危险因素[17-18]。但是实际情况如何呢? 2008 年 Soares 等[17]报告了美国梅奥医学中心 101 例淀粉样变肾病患者(其中 93% 为 AL 型淀粉样变肾病)的肾穿刺结果,并与非淀粉样变肾病患者的肾穿刺结果比较,在出血并发症总数及大出血事件上,两者差异并无统计学意义。2015 年 Altindal 等[18]也将 88 例淀粉样蛋白 A(amyloid A)型淀粉样变肾病患者的肾穿刺结果与非淀粉样变肾病患者做了比较,结果与前述研究相同。这是迄今两项最大的关于淀粉样变肾病肾穿刺出血风险的研究。

当然,获得上述良好结果的前提是要认真进行术前评估及患者筛选。AL 合并凝血因子异常和/或纤溶亢进的病例并不多(尤其是后者,仅有个例报告),存在这些缺陷时患者也常出现自发出血,易被发现,若合并上述凝血、纤溶障碍,则为肾穿刺禁忌。但是,无出血倾向的淀粉样变肾病患者做肾穿刺术前评估时,并不需要增加凝血因子及纤溶活性的相关检验[17-18],与非淀粉样变肾病患者一样,只需做血小板计数、凝血酶原时间及活化部分凝血活酶时间检验,肾功能不全时或再加做血小板功能及出血时检查即可[17-18]。当然,除了术前评估及准备外,规范肾穿刺操作在避免术后出血上也同样重要。

2. **光学显微镜检查** 淀粉样蛋白常沉积于肾小球系膜区及毛细血管壁,并常同时沉积于肾小动脉(在少数情况下仅沉积于肾小动脉),严重病例还能沉积于肾小管及肾间质。淀粉样蛋白沉积物呈无定形均质团块状,苏木精-伊红(hematoxylin-eosin,HE)染色为粉红色,过碘酸希夫(periodic acid Schiff,PAS)染色呈淡红色,Masson 三色(Masson's trichrome)染色呈浅蓝绿色,过碘酸-六胺银(periodic acid-silver methenamine,PASM)染色呈浅黑色[7,12,19]。当淀粉样蛋白沉积于肾小球基底膜时,可以在局部蓄积并形成睫毛样突起[12,19](图 7-1-1)。

淀粉样蛋白对刚果红(Congo red)染料具有高度亲和性,现在常将组织刚果红染色阳性作为诊断淀粉样变性病的"金标准"。但是,在制作切片及观察结果时有许多细节必须注意,否则可能造成漏诊(尤其组织中只有少量淀粉样蛋白沉积时)。①组织切片:由于淀粉样蛋白在组织中的沉积并不均匀,为避免漏掉少量沉积物需要切 4~10μm 的厚片进行染色[12](肾穿刺取材有限,故不少单位是采用 5μm 厚切片),有的病理科甚至还常规地在石蜡块的不同层面上切片做刚果红染色,来减少漏诊[12]。②显微镜观察:常应用普通光学显微镜观察,

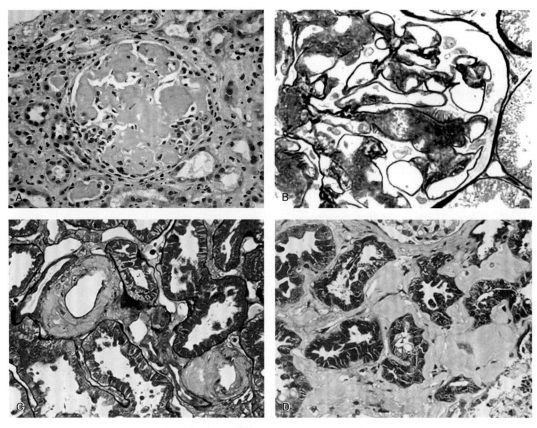

图 7-1-1　肾组织的淀粉样蛋白沉积

注：A. 肾小球淀粉样蛋白沉积（HE×400）；B. 肾小球基底膜睫毛样突起（PASM×1 000）；C. 肾脏小动脉淀
粉样蛋白沉积（PASM+Masson×400）；D. 肾间质淀粉样蛋白沉积（Masson×400）。

淀粉样沉积物呈砖红色，但还应同时做偏振光显微镜观察，以提高诊断特异度（specificity），淀粉样沉积物在偏振光下呈现苹果绿双折光[12,19]。偏振光显微镜检查要使用强光源，并在暗室中观察[12]。另外，我们必须了解偏振光检查的"偏振阴影"（polarization shadow）特性，即对标本的任何特定部位进行观察时，只有部分淀粉样沉积物能显现绿色双折光，其他淀粉样沉积物不呈色（被"偏振阴影"遮盖），在旋转显微镜的小螺旋后，标本其他部位的淀粉样沉积物才会显现绿色双折光，而原来部位的双折光却消失（也被"偏振阴影"掩盖）。所以，用偏振光显微镜阅片时，检查者一定要耐心地不断旋转显微镜小螺旋，仔细观察全片[12]。除了用普通光学显微镜及偏振光显微镜观察外，笔者认为还应同时用荧光显微镜观察。刚果红本身具有荧光色素特性，用紫外线激发后用四甲基罗丹明异硫氰酸酯（tetramethyl rhodamine isothiocyanate）滤光片、罗丹明（rhodamine）滤光片或得克萨斯红（Texas red）滤光片进行观察时，将呈现鲜红色，这能显著提高检查的灵敏度（sensitivity），减少漏诊[12]（图7-1-2）。也就是说，用偏振光显微镜检查特异度强，荧光显微镜检查灵敏度高，所以将普通光镜观察与上述两种显微镜观察结合，才能最好地判断刚果红染色结果。此外，在做刚果红检查时一定要设阳性及阴性对照。

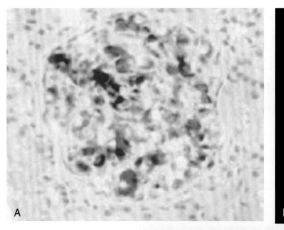
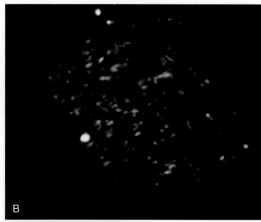
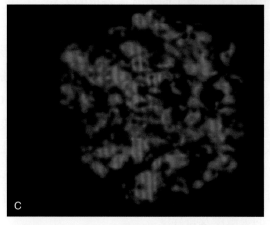

图 7-1-2　肾小球内淀粉样蛋白刚果红染色

注：A. 普通光镜检查（×400）；B. 偏振光显微镜检查（×400）；C. 荧光显微镜检查（×400）。

　　2018 年美国梅奥医学中心的 Alexander 等[20]发现，约 4% 纤维样肾小球肾炎（fibrillary glomerulonephritis，FGN）患者的肾组织刚果红染色呈阳性，而质谱分析却否认淀粉样变性病，支持 FGN 诊断；2019 年美国及加拿大西海岸 8 家医学中心的合作研究也发现，约 5%FGN 患者肾组织具有上述嗜刚果红特性[21]。这就产生了一个重要问题，刚果红染色还能作为诊断淀粉样变性病的"金标准"吗？由于嗜刚果红的 FGN 病例极少（FGN 仅占肾活检病例的 0.5%~1.5%，其中仅 4%~5% 病例的肾组织嗜刚果红[20-21]），总体上讲，并不影响刚果红染色诊断淀粉样变性病的价值，不过在解释其阳性结果时需要谨慎，要除外嗜刚果红 FGN 可能，必要时还需做激光显微切割 - 质谱分析（laser microdissection-mass spectrometry，LMD-MS）来进行验证（请参阅第八章第四节相关内容）。

　　淀粉样蛋白还能用其他染料进行染色，包括硫磺素 T（thioflavin T）染色，用荧光显微镜观察时，在紫外线激发下能呈现绿色，检测灵敏度也很高[12]。此外，检查淀粉样沉积物还曾用过结晶紫（crystal violet）、甲基紫（methyl violet）、天狼星红（sirius red）及硫酸阿尔新蓝（sulfated alcian blue）染色，因为检查的特异度及灵敏度均差，现已基本淘汰[12]。

3. 免疫荧光或免疫组织化学检查　这两项免疫病理检查都能对淀粉样变性病进行分型。AL 型淀粉样变肾病患者的肾组织，用非 AL 型的其他淀粉样蛋白相关抗体染色，结果均阴性；而用抗轻链 λ 及 κ 抗体染色，会呈现轻链限制性（light chain restriction），即仅一种轻链阳性或免疫荧光检查时一种轻链的荧光强度较另一种强 ≥2+[22]（为此检查前需认真调整抗 λ 及 κ 抗体稀释度，使两者荧光强度匹配）。约 80% AL 患者肾组织中沉积的淀粉样蛋白为轻链 λ，其余为轻链 κ[2]。

做分型检查时，冰冻切片免疫荧光检查常优于石蜡切片免疫组织化学检查，前者显色清晰容易辨认，而后者背景着色常较强妨碍结果判断[12]。背景着色的强弱与组织被血清蛋白污染的程度相关，冰冻切片染色过程中的洗片步骤已将大部分血清蛋白清除，而甲醛固定石蜡包埋的切片却富含血清蛋白，导致了两者背景着色的差异[12]。此外，免疫组织化学染色也无法像免疫荧光那样用轻链荧光强度 ≥2+ 来诊断轻链限制性。

用商品化抗轻链 λ 及 κ 抗体做冰冻切片免疫荧光染色检查时，须注意有 13.6%~35.3% 的患者可能出现假阴性结果[7,12]，这是商品化抗体不能识别部分淀粉样变性轻链所造成的。商品化抗体是针对天然轻链蛋白（native light chain protein）恒定区（CL 区）的表位（epitope）生产制造的，而淀粉样轻链蛋白在其形成过程中，分子构型发生改变和 / 或出现截断，导致恒定区正常结构部分或完全丧失，故而抗体无法识别[6,12,23]。假阴性问题必须引起重视，当临床高度疑诊 AL 型淀粉样变肾病而免疫荧光 / 免疫组织化学染色无法证实时（抗轻链 λ 及 κ 染色全阴性或模棱两可），须做肾组织 LMD-MS 来进一步辅助判断，LMD-MS 能显著提高淀粉样变肾病分型检查的灵敏度及特异度[7,23]。

4. 电子显微镜检查　在高倍电镜下肾脏病变部位都能见到淀粉样纤维，此纤维宽度8~12nm，长短不等，无分支，随机杂乱排列（图 7-1-3）。上述淀粉样纤维的形态特点有助于与其他具有类似有序沉积物（organized deposits）的单克隆丙种球蛋白病相关肾病（monoclonal gammopathy-associated renal diseases，MGP-RD），如 FGN、免疫触须样肾小球病（immunotactoid glomerulopathy，ITG）及冷球蛋白血症性肾小球肾炎（cryoglobulinemic glomerulonephritis，Cryo GN）进行鉴别[7,12,23]。

最后，再对其他部位取材做病理检查谈几句。当 AL 累及其他器官组织时，也可从这些受累部位取材，同肾组织一样，需要用光学显微镜（包括刚果红染色）、免疫荧光 / 免疫组织化学染色及电子显微镜检查来对AL 进行诊断及分型。如果出血风险大或其他原因无法对受累器官（包括肾脏）进行活检取材时，还可以做腹壁脂肪组织刚果红染

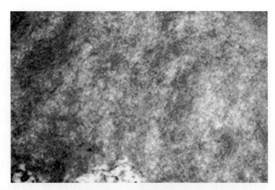

图 7-1-3　肾小球系膜区淀粉样纤维
注：可见无数随机杂乱排列、无分支、宽度为
8~12nm 的淀粉样纤维（电镜 ×30 000）。

色检查补救。此方法是 Westermark 及 Stenkvist 于 1973 年首先介绍,他们用连接注射器空针管的粗针头(18G)穿刺脐周腹壁皮下脂肪,通过负压抽吸获取皮下脂肪组织,涂抹于载玻片上晾干后做刚果红染色,用偏振光显微镜观察,如果脂肪小叶间隔出现绿色双折光即为阳性。如今,在取材及检查方法上都已有很大改进,多采用脐周皮下脂肪组织手术切割取材(刀口长约 1cm,取皮下脂肪全层,带小血管,取材结束缝合 1 针),所获组织经固定、包埋、切片后做刚果红染色(可复染苏木精,以清晰显示小血管壁细胞核),同时用普通光学显微镜、偏振光显微镜及荧光显微镜进行观察,不仅观察脂肪小叶间隔还须观察小血管壁是否着色。笔者体会如此取材能获得足够皮下脂肪组织(负压抽吸脂肪组织块 ≤ 700mm³ 时会有约50% 的 AL 病例漏诊[24]),并带小血管,而判断小血管壁上有无刚果红着色比判断脂肪细胞周围及脂肪小叶间隔着色容易(图 7-1-4)。Garcia 等[24]还曾用切割的皮下脂肪组织做质谱分析,认为此技术能更准确地对淀粉样蛋白进行分型。除此而外,患者若已做骨髓活检(AL患者常做此检查),还可以用骨髓组织切片做刚果红染色显微镜检查(图 7-1-5)。

　　文献报道,腹壁皮下脂肪组织刚果红染色诊断 AL 的阳性率为 50%~90%,骨髓组织刚果红染色的阳性率为 30%~70%,两者联合应用阳性率还会更高[7,12,24]。不过在解释皮下脂肪或骨髓组织刚果红染色结果时仍需注意:阳性结果能支持系统性淀粉样变性病诊断,但是阴性结果并不能排除淀粉样变性病(取材局限性等因素可能导致假阴性结果)。

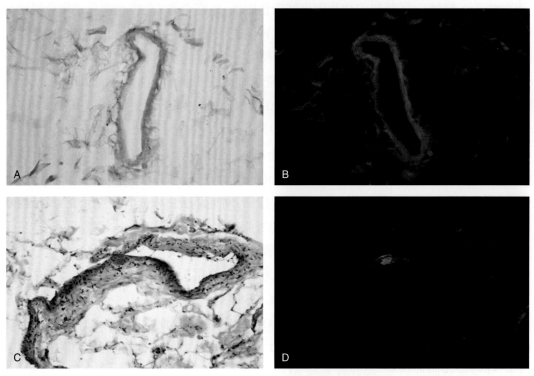

图 7-1-4　腹壁脂肪组织小血管壁刚果红染色

注: A. 普通光镜检查(刚果红染色 × 200); B. 荧光显微镜检查(刚果红染色 × 200); C. 普通光镜检查(刚果红染色及苏木精复染 × 400); D. 荧光显微镜检查(刚果红染色及苏木精复染 × 400)。

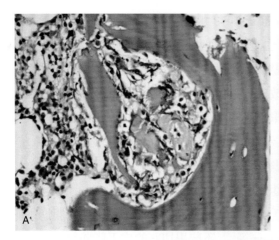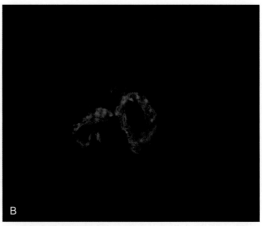

图 7-1-5　骨髓组织小血管壁刚果红染色

注：A. 普通光镜检查（HE × 400）；B. 荧光显微镜检查（刚果红染色 × 400）。

（六）诊断与鉴别诊断

AL 型淀粉样变肾病的诊断要点如下：①老年人，出现大量蛋白尿乃至 NS，无血尿或仅有轻度镜下血尿，血压正常或偏低（包括出现体位性低血压），伴慢性进行性肾功能减退，超声检查双肾体积正常或增大。② M 蛋白检验特别是 sFLC 及 uIFE 检验显示 M-FLC 存在（约 80% 为 λ 轻链）。③肾组织切片刚果红染色阳性，免疫荧光 / 免疫组织化学染色轻链呈限制性表达（大多数为单克隆轻链 λ），高倍电镜检查见宽度 8~12nm、无分支、随机杂乱排列的纤维结构。其中刚果红染色阳性是诊断淀粉样变性病的"金标准"，但是典型的电镜表现也能诊断本病[12]。淀粉样变肾病确诊后，还应通过血液学检查（包括骨髓涂片、骨髓活检病理检查及骨髓流式细胞术检查等）寻找导致 AL 的基础血液病，以便进行治疗。

这里须强调，早期淀粉样变肾病肾组织中的淀粉样沉积物很稀疏，常规染色光镜检查及电镜检查不易发现，容易将其误诊为其他肾小球病，例如将呈现 NS 表现的早期淀粉样变肾病误诊为原发性肾小球疾病的微小病变病（minimal change disease，MCD）。为了避免误、漏诊，除规范病理片制作和仔细阅片外，有学者提倡：对老年蛋白尿或 NS 患者进行肾活检病理检查时，常规做刚果红染色及免疫荧光 / 免疫组织化学轻链检查[12]。笔者认为这非常重要，而且刚果红染色片还须同时用普通光镜、偏振光显微镜及荧光显微镜观察。

AL 型淀粉样变肾病的鉴别诊断，可以分为以下 3 个层次。

1. **与非单克隆丙种球蛋白病导致的老年 NS 鉴别**　AL 型淀粉样变肾病所致 NS 应与老年人糖尿病肾病（diabetic kidney disease，DKD）、原发性膜性肾病（primary membranous nephropathy，PMN）及 MCD 鉴别。老年 DKD 基本都是由 2 型糖尿病引起，常有 10 年以上病史，伴糖尿病眼底病变，因此较易与 AL 型淀粉样变肾病鉴别。PMN 及 MCD 与 AL 型淀粉样变肾病在临床实验室表现上的鉴别要点已总结于表 7-1-1。其中 sFLC 及 uIFE 本周蛋白检验很重要，AL 型淀粉样变肾病患者 M-FLC 常阳性，而 PMN 及 MCD 阴性。可是须注意：老年人 MGUS 患病率较高（请参阅第四章第四节相关内容），而且能与各种慢性肾脏病（chronic kidney disease，CKD）包括 PMN 和 MCD 并存（相互间并无因果关系），所以在对上述 3 种肾病进行鉴别时，不能认为血和 / 或尿检查检测出 M-FLC 就一定是 AL 型淀粉样变肾病。对这 3 种疾病鉴别的最关键手段仍是肾穿刺病理检查，尤其是刚果红染色及电镜检查。

表 7-1-1　老年发病的肾病综合征临床实验室表现比较

疾病名称	肾病综合征	镜下血尿	高血压	体位性低血压	慢性肾功能不全	肾脏体积	特异化验	其他器官受累
PMN	缓慢发生	约 40%	20%~40%	偶见	少见，进展缓慢	正常	PLA2R 等抗体	无
MCD	发生快	约 20%	约 40%	偶见	无	正常	无	无
AL 型淀粉样变肾病	相对较快	约 20%	约 20%	较常见	多见，进展较快	增大或正常	M-FLC	常见（心、神经等）

注：PMN，原发性膜性肾病；MCD，微小病变病；M-FLC，血清单克隆游离轻链；PLA2R，血清磷脂酶 A2 受体抗体。

2. 与单克隆丙种球蛋白病导致的 NS 鉴别　累及肾小球的 MGP-RD（参见图 6-0-1）都可能出现 NS，需与 AL 型淀粉样变肾病鉴别。临床上以下两个特点可以帮助鉴别：①是否伴肾外器官受累？ AL 为系统性疾病，除累及肾脏外，还常累及肾外器官如心脏及神经等，这就能与病变仅限于肾小球的 MGP-RD 进行鉴别，包括 C3 肾小球病（C3 glomerulopathy，C3GP），伴单型 / 单克隆免疫球蛋白沉积的增生性肾小球肾炎（proliferative glomerulonephritis with monotypic/monoclonal immunoglobulin deposits，PGNMID），伴被掩蔽的单克隆免疫球蛋白沉积的增生性肾小球肾炎（proliferative glomerulonephritis with masked monoclonal immunoglobulin deposits，PGNmMID），FGN 及 ITG 等（请参阅第八章相关内容）。②是否是以炎症或硬化为主的肾小球病？ 由 M-Ig 导致的能累及肾脏和肾外器官的 MGP-RD 还有Ⅰ和Ⅱ型 Cryo GN 及单克隆免疫球蛋白沉积病肾病（renal monoclonal immunoglobulin deposition disease），前者的肾小球病变以炎症为主，后者以硬化为主，它们在临床上都能出现 NS 症状，但常伴高血压及明显的镜下血尿（甚至肉眼血尿），有时还有血清补体 C3 降低（补体参与致病者），而 AL 型淀粉样变肾病常无血尿及高血压（甚至出现低血压），无补体 C3 下降，可以此鉴别（请参阅第七章第二、三节相关内容）。当然，准确鉴别仍需肾穿刺病理检查。

3. 与累及肾脏的其他类型淀粉样变性病鉴别　此处只对以下 3 种系统性淀粉样变性病及其肾病进行简介。

（1）AA 型淀粉样变性病及其肾病：在发展中国家淀粉样蛋白 A 型淀粉样变性病（amyloid A amyloidosis），又称 AA 型淀粉样变性病，为最常见的系统性淀粉样变性病[12]；在发达国家 AA 型淀粉样变性病患者数已显著减少，所占比例远低于 AL 型淀粉样变肾病，仅占 7% 左右[7-8]。AA 型淀粉样变性病常由慢性炎症引起，与 AL 型淀粉样变肾病相似，除中枢神经系统外所有器官都能受累，肾脏受累率最高（几乎全部患者受累），但是 AA 型淀粉样变性病很少累及心脏和外周神经[12]。在肾脏病临床表现和病理检查光镜及电镜表现上，与 AL 型淀粉样变肾病无法区分[12]。历史上曾经用肾组织高锰酸钾氧化刚果红染色来鉴别，认为刚果红及氧化刚果红染色均阳性者为 AL 型淀粉样变肾病，刚果红染色阳性而氧化刚果红染色阴性者为 AA 型淀粉样变性病，但是符合率很低，现已基本弃用（或仅作为初筛检查）[19]。用商品化抗 λ、抗 κ 及抗 AA 抗体做免疫荧光 / 免疫组织化学检查来进行鉴别是目前广泛采用的方法，具有很好的实用价值。如果免疫荧光 / 免疫组织化学检查结果不典型时，还能做 LMD-MS 进行鉴别[7,12]。

（2）白细胞趋化因子 -2 型淀粉样变性病（leukocyte chemotactic factor 2-associated amyloidosis，ALECT2）及其肾病：这是 2008 年才被认识的系统性淀粉样变性病新类型，据美国梅奥医学中心报道，其在系统性淀粉样变性病中的占比已与 AA 型淀粉样变性病接近。ALECT2 的发病与人种相关，在美国 88%~92% 的患者为西班牙裔（特别是墨西哥裔）美国人，我国现已有报道[25]。ALECT2 好发于老年人，肾脏与肝脏常受累。累及肾脏时，淀粉样蛋白主要沉积于肾皮质间质中，伴或不伴不同程度的肾小球及血管壁沉积，因此，临床上此病常表现为轻度蛋白尿及慢性肾功能损害（30%~40% 患者最终进入 ESRD），较少出现 NS。上述临床 - 病理特点均能与 AL 型淀粉样变肾病鉴别[25]。不过，约 1/4~1/3 的 ALECT2 型淀粉样变肾病常并存其他肾脏病（包括糖尿病肾病、膜性肾病及 IgA 肾病等），从而造成肾病表现多样化（包括出现 NS 及血尿），必须引起注意[25]。当肾活检组织刚果红染色阳性而用抗 λ、抗 κ 及抗 AA 抗体做免疫荧光 / 免疫组织化学检查全部阴性时，就需要用抗白细胞趋化因子 -2（LECT2）抗体进一步进行免疫组织化学检查，确认是否为 ALECT2 型淀粉样变肾病。一般认为，结果阳性（抗 LECT2 抗体强着色）则诊断成立，如果结果模糊（如抗 LECT2 抗体着色弱）则须进一步做 LMD-MS 来肯定或排除。2014 年 Paueksakon 等[26]发表的研究结果很值重视，他们用免疫组织化学检查确定的 3 例 ALECT2 型淀粉样变肾病患者，用 LMD-MS 复查后只 1 例符合诊断，而 5 例免疫组织化学检查呈弱阳性的患者，LMD-MS 复查后全部除外了 ALECT2 型淀粉样变肾病。因此，他们认为单用抗 LECT2 抗体做免疫组织化学检查来诊断 ALECT2 型淀粉样变肾病很不可靠，弱阳性着色应判断为阴性，而阳性结果也应再做 LMD-MS 进一步确认。

（3）遗传性淀粉样变性病及其肾病：遗传性淀粉样变性病是一组疾病，其中各种疾病的肾病表现及肾外器官受累并不相同，本文不拟详细讨论。此处仅强调两点：①哪些特点能提示遗传性淀粉样变肾病？淀粉样变性病具有家族性聚集发病特点，患者相对年轻（但是，不能认为老年无家族史的肾病患者就不是遗传性淀粉样变肾病);肾组织刚果红染色阳性,但是抗 λ、抗 κ、抗 AA 及抗 LECT2 抗体免疫荧光 / 免疫组织化学染色全部阴性。②如何确诊遗传性淀粉样变肾病?用免疫荧光 / 免疫组织化学检查诊断遗传性淀粉样变肾病可靠性差,一般都需要做蛋白质组学检查(如肾组织 LMD-MS)和 / 或基因检测(如 DNA 测序)来确认[27]。

淀粉样变肾病鉴别诊断步骤已总结于图 7-1-6,可供参考。

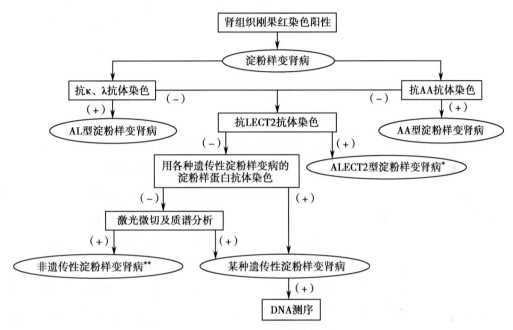

图 7-1-6　淀粉样变肾病鉴别诊断步骤

注: * 虽然免疫组织化学检查阳性可以诊断 ALECT2 型淀粉样变肾病,但是最好能再做激光微切质谱分析(LMD-MS)确认。

**LDM-MS 可能检出免疫荧光 / 免疫组织化学检查漏诊的非遗传性淀粉样变肾病。

(七) 治疗原则

1. 针对基础血液病的治疗　首先要针对导致 AL 的基础血液病进行治疗,减少 M 蛋白的产生,阻止其在器官进一步沉积,延缓或逆转已受累器官的功能损害[27-28]。由于导致 AL 的基础血液病绝大多数为浆细胞病,故可采用如下治疗措施。

(1)自体干细胞移植(autologous stem cell transplantation,ASCT):符合移植条件的患者应首选此治疗,经过药物治疗后转变成符合移植条件的患者也应考虑做 ASCT[27-28]。文献报道,AL 新患者中符合移植条件者仅 20%~25%,而经药物治疗后原本不符合移植条件的患者中约 1/3 已能接受 ASCT。ASCT 的治疗适应证请参阅我国制定的《系统性轻链型淀粉样变性诊断和治疗指南(2021 年修订)》相关内容[27]。ASCT 治疗全过程包括移植前诱导治疗、骨髓干细胞动员及采集、预处理、骨髓干细胞回输、移植后巩固治疗及维持治疗等,请参阅第四章第一节相关内容。

（2）药物治疗：不宜进行 ASCT 的 AL 患者应给予药物治疗。20 世纪常用化疗药物为基础的方案治疗，美法仑（melphalan）联合地塞米松（dexamethasone）是标准治疗方案。进入 21 世纪后，许多新治疗药物不断涌现，包括蛋白酶体抑制剂（proteasome inhibitors，PIs）、免疫调节剂（immunomodulatory drugs，IMiDs）及抗 CD38 单克隆抗体等，为此已出现了许多新的非化疗药物治疗方案[27-28]。现对此进行简述。

1）PIs 为基础的治疗方案：包括硼替佐米（bortezomib）与地塞米松联合治疗，以及在此基础上联合环磷酰胺（cyclophosphamide），或美法仑，或来那度胺（lenalidomide）的三药联合治疗方案[27-28]。除硼替佐米外，还能用卡非佐米（carfilzomib）或伊沙佐米（ixazomib）进行治疗。用卡非佐米时必须重视及高度警惕心、肾毒性，一旦出现须及时终止治疗；而伊沙佐米无卡非佐米的心、肾毒性，也无硼替佐米的神经毒性，故用其治疗心、肾和 / 或神经受累的患者具有优势[28]（请参阅第五章第一节相关内容）。

2）IMiDs 为基础的治疗方案：包括沙利度胺（thalidomide）、来那度胺或泊马度胺（pomalidomide）与地塞米松联合的治疗方案，以及沙利度胺或来那度胺联合地塞米松及环磷酰胺或美法仑的三药治疗方案[27-28]。正如前述，IMiDs 也能与 PIs 联合治疗，包括硼替佐米、来那度胺与地塞米松的联合治疗，及伊沙佐米、来那度胺与地塞米松的联合治疗等[28]。

3）单克隆抗体治疗：主要用抗 CD38 单克隆抗体达雷妥尤单抗（daratumumab）治疗，可以单药治疗，也可与地塞米松和 / 或硼替佐米联合治疗，甚至与环磷酰胺、硼替佐米及地塞米松四药联合治疗。达雷妥尤单抗治疗效果好，起效快（血液学效应起效的中位时间为一周），既可用于 AL 初治，又可用于复发 / 难治性 AL 的治疗[27-28]。此外，抗信号淋巴细胞活化分子 F7（SLAMF7）的单克隆抗体也能用于 AL 治疗，一项用埃罗妥珠单抗（elotuzumab）、来那度胺、地塞米松联合或不联合环磷酰胺治疗复发性 AL 的临床试验正在进行中，其结果值得关注[28]。

4）B 细胞淋巴瘤因子 -2（B cell lymphoma-2，BCL-2）抑制剂：2020 年后已有几篇用 BCL-2 抑制剂维奈克拉（venetoclax）治疗复发 / 难治性 AL 的临床研究发表。维奈克拉可以单药治疗，也可以联合其他药物治疗，包括与地塞米松联合，与硼替佐米及地塞米松联合，以及在上述三药基础上与来那度胺或环磷酰胺联合。这些研究都一致显示，上述方案能获得很好的血液学效应，对具有 t（11；14）的患者（大约 50% 的 AL 患者具有此染色体易位）疗效显著，其血液学效应比无 t（11；14）的患者强约一倍[28]。不过，上述研究都是小样本的回顾性研究，此结果尚需多中心、大样本的前瞻性对照研究进一步验证。

至于与 B-NHL 或 LPL/WM 相关的极少数 AL，则需针对克隆 B 细胞进行治疗，常用抗 CD20 单克隆抗体利妥昔单抗（rituximab）治疗[27]（请参阅第四章第二、三节相关内容）。

在应用上述措施治疗后，患者常能较快地获得良好的血液学效应，但是器官效应显著滞后，甚至难以显现，这与沉积于器官中的淀粉样蛋白性质十分稳定，不易被清除相关，有学者认为经过有效治疗后,沉积于器官组织的淀粉样蛋白仍需数年才可能降解[29]。所以,治疗结束后需要对患者进行长期随访,追踪观察血液学指标(如血清 M-FLC 水平及骨髓克隆浆细胞变化)及器官(如心、肾)功能变化。

2. **终末期肾病的治疗**　已进入 ESRD 的患者可以进行透析治疗,虽然血液透析及腹膜透析都可应用,且两种治疗方式存活率相似,但是合并心脏淀粉样变性病,已发生心力衰竭和 / 或低血压的患者相对不宜进行血液透析,而消化道受累的慢性腹泻和 / 或营养不良的患者相对不宜进行腹膜透析,因此选择透析方式时需予考虑。至于肾移植则要慎重,一定要对患者进行仔细评估,只有接受过高效治疗(包括 ASCT),血液学效应已经达到完全缓解(complete response)或非常好的部分缓解(very good partial response)并持续 1 年以上的患者才考虑进行肾移植。否则,肾移植后移植肾可能复发淀粉样变性病,而其他受累器官(特别是心脏)的淀粉样变性病也可能继续进展,都会造成不良结局[7,29]。

二、重链型及重轻链型淀粉样变性病及其肾病

1990 年 Eulitz 等[30]报道了首例 AH 患者,2005 年 Kaplan 等[31]又报道了首例 AHL 患者,这两种淀粉样变性病都罕见。据美国梅奥医学中心 2012 年统计,在 40 例 MM 相关淀粉样变肾病中,AH 及 AHL 型各占 2.5%、7.5%;据该中心 2013 年统计,在 407 例 M-Ig 相关淀粉样变肾病中,各占 1.5%、4.2%。下文将对 AH 及 AHL 及其肾病进行简述。

淀粉样重链是如何形成的? 在生理情况下,轻链及重链分别合成后,会在细胞质的粗面内质网中结合形成免疫球蛋白,由于合成的轻链多于重链,故剩余的游离轻链释放入循环,重链却无剩余。而 AH 患者的免疫球蛋白重链发生突变,导致某些结构域缺失,例如 Eulitz 等[30]报道的首例 AH 患者为重链恒定区 CH1 和 CH2 缺失,重链可变区(VH)与重链恒定区 CH3 直接连接,组成了与轻链十分相似的截断重链结构(图 7-1-7)。之后陆续发现了更多

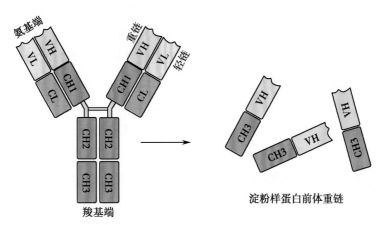

图 7-1-7　淀粉样蛋白前体重链(示意)

注: CH,重链恒定区(蓝); VH,重链可变区(浅蓝);
CL,轻链恒定区(红); VL,轻链可变区(浅红)。

的截断重链结构,包括仅剩 VH、CH3、CH1 或仅剩 VH 与 CH1 连接等[32-33]。这些被截断的重链(即淀粉样蛋白前体重链)也能释放入循环,沉积于组织形成淀粉样纤维致病。而 AHL 则是淀粉样轻、重链并存,这又是怎样产生的呢? 现在认为有两种可能:一是两者都来自同一克隆浆细胞,二是由两种克隆浆细胞分别产生[31]。总之,对 AH 及 AHL 的发病机制研究还欠深入,今后需要进一步探讨。

AH 及 AHL 好发于老年人(平均年龄 60~63 岁),男性显著多于女性,男女比例(2~3):1[34-35]。AH 及 AHL 的基础血液病与 AL 相似,主要为克隆增生性浆细胞病(包括少量 MM)[34-35]。其临床表现也与 AL 相似,能侵犯中枢神经以外的各种器官,肾脏最易受累,心脏其次(发生率为 20%~35%,较 AL 低),肝、胃肠及外周神经也常受累[34-35]。

在 M 蛋白检验上,AH 及 AHL 患者血清完整的单克隆免疫球蛋白(intact monoclonal immunoglobulin,M-iIg)阳性率明显高于 AL(AH 及 AHL 达 80% 以上[34-35],而 AL 仅约 54%[34]),而血清 M-FLC 阳性率却与 AL 相近(AH 及 AHL 患者血清 κ/λ 比率异常者为 82%,AL 为 80%[34])。至于 AH 与 AHL 患者血清 M-FLC 阳性率有无差异,目前尚无资料。AH 患者的血清一般检测不出截断的重链,Picken[36]解释其原因,认为与截断的重链迅速沉积于靶器官相关,其在循环中逗留时间太短、浓度太低,故无法检出。

AH 及 AHL 引起淀粉样变肾病时,临床实验室表现与 AL 型淀粉样变肾病相似,主要呈现蛋白尿、NS 及慢性肾功能不全,不过 AH 及 AHL 型镜下血尿发生率却远比 AL 型高(AH 及 AHL 型患者为 60%~70%,AL 型为 26%)[34-36]。在肾脏病理检查上,AH 及 AHL 型淀粉样变肾病的光镜(包括刚果红染色)及电镜表现与 AL 型无法区分,但是免疫荧光/免疫组织化学表现却与 AL 型截然不同[19]。AH 型淀粉样变肾病仅见一种免疫球蛋白及其亚类染色阳性(由于抗免疫球蛋白抗体的特异抗原表位位于免疫球蛋白重链,故单一种类及亚类的免疫球蛋白阳性即提示存在单型重链),而轻链 κ 及 λ 均阴性[19,34],其中 IgG 重链 γ 最常见,IgM 重链 μ 及 IgA 重链 α 少见[34]。AHL 型淀粉样变肾病除可见单型重链沉积外,也可见单型轻链沉积[19,34],其中 IgGλ 最常见(约 1/2),其次为 IgGκ、IgAκ 及 IgAλ,而 IgMλ 及 IgMκ 很少见[34-35]。尽管免疫荧光/免疫组织化学检查结果可以作为淀粉样变肾病的分型依据,包括对 AH 及 AHL 型淀粉样变肾病做诊断,但是仅凭这一检查仍有不小概率出现误、漏诊(特别是商品化抗体的抗原表位正好位于淀粉样重链缺失的结构域上时,染色结果必呈假阴性),故需与 LMD-MS 检查配合应用,LMD-MS 检查能显著提高诊断准确性[34-35]。存在如下情况时,做 LMD-MS 检查尤为必要。①疑诊 M-Ig 相关淀粉样变肾病(例如血清 M 蛋白检验及肾组织刚果红染色阳性),但是肾组织免疫荧光/免疫组织化学表现却不支持:或显示 2 个或更多的免疫球蛋白重链阳性;或轻链 κ 及 λ 均阳性且荧光强度差别<2+;或肾组织检出的单型免疫球蛋白和/或单型轻链与血清 M-Ig 检验结果不匹配。②疑诊为 M-Ig 相关淀粉样变肾病,而免疫荧光/免疫组织化学检查却显示为其他类型的淀粉样变肾病(例如 AA 型、ALECT2 型或遗传性淀粉样变肾病)时,LMD-MS 检查也能帮助明确诊断[34-36]。

　　最后,还需强调一下腹壁皮下脂肪组织及骨髓组织的刚果红染色问题。与 AL 不同,AH 及 AHL 患者的淀粉样蛋白极少沉积于皮下脂肪组织,故其皮下脂肪组织刚果红染色阳性率极低(仅约 15%),无实用价值[34,36]。此外,AH 及 AHL 患者的骨髓刚果红染色阳性率也较 AL 低,需注意[34,36]。

　　对 AH 及 AHL 型淀粉样变肾病的治疗,包括对单克隆丙种球蛋白病的治疗及肾脏替代治疗,可以参考 AL 型的治疗方案进行[34-35]。2013 年 Nasr 等[34]曾将 16 例 AH 及 AHL 型淀粉样变肾病患者的治疗疗效与 AL 型进行回顾性比较,发现两组患者在治疗方案及血液学效应相似情况下,AH 及 AHL 型淀粉样变肾病患者的肾脏效应及总存活率均显著优于 AL 型($P<0.05$)。不过,此观察的样本量小,其结果尚需大样本临床试验进行验证。

附: 系统性淀粉样变性病分类(附表)

附表　系统性淀粉样变性病分类

淀粉样变性病	淀粉样蛋白	性质	受累器官
轻链型	AL	A,H	所有器官(通常除外 CNS)
重链型	AH	A	所有器官(通常除外 CNS)
蛋白 A 型	AA	A	所有器官(通常除外 CNS)
甲状腺素转运蛋白野生型	ATTR	A	心(男性为主),肺,滑膜,韧带
甲状腺素转运蛋白突变型	ATTR	H	PNS,ANS,心,肾,软脑膜,眼
β_2 微球蛋白野生型	Aβ2M	A	肌肉骨骼系统
β_2 微球蛋白突变型	Aβ2M	H	ANS
载脂蛋白 A I 型	AApoA I	H	心,肝,肾髓质,睾丸,PNS,皮肤
载脂蛋白 A II 型	AApoA II	H	肾
载脂蛋白 A IV 型	AApoA IV	A	肾髓质
载脂蛋白 C II 型	AApoC II	H	肾
载脂蛋白 C III 型	AApoC III	H	肾
凝溶胶蛋白型	AGel	H	肾,PNS,角膜
溶菌酶型	ALys	H	肾
白细胞趋化因子 -2 型	ALECT2	A	肾,肝
纤维蛋白原 α 型	AFib	H	肾
胱抑素 C 型	ACys	H	CNS,PNS,角膜
脑淀粉样血管病不列颠型	ABri	H	CNS

注:A,获得性;ASN,自主神经系统;CNS,中枢神经系统;H,遗传性;PNS,外周神经系统。

参考文献

［1］ BENSON M D, BUXBAUM J N, EISENBERG D S, et al. Amyloid nomenclature 2020: update and recommendations by the International Society of Amyloidosis (ISA) nomenclature committee [J]. Amyloid, 2020, 27 (4): 217-222.

［2］ MERLINI G, DISPENZIERI A, SANCHORAWALA V, et al. Systemic immunoglobulin light chain amyloidosis [J]. Nat Rev Dis Primers, 2018, 4 (1): 38.

［3］ 姚英, 王素霞, 章友康, 等. 205 例肾脏淀粉样变性病患者的分型诊断研究 [J]. 中华肾脏病杂志, 2013, 29 (2): 88-92.

［4］ 覃乔静, 常凯利, 赵仲华, 等. 56 例肾淀粉样变性的病理分型及临床分析 [J]. 复旦学报 (医学版), 2021, 48 (2): 188-194.

［5］ LEUNG N, BRIDOUX F, NASR S H. Monoclonal gammopathy of renal significance [J]. N Engl J Med, 2021, 384 (20): 1931-1941.

［6］ DESPORT E, BRIDOUX F, SIRAC C, et al. AL amyloidosis [J]. Orphanet J Rare Dis, 2012, 7: 54.

［7］ RADHAKRISHNAN J, APPEL G B, D'AGATI V. Secondary glomerular disease [M]//YU A S L, CHERTOW G M, LUYCKX V A, et al. Brenner & Rector's the kidney. 11th ed. Philadelphia: Elsevier, 2020: 1129-1134.

［8］ KIDD J, CARL D E. Renal amyloidosis [J]. Curr Probl Cancer, 2016, 40 (5/6): 209-219.

［9］ HERRERA G A. Renal amyloidosis: pathogenesis [J]. Ultrastruct Pathol, 2021, 45 (4/5): 267-275.

［10］ JAZBEH S, SAID A, HADDAD R Y, et al. Renal amyloidosis [J]. Dis Mon, 2014, 60 (10): 489-493.

［11］ EIRIN A, IRAZABAL M V, GERTZ M A, et al. Clinical features of patients with immunoglobulin light chain amyloidosis (AL) with vascular-limited deposition in the kidney [J]. Nephrol Dial Transplant, 2012, 27 (3): 1097-1101.

［12］ HERRERA G A, PICKEN M M. Renal diseases associated with plasma cell dyscrasias, amyloidosis, and Waldenström macroglobulinemia [M]//JENNETTE J C, OLSON J L, SILVA F G, et al. Heptinstall pathology of the kidney. 7th ed. Philadelphia: Lippincott Williams & Wilkins, 2014: 977-991.

［13］ 孟磊, 丁文惠, 史力斌, 等. 免疫球蛋白轻链型淀粉样变性病心脏受累的临床特征及预后 [J]. 中华心血管病杂志, 2007, 35 (4): 340-343.

［14］ TANG C X, PETERSEN S E, SANGHVI M M, et al. Cardiovascular magnetic resonance imaging for amyloidosis: the state-of-the-art [J]. Trends Cardiovasc Med, 2019, 29 (2): 83-94.

［15］ RUBIN J, MAURER M S. Cardiac amyloidosis: overlooked, underappreciated, and treatable [J]. Annu Rev Med, 2020, 71: 203-219.

［16］ 季丽莉. 其他浆细胞病 [M]// 王吉耀, 葛均波, 邹和建. 实用内科学. 16 版. 北京: 人民卫生出版社, 2022: 1589-1590.

［17］ SOARES S M, FERVENZA F C, LAGER D J, et al. Bleeding complications after transcutaneous kidney biopsy in patients with systemic amyloidosis: single-center experience in 101 patients [J]. Am J Kidney Dis, 2008, 52 (6): 1079-1083.

［18］ ALTINDAL M, YILDIRIM T, TURKMEN E, et al. Safety of percutaneous ultrasound-guided kidney biopsy in patients with AA amyloidosis [J]. Nephron, 2015, 131 (1): 17-22.

［19］邹万忠. 单克隆免疫球蛋白性淀粉样变性肾病 [M]// 邹万忠. 肾活检病理学. 5 版. 北京: 北京大学医学出版社, 2021: 334-342.

［20］ALEXANDER M P, DASARI S, VRANA J A, et al. Congophilic fibrillary glomerulonephritis: a case series [J]. Am J Kidney Dis, 2018, 72 (3): 325-336.

［21］ANDEEN N K, TROXELL M L, RIAZY M, et al. Fibrillary glomerulonephritis: clinicopathologic features and atypical cases from a multi-institutional cohort [J]. Clin J Am Soc Nephrol, 2019, 14 (12): 1741-1750.

［22］KUDOSE S, CANETTA P, ANDEEN N K, et al. Diagnostic approach to glomerulonephritis with fibrillar IgG deposits and light chain restriction [J]. Kidney Int Rep, 2021, 6 (4): 936-944.

［23］HERRERA G A. Renal amyloidosis with emphasis on the diagnostic role of electron microscopy [J]. Ultrastruct Pathol, 2020, 44 (4/6): 325-341.

［24］GARCIA Y, COLLINS A B, STONE J R. Abdominal fat pad excisional biopsy for the diagnosis and typing of systemic amyloidosis [J]. Hum Pathol, 2018, 72: 71-79.

［25］LI D Y, LIU D, WANG S X, et al. Renal leukocyte chemotactic factor 2 (ALECT2)-associated amyloidosis in Chinese patients [J]. Amyloid, 2020, 27 (2): 134-141.

［26］PAUEKSAKON P, FOGO A B, SETHI S. Leukocyte chemotactic factor 2 amyloidosis cannot be reliably diagnosed by immunohistochemical staining [J]. Hum Pathol, 2014, 45 (7): 1445-1450.

［27］中国系统性轻链型淀粉样变性协作组, 国家肾脏疾病临床医学研究中心, 国家血液系统疾病临床医学研究中心. 系统性轻链型淀粉样变性诊断和治疗指南 (2021 年修订)[J]. 中华医学杂志, 2021, 101 (22): 1646-1656.

［28］DOREN L V, LENTZSCH S. Nonchemotherapy treatment of immunoglobulin light chain amyloidosis [J]. Acta Haematol, 2020, 143 (4): 373-380.

［29］ANGEL-KORMAN A, HAVASI A. Kidney transplantation in systemic amyloidosis [J]. Transplantation, 2020, 104 (10): 2035-2047.

［30］EULITZ M, WEISS D T, SOLOMON A. Immunoglobulin heavy-chain-associated amyloidosis [J]. Proc Natl Acad Sci U S A, 1990, 87 (17): 6542-6546.

［31］KAPLAN B, MARTIN B M, BOYKOV O, et al. Co-deposition of amyloidogenic immunoglobulin light and heavy chains in localized pulmonary amyloidosis [J]. Virchows Arch, 2005, 447 (4): 756-761.

［32］MIYAZAKI D, YAZAKI M, GONO T, et al. AH amyloidosis associated with an immunoglobulin heavy chain variable region (VH1) fragment: a case report [J]. Amyloid, 2008, 15 (2): 125-128.

［33］MANABE S, HATANO M, YAZAKI M, et al. Renal AH amyloidosis associated with a truncated immunoglobulin heavy chain undetectable by immunostaining [J]. Am J Kidney Dis, 2015, 66 (6): 1095-1100.

［34］NASR S H, SAID S M, VALERI A M, et al. The diagnosis and characteristics of renal heavy-chain and heavy/light-chain amyloidosis and their comparison with renal light-chain amyloidosis [J]. Kidney Int, 2013, 83 (3): 463-470.

［35］李振豫, 喻小娟, 靳广书, 等. 肾脏轻重链型淀粉样变的临床病理特点 [J]. 中华肾脏病杂志, 2021, 37 (5): 385-393.

［36］PICKEN M M. Non-light-chain immunoglobulin amyloidosis: time to expand or refine the spectrum to include light+heavy chain amyloidosis？[J]. Kidney Int, 2013, 83 (3): 353-356.

第二节 Ⅰ型及Ⅱ型冷球蛋白血症病及其肾炎

一、冷球蛋白血症概述

冷球蛋白（cryoglobulin）由 Lerner 和 Watson 于 1947 年首先命名，是一种低温（<37℃）时出现沉淀或形成凝胶、复温后又重新溶解的特殊免疫球蛋白[1]。血中检出冷球蛋白（即定性试验阳性，此时定量测定浓度常>0.05g/L）即为冷球蛋白血症（cryoglobulinemia）。少数冷球蛋白血症患者可无临床症状，但是绝大多数患者会因冷球蛋白血症性血管炎（cryoglobulinemic vasculitis, Cryo Vas）和 / 或非血管炎病变而出现症状，被称为冷球蛋白血症病（cryoglobulinemic disease）[1-2]。Cryo Vas 是系统性疾病，肾脏是最易受累的器官之一，称为冷球蛋白血症性肾小球肾炎（cryoglobulinemic glomerulonephritis, Cryo GN），1966 年已有报道[1]。

1974 年 Brouet 等[3]基于冷球蛋白的克隆性和免疫学特性对冷球蛋白进行了分型，共分为 3 型，此分型具有很好的临床实用性，故沿用至今。具体如下：Ⅰ型冷球蛋白是由单个单克隆免疫球蛋白组成，主要为单克隆 IgG，其次为单克隆 IgM，单克隆 IgA 较少见，此型占冷球蛋白血症的 10%~15%；Ⅱ型冷球蛋白由具有类风湿因子（rheumatoid factor, RF）活性的单克隆 IgM（为抗 IgG 自身抗体，90% 以上为 IgMκ）和多克隆 IgG（自身抗原）组成，此型占冷球蛋白血症的 50%~60%；Ⅲ型冷球蛋白由具有 RF 活性的多克隆 IgM 和多克隆 IgG 组成，此型占冷球蛋白血症的 25%~30%。因为Ⅱ型和Ⅲ型冷球蛋白由两种免疫球蛋白构成，故统称为混合性冷球蛋白[1-3]。实际上，Ⅲ型是一种过渡形式，在冷球蛋白血症的进展过程中能逐渐演变为Ⅱ型，即从 B 淋巴细胞多克隆扩增转变为单克隆扩增。在少数患者中，还能见到寡克隆 IgM、或混合的多克隆和单克隆 IgM 与多克隆 IgG 相结合的冷球蛋白，被命名为Ⅱ- Ⅲ型冷球蛋白，是从Ⅲ型向Ⅱ型转变的中间状态[1-2]。此外，偶尔有报道称，混合性冷球蛋白并非由 IgM-IgG 构成，而是由其他免疫球蛋白组合构成，例如 IgG-IgG、IgA-IgG 或 IgM-IgA-IgG，需予注意[1]。由于本书主要介绍单克隆丙种球蛋白病相关肾病（monoclonal gammopathy associated renal disease, MGP-RD），故本节只拟对Ⅰ型和Ⅱ型冷球蛋白血症病及其肾炎进行重点讨论，但是由于Ⅲ型与Ⅱ型冷球蛋白血症关系密切，故有些地方仍需要将其带入讨论（此时常将两者统称为混合性冷球蛋白血症）。

二、冷球蛋白血症的病因

冷球蛋白血症常由某些基础疾病（underlying diseases）导致，现分别叙述如下。

（一）混合性冷球蛋白血症

混合性冷球蛋白血症通常由感染或自身免疫病引起。各种病原体引起的感染，例如病毒、细菌、真菌、原虫及寄生虫感染,都可能诱发混合性冷球蛋白血症[1-2]。其中,丙型肝炎病毒(hepatitis C virus,HCV)感染是最重要的致病因素。在西方国家中,70%~90%的混合性冷球蛋白血症由其引起,地中海地区这一比例甚至超过90%[1]。然而,在我国混合性冷球蛋白血症患者中,乙型肝炎病毒(hepatitis B virus,HBV)感染的比例似乎已等于或超过HCV感染。2014—2018年,来自我国三个肾脏病中心的统计信息如下:北京协和医院报道在30例累及和未累及肾脏的冷球蛋白血症患者中,HBV和HCV感染的发生率相等(均为36.7%)[4];南京大学医学院附属金陵医院报道在40例肾脏受累的冷球蛋白血症患者中,HBV感染的发生率高于HCV感染(分别为30%和10%)[5];首都医科大学附属北京安贞医院报道在28例肾脏受累的混合性冷球蛋白血症患者中,HBV感染发生率也超过HCV感染(分别为21.4%和10.7%)[6]。

此外,许多自身免疫病也能诱发混合性冷球蛋白血症,其中以干燥综合征、系统性红斑狼疮和类风湿关节炎最常见[1,2,6]。近年也已有IgG4相关疾病(IgG4-related disease)引起混合性冷球蛋白血症的报道[7]。

除了上述两类基础疾病外,一些学者认为B细胞非霍奇金淋巴瘤(B cell non-Hodgkin lymphoma,B-NHL)也是混合性冷球蛋白血症的一个病因[1]。然而,某些基础疾病(如HCV感染)除能诱发混合性冷球蛋白血症外,也能诱发B-NHL,所以,混合性冷球蛋白血症与B-NHL并存时,两者间是伴随关系(两者均继发于同一基础疾病如HCV感染)还是因果关系(淋巴瘤引起混合性冷球蛋白血症发病),需要小心判断[1]。

(二) I型冷球蛋白血症

I型冷球蛋白血症由克隆增生性浆细胞或B淋巴细胞病引起,包括意义未明的单克隆丙种球蛋白病(monoclonal gammopathy of undetermined significance,MGUS)和恶性血液病,后者包括多发性骨髓瘤(multiple myeloma,MM)、华氏巨球蛋白血症(Waldenström macroglobulinemia,WM)、B-NHL和慢性淋巴细胞白血病(chronic lymphocytic leukemia,CLL)。2013—2017年在西方国家三个较大的I型冷球蛋白血症系列研究中,MGUS分别占总病例的43.8%(28/64例)、40.6%(26/64例)及41.5%(39/94例),超过任何一种恶性血液病[8-10]。

三、冷球蛋白血症病的发病机制

冷球蛋白血症病的疾病表现可由血管炎及非血管炎两种病变引起,严重的器官损害(包括肾损害)都是由血管炎导致,现在分别进行介绍。

(一) 系统性血管炎

Cryo Vas由免疫介导机制引起。混合性冷球蛋白血症中,具有RF活性的IgM能与多克隆IgG结合形成免疫复合物,然后再结合补体C1q,形成IgM-IgG-C1q大复合体。此复合体能通过C1q与血管内皮细胞上的C1q受体结合沉积于血管壁,通过经典途径激活补体,导致血管炎[1,6]。此外，有学者通过实验研究还发现，Ⅱ型冷球蛋白血症具有 RF 活性的单克隆 IgMκ 对系膜及肾小球基底膜上固有的细胞纤连蛋白（cellular fibronectin）具有特殊亲和力，这也是 IgMκ-IgG 复合物易导致肾小球肾炎的机制之一[11]。

Ⅰ型 Cryo Vas 的发病机制有所不同。有研究表明Ⅰ型冷球蛋白血症中的单克隆 IgG3 具有独特的免疫活性，能通过 Fc-Fc 段的非特异相互反应自发聚集，然后沉积于血管壁，以其重链上的 CH2 结构域与补体 C1q 结合，通过经典途径激活补体系统，诱发血管炎[1,6,12]。单克隆 IgG1 及单克隆 IgM 也能导致Ⅰ型 Cryo Vas。一般认为，单克隆 IgG1 的致病机制与单克隆 IgG3 相似，仅其活化补体的能力较单克隆 IgG3 弱[1,6,13-14]。单克隆 IgM 导致Ⅰ型 Cryo Vas 的机制欠清，推测是单克隆 IgM 重链上的 CH3 结构域与补体 C1q 结合，从而激活补体系统致病[14]。

（二）非血管炎病变

主要见于Ⅰ型冷球蛋白血症，表现为高黏滞综合征（hyperviscosity syndrome）和冷触发皮肤缺血性损害（cold-triggered skin ischemia lesion）（详见下文"五、冷球蛋白血症病的表现"），前者是循环中冷球蛋白致血液黏滞度升高导致的病症，后者为寒冷时皮肤小血管内冷球蛋白沉淀、聚积堵塞小动脉造成的皮肤缺血性损害。二者都是由冷球蛋白引起，但与免疫介导血管炎无关[8-9,13]。

四、血清冷球蛋白的检验

检测出血清冷球蛋白是诊断及治疗冷球蛋白血症及其肾炎的基础，而现今不少医疗单位的血清冷球蛋白检测不规范，直接影响了检验结果，尤易出现假阴性报告，所以有必要在此进行详细讨论。

血清冷球蛋白检测通常包括三个阶段，即分析前阶段、分析阶段和分析后阶段（实验结果的分析和总结），前两个阶段最易出现问题，是讨论重点。

（一）分析前阶段

此阶段包括血样采集、运送、存放（待血液凝固）及加工（分离血清）等操作。步骤如下：用预热至 37℃ 的空注射器抽取血样（约 20ml，血样量不足会降低检出率），收集到预热 37℃ 的试管中（试管中无抗凝剂或血清分离凝胶）；将试管放置于 38~40℃ 的沙浴或温水浴容器中转送；送达实验室后，立即将试管静置于 37℃ 恒温箱中，至少存放 1 小时让血块充分凝固；然后将试管放入 37℃ 离心机中离心，从凝块中分离出血清备用。分析前阶段的任何时候都要确保血样温度不低于 37℃，这是操作关键。不满足这一要求，血清中的冷球蛋白会析出，沉降至凝血块中丢失，这是导致检测结果假阴性的最主要原因[1,15]。2008 年，Vermeersch 等[16]公布了由英国国家外部质量评估计划（UKNEQAS）进行的一项调查结果。他们调查了欧洲 137 个实验室的血清冷球蛋白检验操作，发现只有 36% 的实验室的分析前阶段操作符合上述要求[16]。在中国，我们没有类似的调查数据，但估计不会比上述情况好。

因此,分析前阶段的规范操作是冷球蛋白检验中非常值得注意的问题。

（二）分析阶段

血清冷球蛋白需要进行定性检验、定量测定、分型和病因分析四个方面的检查,下文将分别进行介绍。

1. **定性检验** 将保存血清的试管静置于 4℃ 冰箱冷藏室中,共存放 7 天,每天观察有无沉淀析出。如果出现沉淀,应在第 7 天将样品复温至 37℃（可轻晃试管,然后重新放入 37℃ 恒温箱 2~3 小时）,观察沉淀是否重新溶解。只有当沉淀物在 4℃ 时出现,并在 37℃ 时重新溶解,此试验结果才能被判定为阳性（图 7-2-1A）。相反,在 4℃ 时没有出现沉淀,或者在复温后沉淀不能溶解,结果均应判断为阴性[1,15-16]。当难以确定是否有沉淀时,建议将可疑样品于 4℃ 离心,然后在管底寻找沉淀,这样可以提高判断的准确性[17]。UKNEQAS 调查发现,30% 的实验室将血清放置在 4℃ 冰箱中不足 3 天就判读结果,19% 的实验室未将沉淀物放回 37℃ 观察其是否重新溶解,这些操作都不正确,可能导致假阴性或假阳性结果[16]。

Ⅰ型冷球蛋白血清浓度较高,有时在 4℃ 中存放几小时就能出现沉淀,而Ⅲ型冷球蛋白血清浓度较低,在 4℃ 中需存放数天才出现沉淀,因此在 4℃ 中存放时间不足 7 天,Ⅲ型冷球蛋白则可能漏诊,出现假阴性[1,15-17]。此外,在 4℃ 存放过程中,红细胞碎片及纤维蛋白有时也会形成沉淀物,可能被误判为冷球蛋白沉淀,但是这种沉淀在复温 37℃ 时不会溶解,可资鉴别[1,15]。最后,还需要强调检测冷球蛋白的血样不能取自正在应用肝素治疗的患者,或者用肝素做抗凝剂进行血液透析或血浆置换的患者,因为含有肝素的血浆会出现肝素-纤连蛋白复合物（heparin-fibronectin complexes）,其物理性状与冷球蛋白相似,也能在低温时沉淀、复温 37℃ 后溶解,从而造成假阳性结果[1]。

2. **定量测定** 有三种检测方法可量化血清冷球蛋白。①冷沉淀比容（cryocrit）测定:将血清移至温氏管（Wintrobe tube）中,记录其容积,在 4℃ 冰箱中放置 7 天后用 4℃ 离心机离心（1 700×g,15 分钟）,再记录冷沉淀物容积,然后计算冷沉淀物容积与血清容积之比（%）。此方法操作方便,但是准确性差,且不灵敏[1,15-17]。②蛋白定量测定:用 4℃ 冷生理盐水洗涤冷沉淀物 3 次以上去除血清污染,然后用生理盐水重新悬浮（生理盐水容积需与弃去的血清容积相同）,放置于 37℃ 恒温箱中过夜,待冷沉淀物完全溶解后,用 280nm 紫外线吸收法、Folin 酚法或 Bradford 考马斯亮蓝法测定蛋白浓度,计算蛋白含量[1,15-16]。③免疫球蛋白定量测定:冷沉淀物中除含有丰富的冷球蛋白外,还含有少量其他蛋白,例如白蛋白、纤维蛋白原（fibrinogen）、纤连蛋白及补体等,用免疫比浊法对冷沉淀物复温溶液进行免疫球蛋白定量测定,就能排除上述蛋白的影响[1,16-17]。UKNEQAS 调查发现,只有 39% 的欧洲实验室进行了上述定量测定,多数实验室只做定性试验不做定量检测,这种情况必须改变[16]。最后,还需关注冷球蛋白定量测定结果与临床病情的关系,现已知血清冷球蛋白水平并不完全与 Cryo Vas 的严重程度相关[16-19]，但是治疗过程中血清冷球蛋白水平的变化仍能在一定程度上反映治疗效果[17]。

3. **分型试验**　除定性及定量检测外，还应该用冷沉淀物复温溶液进行冷球蛋白分型，这很重要，因为需在分型基础上制订治疗方案。曾经用过免疫电泳（immunoelectrophoresis）、免疫削减法毛细管区带电泳（immunosubtraction by capillary zone electrophoresis）及免疫印迹（immunoblotting）等技术做分型试验，但是其操作均较繁杂，现已少用。目前最常用的分型检测技术为免疫固定电泳（immunofixation electrophoresis）[1,15-17]（请参阅第二章第三节）。

4. **病因分析**　还能利用冷沉淀物复温溶液做病因学分析。对于系统性红斑狼疮、干燥综合征等自身免疫病，可检测到其相应的自身抗体；对于 HCV 及 HBV 感染等疾病，可以检测到病毒抗体、HCV RNA 及 HBV DNA[1,15]。

在结束本部分叙述之前，还有两个问题需要强调。第一，做冷球蛋白定性检验时观察到的冷沉淀物通常呈絮状，但偶尔能呈凝胶状[1,18]（图 7-2-1B）。根据我们的经验，当冷沉淀物呈凝胶状时，凝胶中可能含有较多的血清成分，而且不能被洗涤清除。因此，无法用凝胶状冷沉淀物的复温溶液准确地做冷球蛋白定量、分型和病因分析等进一步研究。第二，当临床表现高度提示 Cryo Vas 而血清冷球蛋白检验阴性时，要先检查检验操作是否规范，再用新鲜血样重复检验。不过，临床上确有 Cryo Vas 患者连续检验血清冷球蛋白 2~3 次均阴性的情况，Roccatello 等[18]和 Ferri 等[19]解释说，这是由于冷球蛋白血症患者在自然病程中，循环中的冷球蛋白浓度可能波动，如果波动幅度较大且处于浓度低谷时检测可呈阴性，遇到这种情况就需要长期坚持随访，并在随访期间定期复查血清冷球蛋白。

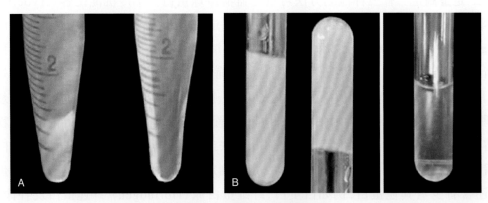

图 7-2-1　冷球蛋白定性检验结果

注：A. 4℃时出现絮状沉淀物（左），复温 37℃后絮状物溶解（右）；B. 4℃时出现凝胶状沉淀物（左），
复温 37℃后凝胶状物溶解（右）。

五、冷球蛋白血症病的表现

(一) 系统性血管炎

Cryo Vas 主要见于混合性冷球蛋白血症，Ⅰ型冷球蛋白血症虽也会出现此症状，但是发病率较低。

Cryo Vas 常呈多器官系统侵犯，包括皮肤紫癜（占 40%~98%，通常为首发症状，有时其外观与过敏性紫癜相似，病理检查为白细胞破碎性皮肤血管炎，主要侵犯小血管，较少侵犯中血管），关节痛（占 20%~90%），周围神经病变（占 20%~80%）及肾小球肾炎（占 20%~50%）。此外，重症病例还能侵犯其他脏器，如胃肠道、肝脏、肺、心脏和神经系统（占 5% 以下），甚至危及生命[1-4]。

除血清冷球蛋白检验阳性外，患者血清补体 C4 及 C3 水平常下降（分别占 65%~100% 和 20%~70%，典型病例的 C4 水平下降比 C3 明显），混合性 Cryo Vas 还常伴 RF 阳性（占 45%~95%）[1,2,4]。此外，血清免疫固定电泳（serum immunofixation electrophoresis，sIFE）检验还常能检出单克隆免疫球蛋白存在，Ⅰ型 Cryo Vas 以单克隆 IgG 最常见，单克隆 IgM 次之，Ⅱ型 Cryo Vas 以单克隆 IgM 最常见，且绝大多数为 IgMκ[1,6]。

(二) 非血管炎病变

高黏滞综合征及冷触发皮肤缺血性损害这两种病变常见于Ⅰ型冷球蛋白血症，混合性冷球蛋白血症较少见。该表现既可以单独存在，也能与 Cryo Vas 并存。

高黏滞综合征常呈现头痛、头晕、嗜睡、意识障碍、视力模糊、突发性聋及口鼻腔黏膜出血等症状，此时的血液黏稠度常已超过 4mPa·s[1]。冷触发皮肤缺血损害包括雷诺现象（受冷后肢端动脉痉挛，血流减少，致皮肤苍白、青紫伴疼痛）、网状青斑（细小动脉痉挛和静脉扩张，血液瘀滞，皮肤出现青紫色网状斑，常出现于腿部）和远心端部位（尤其是手、脚、耳郭、鼻尖等）皮肤发绀、溃疡和坏死，这些损害常在冷暴露时出现或恶化[1,2,8-10]。

六、冷球蛋白血症性肾小球肾炎的表现

Cryo GN 是 Cryo Vas 导致的肾损害，不论是混合性冷球蛋白血症或Ⅰ型冷球蛋白血症，只要能引起 Cryo Vas 就可能造成 Cryo GN。由于混合性冷球蛋白血症的发病率高，且诱发血管炎的比率高，所以 Cryo GN 多数由混合性冷球蛋白血症引起。

(一) 临床表现

Cryo GN 的主要表现为血尿（几乎全部患者表现为镜下血尿，并可见肉眼血尿），蛋白尿（全部患者具有），高血压（占 35%~85%）和慢性肾功能不全（占 40%~85%）。此外，20%~50% 患者表现为肾病综合征，15%~30% 患者表现为急性肾炎综合征[1,2,4-6]。在几个研究中，还发现 10%~17% 的 Cryo GN 患者出现了急性肾损伤，这能由病理诊断的新月体肾炎引起，更可能由肾小球内存在的大量"假血栓"引起（详见下述）。不过，有时急性肾损伤并非 Cryo GN 造成，而是由基础疾病引起的肾脏病（如活动性狼疮性肾炎或骨髓瘤管型肾病）引起，或是治

疗药物(药物毒性作用或过敏反应)引起[1,2,6]。因此,Cryo GN 患者出现急性肾损伤时,应仔细寻找并查明病因,往往需要做肾穿刺病理检查。

(二) 病理表现

Cryo GN 最常见的病理类型是膜增生性肾小球肾炎(membranoproliferative glomerulonephritis,MPGN),占 70%~90%,其余为其他类型的增生性肾小球肾炎,例如毛细血管内增生性肾小球肾炎(endocapillary proliferative glomerulo nephritis)、系膜增生性肾小球肾炎(mesangial proliferative glomerulonephritis)和较少见的新月体肾小球肾炎(crescentic glomerulonephritis)等[1,2,20]。

光学显微镜检查时,冷球蛋白血症 MPGN 患者的肾小球毛细血管腔内常见"假血栓"(又称"透明血栓",出现于 48%~82% 的病例中,为冷球蛋白沉积物,常同时沉积于内皮下)(图 7-2-2)及大量巨噬细胞浸润(急性期还常伴少量中性粒细胞浸润)(图 7-2-3)[1,6,20],而原发性 MPGN 却无此表现。肾小球毛细血管腔出现大量"假血栓"时,患者有可能出现急性肾损伤[21]。

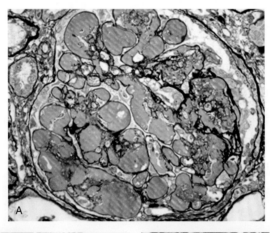

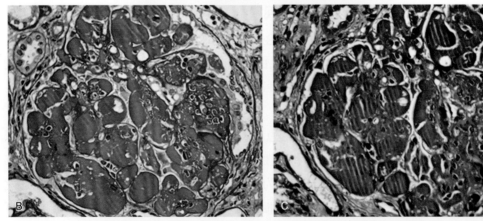

图 7-2-2　肾小球毛细血管壁内皮下及管腔内冷球蛋白沉积物

注: A. PASM 套染 Masson ×400; B. PAS ×400; C. Masson ×400。

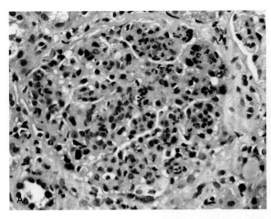
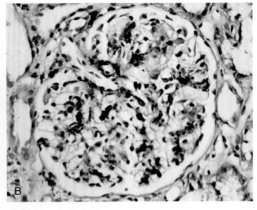

图 7-2-3　肾小球毛细血管腔内巨噬细胞浸润
注：A. 大量巨噬细胞伴少量中性粒细胞浸润（HE ×400）；
　　B. 巨噬细胞 CD68 染色阳性（免疫组织化学 ×400）。

免疫荧光检查时，在混合性冷球蛋白血症所致 MPGN 中，可见 IgM、IgG、C3、轻链 κ 及 λ 沉积（Ⅱ 型 Cryo GN 的致病抗体虽为单克隆 IgM，且多为 IgMκ，但其抗原却为多克隆 IgG，既含轻链 κ 又含 λ，故最终检出的轻链多不呈限制性），部分患者还可见 C1q 沉积；在 Ⅰ 型冷球蛋白血症所致 MPGN 中，由单克隆 IgG3 或 IgG1 引起者可见 IgG、IgG3 或 IgG1、C3 和轻链 κ 或 λ 沉积，由单克隆 IgM 引起者可见 IgM、C3 和轻链 κ 或 λ 沉积。此外，部分病例还可见 C1q 沉积。上述沉积物呈颗粒状沉积于肾小球系膜区及毛细血管壁，同时也能沉积于毛细血管腔"假血栓"中[1,6,12,20]。2015 年 Messias 等[22] 报道了他们的 7 例混合性 Cryo GN 肾组织免疫荧光检查结果，用冰冻切片做常规免疫荧光染色时并未见到上述典型表现，而做石蜡切片酶消化免疫荧光染色（immunofluorescence staining on enzyme-digested paraffin sections，IF-P）7 例都获得了清晰的典型结果，因此他们认为如果冰冻切片免疫荧光检查结果不满意时，还应该做 IF-P 检查。

电子显微镜检查在肾小球系膜区、内皮下和毛细血管管腔中常见电子致密物沉积，用高倍电镜（常放大 20 000~40 000 倍）观察，有的无有序亚结构（特别是 Ⅲ 型 Cryo GN），有的能见到局部平行排列的微管状有序亚结构（横切面为环状，直径 20~35nm）（图 7-2-4）或模糊的短纤维状有序亚结构，有序亚结构常出现在单克隆冷球蛋白沉积物中[1,6,20]。需要注意的是，观察到有序亚结构能支持 Cryo GN 诊断，未观察到时（因电镜观察范围小，易遗漏，或此冷球蛋白并无有序亚结构）不能否认 Cryo GN 诊断[1]。

七、冷球蛋白血症及其肾炎的鉴别诊断

（一）冷结晶球蛋白血症及其肾病

冷结晶球蛋白血症（cryocrystalglobulinemia）是一种罕见的单克隆丙种球蛋白病（monoclonal gammopathy，MGP），常继发于 MM 及 MGUS，其单克隆丙种球蛋白成分主要为

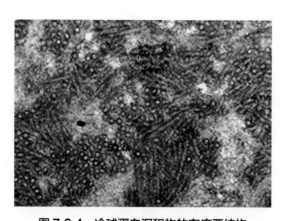

图 7-2-4　冷球蛋白沉积物的有序亚结构

注：局部平行排列的中空微管，横切面为环状，直径 20~35nm（电镜 ×50 000）。

（此图由王素霞教授提供，特致谢）

IgGκ 或 IgGλ。在寒冷环境下此单克隆丙种球蛋白不但能析出沉淀，而且能形成结晶，并继发血栓，堵塞小、中血管，导致皮肤及内脏（包括肾脏）严重损害。

实验室检查：①血清冷球蛋白试验阳性，用显微镜观察冷沉淀物常能发现结晶，而复温 37℃后沉淀及结晶都将重新溶解；②血涂片光镜检查及骨髓组织切片电镜检查也可能发现结晶。

冷结晶球蛋白血症的肾损害发生率高（约 4/5），但与冷球蛋白血症肾损害性质不同，不是免疫介导性肾小球肾炎，而是由结晶及血栓引起的肾组织损害。病理检查在小血管及肾小球毛细血管腔内可见不同形态的结晶及血栓，严重时动脉堵塞可致肾皮质坏死。

冷结晶球蛋白血症需与 I 型冷球蛋白血症鉴别。能否在血清冷沉淀物及病变组织血管中发现结晶是两种疾病鉴别的关键，但是临床表现的如下差异仍能提供鉴别线索：①冷结晶球蛋白血症的病情常比 I 型冷球蛋白血症重，患者的截肢致残率及死亡率均较高。这可能与结晶致血管内皮损伤，激活凝血因子，继发血栓形成，致血管广泛堵塞相关。②部分 I 型冷球蛋白血症能诱发免疫介导系统性血管炎（详见前述），但是冷结晶球蛋白血症却无此报道（个别病例临床曾怀疑系统性血管炎，而病理检查均未证实）。

冷结晶球蛋白血症及其肾病的详细内容请参阅第十一章第五节。

（二）冷纤维蛋白原血症及其肾损害

冷纤维蛋白原血症（cryofibrinogenemia）也是一种少见病。寒冷致使血浆中冷纤维蛋白原沉淀（除纤维蛋白原外，沉淀物中还常伴有纤维蛋白、纤连蛋白、α_1- 抗胰蛋白酶和 α_2- 巨球蛋白等成分），形成血栓，堵塞小血管，造成组织缺血性损害是本病特点[23-24]。本病分为两类，原发性冷纤维蛋白原血症及继发性冷纤维蛋白原血症，前者病因不清，后者常继发于恶性肿瘤、自身免疫病或活动性感染[23-24]，所以，冷纤维蛋白原血症不属于 MGP。

冷纤维蛋白原血症可以无临床症状，但是多数病例仍会出现以下系统表现。①皮肤损害：出现于约80%的患者，常为疾病首发表现，皮肤损害常在暴露于寒冷时发生或加重。包括网状青斑、雷诺现象、紫癜，以及远心端部位（手、足、耳郭及鼻尖等）溃疡、坏死及坏疽，常需做截趾（指）或截肢。②血栓及出血：据报道可出现在约55%的患者中，包括视网膜血栓、浅静脉和深静脉血栓、髂动脉或股动脉血栓、肠系膜动脉血栓、肾动脉血栓、脑血栓及心肌梗死，血栓脱落还可致肺栓塞。其发生与血浆中高浓度的冷纤维蛋白原相关。血栓造成凝血因子耗竭时，会并发出血。③其他：冷纤维蛋白原血症还常出现肌肉痛或肌无力、关节痛或关节炎，多发神经炎及发热（有时是皮肤坏疽继发感染引起）等表现[23-24]。

怀疑冷纤维蛋白原血症应做如下实验室检查：①冷纤维蛋白原检验，低温时冷纤维蛋白原会在血浆中出现沉淀，但不在血清中沉淀，所以做冷纤维蛋白原检验时，抽取的血样应立即放入含乙二胺四乙酸（ethylenediaminetetraacetic acid，EDTA）、草酸盐（oxalate）或枸橼酸盐（citrate）抗凝剂的试管中，然后进行检验（检验步骤与检验冷球蛋白基本相同，放置4℃时冷纤维蛋白原出现沉淀，复温37℃后溶解），并可用清洗后冷沉淀物的复温溶液做免疫固定电泳检验，确认纤维蛋白原存在[23-24]。检验时有两点需要注意，第一，为与冷球蛋白鉴别要设立血清对照管。低温时冷球蛋白在血清及血浆中都出现沉淀，而冷纤维蛋白原只在血浆中出现沉淀，可资鉴别[16,23]。第二，与检测冷球蛋白相同，血标本不能混入肝素。这是为了防止肝素-纤连蛋白复合物形成，出现假阳性结果（详见前述"四、血清冷球蛋白的检验"）[23-24]。②血清及尿液M蛋白（monoclonal protein）检验，Ⅰ型及Ⅱ型冷球蛋白血症M蛋白检验阳性，而冷纤维蛋白原血症则为阴性。

冷纤维蛋白原血症肾脏损害少见，经肾活检病理确诊的病例至今才几例（均为个例报道）。冷纤维蛋白原血症导致肾损害的机制不清，推测与血管内皮损伤引起慢性微血管病变（chronic microangiopathic changes）相关[25-26]。临床上患者常出现蛋白尿、血尿（乃至肉眼血尿）及慢性肾功能不全，偶见急性肾损伤[25-26]。肾组织病理检查如下：①光镜检查肾小球呈MPGN表现，毛细血管腔常见血栓及巨噬细胞和少量中性粒细胞浸润；②免疫荧光检查（包括石蜡切片酶消化免疫荧光检查）无免疫球蛋白及补体沉积，有时可见纤维蛋白原节段性沉积于毛细血管壁；③电镜检查于毛细血管腔及内皮下可见沉积物，用高倍电镜观察沉积物，见到大量随机排列的有序管状亚结构，管径粗，常达120~220nm，管壁呈单层或二层、三层[25-26]。此外，肾组织激光显微切割-质谱分析（laser microdissection-mass spectrometry，LMD-MS）确认冷沉积物的主要成分是纤维蛋白原[25-26]。已有学者将此肾损害命名为"冷纤维蛋白原血症相关肾小球病"（cryofibrinogenemia-related glomerulopathy）[25]。

冷纤维蛋白原血症相关肾小球病与冷球蛋白血症性肾小球肾炎在临床及实验室表现上存在某些相似之处，病理光镜检查也多呈MGPN样病变，但是肾组织免疫荧光及电镜表现却十分不同，可以帮助鉴别。当然，如能做肾小球LMD-MS，则对鉴别诊断更有意义。

八、冷球蛋白血症病及其肾炎的治疗原则

不同病因及不同类型的 Cryo Vas 及其 GN 的治疗方案并不相同,现分别进行简介。

(一) 感染相关 II 型冷球蛋白血症病及肾炎的治疗

1. **控制感染**　控制感染消除致病病因对治疗感染相关的混合性冷球蛋白血症病(包括 II 型)极为重要。在西方国家混合性冷球蛋白血症病的首位病因是 HCV 感染,占 70%~90%[1],此处将对其治疗作一讨论。随着直接抗病毒药物(direct-acting antiviral agents,DAAs)的问世,特别是 2013 年后新一代 DAAs 如 NS3/4A 蛋白酶抑制剂、NS5A 蛋白抑制剂和 NS5B 聚合酶抑制剂相继应用于临床,HCV 感染治疗已发生了革命性变化,根除 HCV 感染已成为可能。Rutledge 等[27]复习文献指出,用 DAAs 方案对 HCV 相关混合性冷球蛋白血症病进行治疗,能使 95% 的患者获得持续病毒学应答(sustained virologic response,SVR),85% 的患者获得临床缓解(完全缓解占 65%,部分缓解占 20%),而且患者对治疗的耐受性好,仅 1.6% 患者因不良反应终止治疗。DAAs 方案对 HCV 相关 Cryo GN 进行治疗的疗效也同样好,94% 的患者获得 SVR,62% 的患者肾炎获得缓解(完全缓解占 33%,部分缓解占 29%),无一例肾功能恶化。因此,DAAs 方案现已成为所有基因型(基因型 1~6)HCV 感染的标准治疗[1,27-30]。

2. **免疫抑制治疗**　感染相关的混合性冷球蛋白血症病(包括 II 型)病情严重者,或经抗感染治疗后病情无明显改善者,还需要针对其自身免疫反应发病机制给予免疫抑制治疗[1,27-30],包括糖皮质激素治疗,糖皮质激素联合免疫抑制剂治疗,以及利妥昔单抗(rituximab)治疗。利妥昔单抗为基础的治疗主要用于 Cryo Vas 的危重症如活动性皮肤溃疡、难治性外周神经病、肾脏或其他脏器严重受累[28-30]。免疫抑制治疗应与抗感染治疗配合,治疗过程需密切监测感染相关指标的变化。据文献报道,约 5% 的 HCV 相关混合性冷球蛋白血症病患者,在进行 DAAs 抗病毒治疗时,需配合进行免疫抑制治疗[27]。

3. **血浆置换**　对 Cryo Vas 危重患者配合上述治疗还能实施血浆置换(plasmapheresis),以迅速移除循环中的冷球蛋白,改善病情[1,27-30]。

(二) 自身免疫病相关 II 型冷球蛋白血症病及肾炎的治疗

有效的免疫抑制治疗,既能治疗导致冷球蛋白血症的自身免疫病(如系统性红斑狼疮及干燥综合征等),又能促进 Cryo Vas 及其肾炎的病情缓解。

1. **糖皮质激素及免疫抑制剂治疗**　糖皮质激素单药或糖皮质激素联合免疫抑制剂治疗常为首选治疗,如果 Cryo Vas 病情严重至威胁生命时,还可给予大剂量甲泼尼龙(methylprednisolone)冲击治疗(0.5~1.0g/ 次,静脉滴注,每日一次,共 3 次)[1,30-32]。当然,在应用上述治疗时,要密切关注药物的不良反应。

2. **单克隆抗体治疗**　当糖皮质激素及免疫抑制剂治疗疗效不佳和 / 或 Cryo Vas 病情严重时,可选用利妥昔单抗治疗,近年还有用贝利尤单抗(belimumab)治疗的报道。

(1)利妥昔单抗:是靶向 CD20 的单克隆抗体,可单独治疗或联合糖皮质激素治疗。在

冷球蛋白血浓度很高时,使用常规剂量利妥昔单抗($375mg/m^2$ 每周给药 1 次,4 次一疗程)治疗,需要警惕"血管炎暴发"(vasculitis flare)发生。这是利妥昔单抗大量激活和 / 或杀死 B 淋巴细胞,冷球蛋白大量释放入循环所造成,临床上血管炎症状突然加重及器官损害加剧[1,30]。利妥昔单抗治疗前先做几次血浆置换降低冷球蛋白水平[1,30],或使用低剂量利妥昔单抗($250mg/m^2$,隔周一次静脉滴注,共两次)治疗[33],可以预防或减少"血管炎暴发"发生。而且论文作者认为低剂量利妥昔单抗的疗效并不亚于常规剂量治疗[33]。

(2) 贝利尤单抗:是靶向 B 淋巴细胞刺激因子(B lymphocyte stimulator,BLyS)的单克隆抗体,能阻断可溶性 BLyS 与其 B 细胞上的受体结合,从而抑制 B 细胞增殖与分化,发挥免疫抑制作用。美国食品药品监督管理局(Food and Drug Administration,FDA)批准此药的治疗适应证是活动性系统性红斑狼疮,但是近年已有学者用其治疗自身免疫相关的难治性 II 型 Cryo Vas,并获得了不错的效果[34,35],值得进一步深入研究。

3. **血浆置换**　对于 Cryo Vas 危重患者配合上述治疗还能实施血浆置换,以迅速移除循环中的冷球蛋白,减轻病情[1,30]。

(三) I 型冷球蛋白血症病及肾炎的治疗

I 型冷球蛋白血症经常出现非血管炎病变(高黏滞综合征及冷触发皮肤缺血性损害),较少出现 Cryo Vas 及其肾炎,但是不管出现何种病症都需要积极治疗,首先要治疗导致冷球蛋白血症的基础病。

1. **针对基础血液病的治疗**　MM 引起的 I 型冷球蛋白血症病应针对克隆增殖的浆细胞进行治疗,现常采用蛋白酶体抑制剂(proteasome inhibitors,PIs)和 / 或免疫调节剂(immunomodulatory drugs,IMiDs)为基础的联合方案治疗,常联合地塞米松(dexamethasone)及环磷酰胺等药物。难治性病例还可应用达雷妥尤单抗(daratumumab)。此外,适于进行自体干细胞移植(autologous stem cell transplantation,ASCT)的患者也能选用 ASCT 治疗[1,30,31](请参阅第四章第一节)。

WM 引起的 I 型冷球蛋白血症病应针对克隆增殖的淋巴浆细胞进行治疗,常采用利妥昔单抗为基础的联合治疗方案(与地塞米松、PIs、IMiDs 或烷化剂等药物联合)。需要注意的是基线血清单克隆 IgM 水平增高明显的患者,输注利妥昔单抗可能引起"血管炎暴发"(参阅前述,常在输注后 48 小时内发生),对这类患者(尤其是血清 IgM 水平高于 40g/L 时)应先行血浆置换治疗,待血清单克隆 IgM 水平降低后再应用利妥昔单抗[1,30]。伊布替尼(ibrutinib)已被用于 *MYD88* L265P 基因突变的 WM 治疗,疗效显著,但是目前尚缺乏用其治疗 WM 相关 I 型冷球蛋白血症病的报道[1,30](请参阅第四章第二节)。

MGUS 所致 I 型冷球蛋白血症病的治疗应分为两类:分泌单克隆 IgG 或 IgA 的 MGUS,可参考上述针对 MM 的方案进行治疗;分泌单克隆 IgM 的 MGUS,可参考针对 WM 的方案进行治疗[1,2,30]。

2. **血浆置换治疗**　I 型冷球蛋白血症进行血浆置换治疗的适应证如下:严重的高黏滞

综合征,顽固性皮肤溃疡,血管炎导致严重器官损害(包括肾损害)。另外,如前所述,当冷球蛋白血液浓度很高时,在应用利妥昔单抗治疗前要先做血浆置换降低冷球蛋白水平,以避免利妥昔单抗治疗导致"血管炎暴发"[1,2,30]。

对冷球蛋白血症患者实施血浆置换治疗需要注意:①血浆置换的体外循环通路及置换液(健康人血浆或白蛋白等)要加温至37℃(循环通路可用医用加温毯加温,置换液需预置于恒温箱加温),操作室温度也需要尽量保持在37℃左右。温度低时冷球蛋白会在体外循环通路中析出沉淀(导致血浆置换滤器堵塞失效),乃至进入体内堵塞小血管(曾有堵塞肾小球毛细血管致急性肾损伤的报道)[1,35]。②血浆置换应与糖皮质激素及免疫抑制剂,甚至利妥昔单抗联合应用,不但是治疗严重 Cryo Vas 的需要,而且也能防止冷球蛋白"反跳"(血浆置换清除冷球蛋白后,机体会代偿性增加其合成,致其血液浓度重新增高,即"反跳")[1]。③血浆置换能不同程度地清除循环中药物(特别是与血浆蛋白结合率高的药物),所以这些药物都应该在血浆置换后投给,正在进行利妥昔单抗治疗的患者,应在利妥昔单抗静脉滴注结束3天后再进行血浆置换(在利妥昔单抗静脉滴注后3天内做血浆置换,有约一半利妥昔单抗会被清除)[27]。如果正常人血浆来源困难,无法进行血浆置换治疗时,也可考虑使用双重血浆置换(double filtration plasmapheresis,DFPP)来治疗危重 Cryo Vas[1,36]。笔者单位(首都医科大学附属北京安贞医院肾内科)曾用 DFPP 治疗 Cryo Vas 患者,正如 Roccatello 等[18]所讲,效果不弱于单滤器血浆置换,但是如果不能将体外循环通路持续保温在37℃的话,操作过程中冷球蛋白很易析出沉淀(特别是其血液浓度较高时),导致二次过滤滤器(进行血浆成分分离)堵塞,治疗失败,必须注意[1]。此外,也有用免疫吸附(immunoadsorption)治疗 Cryo Vas 的报道,认为免疫吸附联合免疫抑制剂的疗效优于单纯免疫抑制剂治疗[36],但是从效益成本比(benefit-cost ratio)角度看,需要严格掌握适应证。

参考文献

[1] CHEN Y P, CHENG H, RUI H L, et al. Cryoglobulinemic vasculitis and glomerulonephritis: concerns in clinical practice [J]. Chin Med J (Engl), 2019, 132 (14): 1723-1732.

[2] SILVA F, PINTO C, BARBOSA A, et al. New insights in cryoglobulinemic vasculitis [J]. J Autoimmun, 2019, 105: 102313.

[3] BROUET J C, CLAUVEL J P, DANON F, et al. Biologic and clinical significance of cryoglobulins. A report of 86 cases [J]. Am J Med, 1974, 57 (5): 775-788.

[4] 史晓虎, 马杰, 李超, 等. 30 例冷球蛋白血症病例特点分析 [J]. 中国医学科学院学报, 2014, 36 (6): 639-644.

[5] 吕亚男, 李晓梅, 梁少姗, 等. 冷球蛋白血症相关肾小球肾炎患者的临床病理特征及预后分析 [J]. 肾脏病与透析肾移植杂志, 2018, 27 (3): 201-207.

[6] 芮宏亮, 程虹, 王国勤, 等. 冷球蛋白血症相关性肾小球肾炎 30 例临床及病理分析 [J]. 中国实用内科杂志, 2018, 38 (6): 553-558.

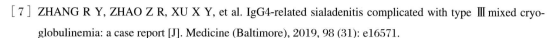

［7］ ZHANG R Y, ZHAO Z R, XU X Y, et al. IgG4-related sialadenitis complicated with type Ⅲ mixed cryo-globulinemia: a case report [J]. Medicine (Baltimore), 2019, 98 (31): e16571.

［8］ TERRIER B, KARRAS A, KAHN J E, et al. The spectrum of type Ⅰ cryoglobulinemia vasculitis: new insights based on 64 cases [J]. Medicine (Baltimore), 2013, 92 (2): 61-68.

［9］ HAREL S, MOHR M, JAHN I, et al. Clinico-biological characteristics and treatment of type Ⅰ monoclonal cryoglobulinaemia: a study of 64 cases [J]. Br J Haematol, 2015, 168 (5): 671-678.

［10］ SIDANA S, RAJKUMAR S V, DISPENZIERI A, et al. Clinical presentation and outcomes of patients with type 1 monoclonal cryoglobulinemia [J]. Am J Hematol, 2017, 92 (7): 668-673.

［11］ FORNASIERI A, ARMELLONI S, BERNASCONI P, et al. High binding of immunoglobulin M kappa rheumatoid factor from type Ⅱ cryoglobulins to cellular fibronectin: a mechanism for induction of in situ immune complex glomerulonephritis？[J]. Am J Kidney Dis, 1996, 27 (4): 476-483.

［12］ NASR S H, MARKOWITZ G S, REDDY B S, et al. Dysproteinemia, proteinuria, and glomerulonephritis [J]. Kidney Int, 2006, 69 (4): 772-775.

［13］ PETERSEN T, RIVIERE S, MALBOS S, et al. Subclasses of monoclonal (type Ⅰ) immunoglobulin G cryoglobulins: report on two distinct cases with myeloma [J]. Clin Lab, 2018, 64 (4): 615-618.

［14］ MILETIC V D, FRANK M M. Complement-immunoglobulin interactions [J]. Curr Opin Immunol, 1995, 7 (1): 41-47.

［15］ 芮宏亮, 程虹, 谌贻璞. 不同检测条件影响冷球蛋白检测结果的实验研究 [J]. 中华检验医学杂志, 2016, 39 (12): 901-905.

［16］ VERMEERSCH P, GIJBELS K, MARIËN G, et al. A critical appraisal of current practice in the detection, analysis, and reporting of cryoglobulins [J]. Clin Chem, 2008, 54 (1): 39-43.

［17］ VOMA C B, LEVINSON S S. Analysis, detection and quantitation of mixed cryoglobulins in HCV infection: brief review and case examples [J]. Clin Chem Lab Med, 2016, 54 (12): 853-859.

［18］ ROCCATELLO D, SAADOUN D, RAMOS-CASALS M, et al. Cryoglobulinaemia [J]. Nat Rev Dis Primers, 2018, 4 (1): 11.

［19］ FERRI C, ZIGNEGO A L, PILERI S A. Cryoglobulins [J]. J Clin Pathol, 2002, 55 (1): 4-13.

［20］ RADHAKRISHNAN J, APPEL G B, D'AGATI V. Secondary glomerular disease [M]//YU A S L, CHERTOW G M, LUYCKX V A, et al. Brenner & Rector's the kidney. 11th ed. Philadelphia: Elsevier, 2020: 1139-1141.

［21］ AUDARD V, GEORGES B, VANHILLE P, et al. Renal lesions associated with IgM-secreting monoclonal proliferations: revisiting the disease spectrum [J]. Clin J Am Soc Nephrol, 2008, 3 (5): 1339-1349.

［22］ MESSIAS N C, WALKER P D, LARSEN C P. Paraffin immunofluorescence in the renal pathology laboratory: more than a salvage technique [J]. Mod Pathol, 2015, 28 (6): 854-860.

［23］ SANTIAGO M B, MELO B S. Cryofibrinogenemia: what rheumatologists should know [J]. Curr Rheumatol Rev, 2022, 18 (3): 186-194.

［24］ MOISEEV S, LUQMANI R, NOVIKOV P, et al. Cryofibrinogenaemia: a neglected disease [J]. Rheumatology (Oxford), 2017, 56 (9): 1445-1451.

［25］ IBUKI E, SHIRAISHI A, SOFUE T, et al. Characteristic electron-microscopic features of cryofibrinogen-associated glomerulonephritis: a case report [J]. BMC Nephrol, 2020, 21 (1): 27.

［26］SETHI S, YACHOUI R, MURRAY D L, et al. Cryofibrinogen-associated glomerulonephritis [J]. Am J Kidney Dis, 2017, 69 (2): 302-308.

［27］RUTLEDGE S M, CHUNG R T, SISE M E. Treatment of hepatitis C virus infection in patients with mixed cryoglobulinemic syndrome and cryoglobulinemic glomerulonephritis [J]. Hemodial Int, 2018, 22 (Suppl 1): S81-S96.

［28］ZIGNEGO A L, PAWLOTSKY J M, BONDIN M, et al. Expert opinion on managing chronic HCV in patients with mixed cryoglobulinaemia vasculitis [J]. Antivir Ther, 2018, 23 (Suppl 2): 1-9.

［29］MAZZARO C, MASO L D, MAURO E, et al. Hepatitis C virus-related cryoglobulinemic vasculitis: a review of the role of the new direct antiviral agents (DAAs) therapy [J]. Autoimmun Rev, 2020, 19 (8): 102589.

［30］MUCHTAR E, MAGEN H, GERTZ M A. How I treat cryoglobulinemia [J]. Blood, 2017, 129 (3): 289-298.

［31］PEREZ-ALAMINO R, ESPINOZA L R. Non-infectious cryoglobulinemia vasculitis (CryoVas): update on clinical and therapeutic approach [J]. Curr Rheumatol Rep, 2014, 16 (5): 420.

［32］TERRIER B, KRASTINOVA E, MARIE I, et al. Management of noninfectious mixed cryoglobulinemia vasculitis: data from 242 cases included in the CryoVas survey [J]. Blood, 2012, 119 (25): 5996-6004.

［33］VISENTINI M, TINELLI C, COLANTUONO S, et al. Efficacy of low-dose rituximab for the treatment of mixed cryoglobulinemia vasculitis: phase II clinical trial and systematic review [J]. Autoimmun Rev, 2015, 14 (10): 889-896.

［34］SAADOUN D, GHEMBAZA A, RIVIERE S, et al. Rituximab plus belimumab in non-infectious refractory cryoglobulinemia vasculitis: a pilot study [J]. J Autoimmun, 2021, 116: 102577.

［35］IZUKA S, YAMASHITA H, TAKAHASHI Y, et al. Type II cryoglobulinaemic vasculitis with primary Sjögren's syndrome successfully treated with belimumab and hydroxychloroquine [J]. Clin Exp Rheumatol, 2021, 39 Suppl 133 (6): 223-224.

［36］PADMANABHAN A, CONNELLY-SMITH L, AQUI N, et al. Guidelines on the use of therapeutic apheresis in clinical practice-evidence-based approach from the Writing Committee of the American Society for Apheresis: the eighth special issue [J]. J Clin Apher, 2019, 34 (3): 219-220.

第三节　单克隆免疫球蛋白沉积病及其肾病

一、单克隆免疫球蛋白沉积病概述

单克隆免疫球蛋白沉积病（monoclonal immunoglobulin deposition disease，MIDD）是单克隆免疫球蛋白（monoclonal immunoglobulin，M-Ig）或其片段（轻链或重链）沉积于多器官组织（基底膜等组织）导致的系统性疾病，肾脏尤易受累[1-4]。

根据沉积物性质的不同，MIDD 可以分为三种疾病[1-4]。①轻链沉积病（light chain deposition disease，LCDD）：1976 年 Randall 等首先报道[1-4]。在 MIDD 中其最常见，约占 80%[2]。②轻重链沉积病（light-and heavy-chain deposition disease，LHCDD）：1980 年

Preud'homme 等首先报道[2]。在 MIDD 中约占 10%[4]。③重链沉积病(heavy chain deposition disease,HCDD):此病认识较晚,1993 年才由 Aucouturier 等首次报道[1-4]。HCDD 在 MIDD 中的占比与 LHCDD 相当[5]。导致 LCDD、LHCDD 及 HCDD 的基础血液病相似,都主要由意义未明的单克隆丙种球蛋白病(monoclonal gammopathy of undetermined significance,MGUS,占 32%~87%)及 MM(11%~65%)引起,很少由淋巴增生性疾病(lymphoproliferative disorders,仅占 2%~3%)及华氏巨球蛋白血症(Waldenström macroglobulinemia,WM,约 2%)导致[2]。

MIDD 是一种系统性疾病,肾脏最易受累,而肾外器官损害也常见[1-3]。肾外器官损害的发生率以 LCDD 最高(达 35%~50%)[2-3],HCDD 最低[1-2]。受累的肾外器官可以全无临床症状,但是也能出现严重功能损害,甚至死亡[1]。在肾外器官中,肝脏及心脏最易受累[1-3]。20%~25% 的 MIDD 患者会出现肝损害,表现为肝大及肝酶升高,少数患者还能出现威胁生命的肝脏胆汁淤积(liver cholestasis)及急性肝衰竭[1,3,6]。肝活检组织电镜检查能在肝窦壁(sinusoidal walls)、窦周隙(perisinusoidal spaces)及胆小管基底膜(basement membranes of biliary ductuli)见到沙粒状沉积物,荧光显微镜下此沉积物为 M-Ig 或其片段(轻链或重链),呈线条样排列[1,6]。心脏损害的发生率为 25%~30%[1,3],可出现节律紊乱(如心房颤动)、传导异常(如 QT 间期延长)、左室舒张功能障碍及充血性心力衰竭等,与心脏淀粉样变性病的表现十分相似,但进行心内膜心肌活检病理检查则能清楚地鉴别。电镜检查在小血管及心肌细胞周围能见到沙粒状沉积物,荧光显微镜下此沉积物为 M-Ig 或其片段(轻链或重链),也呈线条样排列[1,7]。除了肝脏及心脏损害,文献报道 MIDD 还能累及中枢及外周神经系统、肺、胃肠道、胰腺、脾脏、淋巴结、骨髓、甲状腺、肾上腺、唾液腺、皮肤及关节[1,3-4]。

下文将着重对 LCDD、LHCDD 及 HCDD 的肾损害作一讨论。

二、轻链沉积病及其肾病

(一) 发病机制

LCDD 肾病在病理学上的显著特征是致病轻链(80% 为轻链 κ)在肾小管基底膜外侧和肾小球基底膜内侧呈沙粒状沉积,并且常导致肾小球系膜结节状硬化。下文将对其发病机制分别进行介绍。

1. 致病轻链于基底膜上呈沙粒状沉积 其机制尚未完全明白,考虑与如下因素相关:①致病轻链 κ 可变结构域的构象改变。LCDD 轻链的致病性完全由可变结构域决定。现已知导致 LCDD 的轻链 κ 主要为 Vκ Ⅳ 变异亚群,该亚群的互补决定区 1(complementarity-determining region 1,CDR1,位于可变结构域中,组成抗原结合位点)中的几个氨基酸已被不寻常的高疏水性氨基酸取代[1,8],而且,一些氨基酸还能发生 N- 糖基化[1,3]。现在认为疏水残基及 N- 糖基化都能促进轻链 κ 聚集,形成沙粒状沉积物[1,3]。此外,近年研究还发现,致

病轻链 κ 的可变结构域具有一个暴露的 β- 边缘(exposed β-edge),能导致轻链 κ 自发聚集成寡聚体,并进而形成沙粒状沉积物[8]。②致病轻链 κ 可变结构域的等电点。LCDD 轻链 κ 的可变结构域几乎总是呈现阳离子等电点(高于 7.5),因此在生理 pH 情况下,这些带正电荷的致病轻链,即能与带负电荷的肾小管和肾小球基底膜发生静电相互作用,促进轻链沉积[3]。

2. 肾小球系膜结节状硬化　致病轻链能与肾小球系膜细胞上的轻链受体结合,刺激系膜细胞转分化为肌成纤维细胞(myofibroblasts),分泌转化生长因子 -β(transforming growth factor-β),促进细胞外基质(extracellular matrix,ECM)合成,并抑制基质金属蛋白酶 -7(matrix metalloproteinase-7),阻止生腱蛋白(tenascin,构成系膜基质的主要 ECM 成分)降解,故而造成 LCDD 的肾小球系膜基质大量蓄积,形成结节性硬化[1,3,4,9]。

(二) M 蛋白检验

中老年肾脏病患者病因不清时,都应该做 M 蛋白(monoclonal protein)检验,以免遗漏单克隆丙种球蛋白病相关肾病(monoclonal gammopathy-associated renal diseases,MGP-RD)包括 LCDD 肾病。M 蛋白检验应包括血清及尿液蛋白电泳(serum and urine protein electrophoresis,SPE 及 UPE),血清及尿液免疫固定电泳(serum and urine immunofixation electrophoresis,sIFE 及 uIFE)和血清游离轻链测定(serum free light chain assay,sFLC)。LCDD 是单克隆游离轻链(monoclonal free light chain,M-FLC)致病,故检验 M-FLC 尤为重要,上述 5 项检验中,sFLC 的 κ/λ 比率和 uIFE 的本周蛋白检验对发现 M-FLC 最灵敏(请参阅第二章)。

是否全部 LCDD 患者的血清和 / 或尿液中都能检出 M-FLC ？尽管不少病例系列的检出率为 100%[5],但也有报道 10%~30% 的 LCDD 患者检测阴性[1,3-4]。遇到这种情况,应该先确定是否已经用了灵敏的 M-FLC 检验(如 sFLC)。有学者发现应用灵敏的检测试验后,此阴性率能从 30% 下降至 15%~20%[4]。至于用灵敏的检验仍不能发现 M-FLC 的原因,有学者认为与致病轻链的组织高亲和力(结构中的高疏水性氨基酸及糖基化氨基酸造成)相关,循环中高亲和力的 M-FLC 会迅速沉积于组织,致使血及尿中浓度过低而检测不出[1]。LCDD 患者除能检出血清 M-FLC 外,约 37% 的患者还能同时检出完整的 M-Ig[5]。

最后,还需要在此强调,LCDD 的致病轻链一般不活化补体系统,故 LCDD 患者的血清 C3 及 C4 水平正常,不出现低补体血症。

(三) 肾病的临床实验室表现

LCDD 患者诊断时的平均年龄在 55~58 岁,男女比例相当,部分病例系列的男性略多于女性[1,4-5]。LCDD 肾病可呈如下两种表现。

1. 以肾小球疾病为主要表现　绝大多数 LCDD 肾病都呈此表现。患者几乎全表现出蛋白尿,约一半患者表现为大量蛋白尿(>3.5g/d),约 1/4 患者表现出肾病综合征;血尿(主要为镜下血尿,偶尔为肉眼血尿)及高血压也常见,出现于 1/2~3/4 患者中;肾功能常呈渐进减退,约 95% 的患者出现慢性肾功能不全[1,4-5]。

2. 以肾小管间质病变为主要表现 LCDD 肾病患者中确有少数以肾小管间质病变为主要表现[1-4],Sicard 等[10]对其作了较详细报道,他们的研究队列含 14 例患者,基础血液病包括 MM(7 例)、MGUS(5 例)及 WM(2 例)。肾脏病的表现如下:中位尿蛋白量为 0.3g/d,镜下血尿 4 例(占 28.6%),高血压 10 例(占 71.4%),全部患者均出现慢性肾功能不全,血清肌酐平均值 281μmol/L。所以,此类患者的临床实验室特点为肾功能不全伴高血压,尿蛋白量少。不过,也有学者报道这类 LCDD 患者的肾功能不全并不显著[4],出现这种差别的原因,笔者认为可能与疾病诊断的时间早晚相关。这类 LCDD 肾病会不会出现近端和 / 或远端肾小管功能损害?《Heptinstall 肾脏病理学(第 7 版)》的此章节作者 Herrera 等[4]做了肯定回答,但并未给出证据,笔者也认为有此可能,但需要进一步求证。

此外,LCDD 肾病本身并不出现急性肾损伤,假若 MM 导致的 LCDD 肾病患者出现了急性肾损伤,即应考虑是否合并了轻链管型肾病(light chain cast nephropathy,LCCN),需做肾活检病理检查确定[1-3,11-12]。现已知在 MM 导致的 LCDD 肾病中,有 1/4~1/3 病例合并LCCN[1,11-12]。

(四)肾脏病理表现

1. 临床以肾小球疾病为主要表现的 LCDD 肾病

(1)光学显微镜检查:特征性的肾小球病变是结节性肾小球硬化(nodular glomerulosclerosis)(图 7-3-1),出现于 60%~80% 的患者中[2-3]。此结节性肾小球硬化与糖尿病肾病(diabetic kidney disease)表现相似,而且也常伴肾小球基底膜增厚及毛细血管瘤样扩张,但是并无肾小囊滴及纤维素帽等渗出病变。此系膜结节是由 ECM 构成,其中主要成分为生腱蛋白,过碘酸希夫(periodic acid Schiff,PAS)染色及过碘酸 - 六胺银(periodic acid-silver methenamine,PASM)染色均阳性。部分病例还伴系膜细胞增生[1-4]。

不过,LCDD 的早期肾小球病变却非结节性硬化,而呈肾小球轻微病变、系膜增生或膜增生性肾小球肾炎等表现[1-4,13]。有学者报道个别 LCDD 肾病还能表现为新月体肾炎,并引用了两篇早期的论文[4]。笔者已详细阅读了这两篇引用的论文,1983 年 Lapenas 等[14]报道的一例符合 MIDD 诊断,但若与 LCDD 比较,笔者认为更接近 LHCDD,需要做免疫电镜检查进行鉴别,却未进行。1984 年 Meyrier 等[15]报道了 3 例病例,3 例中无一例光镜检查符合结节性肾小球硬化表现,有的病例缺乏免疫荧光和 / 或电镜检查资料,有的上述检查表现与MIDD 不符,而且作者也未将其诊断为 MIDD。所以,LCDD 是否真能导致新月体肾炎? 笔者认为仍是个问题,需要进一步观察澄清。

除肾小球病变外,肾小管基底膜及小动脉壁增厚也常见,这也是致病轻链沉积导致[1,4]。在疾病后期,还可见肾小管萎缩及不同程度的肾间质炎症及纤维化[1,3-4]。LCDD 肾病患者的肾组织刚果红染色阴性[1-4,13]。

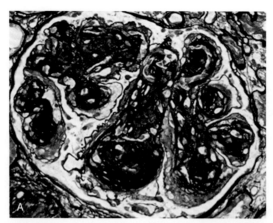

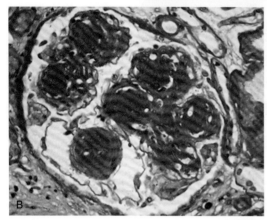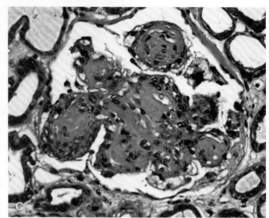

图 7-3-1 轻链沉积病的结节性肾小球硬化

注:A. PASM 套染 Masson ×400;B. PAS ×400;C. Masson ×400。

(2)免疫荧光或免疫组织化学检查:可见致病轻链(80% 为 κ)呈线条样弥漫地沉积于肾小球基底膜、肾小囊基底膜、肾小管基底膜及小动脉壁[1-4](图 7-3-2)。肾小管基底膜的着色强度常比肾小球基底膜强,提示更多的轻链沉积于肾小管基底膜[1]。除此之外,肾小球系膜区(包括结节)也常见颗粒样轻链沉积,病情较重时肾间质也有灶状分布的颗粒样轻链沉积[4]。

免疫荧光检查在发现 LCDD 肾病上最灵敏。某些于疾病早期做肾穿刺病理检查的病例,光镜及电镜检查并未见 LCDD 肾病病变,而免疫荧光检查却已阳性(致病轻链在肾小管基底膜及肾小球基底膜上呈线样沉积)[3,13]。

但是,有时免疫荧光检查却不能发现 LCDD 肾病肾组织上沉积的轻链,这与沉积的轻链已被糖基化修饰、抗原性被削弱相关,在 LCDD 肾病合并糖尿病时这种情况尤易出现。为了解决这一问题需要加做免疫电镜检查,免疫电镜检查的灵敏度高,此时仍常能获得阳性结果[4]。

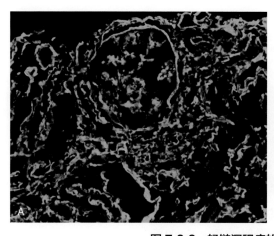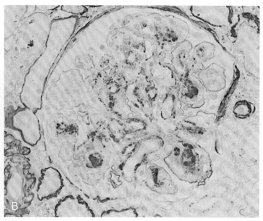

图 7-3-2　轻链沉积病的轻链 κ 在肾组织中沉积

注：A. κ 链的免疫荧光染色 ×200；B. κ 链的免疫组织化学染色 ×400。

（3）电子显微镜检查：可以见到沙粒状电子致密物沉积于肾小球基底膜内侧及肾小管基底膜外侧（图 7-3-3 及图 7-3-4）。有时肾小球基底膜内侧的沉积物可延伸至系膜区，而肾小管基底膜外侧的沉积物可延伸至肾间质。除此而外，此沙粒状沉积物也可出现于小动脉壁（内膜及肌细胞间），所以，这些沙粒状电子沉积物能够出现于肾脏所有腔室（all renal compartments）[1-4,13]。除此之外，在肾小球系膜区及内皮下有时还可见到直径 6~8nm 的短纤维样沉积物[16]。

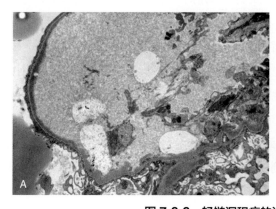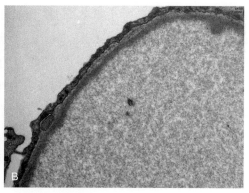

图 7-3-3　轻链沉积病的沙粒状电子致密物沉积

注：沉积于肾小球基底膜内侧；A. 电镜 ×8 000；B. 电镜 ×15 000。

做电镜检查时也需注意，当沉积的轻链量少时，电镜下沙粒状沉积物稀疏，有时不易被发现而造成假阴性，但是，此时免疫荧光检查却有可能清楚显示轻链沉积。所以，电镜检查需与免疫荧光检查配合应用来减少漏诊[4]。如果上述两项检查仍难确定诊断，则应加做免疫电镜检查，利用其高灵敏度来帮助确诊[1-2]。

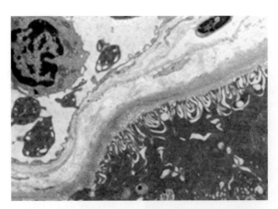

图 7-3-4　轻链沉积病的沙粒状电子致密物沉积

注:沉积于肾小管基底膜外侧(电镜 ×25 000)。

在结束此段讨论前,笔者还想对合并 LCCN 的 LCDD 肾病病理表现特点说两句。这类患者做光镜检查时,呈现结节性肾小球硬化典型表现者很少,不足 1/10,做电镜检查也有约 1/3 呈阴性结果,所以此时诊断 LCCD 肾病常需要依靠免疫荧光检查[1,3,11]。这些患者 LCDD 肾病病理表现不典型的原因,可能与其疾病病程相对较短相关。LCCN 常引起急性肾衰竭,病情危重,易早发现,而此时 LCDD 肾病的病理改变还未十分成熟[1]。

2. **临床以肾小管间质病变为主要表现的 LCDD 肾病**　至今仅 Sicard 等[10]的一篇论著对这类 LCDD 肾病的病理表现作了报道,故笔者仅能据此进行简介。

(1)光学显微镜检查:主要病变在肾小管及肾小动脉,可见肾小管基底膜增厚、复制(duplication)及皱缩,肾小管萎缩,并偶尔可在外髓质见到节段性肾小管管腔微囊样扩张(micro-cystic dilatation of tubular lumens)。病变肾小管周围间质常见炎细胞浸润及纤维化。肾小球病变相对较轻,在 Sicard 等[10]报道的 14 例患者中,6 例为缺血性病变(皱缩及硬化),6 例为弥漫系膜基质增多,2 例为局灶结节性肾小球硬化伴严重缺血性病变。此外,肾脏小动脉轻至重度硬化伴血管壁增厚也十分显著。全部病例刚果红染色阴性。

(2)免疫荧光或免疫组织化学检查:可见致病轻链(常为 κ 轻链)呈线条样弥漫地沉积于肾小管基底膜。在 Sicard 等[10]报道的 14 例患者中,11 例还伴随肾小球基底膜线样沉积,10 例伴随肾小动脉壁沉积。

(3)电子显微镜检查:可见沙粒状电子致密物沉积于肾小管基底膜外侧。在 Sicard 等[10]报道的 14 例患者中,3 例还伴随肾小球沉积,2 例伴随肾小动脉壁沉积。

(五) 诊断与鉴别诊断

此处主要讨论临床以肾小球疾病为主要表现的 LCDD 肾病,临床以肾小管间质病变为主要表现的 LCDD 肾病可参考前述临床及病理表现做诊断,此处不再讨论。

1. **LCDD 肾病的诊断**　诊断要点如下:①中老年患者,出现蛋白尿(可呈肾病综合征表现)、血尿(镜下血尿多见,偶见肉眼血尿)及高血压,肾功能渐进减退,出现肾功能不全。

② sFLC 及 uIFE 检测出 M-FLC(80% 为 κ 轻链)。③肾组织光镜检查可见结节性肾小球硬化;免疫荧光 / 免疫组织化学检查可见致病轻链(主要为 κ 轻链)呈线条样沉积于肾小球基底膜及肾小管基底膜;电镜检查于肾小球基底膜内侧及肾小管基底膜外侧可见沙粒状电子致密物沉积。④肾组织刚果红染色阴性。其中免疫荧光 / 免疫组织化学及电镜检查的典型表现对诊断 LCDD 肾病尤具意义,而表现不典型时则应加做免疫电镜检查。

需要强调的是,血液及尿液未检出 M-FLC 的患者,如果肾脏病理检查(特别是免疫荧光和电镜检查,及必要时加做的免疫电镜检查)呈典型 LCDD 肾病表现,仍能诊断 LCDD 肾病[1]。

2. LCDD 肾病的鉴别诊断

(1)与糖尿病肾病鉴别:由于肾活检光镜检查两种疾病的典型病例都呈结节性肾小球硬化表现,并可见肾小球基底膜增厚及毛细血管瘤样扩张,故须鉴别。但是鉴别并不困难,临床上糖尿病肾病患者有糖尿病病史(2 型糖尿病患者常已患病 10 年以上),而血清游离轻链检验阴性;病理检查光镜下 LCDD 肾病不出现肾小囊滴及纤维素帽等渗出性病变;免疫荧光检查两种疾病的荧光分布及形态极其相似,但是 LCDD 肾病的沉积物是单型游离轻链,而糖尿病肾病却是某些血浆蛋白(如 IgG 及白蛋白)的非特异沉积;电镜检查糖尿病肾病见肾小球基底膜弥漫增厚,无电子致密物沉积,而 LCDD 肾病能在肾小球基底膜内侧及肾小管基底膜外侧见到典型的沙粒状电子致密物[1,3-4]。

较困难的是糖尿病肾病与 LCDD 肾病并存时,如何克服糖尿病肾病对 LCDD 肾病诊断的干扰。前文已述,糖尿病可促进致病轻链糖基化,改变其抗原性,导致用于免疫荧光 / 免疫组织化学检查的轻链抗体不能识别;另外,糖尿病肾病时 IgG 等蛋白在肾小球及肾小管基底膜上的非特异沉积,也可能干扰免疫荧光 / 免疫组织化学检查对轻链沉积的判断。如此即可能造成假阴性或假阳性结果,这时做电镜检查,甚至做免疫电镜检查对诊断会很有帮助[4]。当然,做激光显微切割 - 质谱分析(laser microdissection-mass spectrometry,LMD-MS)更能准确地将两病鉴别。

(2)与 AL 型淀粉样变肾病鉴别:由于此病与 LCDD 肾病都是由单克隆轻链引起,都能出现蛋白尿及慢性肾功能损害,故需鉴别,但是二者之间的鉴别并不困难,尤其是病理表现完全不同,详见表 7-3-1。

表 7-3-1 轻链沉积病肾病与 AL 型淀粉样变肾病的鉴别

项目	轻链沉积病肾病	AL 型淀粉样变肾病
好发年龄及性别	中、老年人,男女相当	老年人,男性居多
临床表现		
大量蛋白尿	约占 1/2 病例	占绝大多数病例
肾病综合征	约占 1/4 病例	占绝大多数病例

续表

项目	轻链沉积病肾病	AL 型淀粉样变肾病
血尿	镜下血尿常见,偶见肉眼血尿	无血尿或少数病例镜下血尿
高血压	常见	约占 20%,并可出现低血压
慢性肾功能不全	常见,逐渐进展	常见,逐渐进展
血清游离轻链	多为 κ,约<30% 患者检验阴性	多为 λ
肾脏体积	不增大	约 1/3 病例增大
肾外器官受累	肝脏及心脏最常受累	心脏及神经系统最常受累
病理表现		
光镜检查	常见结节性肾小球硬化,刚果红染色阴性	淀粉样蛋白沉积于肾小球系膜区及小动脉壁等部位,刚果红染色阳性
免疫荧光检查	致病轻链呈线条样沉积于 GBM 及 TBM 等部位	致病轻链呈团块状沉积于肾小球系膜区及小动脉壁等部位
电镜检查	可见沙粒状电子致密物沉积于 GBM 内侧及 TBM 外侧等部位	病变部位可见宽度 8~12nm、随机杂乱排列的无分支纤维

注:GBM,肾小球基底膜;TBM,肾小管基底膜。

(六)治疗原则

1. 针对基础血液病的治疗 治疗 LCDD 及其肾病应首先针对其基础血液病进行治疗,以减少致病单克隆轻链产生,改善肾脏病[1,17]。由于导致 LCDD 的基础血液病绝大多数为浆细胞病(包括 MGUS 及 MM),故可采用如下措施。

(1)自体干细胞移植(autologous stem cell transplantation,ASCT):符合条件进行 ASCT 治疗的患者(常为较年轻且肾功能较好的患者)可以进行[1,3,17-18]。2004 年 Royer 等[18]用此法治疗了 9 例 LCDD 及 2 例 LHCDD 肾病患者,结果显示 72% 的患者获得了良好的血液学效应,27% 的患者肾脏病获得改善(肾病综合征消失,血清肌酐下降),患者能很好耐受治疗。其他研究也显示 ASCT 疗效十分良好。

(2)药物治疗:近十年不少疗效很好的新型治疗药物陆续上市,已显著提高了 LCDD 肾病的治疗疗效。①蛋白酶体抑制剂(proteasome inhibitors,PIs)为基础的联合治疗方案,其中最常用的 PIs 是硼替佐米(bortezomib)。2014 年 Cohen 等[19]用硼替佐米与地塞米松(dexamethasone)联合,与地塞米松、沙利度胺(thalidomide)或来那度胺(lenalidomide)联合,以及与地塞米松和环磷酰胺(cyclophosphamide)联合,治疗了 35 例 LCDD、12 例 HCDD 及 2 例 LHCDD 肾病患者,70.4% 的患者获得血液学完全缓解或非常好的部分缓解,53% 的患者获得了肾脏效应(尿蛋白减少,血清肌酐下降及估算肾小球滤过率上升),患者对治疗能很好耐受。其他一些临床研究的结果也与此类似。②免疫调节剂(immunomodulatory drugs,IMiDs)为基础的联合治疗方案。已有学者用沙利度胺与地塞米松联合、或来那度胺与泼尼松龙（prednisolone）联合治疗 LCDD 肾病，也获得良好的血液学效应及肾脏效应[20-21]。③单克隆抗体为基础的治疗，近年已有用达雷妥尤单抗（daratumumab，抗 CD38 单克隆抗体）单药或药物联合（如联合地塞米松及硼替佐米等）治疗 LCDD 肾病的报道[3,22]。Milani 等[22]用此方案治疗了 8 例用其他方案治疗无效的患者，治疗后 7 例患者获得了血液学非常好的部分缓解或部分缓解，2 例患者获得了肾脏效应，4 例患者的肾功能停止坏转。所有患者对治疗都能很好耐受。

至于发病与 B 细胞非霍奇金淋巴瘤（B cell non-Hodgkin lymphoma，B-NHL）或 WM 相关的 LCDD 患者，肾病应该如何治疗？目前病例数太少，尚难总结，不过从理论上讲，也应该首先针对克隆 B 细胞进行治疗。

2. **终末期肾病（end-stage renal disease，ESRD）的治疗** LCDD 所致 ESRD 患者是否能进行肾移植治疗？与轻链型淀粉样变肾病相似，肾移植对象必须进行严格挑选，只有经过克隆靶向治疗获得血液学持续完全缓解的患者才能考虑进行肾移植，否则移植肾的 LCDD 肾病复发率会很高（有的病例系列高达 70%~75%），将导致移植肾失功[1,3,4,17,23]。

三、重链及轻重链沉积病及其肾病

HCDD 及 LHCDD 均较少见，在 MIDD 中各占 10% 左右[4]。HCDD 及 LHCDD 在临床实验室表现、肾脏病理表现及疾病治疗上，许多地方都与 LCDD 相似。下文仅对二者与 LCDD 的不同点进行简述。

（一）发病机制

HCDD 及其肾病的发病机制与 LCDD 有所不同，以下两点很重要：①致病重链结构变异。已发现 HCDD 患者致病重链恒定区 CH1 结构域普遍缺失（有时还伴 CH2 结构域及铰链区缺失）。生理情况下，CH1 具有重要作用，能与浆细胞内质网中的重链结合蛋白（heavy chain binding protein，BiP）结合，使游离重链驻留在内质网中，组装免疫球蛋白。当 CH1 缺失时，截断的重链片段无法与 BiP 结合，即会释出胞外，游离于循环中。除此之外，重链可变区氨基酸序列的变化（某些氨基酸被取代）也同样重要，这些变化改变了截断重链的理化性质，使其带正电荷并增强疏水性，更易于沉积到带负电荷的基底膜上致病[1,3,24-25]。②补体系统活化。LCDD 及其肾病的发病机制中不存在补体活化，但是部分 HCDD 患者，主要是单克隆重链 γ3（IgG3 的重链）或 γ1（IgG1 的重链）致病者，却能活化补体系统。单克隆重链 γ3 或 γ1 能通过重链上的 CH2 结构域与补体 C1q 结合，从而通过经典途径激活补体系统致病[1,24-25]（请参阅本章第二节）。

LHCDD 及其肾病的发病机制尚欠清楚，至今缺乏研究。不过已知某些 LHCDD（致病重链为 γ3 或 γ1 者）同 HCDD 一样，也可能通过经典途径激活补体系统致病。

（二）临床及实验室表现

HCDD 患者诊断时的平均年龄在 53~57 岁，与 LCDD 相当；而 LHCDD 患者诊断时的平均年龄在 61~64 岁,比 LCDD 及 HCDD 年龄大[1,4-5]。HCDD 及与 LHCDD 患者的性别男女比例相当[1,4-5]。

HCDD 及 LHCDD 的临床表现与 LCDD 十分相似,但也有一些不同。HCDD 较少累及肾外器官[1,3-4]。在肾病表现上,HCDD 常较 LCDD 病情重,大量蛋白尿、肾病综合征、镜下血尿、高血压及慢性肾功能不全的发生率都比 LCDD 高[1,3,5,11,24],而 LHCDD 的病情轻重似乎介于 HCDD 与 LCDD 之间[5,11]。

实验室检查也有如下特点与 LCDD 不同:①血清 M 蛋白及游离截断重链检验。做 sIFE 检验约 60% 的 HCDD 患者能检出完整的单克隆免疫球蛋白[1,5],主要为单克隆 IgG[5],少数研究还用免疫印迹试验(immunoblot assay)检测了 HCDD 患者的血清游离截断重链,也发现约 60% 患者阳性[11,25]。Oe 等[24]认为部分患者检测阴性的原因可能是截断重链具有高度组织亲和力,能迅速沉积于组织,致血液浓度过低而检测不出。由于致病重链的 CH1 结构域已缺失[1,3,4,24],故上述检验所用抗体均应靶向重链 CH2 和 / 或 CH3 结构域。LHCDD 患者做 sIFE 检验,约 80% 患者能检出完整的单克隆免疫球蛋白[1,5],也以单克隆 IgG 为主[5],但是也有 10%~20% 的患者检测阴性,分析原因仍认为与致病单克隆免疫球蛋白血液浓度过低有关。②血清游离轻链检验。2017 年 Bridoux 等[25]发现许多 HCDD 患者的血清 M-FLC 检测异常,即 κ 或 λ 游离轻链水平增高及 κ/λ 比率异常,对患者的骨髓标本进行双重免疫荧光染色发现致病重链与轻链(与血清中的游离轻链相同)共表达(coexpression)于单一克隆浆细胞。Bridoux 等[25]认为 HCDD 患者会出现血清 κ/λ 比率异常的原因是克隆性浆细胞在产生致病单克隆重链时,同时产生了 M-FLC。HCDD 患者的上述血清游离轻链 κ/λ 比率异常也已被其他学者确认,出现在 60%~100% 的 HCDD 受检患者中[5,26],而且认为血清 κ/λ 比率的变化可以作为 HCDD 治疗疗效的评估指标之一[25]。HCDD 患者血清出现 M-FLC 时尿本周蛋白也常阳性[4,25]。LHCDD 患者进行 sFLC 的病例较少,笔者搜索了 2000—2021 年间国内外发表的 LHCDD 相关文献(包括论著及个例报道),共发现 19 例患者做了 sFLC,全部出现了血清 κ/λ 比率异常[5,11,27-28]。不过,到底多大比例的 LHCDD 患者存在 κ/λ 比率异常? 仍需今后扩大例数继续观察。③血清补体 C3 及 C4 检验。如前所述,单克隆重链 γ3 或 γ1 能通过经典途径激活补体系统,因此血清补体 C3 和 / 或 C4 水平可能下降。这种低补体血症在单克隆重链 γ3 或 γ1 致病的 HCDD 及 LHCDD 都常见到,并且发现血清 C3 及 C4 的水平变化与疾病活动度相关[1,4,17,24-25]。

(三)肾脏病理表现

1. 光学显微镜检查　HCDD 肾病病理检查的光镜表现与 LCDD 肾病很相似,不过 HCDD 肾病患者出现结节性肾小球硬化的比例远比 LCDD 肾病高(LCDD 肾病占 60%~80%,而 HCDD 肾病几乎 100%)[1,3,26,29],而且 HCDD 肾病的结节性肾小球硬化有时还能伴新月体形成[17,25-26,29]。LHCDD 肾病患者出现结节性肾小球硬化的比例有多高? 笔者搜索了 1995—2021 年国内外文献(包括论著及个例报道),发现 49 例 LHCDD 肾病患者做了肾组织光镜检查,其中38例呈现结节性肾小球硬化,占77.6%[5,11]。此外,与HCDD肾病一样,LHCDD肾病的结节性肾小球硬化也能伴新月体形成[30]。

2. **免疫荧光检查** HCDD肾病可见单型重链沉积,其中IgG重链γ最常见,占80%以上,此时还须做重链亚类γ1至γ4检测,应为单一重链亚类阳性,而IgA重链α或IgM重链μ较少见(抗免疫球蛋白抗体的特异抗原表位位于重链,故进行免疫球蛋白及其亚类的免疫荧光检查,即是检查其重链)。上述沉积物呈线条样,沉积部位与LCDD肾病相同[25-26,29]。轻链κ及λ的免疫荧光检查阴性[2,3,17,29]。如果光镜及电镜检查都呈典型的MIDD肾病表现,但免疫荧光检查重链γ、α、μ及轻链κ及λ都阴性时,须考虑有无IgD重链δ导致HCDD肾病的可能,此时就需用抗IgD抗体(其特异抗原表位位于重链δ)做免疫荧光检查进行判断,必要时还须做LMD-MS分析。2015年Royal等[31]就是通过肾活检组织的上述检查成功地诊断了首例δ型HCDD。

LHCDD可见单型重链(包括亚型重链)伴随单型轻链沉积,其中以IgGκ型最常见,沉积物形态与分布都与HCDD相似[2-4,30]。

此外,如果γ3或γ1型HCDD或LHCDD已导致补体经典途径活化时,肾组织免疫荧光检查还能见到补体C3及C1q呈细颗粒样沉积[2,4,29]。

3. **电子显微镜检查** HCDD及LHCDD的电镜检查所见与LCDD相似,偶尔也可见纤维样沉积物[4]。

现已将LCDD、HCDD及LHCDD的临床实验室表现及肾脏病理表现要点总结于表7-3-2,可供参考。从总体上看,HCDD肾病表现常比LCDD肾病重,而LHCDD肾病的病情介于上两者之间,原因尚不清楚,部分HCDD及LHCDD患者(重链为γ3或γ1者)存在补体活化致病因素,这可能是其病情较重的原因之一[5]。

表7-3-2 LCDD、HCDD及LHCDD的临床实验室表现及肾脏病理表现要点

项目	LCDD	HCDD	LHCDD
年龄	平均55~58岁	平均53~57岁	平均61~64岁
性别	男女相当或男性略多	男女比例相当	男女比例相当
临床表现			
肾脏病表现*	相对较轻	相对较重	介于LCDD与HCDD间
肾外器官受累	较多见,35%~50%患者具有	较少见	与LCDD相似
实验室检查			
M蛋白检验	10%~20%患者检测不出致病轻链	约40%患者检测不出致病重链	10%~20%患者检测不出致病免疫球蛋白
血清C3及C4	正常	γ3或γ1致病者常下降	与HCDD相同

项目	LCDD	HCDD	LHCDD
肾脏病理表现			
光镜检查	60%~80% 患者呈结节性肾小球硬化,其余呈不同程度的系膜增生	几乎 100% 的患者呈结节性肾小球硬化,可伴新月体形成	仅 80% 患者呈结节性肾小球硬化,其余呈不同程度系膜增生。可伴新月体形成
免疫荧光检查	致病轻链(80% 为 κ 链)呈线条样沉积于 GBM 及 TBM 等部位,无补体 C3 及 C1q 沉积	致病重链(80% 以上为 γ 链)呈线条样(偶尔颗粒状)沉积于 GBM 及 TBM 等部位,γ3 或 γ1 致病者还常见 C3 及 C1q 呈颗粒样沉积	致病重链(常为 γ 链)伴随 κ 或 λ 轻链呈线条样(偶尔颗粒状)沉积于 GBM 及 TBM 等部位,γ3 或 γ1 致病者常可见 C3 及 C1q 呈颗粒样沉积
电子显微镜检查	GBM 内侧及 TBM 外侧等部位可见沙粒状电子致密物沉积,偶尔还可见纤维状沉积物	与 LCDD 相同	与 LCDD 相同

注:GBM,肾小球基底膜;HCDD,重链沉积病;LCDD,轻链沉积病;LHCDD,轻重链沉积病;TBM,肾小管基底膜。

* 包括蛋白尿、肾病综合征、血尿、高血压及慢性肾功能不全等。

(四) 治疗原则

HCDD 及 LHCDD(包括肾病)的治疗也应以减少单克隆免疫球蛋白产生为主要目标,具体治疗措施与 LCDD 及肾病的治疗相似(请参阅前文)[17]。HCDD 及 LHCDD 患者进入 ESRD 后接受肾移植治疗的病例数很少,但在这为数不多的患者中已观察到移植肾的疾病复发[24,32-33]。2000 年 Herzenberg 等[32] 报道了一例 γ2 型 HCDD 年轻女性患者,进入 ESRD 后接受了来自父亲的活体肾移植,两年半后因再次出现蛋白尿及慢性肾功能减退而做了移植肾活检,移植肾的病理表现与原来的自体肾活检表现完全一样,证实移植肾 HCDD 复发。2005 年 Alchi 等[33] 报道了一例日本中年男性患者,罹患 γ-λ 型 LHCDD,进入 ESRD 后接受了来自亲弟弟的活体肾移植(HLA 完全匹配),一年零五个月后因再次出现蛋白尿及肾功能减退做了移植肾活检,其病理表现也与原来的自体肾活检表现完全相同,肯定了 LHCDD 复发。因此,对 HCDD 及 LHCDD 导致的 ESRD 患者进行肾移植必须慎重。

参考文献

[1] RONCO P, PLAISIER E, MOUGENOT B, et al. Immunoglobulin light (heavy)-chain deposition disease: from molecular medicine to pathophysiology-driven therapy [J]. Clin J Am Soc Nephrol, 2006, 1 (6): 1342-1350.

[2] KANZAKI G, OKABAYASHI Y, NAGAHAMA K, et al. Monoclonal immunoglobulin deposition disease

and related diseases [J]. J Nippon Med Sch, 2019, 86 (1): 2-9.

［3］ COHEN C, JOLY F, SIBILLE A, et al. Randall-type monoclonal immunoglobulin deposition disease: new insights into the pathogenesis, diagnosis and management [J]. Diagnostics (Basel), 2021, 11 (3): 420.

［4］ HERRERA G A, PICKEN M M. Renal diseases associated with plasma cell dyscrasias, amyloidoses, and Waldenström macroglobulinemia [M]//JENNETTE J C, OLSON J L, SILVA FG, et al. Heptinstall pathology of the kidney. 7th ed. Philadelphia: Lippincott Williams&Wilkins, 2014: 964-974.

［5］ NASR S H, VALERI A M, CORNELL L D, et al. Renal monoclonal immunoglobulin deposition disease: a report of 64 patients from a single institution [J]. Clin J Am Soc Nephrol, 2012, 7 (2): 231-239.

［6］ BRILLAND B, SAYEGH J, CROUE A, et al. Recovery from LCDD-associated severe liver cholestasis: a case report and literature review [J]. J Gastrointestin Liver Dis, 2016, 25 (1): 99-103.

［7］ OSANAMI A, YANO T, TAKEMURA G, et al. Cardiac light chain deposition disease mimicking immuno-globulin light chain amyloidosis: two branches of the same tree [J]. Circ Cardiovasc Imaging, 2020, 13 (9): e010478.

［8］ WANG Q, JIANG F, XU G. The pathogenesis of renal injury and treatment in light chain deposition disease [J]. J Transl Med, 2019, 17 (1): 387.

［9］ KEELING J, HERRERA G A. An in vitro model of light chain deposition disease [J]. Kidney Int, 2009, 75 (6): 634-645.

［10］ SICARD A, KARRAS A, GOUJON J M, et al. Light chain deposition disease without glomerular protein-uria: a diagnostic challenge for the nephrologist [J]. Nephrol Dial Transplant, 2014, 29 (10): 1894-1902.

［11］ JOLY F, COHEN C, JAVAUGUE V, et al. Randall-type monoclonal immunoglobulin deposition disease: novel insights from a nationwide cohort study [J]. Blood, 2019, 133 (6): 576-587.

［12］ 李丹阳, 喻小娟, 刘刚, 等. 肾脏轻链沉积病合并管型肾病的临床病理特点 [J]. 中华肾脏病杂志, 2019, 35 (5): 329-335.

［13］ FOGO A B, LUSCO M A, NAJAFIAN B, et al. AJKD atlas of renal pathology: light chain deposition disease [J]. Am J Kidney Dis, 2015, 66 (6): e47-e48.

［14］ LAPENAS D J, DREWRY S J, Luke R L 3RD, et al. Crescentic light-chain glomerulopathy. Report of a case [J]. Arch Pathol Lab Med, 1983, 107 (6): 319-323.

［15］ MEYRIER A, SIMON P, MIGNON F, et al. Rapidly progressive ('crescentic') glomerulonephritis and monoclonal gammapathies [J]. Nephron, 1984, 38 (3): 156-162.

［16］ STRØM E H, FOGAZZI G B, BANFI G, et al. Light chain deposition disease of the kidney. Morpholog-ical aspects in 24 patients [J]. Virchows Arch, 1994, 425 (3): 271-280.

［17］ RADHAKRISHNAN J, APPEL G B, D'AGATI V D. Secondary glomerular disease [M]//YU A S L, CHERTOW G M, LUYCKX V A, et al. Brenner & Rector's the kidney. 11th ed. Philadelphia: Elsevier, 2020: 1136-1138.

［18］ ROYER B, ARNULF B, MARTINEZ F, et al. High dose chemotherapy in light chain or light and heavy chain deposition disease [J]. Kidney Int, 2004, 65 (2): 642-648.

［19］ COHEN C, ROYER B, JAVAUGUE V, et al. Bortezomib produces high hematological response rates with prolonged renal survival in monoclonal immunoglobulin deposition disease [J]. Kidney Int, 2015, 88 (5): 1135-1143.

［20］ FUJITA H, HISHIZAWA M, SAKAMOTO S, et al. Durable hematological response and improvement of nephrotic syndrome on thalidomide therapy in a patient with refractory light chain deposition disease [J]. Int J Hematol, 2011, 93 (5): 673-676.

［21］ MIMA A, NAGAHARA D, TANSHO K. Successful treatment of nephrotic syndrome induced by lambda light chain deposition disease using lenalidomide: a case report and review of the literature [J]. Clin Nephrol, 2018, 89 (6): 461-468.

［22］ MILANI P, BASSET M, CURCI P, et al. Daratumumab in light chain deposition disease: rapid and profound hematologic response preserves kidney function [J]. Blood Adv, 2020, 4 (7): 1321-1324.

［23］ STERN L, HAVASI A. Renal transplantation in amyloidosis and MIDD [J]. Front Biosci (Elite Ed), 2015, 7: 149-157.

［24］ OE Y, SOMA J, SATO H, et al. Heavy chain deposition disease: an overview [J]. Clin Exp Nephrol, 2013, 17 (6): 771-778.

［25］ BRIDOUX F, JAVAUGUE V, BENDER S, et al. Unravelling the immunopathological mechanisms of heavy chain deposition disease with implications for clinical management [J]. Kidney Int, 2017, 91 (2): 423-434.

［26］ ZHANG Y, LI X, LIANG D, et al. Heavy chain deposition disease: clinicopathologic characteristics of a Chinese case series [J]. Am J Kidney Dis, 2020, 75 (5): 736-743.

［27］ 梁少姗, 曾彩虹. 肾脏轻- 重链沉积病 [J]. 肾脏病与透析肾移植杂志, 2013, 22 (1): 90-94.

［28］ 尹广, 吴燕, 曾彩虹, 等. 肾脏轻链- 重链沉积病一例并文献复习 [J]. 中国综合临床, 2014, 30 (10): 1063-1066.

［29］ FOGO A B, LUSCO M A, NAJAFIAN B, et al. AJKD atlas of renal pathology: heavy chain deposition disease [J]. Am J Kidney Dis, 2016, 67 (3): e11-e12.

［30］ FOGO A B, LUSCO M A, NAJAFIAN B, et al. AJKD atlas of renal pathology: light and heavy chain deposition disease [J]. Am J Kidney Dis, 2016, 67 (2): e1-e3.

［31］ ROYAL V, QUINT P, LEBLANC M, et al. IgD heavy-chain deposition disease: detection by laser micro-dissection and mass spectrometry [J]. J Am Soc Nephrol, 2015, 26 (4): 784-790.

［32］ HERZENBERG A M, KIAII M, MAGIL A B. Heavy chain deposition disease: recurrence in a renal transplant and report of IgG (2) subtype [J]. Am J Kidney Dis, 2000, 35 (5): E25.

［33］ ALCHI B, NISHI S, IGUCHI S, et al. Recurrent light and heavy chain deposition disease after renal transplantation [J]. Nephrol Dial Transplant, 2005, 20 (7): 1487-1491.

第八章
肾小球疾病

第一节　单克隆丙种球蛋白病相关 C3 肾小球病

一、概述

1974 年 Verroust 等在做肾组织免疫荧光检查时,首先观察到肾小球仅有补体 C3 及补体后期成分沉积,而无免疫球蛋白沉积的病例。2010 年 Fakhouri 等[1]将这类疾病命名为 C3 肾小球病(C3 glomerulopathy,C3GP)。C3GP 是免疫病理诊断,确诊后还须做电子显微镜检查,将本病进一步划分为 C3 肾小球肾炎(C3 glomerulonephritis,C3GN)及致密物沉积病(dense deposit disease,DDD)[1]。

2012 年及 2015 年曾召开过两次国际多学科专家会议对 C3GP 进行研讨,第一次会议是由英国专家 Pickering 及 Terence Cook 发起,后一次会议是由"改善全球肾脏病预后组织"(Kidney Disease:Improving Global Outcomes,KDIGO)主办,两次研讨会的共识报告已分别于 2013 年及 2017 年发表[2-3]。这两次会议对 C3GP 的临床病理表现、诊断及治疗提出了指导性意见,为提高本病诊治水平发挥了重要作用。

C3GP 是少见病。据疾病队列研究及注册资料估计,C3GP(包括 C3GN 及 DDD)的年发病率约为 1/100 万[3-4],美国的患病率估计少于 5/100 万,欧洲的患病率估计为(0.2~1)/100 万[5]。

1989 年 Bourke 等[6]及 1996 年 Sepandj 等[7]各报道了一例与单克隆免疫球蛋白(monoclonal immunoglobulin,M-Ig)相关的 C3GN 及 DDD,自此,单克隆丙种球蛋白病相关 C3 肾小球病(C3 glomerulopathy associated with monoclonal gammopathy,MGP-C3GP)开始受到重视,之后报道的病例数逐渐增多。据统计,在 ≥ 50 岁的 C3GP 患者中,MGP-C3GP 占 30%~65%[5,8]。

本节将对 C3GP(包括 C3GN 及 DDD)进行全面介绍,然后参考当前有限的 MGP-C3GP 研究资料,再对 MGP-C3GP 的特点进行讨论。

二、发病机制

(一) C3GP 的发病机制

补体旁路激活途径失调是导致 C3GP 发病的中心环节,可由后天获得性或先天遗传性因素造成。

1. 获得性致病因素　　在某些外因(如感染)作用下,机体产生了针对补体旁路途径成分和/或调节因子的自身抗体,导致补体旁路途径激活失调,这是 C3GP 发病的一个重要机制。这些抗体包括:①抗 H 因子或 I 因子的自身抗体。H 因子及 I 因子是补体旁路途径调节蛋白,H 因子通过与 C3b 结合阻止 C3 转化酶 C3bBb 形成,并促其解离;I 因子能在 H 因子辅助下将 C3b 裂解为无活性的 iC3b,阻止 C3bBb 形成。针对 H 因子及 I 因子产生的自身抗体能阻断上述调节作用,导致补体旁路途径过度激活致病[2-5,9-10]。② C3 肾炎因子(C3 nephritic factor,C3Nef)。C3Nef 是 C3 转化酶 C3bBb 的自身抗体,能稳定 C3bBb,防止其被 H 因子解离,从而延长其半衰期(可延长 10 倍),同样能导致补体旁路途径过度激活致病[2-5,9-10]。③抗 B 因子或 C3b 的自身抗体。在少数 C3GP 患者的血清中还发现了抗补体 B 因子和/或 C3b 的自身抗体[2,4-5]。

C3GP 患者的补体旁路途径激活发生在循环中(液相中),被其激活的补体 C3 随后沉积于肾小球,诱发 C3GN 或 DDD[3,9]。所以,肾小球中并无补体旁路途径的其他成分沉积。

2. 遗传性致病因素　　大约 1/5~1/4 的 C3GP 患者能发现基因突变(mutation)或变异(variant)[4,8,10]。较常见的受累基因包括 *C3*、*CFB*、*CFH*、*CFI*、*MCP* 及 *CFHR*,分别编码补体 C3、B 因子、H 因子、I 因子、膜辅因子蛋白(membrane cofactor protein,MCP 或称 CD46)及 H 因子相关蛋白(factor H-related proteins,FHR),这些因子及蛋白均与补体旁路途径相关[2-5,10]。如条件允许均应开展上述基因检测。

(二) MGP-C3GP 发病机制的特点

现已明确 MGP-C3GP 患者循环中的 M-Ig 能够作为补体旁路途径成分和/或调节因子的自身抗体,参与 C3GP 致病[2]。已发现的 M-Ig 自身抗体有:C3Nef,抗 H 因子、I 因子或 B 因子的自身抗体,及抗补体受体 1(complement receptor 1,CR1)的自身抗体等[8,10-12]。在约一半 MGP-C3GP 患者的血清中能发现上述自身抗体[8,11]。

对 MGP-C3GP 患者进行补体旁路相关基因检测显示,绝大多数患者基因无突变及变异[8],仅极少数(4%~7%)患者存在异常[11-12],因此遗传性因素在 MGP-C3GP 发病中似乎不具有重要作用[8,11]。

从上述内容看,大约一半 MGP-C3GP 患者的血清并无抗补体自身抗体,基因检测绝大多数患者也未发现补体旁路相关基因异常,那么这些 MGP-C3GP 患者的补体系统是如何被激活的呢? 2018 年法国学者 Chauvet 等[11]提出了一个大胆假说:M-Ig 可以直接作为补体激活表面(complement-activating surface)激活补体。他们提取了健康人、MGP 无肾损害患者及 MGP-C3GP 患者的血清 IgG,与补体 C3、B 因子及 D 因子一同孵育,然后检测 C3 裂解产物 C3b 浓度,结果显示,与健康人及 MGP 无肾损害患者相比,MGP-C3GP 患者的 IgG 能够显著提高 C3b 浓度($P<0.05$),这就提示在没有补体调节因子参与下,MGP-C3GP 患者的 IgG(单克隆 IgG),也能直接通过旁路途径激活补体系统。当然,这一假说还需进一步验证。

三、临床及实验室表现

(一) C3GP 的临床及实验室表现

C3GN 诊断时的平均年龄为 30 岁,而 DDD 诊断时约 2/3 患者小于 16 岁。在多数病例系列中男女患者的比例相当,而在少数 DDD 病例系列中女性略占优势[4,5,9]。

几乎全部患者都具有程度不同的蛋白尿,1/3~2/3 患者呈现肾病综合征表现。4/5 以上的患者具有镜下血尿,约 1/5 的患者可出现肉眼血尿。高血压出现于 2/5~4/5 的患者中。起病时约 1/4 的患者(特别是有前驱感染者)可呈现急性肾炎综合征表现。就诊时 2/5~4/5 患者已有慢性肾功能不全,肾功能呈渐进性减退,直至进入终末期肾病(end-stage renal disease,ESRD)[4,5,9]。

血清补体 C3 降低发生于 40%~50% 的 C3GN 患者及 60%~80% 的 DDD 患者中[4,5,9],血清 C4 水平通常正常(个别病例的血清 C4 水平也下降,其机制不清)[4,5,9]。血清 C3Nef 出现于 40%~45% 的 C3GN 患者及 59%~86% 的 DDD 患者[9,13]。有的研究还检测了补体旁路途径其他相关因子的水平和 / 或自身抗体,但是阳性率都很低。Servais 等[13]检测了 53 例 C3GN 及 22 例 DDD 患者的血清 B、H 及 I 因子水平,B 因子水平下降者 C3GN 及 DDD 分别占 26.4% 及 27.3%,H 因子水平下降者两者分别占 3.8% 及 18.2%,全部患者 I 因子水平正常。Chauvet 等[11]检测了 107 例 C3GP 成人患者的血清抗 H 因子自身抗体,仅 11% 阳性;Ravindran 等[14]检测了 59 例 M-Ig 阴性的 C3GP 患者的血清抗 H 因子自身抗体、抗 B 因子自身抗体、C4 肾炎因子(C4 nephritic factor,C4Nef)及 C5 肾炎因子(C5 nephritic factor,C5Nef),阳性率总共 16.7%。

根据以上叙述,笔者想强调两点:①尽管血清 C3 水平下降对提示 C3GP 具有意义,但是部分 C3GP 患者血清 C3 水平却正常,特别是 C3GN 患者,因此不能仅以血清 C3 水平正常就排除 C3GP 可能[4]。②血清 C3Nef 阳性对提示 C3GP(特别是 DDD)十分重要,但又须知道 C3Nef 并非 C3GP 的特异性血清标志物,部分非 C3GP 的 I 型膜增生性肾小球肾炎(membranoproliferative glomerulonephritis,MPGN)、狼疮性肾炎及链球菌感染后急性肾小球肾炎(post-streptococcal acute glomerulonephritis)患者也会阳性,故需要鉴别[9]。此外,C3Nef 的检测方法较多,但临床应用尚缺乏标准化及质控,为了提高检出率及准确性,目前最好能同时用几种方法检测。

(二) MGP-C3GP 的临床实验室表现特点

MGP-C3GP 的发病年龄与上述 C3GP 总体的发病年龄不同,MGP 相关的 C3GN 及 DDD(以下分别简写为 MGP-C3GN 及 MGP-DDD)均好发于中老年。前者诊断时的平均年龄在 55 岁左右[15-16],而后者在 60 岁左右[17]。MGP-C3GN 患者男性多于女性,在多数病例系列中男性占 60%~80%[11,16],而 MGP-DDD 患者却女性多于男性,女性约占 80%[17]。MGP-C3GP 也常以蛋白尿、血尿、高血压及肾病综合征为主要表现,有前驱感染者起病时也常呈急性肾炎综合征表现。与上述 C3GP 总体表现并无明显差别[8,12,15-17]。

在 MGP-C3GP 患者中,MGP-C3GN 的血清补体 C3 降低发生率为 30%~67%,C4 通常

正常,与上述 C3GN 的总体情况相似[8,11,15-16]。血清补体 B、H、I 因子及其自身抗体的阳性率也很低,也与 C3GN 总体情况类似[11,14-15]。而文献报道的血清 C3Nef 阳性率差别太大,从 7.3% 至 45.8%[11,14,16],尚需今后扩大病例数继续观察。至于 MGP-DDD,由于病例数太少,目前尚无法与 DDD 总体情况比较。

导致 MGP-C3GP 的基础血液病以具有肾脏意义的单克隆丙种球蛋白病(monoclonal gammopathy of renal significance,MGRS)最常见,占 68.3%~91.3%,其次为多发性骨髓瘤(multiple myeloma,MM),极少数为慢性淋巴细胞白血病 / 小淋巴细胞淋巴瘤(chronic lymphocytic leukemia/small lymphocytic lymphoma,CLL/SLL)[8,11]。

MGP-C3GP 患者的 M-Ig 组成成分如下:重链以 γ 链最常见(占 65%~100%),α 链次之(占 3%~22%),μ 链最少(占 0~10%);轻链中 κ 链较 λ 链常见(两者分别占 52%~80% 及 23%~48%)[8,11,15-16]。因此,本病的 M-Ig 以 IgGκ 最多见,约占 2/3,IgGλ 次之[8,11,15-16]。此外,也有个别患者是单克隆游离轻链致病[11]。

四、肾脏病理表现

(一) C3GP 的肾脏病理表现

1. **光学显微镜检查**　C3GN 及 DDD 最常见的病理类型是 MPGN,其次为系膜增生性肾小球肾炎(mesangial proliferative glomerulonephritis,MsPGN),还可见毛细血管内增生性肾小球肾炎(endocapillary proliferative glomerulonephritis,EnPGN)及新月体肾小球肾炎(crescentic glomerulonephritis)[4-5,9-10],但是在某些病例系列中(特别是 DDD 病例),MsPGN 类型最常见,已超过 MPGN[9,18]。

DDD 的肾小球基底膜呈带状增厚,PAS 染色强着色(图 8-1-1),而镀银染色不着色或弱染(呈棕褐色)。这一光学显微镜的病理特征对提示 DDD 很有意义[5,9,18]。

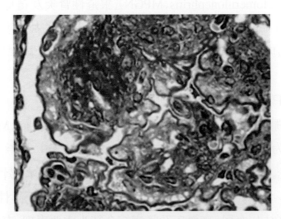

图 8-1-1　致密物沉积病肾脏病理的光镜检查

注:肾小球基底膜呈带状增厚,PAS 染色强着色(PAS ×600)。

(此图由邹万忠教授提供,特致谢)

2. **免疫荧光检查** C3GN 及 DDD 均可见高强度的补体 C3 沉积于肾小球。C3GN 患者的 C3 呈颗粒状分布于肾小球毛细血管壁及系膜区；而 DDD 患者的 C3 呈细颗粒、假线条或带状分布于毛细血管壁，呈粗颗粒或团块状散在于系膜区。DDD 的 C3 有时还能沉积于肾小囊壁及肾小管基底膜（图 8-1-2）。C3GN 及 DDD 的肾小球并无补体 C1q、C4 沉积，也无免疫球蛋白沉积（或仅有微弱的沉积，荧光强度较 C3 至少弱 2+）[2,5,9-10,18]。

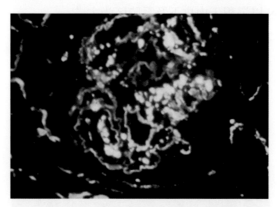

图 8-1-2 致密物沉积病肾脏病理的免疫荧光检查

注：补体 C3 呈细颗粒及假线条状沉积于肾小球及肾小管基底膜，呈团块状沉积于系膜区（免疫荧光 ×400）。

（此图由邹万忠教授提供，特致谢）

2017 年 KDIGO 在 C3GP 国际研讨会的报告中强调，诊断 C3GN 不但要做冰冻组织切片免疫荧光染色（immunofluorescence staining on frozen tissue sections，IF-F），而且还要做石蜡切片酶消化免疫荧光染色（immunofluorescence staining on enzyme-digested paraffin sections，IF-P）检查[3]。这是因为用 IF-F 检查时一些沉积的免疫球蛋白可能"被掩蔽"，只有用 IF-P 检查才能将其"揭开"，从而被检出（请参阅第三章第三节）。如果揭露出的免疫球蛋白是单型免疫球蛋白（monotypic immunoglobulin，请参阅第三章"附"），且其类型与血清和/或尿液检出的 M-Ig 类型一致，那么此肾炎的诊断就须更改为"伴被掩蔽的单克隆免疫球蛋白沉积的增生性肾小球肾炎"（proliferative glomerulonephritis with masked monoclonal immunoglobulin deposits，PGNmMID）[12,19]（请参见第八章第三节）；如果揭露出的免疫球蛋白是多克隆免疫球蛋白，那么此肾炎应为免疫复合物介导性肾小球肾炎（immune complex mediated glomerulonephritis）[19]。所以，IF-P 检查对 C3GN 的诊断具有十分重要的作用。不过需要知道，IF-P 的补体 C3 染色常欠满意，荧光强度会比 IF-F 染色弱，这在判读 IF-P 染色结果时需予注意[12,19]。

3. **电子显微镜检查** C3GN 于肾小球内皮下及系膜区可见电子致密物、有时上皮下及基底膜内也可见电子致密物，上皮下电子致密物可呈"驼峰"样。DDD 电镜下的典型表现是高密度电子致密物呈条带状分布于肾小球基底膜致密层，可连续分布或断续分布，可占据致密层的整个宽度或仅部分宽度,有时外形像"香肠"(图 8-1-3)。此外,系膜区,有时内皮下及上皮下(可能呈"驼峰"样)也可见电子致密物。肾小囊壁及肾小管基底膜有时也能出现与肾小球基底膜类似的改变[5,9,10,18]。

DDD 的电子致密物在基底膜内呈断续分布时,有时与 C3GN 基底膜内的电子致密物十分相似,不过 DDD 的电子致密物密度较 C3GN 高,而且分布上 DDD 以沉积于肾小球基底膜致密层为主,而 C3GN 以沉积于内皮下及系膜区为主[9]。

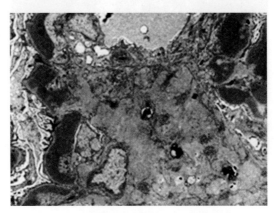

图 8-1-3 致密物沉积病肾脏病理的电镜检查

注:大块电子致密物呈条带状(有时条带断续形似"香肠")沉积于肾小球基底膜致密层(电镜 ×4 000)。

(此图由王素霞教授提供,特致谢)

(二) MGP-C3GP 的肾脏病理表现特点

MGP-C3GP 肾活检组织的光镜、免疫荧光及电镜表现,与上述 C3GP 总体表现并无不同[8,12,15-16]。不过,IF-P 检查对 MGP-C3GP 诊断更为重要,已知用 IF-F 检查诊断为 MGP-C3GN 的病例,再用 IF-P 检查后,有 5%~10% 能发现被掩蔽的单型免疫球蛋白,诊断须改为 PGNmMID[12]。

五、诊断与鉴别诊断

(一) 诊断

1. C3GP 的诊断 C3GP 的病理检查特征是:① IF-F 及 IF-P 检查均显示补体 C3 为唯一或占优势的(比免疫球蛋白荧光强度 ≥ 2+)免疫沉积物,沉积于肾小球毛细血管壁及系膜区;②光镜检查肾小球呈增生性肾炎表现,以 MPGN 及 MsPGN 最常见;③电镜检查可进一步将 C3GP 区分为 C3GN 及 DDD,前者可见电子致密物沉积于肾小球内皮下及系膜区,后者表现为高密度电子致密物呈条带状沉积于肾小球基底膜致密层。

2013 年 KDIGO 的"C3 肾小球肾炎共识报告"指出,病理检查只能做出"肾小球肾炎伴占优势 C3 沉积"（glomerulonephritis with dominant C3）的诊断[2]。这意味着病理检查虽能高度提示 C3GP，但 C3GP 诊断仍需联系临床及实验室表现，并除外其他类似疾病后才能确定[12]（详见鉴别诊断叙述）。

2. **MGP-C3GP 的诊断** MGP-C3GP 好发于 50 岁以上的中、老年人，血清和 / 或尿液能检出 M-Ig，并常能查出其基础血液病。MGP-C3GP 的基础病以 MGRS 为主。Gomes-Alves 等[12]报道，在 50 岁以上人群中调查，意义未明的单克隆丙种球蛋白病（monoclonal gammopathy of undetermined significance，MGUS）患病率为 3.2%，而在同年龄的 C3GN 患者中，MGUS（此时应称呼其为 MGRS）阳性率却高达 31.2%。所以，50 岁以上的 C3GP 患者都要常规做血及尿 M-Ig 检验（请参阅第二章）。

目前 MGP-C3GP 尚无统一的诊断标准，在已发表文献中一般根据以下两点纳入患者：①符合 C3GP 诊断标准；②从血清和 / 或尿液中检出 M-Ig[9,15-16]。从理论上讲，严格的标准还应加上能证实 M-Ig 对 C3GP 具有致病作用（如证实 M-Ig 能从旁路途径激活补体）[2]，但是就目前临床检验水平这一条很难做到，将来是否会加上这条标准？尚待观察。

（二）鉴别诊断

前文已讲，除了临床病理特点符合疾病表现外，还需要除外其他类似疾病，才能确诊 C3GP[12]，与下述两种疾病进行鉴别十分重要。

1. **与感染后肾小球肾炎**（postinfectious glomerulonephritis，PIGN）**鉴别** 该病与 C3GN 的主要临床、实验室及肾脏病理表现已列入表 8-1-1。从表中内容可以看出，有前驱感染、以急性肾炎综合征起病、病理光镜及电镜表现为 EnPGN（弥漫性内皮及系膜细胞增生伴中性粒细胞浸润，电镜上皮下可见驼峰电子致密物）的 C3GN 尤其需要与 PIGN 鉴别。如果 PIGN 的肾组织仍存在很强的 IgG 沉积，鉴别并不困难；但若 IgG 已消退仅留下 C3 沉积时，鉴别就十分不易。Gomes-Alves 等[12]报道仅有 C3 而无免疫球蛋白沉积的 PIGN 约占 PIGN 的 30%，尤常见于疾病后期。因此，2013 年 KDIGO 的 "C3 肾小球肾炎共识报告" 推荐，对这种患者要随诊观察数月（8~12 周），其间如果血清补体 C3 恢复正常，急性肾炎综合征消退，则为 PIGN，如果上述临床及实验室表现持续存在，则为 C3GN[2]。

表 8-1-1 PIGN 与 C3GN 的主要临床、实验室及病理表现

项目	PIGN	C3GN
临床表现		
急性肾炎综合征	存在	约 1/4 病例存在
肾病综合征	少见	1/3~2/3 病例具有
实验室表现		
血清 C3 降低	一过性（8 周内恢复）	持续性

续表

项目	PIGN	C3GN
血清 C3Nef	少数病例阳性	40%~45% 病例阳性
肾脏病理表现		
光镜检查	EnPGN	常为 MPGN、MsPGN,也可见 EnPGN
免疫荧光	IgG 及 C3 沉积,疾病恢复期可仅留 C3 沉积,C4d 常阳性	唯一或占优势的 C3 沉积,C4d 常阴性
电镜检查	电子致密物常见于上皮下(驼峰样),并可见于内皮下及系膜区	电子致密物常见于内皮下及系膜区,并可见于上皮下(可呈驼峰样)
疾病转归	良好,能自发缓解	较差

注:C3GN,C3 肾小球肾炎;C3Nef,C3 肾炎因子;EnPGN,毛细血管内增生性肾小球肾炎;MPGN,膜增生性肾小球肾炎;MsPGN,系膜增生性肾小球肾炎;PIGN,感染后肾小球肾炎。

2015 年 Sethi 等[20]建议用酶消化后的肾活检石蜡切片做 C4d 免疫荧光染色来鉴别 C3GN 与 PIGN。C4d 是补体 C4 的裂解产物,当补体系统通过经典途径或凝集素途径激活时 C4 将被裂解产生 C4d,而旁路途径激活不涉及 C4 也无 C4d 产生[20-21]。据此原理,很早 C4d 已被用来协助诊断抗体介导移植排斥反应。用 C4d 染色来鉴别 C3GN 与 PIGN 的论著现已发表了几篇,结果显示多数 PIGN 病例的 C4d 染色呈阳性,而 C3GN 病例呈阴性或弱阳性,提示 C4d 染色在鉴别上述两种疾病上确有一定意义[4,12,20]。但是,也需要注意某些观察结果与此不同,已发现有 22%~46% 的 PIGN 患者 C4d 染色阴性或弱阳性,提示 PIGN 除由经典途径或凝集素途径激活补体外,也有部分病例由旁路途径激活[20],而 Singh 等[21]却发现约 20% 的 C3GN 患者 C4d 染色阳性,作者解释这部分 C3GN 病例可能是通过凝集素途径激活补体。上述结果均显示 C4d 染色在鉴别 C3GN 与 PIGN 上仍存在局限性。所以,如何合理地应用 C4d 染色来鉴别 C3GN 与 PIGN 还值得进一步研究。

MGP-C3GP 能从血清和 / 或尿液中发现 M-Ig,而 PIGN 患者检验阴性,所以 MGP-C3GP 与 PIGN 鉴别相对较易。

2. 与病理表现为膜增生性肾小球肾炎的其他肾病鉴别　C3GP 在病理学上常呈 MPGN 表现,此时应与具有 MPGN 病理表现的其他肾病鉴别。依据光镜及电镜特点 MPGN 可分为以下 3 型:Ⅰ型电子致密物分布于系膜区及内皮下;Ⅱ型电子致密物呈条带状分布于肾小球基底膜致密层;Ⅲ型电子致密物同时分布于系膜区、内皮下及上皮下(基底膜还可能出现"钉突"样变[22])。C3GN 主要呈Ⅰ型或Ⅲ型表现,而 DDD 呈Ⅱ型表现[22]。根据免疫荧光 / 免疫组织化学特点 MPGN 又能分为如下 3 类:免疫球蛋白伴补体 C3 沉积;仅补体 C3 沉积;免疫球蛋白及补体 C3 均无沉积[22](图 8-1-4)。C3GP(包括 C3GN 及 DDD)属于仅补体 C3 沉积这一类型。所以,结合光镜、免疫荧光 / 免疫组织化学及电镜检查特点,C3GP(包括 C3GN 及 DDD) 与其他呈 MPGN 表现的肾病鉴别并不困难。在确定 C3GP 后,再依据患者血和 / 或尿 M-Ig 检验是否阳性来推断是否为 MGP-C3GP。

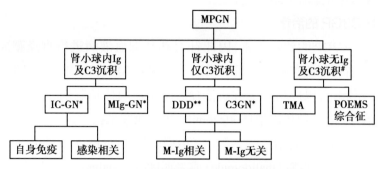

图 8-1-4 膜增生性肾小球肾炎的新分类

注:C3GN,C3 肾小球肾炎;DDD,致密物沉积病;IC-GN,免疫复合物介导性肾小球肾炎;Ig,免疫球蛋白;M-Ig,单克隆免疫球蛋白;MIg-GN,单克隆免疫球蛋白相关性肾小球肾炎;MPGN,膜增生性肾小球肾炎;TMA,血栓性微血管病。* 病理为 MPGN Ⅰ 型及Ⅲ型表现;** 病理为 MPGN Ⅱ 型表现;# 肾小球无免疫球蛋白及 C3 沉积的 MPGN 可初步称为未分类的 MPGN,需进一步查看有无肾小球微血管病存在。

六、治疗原则

(一) C3GP 的治疗

至今尚无成熟有效的治疗方案。2012 年前主要应用免疫抑制治疗,2012 年后开始了针对补体旁路途径的治疗。

1. **免疫抑制治疗** 基于 C3GP 的发病机制有自身免疫参与,因此予以免疫抑制剂治疗,包括用糖皮质激素、细胞毒药物如环磷酰胺(cyclophosphamide)及吗替麦考酚酯(mycophenolate mofetil)等,也曾用过利妥昔单抗(rituximab)及血浆置换。但是,临床应用的结果显示免疫抑制疗效有限[2-3]。

2. **针对补体旁路途径的治疗** 补体旁路途径激活是 C3GP 发病的最重要机制,阻断其过度活化对 C3GP 应该有益。2012 年起已有学者开始用依库珠单抗(eculizumab)治疗 C3GN 及 DDD[23]。依库珠单抗是靶向补体 C5 的人源化单克隆抗体,它能与补体 C5 结合,抑制其裂解为 C5a 和 C5b,进而阻止膜攻击复合体(membrane attack complex,)C5b-9 形成。现在从 PubMed 已能检索到近百例治疗病例(包括自然肾及移植肾的 C3GP),尽管尚无随机对照试验发表,但是临床应用已显示依库珠单抗对如下情况的 C3GP 疗效较好:①血清 C5b-9 水平高;②治疗开始早,肾脏病变具有可逆性;③依库珠单抗治疗持续时间长。不过其肾脏效应常仅为部分缓解,且长期疗效尚缺少观察[23-24]。至今美国食品药品监督管理局(Food and Drug Administration,FDA)尚未正式批准依库珠单抗治疗 C3GP,而且依库珠单抗的药品价格十分昂贵,这都限制了它在治疗 C3GP 中的应用。

除了依库珠单抗外,现在用补体 B 因子抑制剂伊普可泮(lptacopan)、D 因子抑制剂达尼可泮(danicopan)、C3 抑制剂培西考布仑(pegcetacoplan)及 C5a 受体拮抗剂阿伐可泮(avacopa)治疗 C3GP 的临床试验也正在进行中[25]。

(二) MGP-C3GP 的治疗

M-Ig 是 MGP-C3GP 的致病因素,因此针对其基础血液病进行克隆靶向治疗(clone-targeted therapy),有可能改善疾病预后[12,26]。绝大多数 MGP-C3GP 皆由克隆浆细胞(包括MGRS 及 MM)引起,可以应用如下方法治疗。①蛋白酶体抑制剂(proteasome inhibitors,PIs)为基础的治疗:常用硼替佐米(bortezomib)联合地塞米松(dexamethasone)和 / 或环磷酰胺(cyclophosphamide)进行治疗[12,15,26]。②免疫调节剂(immunomodulatory drugs,IMiDs)为基础的治疗:常用沙利度胺(thalidomide)或来那度胺(lenalidomide)联合地塞米松和 / 或环磷酰胺进行治疗[12]。③单克隆抗体治疗:对于高表达 CD38 的克隆浆细胞可用达雷妥尤单抗(daremumab)为基础的方案进行治疗[27]。④自体干细胞移植(autologous stem cell transplantation,ASCT)治疗:对符合 ASCT 治疗条件的患者要争取应用,常能获得深度的血液学效应包括完全缓解,从而显著改善肾病病情,并减少移植肾疾病复发[12,28]。由克隆B 细胞导致的 MGP-C3GP 病例数太少,治疗经验尚无法总结,从理论上讲可用利妥昔单抗(rituximab)为基础的方案进行治疗[12,16,26]。上述各种药物的用法及注意事项(不良反应及肾损害时的药量调整)请参阅第五章。

在具体应用克隆靶向治疗时有两个问题需要考虑:①何时进行克隆靶向治疗? 由于目前的 MGP-C3GP 诊断标准并未要求证明循环中的 M-Ig 对 C3GP 具有致病作用(请参阅前文"五、诊断与鉴别诊断"),所以当 MGUS 与 C3GP 并存时即可能存在两种情况:MGUS 是C3GP 的病因,此时 MGUS 实为 MGRS,应该进行治疗;两者并无因果关系,此时 MGUS 只需要追踪观察(请参阅第四章第四节)。由于目前的临床水平无法区分上述两种情况,所以遇到 MGUS 与 C3GP 并存,医师往往就会给予患者克隆靶向治疗。这是否恰当? 尚需进一步验证。②治疗 MGP-C3GP 可否将克隆靶向治疗及补体抑制治疗联合应用? 查阅文献目前仅一例移植肾 MGP-DDD 复发病例进行过如此治疗,效果良好(详见下文"Moog 等的报告")。不过联合治疗会不会增加药物副作用? 需要关注。

(三) 终末期肾病的肾移植治疗

C3GP 的 ESRD 患者虽可进行肾移植,但是移植肾 C3GP 复发仍是一个严重的问题[26,29-32]。据 Zand 等[30]报道,在 21 例因 ESRD 进行肾移植的 C3GN 患者中,14 例(66.7%)移植肾出现了 C3GN 复发,中位复发时间为 28 个月,复发后 50% 患者移植失败(graft failure),移植失败的中位时间为肾移植后 77 个月。而 Regunathan-Shenk 等[31]报道,在 19 例因 ESRD 进行肾移植的 C3GP 患者中(包括 C3GN 12 例及 DDD 7 例),16 例(84.2%,包括 C3GN 10 例及 DDD 6 例)出现了移植肾疾病复发,中位复发时间 C3GN 为 14个月,DDD 为 15 个月;9 例患者(47.4%,包括 C3GN 3 例及 DDD 6 例)出现移植失败,移植失败的中位时间为肾移植后 42 个月,半数移植失败归咎于疾病复发。

MGP-C3GP 的 ESRD 患者接受肾移植的病例数很少。Zand 等[30]报道了 3 例 MGP-C3GN 肾移植患者,均在短期内出现移植肾 C3GN 复发,其中两例造成移植失败,作者发现他们的移植肾疾病复发及移植失败都比非 MGP 的 C3GN 发生早。Chauvet 等[26]报道了 4 例 MGP-C3GP 肾移植患者,移植前基础血液病均未达到血液学缓解,移植后 3~12 个月移植肾全部疾病复发,其中一例导致移植失败。同其他单克隆丙种球蛋白病相关肾病(monoclonal gammopathy-associated renal diseases,MGP-RD)一样,肾移植前治疗基础血液病达到持续完全缓解非常重要。

移植肾 C3GP 复发后应如何治疗? Gonzalez Suarez 等[32]进行了系统文献复习(共纳入 12 个临床研究,122 例同种异体肾移植病例),结果显示在移植肾 C3GP 复发后,用依库珠单抗、血浆置换或利妥昔单抗进行治疗,移植物丢失(graft loss)的比例分别为 33%、42% 及 81%,提示依库珠单抗疗效最好。

至于移植肾 MGP-C3GP 复发时应如何治疗? 目前尚缺研究资料,笔者认为 Moog 等[29]报告的一例 MGP-DDD 移植肾复发病例的治疗经验可供参考。该病例移植肾疾病复发后出现大量蛋白尿,肾功能迅速恶化,重新开始透析治疗,故给予患者硼替佐米联合地塞米松治疗基础血液病 MM(共用 3 个疗程,后因出现多发性神经病变而停药),同时并用依库珠单抗治疗 C3GP(硼替佐米及地塞米松停用后仍继续单独用药,共 16 个月),效果很好,患者肾功能逐渐恢复至复发前水平,停止透析,尿蛋白也减少到接近正常,发稿前已经随访 28 个月,仍在持续缓解中。所以,对基础血液病进行克隆靶向治疗的基础上,并用依库珠单抗,对 MGP-C3GP 移植肾复发病例可能是一个有效治疗方案。不过,并用依库珠单抗的时机、药物剂量、用药间隔时间及持续用药时间等问题,目前都还缺乏经验。

参考文献

[1] FAKHOURI F, FRÉMEAUX-BACCHI V, NOËL L H, et al. C3 glomerulopathy: a new classification [J]. Nat Rev Nephrol, 2010, 6 (8): 494-499.

[2] PICKERING M C, D'AGATI V D, NESTER C M, et al. C3 glomerulopathy: consensus report [J]. Kidney Int, 2013, 84 (6): 1079-1089.

[3] GOODSHIP T H, COOK H T, FAKHOURI F, et al. Atypical hemolytic uremic syndrome and C3 glomerulopathy: conclusions from a "Kidney Disease: Improving Global Outcomes" (KDIGO) Controversies Conference [J]. Kidney Int, 2017, 91 (3): 539-551.

[4] RIEDL M, THORNER P, LICHT C. C3 glomerulopathy [J]. Pediatr Nephrol, 2017, 32 (1): 43-57.

[5] SCHENA F P, ESPOSITO P, ROSSINI M. A narrative review on C3 glomerulopathy: a rare renal disease [J]. Int J Mol Sci, 2020, 21 (2): 525.

[6] BOURKE E, CAMPBELL W G, PIPER M, et al. Hypocomplementemic proliferative glomerulonephritis with C3 nephritic-factor-like activity in multiple myeloma [J]. Nephron, 1989, 52 (3): 231-237.

［ 7 ］ SEPANDJ F, TRILLO A. Dense deposit disease in association with monoclonal gammopathy of unknown significance [J]. Nephrol Dial Transplant, 1996, 11 (11): 2309-2312.

［ 8 ］ RAVINDRAN A, FERVENZA F C, SMITH R J H, et al. C3 glomerulopathy associated with monoclonal Ig is a distinct subtype [J]. Kidney Int, 2018, 94 (1): 178-186.

［ 9 ］ COOK H T, PICKERING M C. C3 glomerulopathies, including dense deposit disease [M]//JENNETTE J C, OLSON J L, SILVA F G, et al. Heptinstall pathology of the kidney. 7th ed. Philadelphia: Lippincott Williams & Wilkins, 2014: 342-365.

［ 10 ］ CARAVACA-FONTÁN F, LUCIENTES L, CAVERO T, et al. Update on C3 glomerulopathy: a complement-mediated disease [J]. Nephron, 2020, 144 (6): 272-280.

［ 11 ］ CHAUVET S, ROUMENINA L T, AUCOUTURIER P, et al. Both monoclonal and polyclonal immunoglobulin contingents mediate complement activation in monoclonal gammopathy associated-C3 glomerulopathy [J]. Front Immunol, 2018, 9: 2260.

［ 12 ］ GOMES-ALVES I, CASTRO-FERREIRA I. C3 glomerulonephritis associated with monoclonal gammopathy of renal significance [J]. Acta Med Port, 2021, 34 (5): 372-377.

［ 13 ］ SERVAIS A, NOËL L H, ROUMENINA L T, et al. Acquired and genetic complement abnormalities play a critical role in dense deposit disease and other C3 glomerulopathies [J]. Kidney Int, 2012, 82 (4): 454-464.

［ 14 ］ RAVINDRAN A, FERVENZA F C, SMITH R J H, et al. C3 glomerulopathy: ten years'experience at Mayo clinic [J]. Mayo Clin Proc, 2018, 93 (8): 991-1008.

［ 15 ］ ZHANG X, YU X J, LI D Y, et al. C3 glomerulonephritis associated with monoclonal gammopathy: a retrospective case series study from a single institute in China [J]. Ren Fail, 2021, 43 (1): 1437-1445.

［ 16 ］ ZAND L, KATTAH A, FERVENZA F C, et al. C3 glomerulonephritis associated with monoclonal gammopathy [J]. Am J Kidney Dis, 2013, 62 (3): 506-514.

［ 17 ］ SETHI S, SUKOV W R, ZHANG Y, et al. Dense deposit disease associated with monoclonal gammopathy of undetermined significance [J]. Am J Kidney Dis, 2010, 56 (5): 977-982.

［ 18 ］ FOGO A B, LUSCO M A, NAJAFIAN B, et al. AJKD atlas of renal pathology: dense deposit disease [J]. Am J Kidney Dis, 2015, 66 (3): e21-e22.

［ 19 ］ MESSIAS N C, WALKER P D, LARSEN C P. Paraffin immunofluorescence in the renal pathology laboratory: more than a salvage technique [J]. Mod Pathol, 2015, 28 (6): 854-860.

［ 20 ］ SETHI S, NASR S H, DE VRIESE A S, et al. C4d as a diagnostic tool in proliferative GN [J]. J Am Soc Nephrol, 2015, 26 (11): 2852-2859.

［ 21 ］ SINGH G, SINGH S K, NALWA A, et al. Glomerular C4d staining does not exclude a C3 glomerulopathy [J]. Kidney Int Rep, 2019, 4 (5): 698-709.

［ 22 ］ COOK H T, PICKERING M C. Histopathology of MPGN and C3 glomerulopathies [J]. Nat Rev Nephrol, 2015, 11 (1): 14-22.

［ 23 ］ BOMBACK A S, SMITH R J, BARILE G R, et al. Eculizumab for dense deposit disease and C3 glomerulonephritis [J]. Clin J Am Soc Nephrol, 2012, 7 (5): 748-756.

［ 24 ］ VIVARELLI M, EMMA F. Treatment of C3 glomerulopathy with complement blockers [J]. Semin Thromb Hemost, 2014, 40 (4): 472-477.

［25］ ESTEBANEZ B T, BOMBACK A S. C3 glomerulopathy: Novel treatment paradigms [J]. Kidney Int Rep, 2023, 9 (3): 569-579.

［26］ CHAUVET S, FRÉMEAUX-BACCHI V, PETITPREZ F, et al. Treatment of B-cell disorder improves renal outcome of patients with monoclonal gammopathy-associated C3 glomerulopathy [J]. Blood, 2017, 129 (11): 1437-1447.

［27］ COLTOFF A, BOMBACK A, SHIRAZIAN S, et al. Treatment of monoclonal gammopathy-associated C3 glomerulopathy with daratumumab-based therapy [J]. Clin Lymphoma Myeloma Leuk, 2021, 21 (8): e674-e677.

［28］ LEPORI N, CHEUNGPASITPORN W, SETHI S, et al. High-dose melphalan and autologous hematopoietic stem cell transplant in patient with C3 glomerulonephritis associated with monoclonal gammopathy [J]. Clin Nephrol, 2018, 89 (4): 291-299.

［29］ MOOG P, JOST P J, BÜTTNER-HEROLD M. Eculizumab as salvage therapy for recurrent monoclonal gammopathy-induced C3 glomerulopathy in a kidney allograft [J]. BMC Nephrol, 2018, 19 (1): 106.

［30］ ZAND L, LORENZ E C, COSIO F G, et al. Clinical findings, pathology, and outcomes of C3GN after kidney transplantation [J]. J Am Soc Nephrol, 2014, 25 (5): 1110-1117.

［31］ REGUNATHAN-SHENK R, AVASARE R S, AHN W, et al. Kidney transplantation in C3 glomerulopathy: a case series [J]. Am J Kidney Dis, 2019, 73 (3): 316-323.

［32］ GONZALEZ SUAREZ M L, THONGPRAYOON C, HANSRIVIJIT P, et al. Treatment of C3 glomerulopathy in adult kidney transplant recipients: a systematic review [J]. Med Sci (Basel), 2020, 8 (4): 44.

第二节　伴单型 / 单克隆免疫球蛋白沉积的增生性肾小球肾炎

一、概述

本病由 Nasr 等[1]于 2004 年首先报道,并将其命名为"伴单克隆免疫球蛋白沉积的增生性肾小球肾炎"(proliferative glomerulonephritis with monoclonal immunoglobulin deposits)。本病病理检查呈增生性肾小球肾炎表现,膜增生性肾小球肾炎(membranoproliferative glomerulonephritis, MPGN)最常见,免疫病理检查于肾小球系膜区及毛细血管壁可见单型免疫球蛋白(monotypic immunoglobulin)沉积。可是,做血清及尿液单克隆免疫球蛋白(monoclonal immunoglobulin, M-Ig)检验仅 1/3 左右病例阳性,绝大多数患者呈阴性[1-3]。据此,在本书中笔者已将本病名称改为"伴单型 / 单克隆免疫球蛋白沉积的增生性肾小球肾炎"(proliferative glomerulonephritis with monotypic/monoclonal immunoglobulin deposits, PGNMID)。本病中血和尿 M-Ig 检验阴性的病例,仅能称为"单型免疫球蛋白沉积";只有血和 / 或尿 M-Ig 检验阳性,且类型与肾小球中沉积的单型免疫球蛋白一致时,才能称为"单克隆免疫球蛋白沉积"(请参阅第三章"附")。这种命名与 Nasr 等的最初命名略有不同,特进行说明。

二、病因与发病机制

(一) 致病因素

PGNMID 的病因并不清楚,但是,病毒感染的可能致病作用近年已备受关注,与丙型肝炎病毒(hepatitis C virus)、人类细小病毒 B19(human parvovirus B19)及新型冠状病毒 2019(coronavirus 2019)感染相关的 PGNMID 病例都已有报道[4-5]。在两例与微小病毒 B19 相关的 PGNMID 患者肾组织中,已经检测到人类细小病毒 B19 DNA,而且随着人类细小病毒 B19 感染的自发缓解,PGNMID 也随之缓解,症状消失,升高的血清肌酐及降低的血清白蛋白水平恢复正常,尿蛋白减少至接近正常或正常,镜下血尿消失[4]。因此 PGNMID 患者都应检查病前有无病毒感染史,这对于青少年(非疾病好发年龄)患者尤为必要。

(二) 发病机制

M 蛋白(monoclonal protein)包括 M-Ig 及单克隆游离轻链(monoclonal free light chain, M-FLC)可能通过活化补体系统导致 PGNMID。补体激活的具体途径如下:①单克隆 IgG3 或 IgG1 通过经典途径激活补体。单克隆 IgG3 能通过 Fc-Fc 段的非特异相互反应自发聚集,然后沉积于肾小球(IgG3 分子量大,不易被肾小球滤过,而且带正电荷易与基底膜结合),以其重链上的 CH2 结构域与补体 C1q 结合,通过经典途径激活补体,诱发肾小球肾炎[2,3,6-7]。单克隆 IgG1 也可能通过类似机制激活补体致病[7]。② M-FLC 通过旁路途径激活补体。1999 年即有学者发现 M-FLC 可与补体旁路途径的调节蛋白 H 因子结合,从而阻断 H 因子与 C3b 的相互作用,通过旁路途径激活补体[8]。而 2020 年 Nasr 等[9] 已从轻链 κ 型 PGNMID 患者的肾小球中寻获了补体旁路途径激活证据,他们用激光微切分离肾小球,然后用高效液相色谱 - 串联质谱(high performance liquid chromatography and tandem mass spectrometry)技术进行蛋白质组学分析,发现患者肾小球含有补体 C3、终末复合体(terminal complex,即 C5b-9,又称膜攻击复合体)和 H 因子相关蛋白 1 和 5(factor H-related proteins-1 and-5),而无经典途径的补体 C1、C4 及 C2。

三、临床表现

PGNMID 患者诊断时的平均年龄为 55 岁,但是任何年龄都可发病,>70 岁的患者约占 20%[2,6],<20 岁的青少年患病也有报道[10]。男女患病比例相当[2-3,6]。

PGNMID 的病变仅限于肾脏,并无肾外器官受累。据西方国家报道,其肾病表现如下:全部患者均有蛋白尿,约一半患者呈现肾病综合征;约 80% 患者具有镜下血尿,并有时出现肉眼血尿;38%~67% 的患者具有高血压;在疾病诊断时,已有约 2/3 患者出现肾功能不全,包括约 10% 患者进入终末期肾病(end-stage renal disease,ESRD)需要透析治疗。此外,血清 C3 和 / 或 C4 水平降低者占 20%~40%[2-3,6]。

2022 年北京大学第一医院也总结发表了 46 例 PGNMID 病例资料,患者平均年龄(51.8±13.0)岁,男性略多于女性(25∶21)。肾病表现如下:95.7% 患者具有蛋白尿,60.9% 呈现肾病综合征；血尿发生率为 89.1%；高血压发生率为 82.6%；出现慢性肾功能不全及急性肾损伤的患者分别占 73.9% 及 13.0%。血清 C3 和 / 或 C4 水平降低者占 35.6%[11]。总体来看，与西方国家公布的资料相似。

四、M 蛋白相关检验

2015 年 Bhutani 等[12] 用灵敏的血清及尿液 M-Ig 检验，对美国梅奥医学中心（Mayo Clinic）的 60 例 PGNMID 病例进行了检测，结果显示：血清免疫固定电泳（serum immunofixation electrophoresis，sIFE）检测的 M-Ig 阳性率为 20%；血清游离轻链测定（serum free light chain assay，sFLC）检出的 M-FLC 阳性率为 21%；若将上述两个检验结果合并分析，最终的 M-Ig 阳性率为 32%（两个检验的部分阳性病例重叠）。其他学者报道的 M-Ig 阳性率也在 30%~37% 左右[2,6,13-14]。笔者注意到这些血及尿检测出的 M-Ig 类型（绝大多数为 IgGκ 及 IgGλ），与肾组织中沉积的单型免疫球蛋白类型是一致的[1,6,13-14]，提示这些 M-Ig 可能参与了 PGNMID 发病。

PGNMID 患者的血清 M-Ig 阳性率如此低的原因不清。有学者认为，M-Ig 的某些理化特性（如分子量、所带电荷及单克隆 IgG3 自发聚集等）使其对肾小球具有高度亲和力，分泌入循环后迅速沉积至肾组织，以致循环中浓度过低而无法被发现[6]。但是，有学者应用骨髓检查技术对 PGNMID 患者的细胞克隆进行了研究，发现骨髓细胞克隆（包括浆细胞、B 淋巴细胞克隆及少数淋巴浆细胞克隆）的阳性率也很低，仅 25%~32%[2,12,14]。因此笔者考虑 PGNMID 患者血清 M-Ig 阳性率低还可能与骨髓细胞克隆阳性率低相关。

至于导致 PGNMID 的基础血液病，笔者对 5 个临床研究[1,6,12-14]进行了统计分析，在总共 152 例患者中，55 例（36%）查明了基础血液病，具体结果如下：骨髓克隆浆细胞少于 5%~10% 的浆细胞病，应属于有肾脏意义的丙种球蛋白病（monoclonal gammopathy of renal significance，MGRS），占 67%（37/55 例）；多发性骨髓瘤（multiple myeloma，MM）占 5%（3/55 例）；B 细胞克隆疾病包括 B 细胞非霍奇金淋巴瘤（B cell non-Hodgkin lymphoma，B-NHL）、慢性淋巴细胞白血病（chronic lymphocytic leukemia，CLL）及淋巴浆细胞淋巴瘤（lymphoplasmacytoid lymphoma，LPL）共占 27%（15/55 例）。今后仍需扩大病例数继续调查。

五、肾脏病理检查

肾活检组织病理检查特别是免疫荧光检查对诊断 PGNMID 至关重要，现在将 PGNMID 的光镜、免疫荧光及电镜表现简述如下。

（一）光学显微镜检查

光镜下最常见的病理类型是 MPGN（约占 2/3 病例，常伴局灶或弥漫性毛细血管内增生、或节段性膜性肾病的某些病理特点），其余 1/3 病例可呈多种增生性肾小球肾炎表现，包括毛细血管内增生性肾小球肾炎（endocapillary proliferative glomerulonephritis，

EnPGN,也常伴节段性膜增生或节段性膜性肾病的某些病理特点),系膜增生性肾小球肾炎(mesangial proliferative glomerulonephritis,MsPGN)及非典型膜性肾病(atypical membranous nephropathy,aMN,常伴局灶性毛细血管内增生或节段性膜增生的某些特点)。有时PGNMID还会出现新月体(约占 1/3,与上述增生性肾炎并存),个别病例表现为新月体性肾小球肾炎(crescentic glomerulonephritis)[2-3,6]。

此外,国际肾脏病权威专著 Brenner & Rector's The Kidney 和 Comprehensive Clinical Nephrology 还将仅见单型免疫球蛋白沉积而无明显肾小球细胞增生的"纯"膜性肾病(membranous nephropathy,MN)也划入 PGNMID。笔者认为这种分类欠合理,但予以尊重,故本节也同样纳入了"伴单型 / 单克隆免疫球蛋白沉积的 MN"(于本节末以"附"的形式进行介绍)。

(二)免疫荧光检查

由完整的单克隆免疫球蛋白(intact monoclonal immunoglobulin,M-iIg)导致的 PGNMID 仅见单型免疫球蛋白沉积,呈颗粒样分布于肾小球系膜区及毛细血管壁。其中最常见的是单型IgG,在许多病例系列中都占 90% 以上,而单型IgM 及单型IgA 很少见[1,2,11-14]。在单型IgG 患者中,单型IgG3 最常见(占 60%~87%),IgG1 次之(占 11%~28%),IgG2 及IgG4 少见[3,6,11-12]。组成单型免疫球蛋白的轻链以 κ 链最常见,占 67%~78%,λ 链仅占22%~33%[6,11-12]。

由 M-FLC 导致的 PGNMID 仅见单型轻链沉积,也呈颗粒样分布于肾小球系膜区及毛细血管壁。根据 2020 年 Nasr[9] 做的 17 例病例分析,此单型轻链也以 κ 链最常见,占 71%,λ 链仅占 29%。不过此文病例数较少,今后尚需扩大例数继续观察。

此外,在单型IgG3 或IgG1 致病的患者中,94%~100% 的患者具有肾小球补体C3 沉积,55%~82% 具有C1q 沉积,且分布与IgG3 或IgG1 相同[6,11-12]。另据 Nasr 等[9] 报道,单型游离轻链致病的 17 例患者,100% 具有肾小球补体C3 沉积(其中荧光强度 ≥2+ 者占94%),分布也与单型轻链相同,而C1q 阴性。这些结果均提示,在上述 PGNMID 患者中补体系统已被激活,参与发病(请参阅前文"发病机制"相关内容)。

(三)电子显微镜检查

PGNMID 患者的肾小球常见电子致密物,主要沉积在内皮下(占 84%~100%)及系膜区(占 93%~95%),其次为上皮下(占 44%~57%,常为节段性分布),基底膜内较少见(占14%~31%)[2,6,11]。有时广泛存在于内皮下的电子致密物,可以形成围绕毛细血管袢的薄层电子致密物带,有学者认为这一表现对提示 PGNMID 很有意义[2](图 8-2-1)。

绝大多数的电子致密物均无有序亚结构,但是少数仍可出现局灶或弥漫分布、模糊或清晰的亚结构,例如纤维状亚结构(fibrillar substructure)[6,11-12],横纹肌原纤维样亚结构(striated myofibril-like substructure)[15],斑纹纹理亚结构(variegated texture substructure)[2,6,12],层状亚结构(lamellar substructure)[16],类晶体亚结构(paracrystalline substructure)[12] 及格状

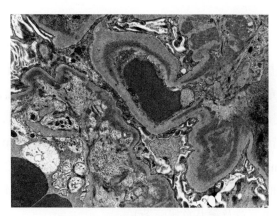

图 8-2-1　PGNMID 的电镜检查

注：内皮下电子致密物呈条带状分布，电镜 ×8 000

阵列亚结构（lattice-like array substructure）[6,12]。这些亚结构的形态与纤维样肾小球肾炎（fibrillary glomerulonephritis，FGN）、免疫触须样肾小球病（immunotactoid glomerulopathy，ITG）、轻链 / 重链淀粉样变肾病（renal light/heavy chain amyloidosis）及 Ⅰ 或 Ⅱ 型冷球蛋白血症性肾小球肾炎（cryoglobulinemic glomerulonephritis，Cryo GN）的有序亚结构不同，易于区分[6]。

六、诊断与鉴别诊断

（一）诊断

至今尚无指南或共识制定的 PGNMID 诊断标准，但是 Nasr 等[1]于 2004 年发表首篇 IgG 型 PGNMID 研究论著时，即初拟了一个诊断标准，并于 2009 年做了修订[6]。此标准认为肾活检发现肾小球肾炎并具有如下特点即可诊断 PGNMID：①肾小球免疫沉积物的 IgG 重链 γ 染色阳性，而 IgA 重链 α 及 IgM 重链 μ 染色阴性。②单一的 IgG 亚类重链（γ1 至 γ4）染色阳性。③单一的轻链 κ 或 λ 染色阳性。④电镜检查在系膜区、内皮下和 / 或上皮下可见颗粒状电子致密物沉积，类似免疫复合物性肾小球肾炎表现。⑤无冷球蛋白血症（cryoglobulinemia）的实验室及临床证据[6]。

Nasr 等[6]制订的这一标准已被广泛采用，并在应用中进行了一些修改，使其能适用于各型 PGNMID 诊断。更改后的标准如下：①光学显微镜检查为增生性肾小球肾炎。②免疫荧光检查仅单一种类及亚类的免疫球蛋白（笔者注：即单型重链）伴单型轻链阳性；而轻链型仅单型轻链阳性。③电子显微镜检查于系膜区、内皮下和 / 或上皮下可见颗粒状电子致密物。④无冷球蛋白血症肾损害的临床 - 病理证据（包括血清冷球蛋白检验阴性，或血清检验阳性但并无 Cryo GN 的临床及病理证据）[2,11-12]。这一诊断标准可供参考。

因为约 2/3 的 PGNMID 患者血及尿 M 蛋白（包括 M-Ig 及 M-FLC）检验及骨髓细胞克隆检查均阴性，这些患者的 PGNMID 诊断几乎完全依赖免疫荧光检查（证实单型免疫球蛋白或单型轻链沉积于肾小球），这就对免疫病理检查提出了很高要求，笔者认为应该抓好免疫病理检查的以下环节。

第一，冰冻组织切片免疫荧光染色(immunofluorescence staining on frozen tissue sections,IF-F)检查全过程必须规范。荧光强度过弱可使某些免疫沉积物呈假阴性，造成误诊，例如，荧光素标记抗体质量欠佳或已经过期，荧光显微镜未调试至最佳状态，激发光源(如高压汞灯)超过了使用寿命等，都是造成荧光强度减弱的重要原因，应该避免。

第二，宜加做石蜡切片酶消化免疫荧光染色(immunofluorescence staining on enzyme-digested paraffin sections,IF-P)检查。笔者认为对于血及尿 M 蛋白检验阴性的患者，最好都加做 IF-P 检查，确认有无被掩蔽(masked)的免疫球蛋白或轻链，进一步肯定或除外 PGNMID 诊断(请参阅第三章及第八章第三节)。

第三，提倡做免疫球蛋白重／轻链免疫荧光染色(immunofluorescence staining for immunoglobulin heavy chain/light chain,HLC-IF)检查。2021 年 Nasr 等[17]报道，他们对 13 例 IF-F 诊断的 PGNMID 病例用 HLC-IF 检查进行复核，结果 4 例(占 31%)并非单克隆疾病，排除了 PGNMID 诊断(请参阅第三章第四节)。此外，他们还用 HLC-IF 检查了 3 例表现为 IgG3 亚类限制性、IgM 阳性、轻链荧光强度有差异但还未达到 ≥2+ 的 MPGN 患者，原本将这 3 例患者诊断为 IgG3 型 PGNMID，并解释 IF-F 检查发现的 IgM 是非特异性黏附于肾小球的多克隆 IgM，其分子中的 κ 及 λ 轻链部分掩蔽了 IgG 的单型轻链，故未呈现出典型的轻链限制性。但是做 HLC-IF 检查后却发现这 3 例患者的肾小球都同时具有 IgGκ 及 IgGλ，均非 PGNMID。因此，*Kidney International*(国际肾脏病学会会刊)对 Nasr 等的这一研究写述评时强调，"HLC-IF 应该用于 PGNMID 的肾活检检查"[18]。

(二) 鉴别诊断

1. 免疫复合物介导性增生性肾小球肾炎(immune complex mediated proliferative glomerulonephritis,IC-PGN) 由于 PGNMID 在光镜及电镜表现上与 IC-PGN 相似，而且血清及尿液的 M-Ig 阳性率低，所以应首先与 IC-PGN 进行鉴别。

PGNMID 的以下表现可资鉴别：① 30%~37% 患者血清和／或尿液可检出 M-Ig，25%~32% 患者骨髓可检出细胞克隆；②与 IC-PGN 比较，光镜检查诊断的肾小球病病理类型常不典型(例如 MPGN 可伴 EnPGN 表现，反之亦然)；③电镜检查在肾小球的电子致密物中有时可见某些有序亚结构。上述各点 IC-PGN 都不具备，故能帮助与 IC-PGN 鉴别。但是两种疾病鉴别的关键仍在于肾小球的免疫荧光表现，IC-PGN 表现为多克隆免疫球蛋白形成的免疫复合物沉积，而 PGNMID 则表现为单型免疫球蛋白或单型游离轻链沉积。必要时还能做激光显微切割 - 质谱分析(laser microdissection-mass spectrometry,LMD-MS)，将更准确地进行鉴别。

2. **I 型冷球蛋白血症性肾小球肾炎** 如前所述，PGNMID 的诊断标准都提到须除外 I 型 Cryo GN 才能诊断 PHNMID，可见两种疾病鉴别之重要。鉴别要点如下：①冷球蛋白血症为系统性疾病，I 型常出现高黏滞综合征及冷触发皮肤缺血损害，仅部分病例出现血管炎并诱发肾脏及其他内脏损害,这与病变局限于肾小球的 PGNMID 不同。②绝大多数冷球蛋白血症患者血清冷球蛋白检验阳性,而 PGNMID 患者检验阴性。③肾脏病理类型两病都以 MPGN 多见,但 Cryo GN 常能在肾小球中见到冷球蛋白"假血栓"(又称"透明血栓"),PGNMID 无"假血栓",电镜检查 Cryo GN 常可见局部平行排列的微管状有序亚结构(直径 20~35nm,其横断面呈环状)或模糊的短纤维状有序亚结构,而绝大多数 PGNMID 不出现有序亚结构,少数病例出现的有序亚结构也与 Cryo GN 的上述亚结构不同(请参阅第七章第二节)。

七、治疗原则

本病认识较晚,且病例数少,故至今仍无成熟治疗方案,下面仅对小样本研究的治疗经验进行介绍。

（一）对基础血液病的治疗

与所有的 MGP-RD 一样,PGNMID 也应以治疗基础血液病为主,以减少致病性 M-Ig 的产生,从而缓解疾病[2-3]。

1. 针对克隆性浆细胞病的治疗　如前所述,在已查明基础血液病的 PGNMID 患者中,约 2/3 是克隆增生性浆细胞病,包括 MGRS 和少数 MM。针对这类疾病宜首选蛋白酶体抑制剂如硼替佐米(bortezomib)为基础的药物联合治疗,或免疫调节剂如沙利度胺(thalidomide)或来那度胺(lenalidomide)为基础的药物联合治疗[2-3,14]。上述治疗疗效不佳时,还能应用达雷妥尤单抗(daratumumab,抗 CD38 单抗)单药或药物联合治疗[19]。

2. 针对克隆性 B 淋巴细胞或淋巴浆细胞病的治疗　在已查明基础血液病的 PGNMID 患者中,克隆性 B 淋巴细胞病及淋巴浆细胞病约占 1/3,包括 B-NHL、CLL 及 LPL 等。针对这类疾病(尤其肾小球沉积物为单型 IgM 时)应首选抗 CD20 单克隆抗体例如利妥昔单抗(rituximab)进行治疗,利妥昔单抗可单独应用,或与糖皮质激素如地塞米松(dexamethasone)或泼尼松(prednisone)及烷化剂如环磷酰胺(cyclophosphamide)或苯达莫司汀(bendamustine)联合治疗[2-3,13]。利妥昔单抗疗效不佳或不耐受时,也可以改用其他抗 CD20 单抗如奥法妥木单抗(ofatumumab)[14]。

3. 未能发现细胞克隆的 PGNMID 治疗　在全部 PGNMID 患者中,约 2/3 属于这种情况。对这类患者从前常采取经验治疗[2-3,14],包括血管紧张素转化酶抑制剂(angiotensin-converting enzyme inhibitor,ACEI)或血管紧张素受体阻滞药(angiotensin AT1 receptor blocker,ARB)治疗,糖皮质激素或糖皮质激素联合烷化剂治疗等,不过,上述治疗的疗效均欠佳[13]。

所以,近年有学者建议对这类患者可采用"假设克隆"(hypothetical clone)方法进行克隆靶向治疗[3]。Sethi 等[20]建议肾小球沉积物为单型 IgG、IgA 或单型游离轻链时,可按上述治疗克隆浆细胞病的方案进行治疗,而肾小球沉积物为单型 IgM 时则采用抗 CD20 单抗如利妥昔单抗进行治疗,这一建议从理论上讲比较合理。针对假设克隆浆细胞进行治疗时,常用硼替佐米联合地塞米松治疗方案,硼替佐米每次 $1.3mg/m^2$,于第 1、8、15 及 22 天皮下注射,同时给与地塞米松每次 20mg(静脉或口服给药),4 次一个疗程,常用 4~6 个疗程,有效病例还可继续用硼替佐米($1.3mg/m^2$,每两周一次皮下注射)做维持治疗巩固疗效。

但是,这部分患者在应用"假设克隆"治疗时常会遇到如下两个问题:①何时及依据什么开始克隆靶向治疗? 由于患者的血清和尿液 M 蛋白检验阴性,因此这类患者开始治疗的时机只能参考肾病指标决定。笔者要强调的是,肾病指标不仅要看临床实验室指标,而且还要看肾脏病理表现,后者有时更重要。笔者曾遇到一例年青 PGNMID 患者,尿蛋白定量 1.2g/d,血肌酐及估算肾小球滤过率(estimated glomerular filtration rate,eGFR)正常,无水肿,临床表现很轻按常理可先用 ACEI 或 ARB 治疗观察。但是患者的肾脏病理类型是早期 MPGN,如果不尽早开始克隆靶向治疗,MPGN 会较快进展,等到临床实验室表现较重时,肾脏组织学病变已不可逆,此时进行克隆靶向治疗已失去意义。②如何观察克隆靶向治疗效果? 对于血清和尿液 M 蛋白检验阴性的患者,只能观察克隆靶向治疗的肾脏效应,包括尿蛋白定量及 eGFR 变化。

(二) 终末期肾病的肾移植治疗

PGNMID 进入 ESRD 的患者进行肾移植治疗的最大障碍是移植肾的疾病复发及存活率低[2,21-22]。Said 等[21]报道了 26 例接受同种异体肾移植(renal allotransplantation)患者的随访结果,其中 23 例(89%)复发,从植入到复发(活检诊断)的中位时间是 5.5 个月。在移植后平均 87 个月的随访时间中,44% 的移植肾失功(graft loss),患者需要进行维持透析治疗。Buxeda 等[22]报道了 20 例同种异体肾移植患者的随访结果,其中 18 例(90%)复发,从植入到复发的中位时间是 7.0 个月。在移植后中位随访时间 77 个月中,25% 的移植肾失功。于移植肾复发早期即给予患者利妥昔单抗或硼替佐米治疗(配合或不配合糖皮质激素或环磷酰胺),仍能使不少患者的尿蛋白减少,肾功能改善,甚至肾脏病理改变减轻,但是很难获得完全缓解[21-22]。而且即使治疗有效,疾病之后仍可能复发,在 Said 等[21]报道的病例系列中,治疗有效而随后复发者占 44%。

附: 伴单型 / 单克隆免疫球蛋白沉积的膜性肾病

概述 伴单型 / 单克隆免疫球蛋白沉积的膜性肾病(membranous nephropathy with monotypic/monoclonal immunoglobulin deposition,MNMID)被划归于 PGNMID,但是,该病具有某些不同特性,故拟在此用有限的资料作一简述。

临床及实验室表现 本病好发于 50~60 岁,男女比例相当或女性略多。①肾脏疾病表现: 全部患者具有蛋白尿,约 4/5 患者出现肾病综合征,镜下血尿常见(占 4/5),慢性肾功能不全比例较高(占 1/3~1/2)[13,23-24]。②基础血液病表现:21%~36% 的 MNMID 患者能检出恶性血液病,主要为克隆性 B 淋巴细胞病。两项 MNMID 研究共检出 11 例恶性血液病,其中 9 例为 CLL 或 CLL/ 小淋巴细胞淋巴瘤（small lymphocytic lymphoma，SLL），1 例为脾边缘区淋巴瘤（splenic marginal zone lymphoma，SMZL），仅 1 例为 MM[13,24]。此结果与前述 PGNMID 的基础血液病种类差别很大，需扩大病例数进一步观察。此外，MNMID 患者做血和尿 M-Ig 检验的阳性率很低（仅为 4%~21%，主要为单克隆 IgGκ 及 IgGλ，检出的 M-Ig 类型与沉积于肾小球的单型免疫球蛋白类型相一致）[13,24]。10%~36% 的 MNMID 患者呈现低补体血症，血清补体 C3 和 / 或 C4 水平下降，提示补体系统活化[13,23-24]。

肾脏病理表现　肾组织光学显微镜检查本病可呈 MN 或 aMN 特征，前者主要表现为上皮下嗜复红蛋白沉积，肾小球基底膜增厚及"钉突""链环"形成，后者除上述表现外，还常伴内皮下和 / 或系膜区嗜复红蛋白沉积，内皮和 / 或系膜细胞增生，系膜基质增加，甚至新月体形成[13,23-24]。免疫荧光检查呈现以下特点：①几乎全部病例均为肾小球单型 IgG 沉积（MN 呈颗粒状沉积于肾小球毛细血管壁，aMN 还能沉积于系膜区）[13,23-24]，仅 2021 年日本学者报道了一例单型 IgMλ 沉积的病例[25]。在单型 IgG 沉积的病例中，IgG 亚类以单型 IgG1 最常见（约占 2/3），单型 IgG3 次之（约占 1/5），单型 IgG2 少见，组成单型 IgG 的轻链以 κ 链为主（约占 4/5），λ 链较少见（仅占 1/5）[13,23-24]。②在单型 IgG1 或 IgG3 沉积的 MNMID 病例中，还常见补体 C3（约占 4/5）或 C3 及 C1q（约占 1/5）沉积于肾小球（沉积部位与单型 IgG 相同）[23-24]。部分 MNMID 患者的血清补体 C3 和 / 或 C4 水平下降，免疫荧光检查又见补体 C3 或伴 C1q 沉积于肾小球，均提示补体系统活化，推测可能与单克隆 IgG1 或 IgG3 通过经典途径激活补体相关（请参阅前文发病机制相关内容）。电子显微镜检查全部病例均有上皮下电子致密物，而且 aMN 病例还能见系膜区和 / 或内皮下电子致密物[13,23-24]。

诊断与鉴别诊断　本病诊断主要依靠肾活检病理检查，其中免疫荧光检查尤为重要。病理光镜及电镜检查可呈 MN 或 aMN 表现，免疫荧光检查可见肾小球内单型免疫球蛋白沉积（几乎全为单型 IgG，亚类以 IgG1 最常见，IgG3 次之，其中轻链以单型 κ 链为主，沉积于肾小球毛细血管壁，aMN 还同时沉积于系膜区）。本病需与原发性膜性肾病（primary membranous nephropathy，PMN）及伴被掩蔽的 IgGκ 沉积的膜样肾小球病（membranous-like glomerulopathy with masked IgG kappa deposits，MGmIgGκ）鉴别，请参阅第八章第三节相关内容。

治疗原则　至今已报道的 MNMID 病例数甚少，因此缺乏成熟治疗方案。在这种情况下，笔者认为可以参考 PGNMID 的总体治疗原则进行治疗，并不断总结经验。

参考文献

［1］ NASR S H, MARKOWITZ G S, STOKES M B, et al. Proliferative glomerulonephritis with monoclonal IgG deposits: a distinct entity mimicking immune-complex glomerulonephritis [J]. Kidney Int, 2004, 65 (1): 85-96.

［2］ BRIDOUX F, JAVAUGUE V, NASR S H, et al. Proliferative glomerulonephritis with monoclonal immunoglobulin deposits: a nephrologist perspective [J]. Nephrol Dial Transplant, 2021, 36 (2): 208-215.

［3］ LI M, XU G. An update of proliferative glomerulonephritis with monoclonal immunoglobulin deposits [J]. Clin Kidney J, 2021, 15 (6): 1041-1048.

［4］ FUJITA E, SHIMIZU A, KANEKO T, et al. Proliferative glomerulonephritis with monoclonal immunoglobulin G3κ deposits in association with parvovirus B19 infection [J]. Hum Pathol, 2012, 43 (12): 2326-2333.

［5］ SHIEH M, GIANNINI J A, COMBS S A, et al. Proliferative glomerulonephritis with monoclonal immunoglobulin deposits triggered by COVID-19: a case report [J]. CEN Case Rep, 2022, 11 (3): 380-385.

［6］ NASR S H, SATOSKAR A, MARKOWITZ G S, et al. Proliferative glomerulonephritis with monoclonal IgG deposits [J]. J Am Soc Nephrol, 2009, 20 (9): 2055-2064.

［7］ MASAI R, WAKUI H, KOMATSUDA A, et al. Characteristics of proliferative glomerulonephritis with monoclonal IgG deposits associated with membranoproliferative features [J]. Clin Nephrol, 2009, 72 (1): 46-54.

［8］ JOKIRANTA T S, SOLOMON A, PANGBURN M K, et al. Nephritogenic lambda light chain dimer: a unique human miniautoantibody against complement factor H [J]. J Immunol, 1999, 163 (8): 4590-4596.

［9］ NASR S H, LARSEN C P, SIRAC C, et al. Light chain only variant of proliferative glomerulonephritis with monoclonal immunoglobulin deposits is associated with a high detection rate of the pathogenic plasma cell clone [J]. Kidney Int, 2020, 97 (3): 589-601.

［10］ XING G, GILLESPIE R, BEDRI B, et al. Proliferative glomerulonephritis with monoclonal IgG deposits in children and young adults [J]. Pediatr Nephrol, 2018, 33 (9): 1531-1538.

［11］ LIU M, YU X, WANG S, et al. Proliferative glomerulonephritis with monoclonal immunoglobulin deposits: an entity associated with distinct diseases and comparison between IgG1 and IgG3 subtypes [J]. J Nephrol, 2022, 35 (9): 2363-2372.

［12］ BHUTANI G, NASR S H, SAID S M, et al. Hematologic characteristics of proliferative glomerulonephritides with nonorganized monoclonal immunoglobulin deposits [J]. Mayo Clin Proc, 2015, 90 (5): 587-596.

［13］ GUIARD E, KARRAS A, PLAISIER E, et al. Patterns of noncryoglobulinemic glomerulonephritis with monoclonal Ig deposits: correlation with IgG subclass and response to rituximab [J]. Clin J Am Soc Nephrol, 2011, 6 (7): 1609-1616.

［14］ GUMBER R, COHEN J B, PALMER M B, et al. A clone-directed approach may improve diagnosis and treatment of proliferative glomerulonephritis with monoclonal immunoglobulin deposits [J]. Kidney Int, 2018, 94 (1): 199-205.

［15］ NAMBA-HAMANO T, HAMANO T, IMAMURA R, et al. Recurrence of proliferative glomerulonephritis with monoclonal immunoglobulin G deposits with a striated ultrastructure [J]. Nephron, 2020, 144 (Suppl 1): 43-48.

［16］ MII A, SHIMIZU A, TAKADA D, et al. Proliferative glomerulonephritis with unusual microlamellar organized deposits related to monoclonal immunoglobulin G3 (IgG3) kappa [J]. CEN Case Rep, 2018, 7: 320-324.

［17］ NASR S H, FIDLER M E, SAID S M, et al. Immunofluorescence staining for immunoglobulin heavy chain/light chain on kidney biopsies is a valuable ancillary technique for the diagnosis of monoclonal gammopathy-associated kidney diseases [J]. Kidney Int, 2021, 100 (1): 155-170.

［18］ SANTORIELLO D, MARKOWITZ G S. Heavy and light chains all at once: a new immunofluorescence technique to evaluate monoclonal immunoglobulin deposits [J]. Kidney Int, 2021, 100 (1): 22-24.

［19］ ZAND L, RAJKUMAR S V, LEUNG N, et al. Safety and efficacy of daratumumab in patients with proliferative GN with monoclonal immunoglobulin deposits [J]. J Am Soc Nephrol, 2021, 32 (5): 1163-1173.

［20］ SETHI S, RAJKUMAR S V. Monoclonal gammopathy-associated proliferative glomerulonephritis [J]. Mayo Clin Proc, 2013, 88 (11): 1284-1293.

［21］ SAID S M, COSIO F G, VALERI A M, et al. Proliferative glomerulonephritis with monoclonal immunoglobulin G deposits is associated with high rate of early recurrence in the allograft [J]. Kidney Int, 2018, 94 (1): 159-169.

［22］ BUXEDA A, SAID S M, NASR S H, et al. Recurrent proliferative glomerulonephritis with monoclonal immunoglobulin deposits in kidney allografts treated with anti-CD20 antibodies [J]. Transplantation, 2019, 103 (7): 1477-1485.

［23］ KOMATSUDA A, MASAI R, OHTANI H, et al. Monoclonal immunoglobulin deposition disease associated with membranous features [J]. Nephrol Dial Transplant, 2008, 23 (12): 3888-3894.

［24］ BEST ROCHA A, LARSEN C P. Membranous glomerulopathy with light chain-restricted deposits: a clinicopathological analysis of 28 cases [J]. Kidney Int Rep, 2017, 2 (6): 1141-1148.

［25］ HIROSE G, UCHIDA T, CKOJIMA A, et al. Membranous nephropathy with monoclonal IgM lambda deposits in a patient with IgM monoclonal gammopathy: a case report [J]. Front Med (Lausanne), 2021, 8: 608741.

第三节　伴被掩蔽的单型／单克隆 免疫球蛋白沉积的肾小球病

一、概述

肾组织的常规免疫荧光检查是在冰冻组织切片上进行免疫荧光染色,冰冻组织切片免疫荧光染色(immunofluorescence staining on frozen tissue sections, IF-F),然后用荧光显微镜观察。IF-F 的一个重要缺点是查不出组织中被掩蔽的免疫球蛋白及轻链,为了克服这一缺点,就需要用石蜡切片酶消化免疫荧光染色(immunofluorescence staining on enzyme-digested paraffin sections, IF-P)检查,揭开被掩蔽的免疫球蛋白[1-2](请参阅第三章第三节)。

在应用 IF-P 检查后,近年已发现了两个新的肾小球病,即伴被掩蔽的 IgGκ 沉积的膜样肾小球病(membranous-like glomerulopathy with masked IgG kappa deposits, MGmIgGκ)[3]及伴被掩蔽的单克隆免疫球蛋白沉积的增生性肾小球肾炎(proliferative glomerulonephritis with masked monoclonal immunoglobulin deposits, PGNmMID)[4]。

MGmIgGκ 与 PGNmMID 分别于 2014 年及 2015 年首次报道[3-4],至今报道的病例都很少,尤其是后者,所以目前对两种疾病的认识都欠深入。不过,本书在不同章节已多次提及这两种肾病,所以仍将在此作一初步介绍。

二、伴被掩蔽的 IgGκ 沉积的膜样肾小球病

(一) 临床及实验室表现

有关 MGmIgGκ 的报道主要来自美国阿肯色大学医学院(University of Arkansas for Medical Sciences)[3,5]。据其报道,MGmIgGκ 的疾病表现如下。①好发年龄及性别:患者年轻,近 90% 的患者年龄小于 40 岁,平均 27.5 岁,最小 10 岁。女性明显多于男性,两者比例为(3.6~6.0):1。② M 蛋白检验及基础血液病:血清及尿液蛋白电泳(serum and urine protein electrophoresis,SPE 及 UPE)检验发现的 M 蛋白(monoclonal protein)阳性率仅为 0~4%,不过,目前报道的病例都未使用更灵敏的检验技术来检测 M 蛋白,例如血清及尿液免疫固定电泳(serum and urine Immunofixationelectrophoresis,sIFE 及 uIFE)和血清游离轻链测定(serum free light chain assay,sFLC)等。据现有资料,也未发现本病患者具有基础血液病。③自身抗体及补体检验:血清抗核抗体(antinuclear antibody)和 / 或抗双链 DNA 抗体(anti-double strand DNA antibody)阳性者占 43%~55%,还可见其他自身抗体,但是仅极少患者能做出明确的自身免疫病(如系统性红斑狼疮)诊断。低补体血症患者占 0~12%,表现为血清补体 C3 和 / 或 C4 下降。④肾脏病表现:蛋白尿出现于全部患者,其中约 35% 出现肾病综合征,88%~93% 的患者呈现镜下血尿,就诊时血清肌酐升高者占 29%~36%[3,5]。

(二) 肾脏病理表现

1. **光学显微镜检查** 约 50% 患者的肾小球病变类似于原发性膜性肾病(primary membranous nephropathy,PMN),可见上皮下嗜复红蛋白沉积,基底膜增厚及节段性 "钉突"(spikes,银染阳性)和 "针孔"(pin holes,孔心银染阴性)。笔者注:国内常称此病理形态为 "链环")形成;可是,另 50% 病例还能伴随出现系膜区嗜复红蛋白沉积、系膜细胞增生及基质增多、局灶节段性硬化、及新月体形成等非典型膜性肾病(atypical membranous nephropathy,aMN)表现[3,5]。

2. **免疫荧光检查** 常规 IF-F 检查大多数患者的肾小球可见补体 C3 沉积(荧光强度平均 2+),其他成分(IgG、IgA、IgM、轻链 κ 及 λ)阴性或荧光强度 ≤1+,因此很易被误认为 C3 肾小球肾炎(C3 glomerulonephritis,C3GN)[3,5]。IF-P 检查能揭开被掩蔽的免疫球蛋白,暴露出单型免疫球蛋白(monotypic immunoglobulin)IgGκ 沉积,而其他成分无改变。进一步做 IgG 亚类染色,仅见 IgG1 阳性,这些沉积物呈颗粒状沉积于毛细血管壁,并常伴系膜区沉积[3,5]。PMN 的特异性抗原如磷脂酶 A2 受体(phospholipase A2 receptor,PLA2R)及 1 型血小板应答蛋白 7A 域(thrombospondin type I domain-containing 7A,THSD7A)均阴性[3,5]。

2020 年,美国阿肯色大学医学院团队通过 IF-P 检查及激光共聚焦技术发现,MGmIgGκ 患者的肾小球有血清淀粉样蛋白 P 组分(serum amyloid P component,SAP)沉积,且与 IgG 共定位于肾小球基底膜,而 PMN 患者 SAP 染色阴性。然后,他们又用激光显微切割 - 质谱

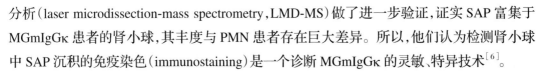

分析（laser microdissection-mass spectrometry，LMD-MS）做了进一步验证，证实 SAP 富集于 MGmIgGκ 患者的肾小球，其丰度与 PMN 患者存在巨大差异。所以，他们认为检测肾小球中 SAP 沉积的免疫染色（immunostaining）是一个诊断 MGmIgGκ 的灵敏、特异技术[6]。

3. 电子显微镜检查　可见上皮下电子致密物，致密物有时呈"驼峰"样，有时还可见系膜区电子致密物，但内皮下电子致密物少见[3,5]。

（三）诊断与鉴别诊断

1. 诊断　这个新认识的肾病尚无统一的诊断标准，只能根据其临床及病理特点进行诊断。①好发于年轻女性。②肾病表现：呈蛋白尿及镜下血尿，约 1/3 患者出现肾病综合征和 / 或肾功能不全。③实验室检查：血清自身抗体常阳性，而 SPE 及 UPE 检验仅偶见 M 蛋白。④肾脏病理检查：或相似于 PMN，或呈 aMN 表现。IF-F 检查肾小球仅见 C3 沉积，而 IF-P 检查可见单型 IgGκ 伴 C3 沉积（IgG 亚类为 IgG1），并可见 SAP 与 IgG 共沉积[3,5,7]。诊断的关键是要对本病保持高度警觉，对可疑病例（光镜检查具有 MN 或 aMN 特征，而 IF-F 检查仅见 C3 沉积）应及时进行 IF-P 检查，不做 IF-P 检查无法确诊本病[7]。

MGmIgGκ 是否属于单克隆丙种球蛋白病相关肾病（monoclonal gammopathy associated renal diseases，MGP-MD）是一个须严肃考虑的问题。第三章已经介绍了 MGP-RD 的概念，只有"免疫荧光检查发现肾小球中沉积的免疫球蛋白为单型免疫球蛋白，而且其类型与血和 / 或尿检出的单克隆免疫球蛋白类型相同"才能作出 MGP-RD 诊断。根据现有资料，MGmIgGκ 患者血及尿的 M 蛋白阳性率很低，仅 0~4%，且未明确其 M 蛋白类型，不符合上述 MGP-RD 诊断标准，所以，目前只能认定此病是"伴被掩蔽的单型免疫球蛋白沉积的肾小球病"，尚不能肯定其属于 MGP-MD。不过，如前所述，文献中这些 MGmIgGκ 患者均未做灵敏的 M 蛋白检验如 sIFE、uIFE 及 sFLC 等，因此，严格讲，MGmIgGκ 患者 M 蛋白的真实阳性率及类型目前尚不清楚，所以现在就将其从 MGP-MD 中排除也欠妥当。笔者目前仍将该病纳入本书介绍，待今后更多研究判明其克隆性后，再决定是否进行调整。

2. 鉴别诊断　MGmIgGκ 应与 PMN 及伴单型 / 单克隆免疫球蛋白沉积的膜性肾病（membranous nephropathy with monotypic/monoclonal immunoglobulin deposits，MNMID）（请参阅本章第二节"附"）相鉴别。

PMN 具有如下特点：①好发于中老年，男性居多，而 MGmIgGκ 好发于年轻女性。②与 MGmIgGκ 相比，PMN 的肾病综合征发生率高（占 80%），镜下血尿发生率低（约占 40%），肾功能不全出现晚且进展慢。③ PMN 不出现抗核抗体等自身抗体，而 PAL2R 或 THSD7 等抗体阳性。④肾组织光镜检查 PMN 见上皮下嗜复红蛋白沉积，基底膜增厚及"钉突"或"链环"样变，但无系膜细胞增生等其他非典型表现。⑤ IF-F 检查 PMN 见 IgG 及 C3 伴轻链 κ 及 λ 沿毛细血管壁呈细颗粒样沉积，IgG 亚类以 IgG4 为主。而 MGmIgGκ 须通过 IF-P 检查揭开被掩蔽的单型 IgGκ 才能诊断，其亚类主要为单型 IgG1。此外，MGmIgGκ 还能查出 SAP 沉积。⑥电镜检查 PMN 的电子致密物仅出现在上皮下（非驼峰样），不出现于内皮下及系膜区[8]。

MNMID 具有如下特点：①好发年龄为 50~60 岁，男女比例相当，与 MGmIgGκ 好发于年轻女性不同。②肾病临床表现与 MGmIgGκ 相似，但肾病综合征比例较高（可达 4/5）。③实验室检查 MNMID 不伴抗核抗体等自身抗体，血清及尿液 M-Ig 检验阳性者占 4%~21%（几乎全为单克隆 IgG），低补体血症占 10%~36%。21%~36% 患者能检出基础恶性血液病，主要为克隆 B 细胞病，以慢性淋巴细胞白血病（chronic lymphocytic leukemia，CLL）或 CLL/小淋巴细胞淋巴瘤（small lymphocytic lymphoma，SLL）最常见，上述特点均与 MGmIgGκ 不同。④病理检查两病均可呈 MN 及 aMN 表现，鉴别要点主要在免疫病理检查方面。MNMID 的 IF-F 检查可见单型 IgG 沉积（其亚类以单型 IgG1 为主，约占 2/3，其中轻链以 κ 链为主，约占 4/5），常伴补体 C3、有时伴 C1q 沉积，沉积物呈颗粒状分布于肾小球毛细血管壁，aMN 还同时分布于系膜区（请参阅本章第二节"附"），而 MGmIgGκ 则必须做 IF-P 检查才能诊断[9-11]。不过，至今文献中报道的 MGmIgGκ 及 MNMID 的病例数都很少，上述各鉴别点是笔者根据目前有限的资料进行总结，是否正确及全面仍待今后扩大病例数进一步验证。

现将 PMN、MGmIgGκ 及 MNMID 的临床与病理表现总结于表 8-3-1。

表 8-3-1　PMN、MGmIgGκ 及 MNMID 的临床与病理表现

疾病表现	PMN	MGmIgGκ	MNMID
临床及实验室表现			
好发年龄	中老年	<40 岁	50~60 岁
性别	男性居多	女性显著多于男性	男女比例相当
蛋白尿	全部	全部	全部
镜下血尿	约 2/5	4/5 以上	4/5 以上
肾病综合征	约 4/5	约 1/3	约 4/5
血清肌酐升高	出现晚，进展慢	约 1/3	1/3~1/2
血清 ANA 等自身抗体	阴性	43%~55% 阳性	阴性
血清 PLA2R 抗体	80% 阳性	阴性	阴性
低补体血症	无	0~12%	10%~36%
血或尿 M-Ig 阳性	无	0~4%	4%~21%*
合并恶性血液病	无	无	21%~36%，以克隆性 B 细胞病为主
肾脏病理表现			
光镜检查	典型的 MN 表现，即基底膜增厚，出现"钉突"或"链环"	1/2 呈典型 MN 表现，另 1/2 为非典型 MN	部分呈典型 MN 表现，部分为非典型 MN

续表

疾病表现	PMN	MGmIgGκ	MNMID
IF-F 检查	多克隆 IgG(以 IgG4 亚类为主)伴 C3 沉积于毛细血管壁	仅见 C3 沉积于毛细血管壁及系膜区	单型 IgG(亚类以 IgG1 为主,轻链以 κ 为主)伴 C3 沉积于毛细血管壁及系膜区
IF-P 检查	不需要做	单型 IgGκ(亚类为 IgG1)伴 C3 沉积于毛细血管壁及系膜区,SAP 阳性	不需要做
电镜检查	全部有上皮下 EDD(不呈驼峰样),不伴其他部位 EDD	全部有上皮下 EDD(可呈驼峰样),并常伴系膜区 EDD,少有内皮下 EDD	全部有上皮下 EDD,部分伴系膜区和 / 或内皮下 EDD

注:ANA,抗核抗体;EDD,电子致密沉积物;IF-F,冰冻组织切片免疫荧光染色;IF-P,石蜡切片酶消化免疫荧光染色;MGmIgGκ,伴被掩蔽的 IgGκ 沉积的膜样肾小球病;M-Ig,单克隆免疫球蛋白;MN,膜性肾病;MNMID,伴单型 / 单克隆免疫球蛋白沉积的膜性肾病;PLA2R,磷脂酶 A2 受体;PMN,原发性膜性肾病;SAP,血清淀粉样蛋白 P 组分。

* 血及尿检出的单克隆免疫球蛋白类型与肾小球内沉积的单型免疫球蛋类型一致。

(四) 治疗原则

由于病例数少,且发病机制不清,故目前尚无可推荐的成熟治疗方案。这里仅介绍几个临床试验的治疗。2008 年 Komatsuda 等[9]曾用口服糖皮质激素治疗 3 例 MGmIgGκ 患者,其中 1 例还曾用甲泼尼龙(methylprednisolone)冲击治疗(500mg/d,共 3 天),平均随访 44 个月,3 例患者都获得了良好疗效,尿蛋白明显减少,肾功能持续稳定。其中 1 例治疗 4 年后进行了重复肾活检,组织学显示肾小球基底膜厚度及 "钉突" 均明显改善。Larsen 等[3,5]于 2014 年及 2016 年分别报道了他们对 9 例及 21 例 MGmIgGκ 患者的治疗情况(前者平均随访 14.9 个月,后者平均随访 22 个月),部分患者仅接受肾素 - 血管紧张素系统阻断剂治疗例如口服氯沙坦(losartan)或赖诺普利(lisinopril),另一部分患者则接受糖皮质激素或糖皮质激素联合免疫抑制剂治疗,后者包括硫唑嘌呤(azathioprine)、他克莫司(tacrolimus)、吗替麦考酚酯(mycophenolate mofetil)及利妥昔单抗(rituximab),最后结论是所有上述治疗均与疾病结局无关,最佳治疗方案尚待进一步研究确定。

在 Larsen 等[5]2016 年报道的患者中,有一例进入了终末期肾病(end-stage renal diasea,ESRD)并接受了肾移植治疗,在肾移植 42 个月后患者又出现蛋白尿,经移植肾活检病理检查证实为 MGmIgGκ 复发。

三、伴被掩蔽的单克隆免疫球蛋白沉积的增生性肾小球肾炎

至今,PGNmMID 总共才有 3 篇报道,共包括 18 例患者[4,12-13],所以目前对此病的认识

十分不足,本文也仅能进行简单介绍。

(一) 临床及实验室表现

Larsen 等[4]报道的 16 例病例平均年龄为 61.7 岁(范围 52~77 岁),男女比例相当。患者的肾病主要表现为:蛋白尿(全部患者均有,尿蛋白定量平均值为 7.1g/d,80% 患者呈现肾病综合征),血尿(占 98%)及慢性肾功能不全(血清肌酐增高者占 88%)。血液学检查结果为:单克隆免疫球蛋白(monoclonal immunoglobulin,M-Ig)阳性占 88%(为 SPE 及 sIFE 检验结果),绝大多数病例为 IgGκ;低补体血症占 67%,表现为血清 C3 和 / 或 C4 水平下降;13 例患者做了骨髓活检,9 例(占 70%)为克隆增生性浆细胞病,其中 4 例为多发性骨髓瘤(multiple myeloma,MM),另外 4 例(占 30%)为克隆增生性 B 细胞病,包括 2 例淋巴浆细胞淋巴瘤(lymphoplasmacytoid lymphoma,LPL),1 例 CLL,及 1 例仅有小克隆 B 细胞群(small clonal B cell population)。

(二) 肾脏病理表现

Larsen 等[4]报道的 16 例患者肾活检病理检查结果如下:光镜下病理类型全部为膜增生性肾小球肾炎(membranoproliferative glomerulonephriti,MPGN)。IF-F 检查 10 例诊断为 C3GN,5 例为未分类 MPGN(IF-F 检查肾小球的免疫球蛋白及补体均阴性),1 例为血栓性微血管病(thrombotic microangiopathy,TMA)。进行 IF-P 检查揭开被掩蔽的免疫球蛋白后,可见单型免疫球蛋白(包括 IgGκ 12 例,IgGλ 2 例,IgMκ 及 IgMλ 各 1 例,与血清检出的 M-Ig 类型完全一致)伴 C3 沉积于肾小球系膜区及毛细血管壁,诊断因此被更改为 PGNmMID。电镜检查全部患者均有内皮下电子致密物沉积,并可伴系膜区或上皮下电子致密物(前者发现 12 例占 75%,后者 6 例占 38%),高倍电镜下个别患者活检组织还可见模糊的纤维样或微管样亚结构,并偶见内皮下聚集的针状结晶沉积物(needle-shaped crystalline deposits)。

在 Larsen 等[4]进行上述报道后,又有学者分别报道了 PGNmMID 病例各一例。这两例患者的临床表现与 Larsen 等[4]所述表现相似[12-13]。肾活检组织光镜检查分别诊断为系膜增生性肾小球肾炎(mesangial glomerulonephritis,MsPGN)及毛细血管内增生性肾小球肾炎(endocapillary proliferative glomerulonephritis,EnPGN);IF-F 检查均呈 C3GN 表现,而 IF-P 检查后两例患者的诊断均更改为 PGNmMID。两例患者沉积于肾小球的被掩蔽的单型免疫球蛋白均为 IgGκ,前者未做血清及尿液 M-Ig 检验,后者检出的 M-Ig 也为 IgGκ。前者合并套细胞淋巴瘤(mantle cell lymphoma,MCL),瘤细胞已浸润肾皮质导致急性肾衰竭(血清肌酐达 902μmol/L),后者合并 MM[12-13]。

(三) 诊断与鉴别诊断

1. **诊断** 目前本病尚无统一诊断标准,可参考如下表现进行诊断:①好发于中老年,蛋白尿(常见肾病综合征)、血尿及慢性肾功能不全为主要表现。②常能检出基础血液病,包括克隆性浆细胞病及 B 细胞病,大部分为恶性病;血清和 / 或尿液 M-Ig 检验阳性;约 2/3 患者伴血清 C3 和 / 或 C4 下降。③肾脏病理类型常为 MPGN,并可见 MsPGN 及 EnPGN,IF-F

检查仅见 C3 沉积,而 IF-P 检查能揭开被掩蔽的免疫球蛋白,从而见单型免疫球蛋白(绝大多数为 IgGκ)伴 C3 呈颗粒状于肾小球系膜区及毛细血管壁沉积[4,12-13]。由于被揭开的沉积于肾小球的单型免疫球蛋白类型与血清和 / 或尿液检出的 M-Ig 一致,故本病的单克隆属性可以肯定,属于 MGP-RD。

　　本节介绍了两种伴被掩蔽的单型或单克隆免疫球蛋白沉积的肾小球病,它们是否属于同类疾病? 笔者认为,这两种疾病除了需要做 IF-P 检查揭开被掩蔽的免疫球蛋白这一共同点外,在临床实验室表现及病理表现上并无共同之处,而且 PGNmMID 属于 MGP-RD,而 MGmIgGκ 的克隆属性尚未最后确定,因此,就目前认识水平看,这两种疾病应该是并无关联的独立疾病。

　　2. **鉴别诊断**　本病需与原发性增生性肾小球肾炎及伴单型 / 单克隆免疫球蛋白沉积的增生性肾小球肾炎(proliferative glomerulonephritis with monotypic/monoclonal immunoglobulin deposits,PGNMID)鉴别,PGNmMID 必须进行 IF-P 检查揭开被掩蔽的单型免疫球蛋白才能诊断,这是与上述两种增生性肾小球肾炎鉴别的要点。PGNmMID 与 PGNMID 的临床及病理表现已总结于表 8-3-2。

表 8-3-2　PGNmMID 与 PGNMID 的临床及病理表现

疾病表现	PGNmMID	PGNMID
临床及实验室表现		
好发年龄	60 岁左右	50~55 岁多见
性别	男女相当	男女相当
蛋白尿	100%	近 100%
肾病综合征	约 80%	50%~60%
镜下血尿	近 100%	80%~90%
血清肌酐升高	约 88%	68%~74%
低补体血症	约 67%	20%~30%
血或尿 M-Ig 阳性	约 88%	约 30%
合并基础血液病	100%	约 36%
其中 MGRS 占比	约 39%	约 67%
肾脏病理表现		
光镜检查	MPGN 最常见,EnPGN 及 MsPGN 少见	MPGN 最常见(占 2/3),其他还有 EnPGN、MsPGN 及 aMN
IF-F 检查	多数病例呈 C3GN 表现,仅见 C3 沉积于毛细血管壁及系膜区	单型 IgG 占 90%(亚类以 IgG3 最常见,IgG1 次之,轻链以 κ 最常见),其他单型免疫球蛋白少见。常伴 C3 沉积于系膜区及毛细血管壁

续表

疾病表现	PGNmMID	PGNMID
IF-P 检查	单型 IgGκ 最常见,其他单型免疫球蛋白少见,常伴 C3 沉积于系膜区及毛细血管壁	不需要做
电镜检查	常见内皮下 EDD,部分伴系膜区或上皮下 EDD。偶尔可见模糊的纤维或微管状亚结构	常见系膜区和 / 或内皮下 EDD,有时伴上皮下及基底膜内 EDD。偶尔可见不典型的有序亚结构

注: aMN,非典型膜性肾病;EDD,电子致密沉积物;EnPGN,毛细血管内增生性肾小球肾炎;IF-F,冰冻组织切片免疫荧光染色;IF-P,石蜡切片酶消化免疫荧光染色;MGRS,有肾脏意义的单克隆丙种球蛋白病;M-Ig,单克隆免疫球蛋白;MPGN,膜增生性肾小球肾炎;MsPGN,系膜增生性肾小球肾炎;PGNMID,伴单型 / 单克隆免疫球蛋白沉积的增生性肾小球肾炎;PMNmMID,伴被掩蔽的单克隆免疫球蛋白沉积的增生性肾小球肾炎。

(四) 治疗原则

PGNmMID 属于 MGP-RD,故应首先针对基础血液病进行克隆靶向治疗(clone-targeted therapy)。由克隆性浆细胞病(如 MM)引起者,常采用蛋白酶体抑制剂(proteasome inhibitor,PIs) 和 / 或免疫调节剂(immunomodulatory drugs,IMiDS) 为基础的联合治疗方案治疗[4,13]。从理论上讲,也可应用达雷妥尤单抗(daratumumab)或自体干细胞移植(autologous stem cell transplantation,ASCT),但是目前尚无报道。由克隆 B 细胞病(如 CLL 及 LPL 等) 引起者,可采用利妥昔单抗(rituximab) 单药治疗或联合治疗,后者如 R-CVP 方案,即利妥昔单抗与环磷酰胺(cyclophosphamide)、长春新碱(vincristine) 及泼尼松(prednisone)的联合治疗,此外利妥昔单抗也可联合其他药物,例如蛋白酶体抑制剂硼替佐米(bortezomib),嘌呤核苷类似物氟达拉滨(fludarabine)或克拉屈滨(cladribine),烷化剂苯达莫司汀(bendamustine),及布鲁顿酪氨酸激酶抑制剂伊布替尼(ibrutinib) 等[4,12-13]。

Larsen 等[4]按此原则治疗了 10 例患者,平均追踪观察 12.2 个月,2 例患者获得部分缓解,6 例持续性肾功能不全,1 例进入 ESRD,另 1 例肾功能保持正常。此外,还有两例个例报道情况如下:一例患者为 MCL 所致 PGNmMID 伴瘤细胞肾皮质浸润,治疗前血清肌酐已达 902μmol/L,并已进行血液透析,在用利妥昔单抗、糖皮质激素及克拉屈滨联合治疗后,患者肾功能改善,脱离透析,4 年后患者的血清肌酐已降至 119μmol/L,尿蛋白及血尿消失[12]。另一例患者为 MM 导致的 PGNmMID,也已开始血液透析治疗,给予硼替佐米、来那度胺(lenalidomide) 及地塞米松(dexamethasone)联合治疗 8 个疗程后,血液学效应达到非常好的部分缓解,血清肌酐从 407μmol/L 下降至正常(71μmol/L),尿蛋白与肌酐比率也从 6 100mg/g 下降到 300mg/g,患者脱离透析[13]。不过,至今已接受治疗的 PGNmMID 病例太少,治疗疗效尚需扩大病例数继续观察。到目前为止尚无 PGNmMID 进入 ESRD 患者进行肾移植的报道,推测移植肾疾病复发仍是需要关注的问题。

参考文献

[1] SANTORIELLO D, NASR S H. Novel approaches beyond standard immunofluorescence for kidney biopsies [J]. Curr Opin Nephrol Hypertens, 2022, 31 (3): 221-227.

[2] NASR S H, FIDLER M E, SAID S M. Paraffin immunofluorescence: a valuable ancillary technique in renal pathology [J]. Kidney Int Rep, 2018, 3 (6): 1260-1266.

[3] LARSEN C P, AMBUZS J M, BONSIB S M, et al. Membranous-like glomerulopathy with masked IgG kappa deposits [J]. Kidney Int, 2014, 86 (1): 154-161.

[4] LARSEN C P, MESSIAS N C, WALKER P D, et al. Membranoproliferative glomerulonephritis with masked monotypic immunoglobulin deposits [J]. Kidney Int, 2015, 88 (4): 867-873.

[5] LARSEN C P, BOILS C L, COSSEY L N, et al. Clinicopathologic features of membranous-like glomerulopathy with masked IgG kappa deposits [J]. Kidney Int Rep, 2016, 1 (4): 299-305.

[6] LARSEN C P, SHARMA S G, CAZA T N, et al. Serum amyloid P deposition is a sensitive and specific feature of membranous-like glomerulopathy with masked IgG kappa deposits [J]. Kidney Int, 2020, 97 (3): 602-608.

[7] VANBEEK C, HAAS M. Unmasking a unique glomerular lesion [J]. Kidney Int, 2014, 86 (1): 13-15.

[8] SAHA M K, PENDERGRAFT Ⅲ W F, JENNETTE J C, et al. Primary glomerular disease [M]//YU A S L, CHERTOW G M, LUYCKX V A, et al. Brenner & Rector's the kidney. 11th ed. Philadelphia: Elsevier, 2020: 1031-1043.

[9] KOMATSUDA A, MASAI R, OHTANI H, et al. Monoclonal immunoglobulin deposition disease associated with membranous features [J]. Nephrol Dial Transplant, 2008, 23 (12): 3888-3894.

[10] GUIARD E, KARRAS A, PLAISIER E, et al. Patterns of noncryoglobulinemic glomerulonephritis with monoclonal Ig deposits: correlation with IgG subclass and response to rituximab [J]. Clin J Am Soc Nephrol, 2011, 6 (7): 1609-1616.

[11] BEST ROCHA A, LARSEN C P. Membranous glomerulopathy with light chain-restricted deposits: a clinicopathological analysis of 28 cases [J]. Kidney Int Rep, 2017, 2 (6): 1141-1148.

[12] LLOYD I E, KHALIGHI M A. Glomerulonephritis with masked monotypic immunoglobulin deposits and concurrent lymphomatous infiltration [J]. Am J Kidney Dis, 2016, 68 (4): 640-644.

[13] HOWLADER A, THAJUDEEN B, SUSSMAN A N, et al. Proliferative glomerulonephritis with masked monoclonal deposits responsive to myeloma therapy [J]. Kidney Int Rep, 2017, 2 (6): 1233-1237.

第四节　单型 / 单克隆免疫球蛋白相关纤维样肾小球肾炎

一、概述

1977 年 Rosenmann 及 Eliakim 报道一位中年男性肾病综合征病例,其肾组织电镜检查发现肾小球中有类似淀粉样变性病的纤维样亚结构,而刚果红染色及硫磺素 T 和 S 染色均阴性,提示并非淀粉样变性病,此后,此病即被命名为纤维样肾小球肾炎(fibrillary glomerulonephritis,FGN),或纤维样肾小球病(fibrillary glomerulopathy)。FGN 是一个少见病,西方国家统计仅占成人自然肾肾活检病例的 1%(0.5%~1.5%)[1-2]。

尽管绝大多数 FGN 患者是由免疫复合物介导致病,肾小球中沉积的免疫球蛋白主要为多克隆 IgG,但是,1987 年 Alpers 等[3]在给 7 例 FGN 患者做肾组织免疫荧光检查时,发现 6 例肾小球中沉积的免疫球蛋白是单型 IgGκ(Alpers 等当时称其为"单克隆 IgGκ"),因此引起了人们对单克隆免疫球蛋白(monoclonal immunoglobulin,M-Ig)与本病关系的关注,笔者也因此将"单型/单克隆免疫球蛋白相关纤维样肾小球肾炎"(monotypic/monoclonal immunoglobulin associated fibrillary glomerulonephritis)纳入本书。具体书写时,准备先对 FGN 进行全面介绍,然后再对单型/单克隆免疫球蛋白相关 FGN 进行讨论。

二、纤维样肾小球肾炎

(一)病因及发病机制

1. **病因**　FGN 的病因并不清楚,但常与某些疾病并存,提示彼此之间可能存在着某种关联。这些疾病包括:丙型肝炎病毒感染(5%~27%),自身免疫病(占 5%~30%)及恶性肿瘤(占 4%~23%)等[4-5]。

2. **发病机制**　包括如下方面。

(1)纤维亚结构的形成:可能与以下因素相关。①免疫球蛋白的同质性(homogeneity)。FGN 沉积于肾小球的免疫球蛋白主要是单一的多克隆 IgG4,具有高度同质性,这使免疫球蛋白分子间能产生强吸引,改变分子取向,形成有序亚结构[1-2]。②肾小球的特殊微环境。肾小球的滤过功能使球内局部血液浓缩,浓缩的免疫球蛋白易于沉积并形成有序亚结构[1-2]。③血清淀粉样蛋白 P 组分(serum amyloid P component,SAP)的作用。免疫电镜技术发现 SAP 与免疫球蛋白及补体共沉积于患者的肾小球纤维结构,因此推测 SAP 在 FGN 的有序亚结构形成中也具有作用(促进有序亚结构形成及抵抗蛋白水解酶降解)[1-2]。

(2)肾小球损伤的机制:绝大多数 FGN 病例是由免疫复合物介导致病,肾小球中沉积或原位形成的免疫复合物将通过激活补体系统致病[2]。具体如下:①抗体。已明确 FGN 免疫复合物中的抗体主要为多克隆 IgG4,仅少数(约 15%)为多克隆 IgG4 伴 IgG1[1,6-7]。②抗原。FGN 免疫复合物中的抗原成分从前不明确,2018 年后对其认识获得很大进展,该年美国肾脏病学会会刊 *Journal of the American Society of Nephrology* 同期发表了美国华盛顿大学 Andeen 等[8]及梅奥医学中心 Dasari 等[9]的两篇研究,他们用激光微切分离肾小球,然后用液相色谱-串联质谱(liquid chromatography and tandem mass spectrometry)做蛋白质组学分析,发现 FGN 患者的肾小球含有高丰度的 DNAJ 热休克蛋白家族成员 B9(DnaJ heat shock protein family member B9,DNAJB9,内质网的一个重要伴侣蛋白);他们还用双重免疫荧光染色检查证实,DNAJB9 与 IgG 共定位于肾小球的免疫沉积物,而正常对照、淀粉样变肾病及其他肾小球疾病患者的肾小球却无 DNAJB9 存在。所以认为 DNAJB9 很可能是 FGN 的特异性自身抗原[6,8-10]。③补体系统激活。IgG4 与 IgG1、IgG2 及 IgG3 不同,其形成的免疫复合物不能通过经典途径激活补体,故推断是从旁路途径激活补体致病[2]。肾组织免疫荧光检查显示,多数 FGN 患者的肾小球仅有 IgG4 及 C3 沉积,并无 C1q,也支持这一观点[1,4,6,10]。此外,伴随 IgG4 的 IgG1 形成的免疫复合物是否能通过经典途径激活补体? Andeen 等[8]在做肾小球蛋白质谱分析时,已检测到 IgG1、补体经典途径前期成分及补体膜攻击复合体成分同时存在,即支持 IgG1 免疫复合物能通过经典途径激活补体的看法。

(3)FGN 发病的遗传因素:1998 年我国香港首先报道一个家庭中兄妹两人均罹患 FGN;2015 年澳大利亚报道两个家系共 4 名成员同患 FGN,分析其遗传方式为常染色体显性遗传;2017 年日本报道父子 3 人同患 FGN,遗传方式也符合常染色体显性遗传[11]。为此,现在已认为少数 FGN 的发病与家族遗传因素相关,但是其致病基因并不清楚[11]。 Dasari 等[9]曾检查过患者的 *DNAJB9* 基因,但并未发现突变。

(二) 临床及实验室表现

FGN 的发病年龄多在 50~60 岁,男女性别相当或女性稍多,白种人发病率高[1-2,6-7],我国从 1995 年起也已有病例报道[12]。

在临床表现上,几乎全部 FGN 患者都有程度不同的蛋白尿,肾病综合征占 25%~75%,50%~95% 的患者具有镜下血尿,并偶见肉眼血尿,约 3/4 的患者具有高血压,就诊时已有 1/2~2/3 的患者出现肾功能不全,肾损害逐渐进展至终末期肾病(end-stage renal disease, ESRD)[1-2,6-7]。FGN 患者很少出现低补体血症,两个较大病例系列报道仅为 2%[2]。

近年关于 FGN 有一项重要的实验室检验进展,即血清 DNAJB9 水平测定。2018 年美国梅奥医学中心在发现 FGN 患者肾小球存在高丰度的 DNAJB9 后,他们又用基于免疫沉淀的多反应监测方法(immunoprecipitation-based multiple reaction monitoring method)检测了患者血清 DNAJB9 浓度,结果发现 FGN 患者的 DNAJB9 血清浓度较对照组(正常人及其他肾脏病患者)高 4 倍,用其预测 FGN 的灵敏度为 67%,特异度达 98%,阳性预测值及阴性预测值分别达 89% 及 95%[13]。所以,此研究已备受临床重视,如果这一成果能被进一步验证,而且检验方法能够相对简化,那么不久的将来此检验项目必定会被临床广泛应用[6,10]。

(三) 肾脏病理表现

1. **光学显微镜检查**　FGN 的主要病变在肾小球,可呈多种病理类型表现,包括膜增生性肾小球肾炎(membranoproliferative glomerulonephritis,MPGN),系膜增生性肾小球肾炎(mesangial proliferative glomerulonephritis,MsPGN),膜性肾病(membranous nephropathy,MN) 及毛细血管内增生性肾小球肾炎(endocapillary proliferative glomerulonephritis,EnPGN)。有 13%~31% 患者的肾小球可出现新月体,但仅侵犯少数肾小球,新月体肾小球肾炎(crescentic glomerulonephritis) 少见[1-2,6-7]。与原发性肾小球肾炎的病理类型相比,这些病理类型常不典型,如 MPGN 可出现 MN 表现(基底膜增厚及出现"钉突" 样变),而 MN 可出现 MsPGN 表现(系膜区增宽及系膜细胞增生)。在不同的 FGN 病例系列里,各病理类型所占比例不同,一般而言,FGN 以 MPGN 和 MsPGN 最常见,MN 包括非典型膜性肾病(atypical membraous nephropathe,aMN)和 EnPGN 次之[2,6]。

一直以来都认为 FGN 的肾脏病变刚果红染色阴性,并以此与淀粉样变肾病鉴别[2,7]。但是,2018 年 Alexander 等[14]发现少量(4%~5%)FGN 病例刚果红染色阳性。必须充分重视此发现,因为这就产生了一个重要问题,即刚果红染色阳性的 FGN 如何与淀粉样变肾病鉴别? 下文鉴别诊断部分将做详细讨论。

2. **免疫荧光及免疫组织化学检查**　免疫复合物介导 FGN 肾组织的免疫荧光检查常见 IgG(若做 IgG 亚类染色,多数为单一的 IgG4,少数为 IgG4 和 IgG1)、C3、轻链 κ 及 λ 沉积,呈颗粒状沉积于肾小球系膜区及毛细血管壁[1-2,7]。尽管上述免疫沉积物通常仅沉积于肾小球,但是个别病例已发现肾外组织(如肺泡毛细血管壁)也有沉积[7]。

肾组织 DNAJB9 免疫组织化学检查在 2018 年创建后,现已被广泛用于 FGN 诊断,该项目配合电镜检查能显著提高诊断准确性(DNAJB9 免疫组织化学检查诊断 FGN 的灵敏度及特异度分别超过 98% 及 99%[15]),在电镜检查无法进行时(无电镜设备或肾组织标本不足),还能作为补救措施帮助诊断 FGN。而且 DNAJB9 还能作为 FGN 的特异性标志与其他肾脏病(特别是具有有序亚结构的肾脏病)进行鉴别(详见下文鉴别诊断)[5-6,14-15]。

3. **电子显微镜检查**　用电镜观察肾小球内有序亚结构的形态及分布,对 FGN 的诊断及鉴别诊断具有重要意义。FGN 能在肾小球系膜区及基底膜内(有时还能在上皮下及内皮下)见到随机排列的、不分支的细纤维沉积物[1-2,7]。纤维直径通常在 12~22nm,最大直径可达 30nm[1-2,6-7](图 8-4-1)。而且,这些纤维常沉积在无定形的细颗粒状电子致密物背景中[1-2,7]。除肾小球外,纤维样沉积物有时(约占 5% 病例)也能出现于肾小管基底膜[1-2]。

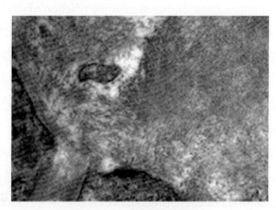

图 8-4-1　纤维样肾小球病

注:可见随机排列的、不分支的细纤维亚结构,直径 12~22nm(电镜 ×25 000)。

(此图由邹万忠教授提供,特致谢)

电镜检查一般是用 <30 000 倍[6,9,15]的放大倍数来观察纤维样亚结构,过高的放大倍数有时可能呈现 "伪中空管腔"(pseudo hollow lumen),被误认为管状结构,需要注意。

(四) 诊断与鉴别诊断

1. **诊断**　诊断 FGN 从前主要依靠电镜检查,现在还应加上肾组织 DNAJB9 免疫组织化学染色[5,7,15]。血清 DNAJB9 检验目前尚未广泛应用,将来也可能成为有用的诊断工具。

诊断标准具体如下:①电镜检查于肾小球系膜区及基底膜内见到随机排列的、不分支、无管腔、直径为 12~22nm(最大 30nm)的细纤维亚结构;②免疫组织化学检查显示肾小球内沉积物 DNAJB9 阳性。确诊 FGN 应符合上述两条标准[6-7,10]。既往病理诊断标准还曾包括过如下两条:刚果红染色阴性及免疫荧光检查显示沉积物含免疫球蛋白。虽然绝大多数 FGN 病例都符合这两条标准,但是极少数 FGN 病例刚果红染色可阳性(占 FGN 的 4%~5%)[14,16]或肾小球内无免疫球蛋白沉积(约占 FGN 的 0.9%)[17],它们分别被称为"嗜刚果红纤维样肾小球肾炎"(congophilic fibrillary glomerulonephritis)[14]及"免疫球蛋白阴性纤维样肾小球肾炎"(immunoglobulin-negative fibrillary glomerulonephritis)[17]。为此,这两个 FGN 变种的发现者都建议应对 FGN 的既往诊断标准进行修改,故而现在诊断 FGN 这两条已不再是必备条件[14,17]。

2. 鉴别诊断 FGN 需要与具有有序亚结构的肾小球疾病鉴别,现分别叙述如下。

(1)淀粉样变肾病(renal amyloidosis):此病的有序亚结构与 FGN 十分相似,都是随机排列、不分支、无管腔的细纤维,两病的主要鉴别点如下。①光镜检查,淀粉样变肾病常见淀粉样蛋白呈均质团块状沉积于肾小球系膜区,刚果红染色阳性;而 FGN 的肾小球无上述均质团块状沉积物,绝大多数病例刚果红染色阴性。②免疫荧光检查,淀粉样变肾病以轻链型最常见,做免疫荧光检查仅见单型轻链(80% 为单型 λ 轻链)沉积于肾小球;而绝大多数 FGN 为多克隆 IgG(85% 为 IgG4,15% 为 IgG4 及 IgG1)伴 C3 沉积于肾小球。③ DNAJB9 免疫组织化学检查,FGN 阳性,淀粉样变肾病阴性。④电镜检查,淀粉样变纤维直径通常为 8~12nm,而 FGN 的纤维通常为 12~22nm(最大可达 30nm)[1-2,7]。另外,淀粉样变性病是系统性疾病,常伴随肾外器官损害(如淀粉样心肌病等),对鉴别也有帮助(请参阅第七章第一节)。

在 Alexander 等[14]发现 FGN 存在嗜刚果红的变种后,刚果红染色在鉴别上还有作用吗? 答案应该是肯定的,因为嗜刚果红的 FGN 病例极少,所以对于绝大多数 FGN 病例而言,仍能用刚果红染色与淀粉样变肾病鉴别。不过在解释刚果红染色结果时需要谨慎,对可疑的 FGN 病例,须参考 DNAJB9 免疫组织化学检查结果下结论,必要时还应做激光显微切割 - 质谱分析(laser microdissection-mass spectrometry,LMD-MS)来进一步验证[14,16]。

(2)冷球蛋白血症性肾小球肾炎(cryoglobulinemic glomerulonephritis,Cryo GN):此肾病可见有序亚结构,包括微管状及纤维样结构(常见于 I 或 II 型 Cryo GN),也可无有序亚结构(常见于 III 型 Cryo GN)。出现纤维状有序亚结构时需与 FGN 鉴别。鉴别要点如下:①光镜检查,Cryo GN 肾小球常见"假血栓"(又称"透明血栓")及大量巨噬细胞浸润,而 FGN 无此表现。②免疫荧光检查,I 型 Cryo GN 多为单克隆 IgG3 或 IgG1(其中轻链可为单型 κ 或 λ)沉积,少数为单克隆 IgM 沉积,II 型多为单克隆 IgMκ 伴多克隆 IgG 沉积,而 FGN 却为多克隆 IgG4,或 IgG4 及 IgG1(参阅前文"淀粉样变肾病"),伴 C3 沉积。沉积部位都主要在肾小球。③ DNAJB9 免疫组织化学检查,FGN 阳性,Cryo GN 阴性。④电镜检查,FGN 可见不分支、随机排列、直径 12~22nm（最大 30nm）的纤维亚结构，而 Cryo GN 的纤维为模糊的短纤维。此外，冷球蛋白血症为系统性疾病，常伴肾外器官损害（如皮肤损害、周围神经病变及其他脏器受累），血清冷球蛋白检验阳性，并常伴低补体血症（补体 C3 及 C4 降低），也都与FGN 不同（请参阅第七章第二节）。

（3）免疫触须样肾小球病（immunotactoid glomerulopathy，ITG）：ITG 的有序亚结构与上述各疾病都不相同，是平行堆叠排列的中空微管束（微管横断面呈环状），微管直径通常>30nm，最大达 90nm，因此典型病例很易与 FGN 鉴别。但是 ITG 的微管直径有时也能<30nm，在 Nasr 等[18] 及 Bridoux 等[19] 的病例报道里，有超过 1/5 的患者微管直径≤20nm，此时微管的空腔较难识别，易被误认为是纤维样亚结构而与 FGN 混淆（请参阅第八章第五节）。这种情况下两病的鉴别点是①免疫荧光检查，绝大多数 FGN 为多克隆 IgG4，少数为 IgG4 及 IgG1（参阅前文"淀粉样变肾病"），伴 C3 沉积，而约 2/3 的 ITG 为单克隆 IgG（IgG1 为主，其中轻链 κ 多于 λ）伴 C3 沉积。沉积部位都主要在肾小球[19-20]。② DNAJB9 免疫组织化学染色，FGN 阳性，而 ITG 阴性[18]。③电镜下 ITG 的有序亚结构呈平行堆叠排列，而 FGN 为随机杂乱排列[18-20]（请参阅第八章第五节）。

上述 4 种具有有序亚结构的肾小球病的鉴别已列入表 8-4-1，可供参考。

表 8-4-1　具有有序亚结构的四种肾小球病的鉴别

项目	纤维样肾小球肾炎	轻/重链型淀粉样变肾病	Ⅰ或Ⅱ型冷球蛋白血症性肾小球肾炎	免疫触须样肾小球病
LM：肾小球病变	MPGN 及 MsPGN 最常见	淀粉样蛋白呈匀质团块状沉积于系膜区	MPGN 最常见。肾小球常见假血栓及巨噬细胞浸润	aMN 及 MPGN 最常见
EM：有序亚结构形态	随机杂乱排列、无分支的细纤维，直径 12~22nm（最大 30nm）	随机杂乱排列、无分支的细纤维，直径 8~12nm	局部平行排列的中空微管，直径 20~35nm 或模糊短纤维	平行堆叠排列的中空微管束，直径>30nm（范围 10~90nm）
IF：沉积的免疫球蛋白性质	①免疫复合物介导 FGN（占 95% 左右）：常为多克隆 IgG4（或伴 IgG1）沉积；②单型免疫球蛋白相关 FGN*：常为单型 IgG1κ 沉积	① AL 型（约占 80%）多为单克隆轻链 λ 沉积；② AH 型多为单克隆 IgG 重链 γ 沉积；③ AHL 型多为单克隆 IgGλ 沉积	①Ⅰ型多为单克隆 IgG3 或 IgG1 沉积；②Ⅱ型 90% 以上为单克隆 IgMκ 伴多克隆 IgG 沉积	① MGP 相关 ITG（约占 2/3）多为单克隆 IgG 沉积（亚类以 IgG1 为主，其中轻链 κ 多于 λ），②免疫复合物介导 ITG 为多克隆 IgG 或伴 IgM、IgA 沉积
其他实验室及病理检查	肾组织免疫组织化学检查 DNAJB9（+）	肾组织刚果红染色（+）	血清冷球蛋白检验（+）	

注：AL，轻链型淀粉样变；AH，重链型淀粉样变；AHL，重轻链淀粉样变；aMN，非典型膜性肾病；DNAJB9，DNAJ 热休克蛋白家族成员 B9；EM，电子显微镜检查；FGN，纤维样肾小球肾炎；IF，免疫荧光显微镜检查；ITG，免疫触须样肾小球病；LM，光学显微镜检查；MGP，单克隆丙种球蛋白病；MPGN，膜增生性肾小球肾炎；MsPGN，系膜增生性肾小球肾炎。* 单型免疫球蛋白相关 FGN 将于下文介绍。

(五) 治疗原则

至今 FGN 治疗仍缺乏有效措施,曾用糖皮质激素、环磷酰胺(cyclophosphamide)、环孢素(cyclosporine)、吗替麦考酚酯(mycophenolate mofetil)单药或联合治疗,甚至用血浆置换治疗,可是大多数患者疗效不佳,病情逐渐进展,约 50% 患者在 2~4 年内进入 ESRD。年龄大、肾小球滤过率低及病理类型为 MPGN 都是预后不良因素[2,7]。

2013 年起已有用利妥昔单抗(rituximab)单药或联合糖皮质激素治疗 FGN 的小样本研究报道,初步结果显示对部分 FGN 患者(基础肾功能较好,治疗及时)能起到稳定肾功能、减少尿蛋白、延缓肾损害进展的作用。不过,目前用利妥昔单抗治疗的病例数太少,仍需今后进一步观察[21]。

FGN 进展至 ESRD 做肾移植后,移植肾的疾病复发情况如何? 尽管移植肾的复发问题不可忽视,但是,就目前资料看复发率并不是很高[22-23]。Mallett 等[22]报道了 13 例肾移植患者,平均追踪 10 年仅 1 例(8%)复发。不过,美国梅奥医学中心 Czarnecki 等[23]的研究报告很值得关注,他们给 FGN 肾移植患者都做了血和 / 或尿 M-Ig 检验来判断有无合并单克隆丙种球蛋白病(monoclonal gammopathy,MGP),然后将这些患者分成合并 MGP 及不合并 MGP 两组。肾移植术后平均追踪观察 52 个月,不合并 MGP 的 5 例 FGN 患者移植肾无 1 例复发,而 7 例合并 MGP 的 FGN 患者却有 4 例(其中 1 例做了两次肾移植)移植肾 5 次复发,而且复发发生较早(4 次在移植后 3~25 个月复发,1 次在移植后 87 个月复发),在未复发的 3 例患者中,2 例分别在移植后第 4 个月发生非霍奇金淋巴瘤、第 38 个月发生白血病死亡。所以,合并 MGP 的 FGN 患者肾移植后不良结局发生率可能较高,医师及患者对此都应有充分认识。对于这类患者,Czarnecki 等[23]建议先将 MGP 治疗缓解再进行肾移植。

三、单型 / 单克隆免疫球蛋白相关纤维样肾小球肾炎

在 FGN 患者中,有 4%~17% 的病例合并 MGP[1-2,4-6],这就引发了是否存在"单型 / 单克隆免疫球蛋白相关 FGN"的讨论,下文将进行介绍。

讨论这一问题时,必须先弄清疾病诊断标准及重要的检查方法。

(一) 诊断标准

1. 单型免疫球蛋白相关纤维样肾小球肾炎(monotypic immunoglobulin-associated fibrillary glomerulonephritis,mIg-FGN) 诊断标准包括:① FGN 诊断成立(详见前文诊断标准);②沉积于肾小球的免疫球蛋白为单型免疫球蛋白(monotypic immunoglobulin)。免疫荧光检查仅单一种类及亚类的免疫球蛋白阳性(由于抗免疫球蛋白抗体的特异抗原表位位于重链 Fc 段,故单一种类及亚类的免疫球蛋白阳性即提示存在单型重链),伴单一轻链阳性(即单型轻链),才能诊断为单型免疫球蛋白(请参见第三章"附")。mIg-FGN 实际上是个病理诊断,只要病理检查符合上述两条标准即可诊断[5]。mIg-FGN 的克隆属性并未确定。

2. 单克隆免疫球蛋白相关纤维样肾小球肾炎(monoclonal immunoglobulin-associated fibrillary glomerulonephritis，MIg-FGN）　诊断标准包括：① FGN 诊断成立；②沉积于肾小球的免疫球蛋白为单型免疫球蛋白；③血清和 / 或尿液的 M-Ig 检验阳性，且其类型与沉积于肾小球的单型免疫球蛋白类型相同[4]。第 3 条很重要，是 MIg-FGN 与 mIg-FGN 鉴别的关键（请参见第三章“附”）。

（二）相关检查

1. 如何准确判断沉积的免疫球蛋白的轻链是单型轻链？ 由于冰冻组织切片免疫荧光染色（immunofluorescence staining on frozen tissue sections，IF-F）检查有一个重要缺陷，即不能检出某些被“掩蔽”（masked）的免疫球蛋白及轻链，因此，不能单凭 IF-F 检查结果做出轻链限制性诊断，必须同时做石蜡切片酶消化免疫荧光染色（immunofluorescence staining on enzyme-digested paraffin sections，IF-P，能揭开被“掩蔽”的免疫沉积物）检查才能进行诊断[4-5,24]。

2020 年 Said 等[5]报道，经 IF-F 检查判断为具有轻链限制性的 35 例 FGN 患者（单型 λ 21 例，单型 κ 14 例），在做 IF-P 检查后，发现其中 15 例（原诊断为单型 λ 者 14 例，单型 κ 1 例）为 κ 及 λ 双阳性，1 例（原诊断为单型 λ）为 κ 及 λ 双阴性，故 IF-F 检查误判率为 46%。2021 年 Kudose 等[25]报道，在 IF-F 检查判断为具有轻链限制性的 29 例 FGN 患者（原诊断为单型 κ 者 25 例，单型 λ 4 例）中，24 例做了 IF-P 检查，发现 3 例（原诊断为单型 κ）为 κ 及 λ 双阳性，IF-F 误判率为 12.5%。有学者认为，IF-P 检查在揭开被掩蔽的 κ 轻链上灵敏度更高[4]，上述两项研究的结果（IF-F 诊断为单型 λ 的病例数越多，IF-P 纠正的误判率越高）也支持这一观点。

2. 如何准确判断沉积的免疫球蛋白的重链是单型重链？ 做免疫荧光检查时，不但要做免疫球蛋白种类检查（如 IgG、IgA 及 IgM），具有亚类的免疫球蛋白还要做亚类检查（如 IgG1 至 IgG4），当检查结果为单一种类及单一亚类的免疫球蛋白阳性时，才能判断此免疫球蛋白及其亚类的重链为单型重链。例如检查结果仅 IgG 及 IgG1 阳性，则可判断单型重链 γ 及其亚类 γ1 存在（请参阅第三章“附”）。

需要强调的是，具有亚类的免疫球蛋白一定要做亚类检查。Said 等[5]给 30 例肾小球仅有 IgG 沉积而无其他免疫球蛋白沉积的 FGN 患者做了 IgG 亚类检查，结果仅 19 例（占 63%）具有亚类限制性（仅一种 IgG 亚类阳性）；Kudose 等[25]给情况与上述情况相同的 29 例 FGN 患者做了 IgG 亚类检查，仅 13 例（占 45%）具有亚类限制性。所以，如果仅凭单一种类的 IgG 阳性、不做亚类检查就做出单型重链的判断，这两组患者将分别有 37% 及 55% 的病例被误判。

（三）mIg-FGN 及 MIg-FGN 的疾病概况

在已发表的 FGN 文献中，不少作者在做疾病诊断时，并未将 mIg-FGN 与 MIg-FGN 严格区分，时常混淆使用，造成认知混乱。下文笔者试图将其分开，分别进行介绍。

1. 经 IF-F、IF-P 及免疫球蛋白亚类检查符合诊断标准的 mIg-FGN　至今这样的研究很少,美国哥伦比亚大学欧文医学中心的 Kudose 等[25]报道,mIg-FGN 在 FGN 中的占比 3.5%(6/172 例),而美国梅奥医学中心的 Said 等[5]报道,此占比为 7.3%(11/151 例)(笔者注:Said 等的原文统计有误,mIg-FGN 不应为 1/151 例,而应为 11/151 例,故其占比应为 7.3%,特此说明)。

这些单型免疫球蛋白主要是什么成分? Kudose 等[25]报道的 6 例患者(共做 7 次肾活检)全部为 IgG1κ,而 Said 等[5]报道的 11 例患者检查结果如下:IgG1κ 3 例,IgG4κ 及 IgG4λ 各 3 例,IgG2κ 2 例。由此看来,这些单型免疫球蛋白以 IgG1 及 IgG4 亚类最常见,其中轻链以 κ 链常见。当然,还需今后扩大病例数继续观察。

2. **经肾组织**　IF-F、IF-P 及免疫球蛋白亚类检查,以及血和尿 M-Ig 检验,符合诊断标准的 MIg-FGN 前文已述,4%~17% 的 FGN 患者做血和 / 或尿的 M 蛋白检验发现 M-Ig 阳性,即合并了 MGP[1-2,4-6],那么其中 MIg-FGN 患者有多少呢? 只有 Said 等[5]及 Kudose 等[25]做了研究。在 Said 等[5]的 11 例及 Kudose 等[25]的 6 例 mIg-FGN 患者中,各有 1 例血清 M-Ig 阳性,且类型与肾小球中沉积的单型免疫球蛋白类型一致,能够诊断为 MIg-FGN。可见 MIg-FGN 十分罕见,在 FGN 中的占比仅分别为 0.7%(1/151 例)[5]及 0.6%(1/172 例)[25]。

笔者认为,对 mIg-FGN 及 MIg-FGN 在 FGN 总体中占比的研究目前太少,今后需要继续扩大病例数做更深入调研。

参考文献

[1] IVANYI B, DEGRELL P. Fibrillary glomerulonephritis and immunotactoid glomerulopathy [J]. Nephrol Dial Transplant, 2004, 19 (9): 2166-2170.

[2] ISKANDAR S S, HERRERA G A. Glomerular diseases with organized deposits [M]//JENNETTE J C, OLSON J L, SILVA F G, et al. Heptinstall's pathology of the kidney. 7th ed. Philadelphia: Lippincott Williams & Wilkins, 2014: 1017-1026.

[3] ALPERS C E, RENNKE H G, HOPPER J, et al. Fibrillary glomerulonephritis: an entity with unusual immune-fluorescence features [J]. Kidney Int, 1987, 31 (3): 781-789.

[4] DA Y, GOH G H, LAU T, et al. Fibrillary glomerulonephritis and monoclonal gammopathy: potential diagnostic challenges [J]. Front Onco, 2022, 12: 880923.

[5] SAID S M, LEUNG N, ALEXANDER M P, et al. DNAJB9-positive monotypic fibrillary glomerulonephritis is not associated with monoclonal gammopathy in the vast majority of patients [J]. Kidney Int, 2020, 98 (2): 498-504.

[6] NASR S H, FOGO A B. New developments in the diagnosis of fibrillary glomerulonephritis [J]. Kidney Int, 2019, 96 (3): 581-592.

[7] RADHAKRISHNAN J, APPEL G B, D'AGATI V. Secondary glomerular disease [M]//YU A S L, CHERTOW G M, LUYCKX V A, et al. Brenner & Rector's the kidney. 11th ed. Philadelphia: Elsevier, 2020: 1134-1136.

［8］ ANDEEN N K, YANG H Y, DAI D F, et al. DnaJ homolog subfamily B member 9 is a putative autoantigen in fibrillary GN [J]. J Am Soc Nephrol, 2018, 29 (1): 231-239.

［9］ DASARI S, ALEXANDER M P, VRANA J A, et al. DnaJ heat shock protein family B member 9 is a novel biomarker for fibrillary GN [J]. J Am Soc Nephrol, 2018, 29 (1): 51-56.

［10］ KLOMJIT N, ALEXANDER M P, ZAND L. Fibrillary glomerulonephritis and DnaJ homolog subfamily B member 9 (DNAJB9)[J]. Kidney360, 2020, 1 (9): 1002-1013.

［11］ JEYABALAN A, BATAL I, PIRAS D, et al. Familial fibrillary glomerulonephritis in living related kidney transplantation [J]. Kidney Int Rep, 2021, 6 (1): 239-242.

［12］ 章友康, 王素霞, 肖萍, 等. 纤维样变肾小球病- 附四例报告 [J]. 中华内科杂志, 1995, 34 (6): 367-369.

［13］ NASR S H, DASARI S, LIESKE J C, et al. Serum levels of DNAJB9 are elevated in fibrillary glomerulo-nephritis patients [J]. Kidney Int, 2019, 95 (5): 1269-1272.

［14］ ALEXANDER M P, DASARI S, VRANA J A, et al. Congophilic fibrillary glomerulonephritis: a case series [J]. Am J Kidney Dis, 2018, 72 (3): 325-336.

［15］ NASR S H, VRANA J A, DASARI S, et al. DNAJB9 is a specific immunohistochemical marker for fibril-lary glomerulonephritis [J]. Kidney Int Rep, 2018, 3 (1): 56-64.

［16］ PICKEN M M. The interpretation of congophilia in tissue biopsies: caution required [J]. Am J Kidney Dis, 2018, 72 (3): 315-317.

［17］ SAID S M, ROCHA A B, ROYAL V, et al. Immunoglobulin-negative DNAJB9-associated fibrillary glomerulonephritis: a report of 9 cases [J]. Am J Kidney Dis, 2021, 77 (3): 454-458.

［18］ NASR S H, KUDOSE S S, SAID S M, et al. Immunotactoid glomerulopathy is a rare entity with mono-clonal and polyclonal variants [J]. Kidney Int, 2021, 99 (2): 410-420.

［19］ BRIDOUX F, HUGUE V, COLDEFY O, et al. Fibrillary glomerulonephritis and immunotactoid (micro-tubular) glomerulopathy are associated with distinct immunologic features [J]. Kidney Int, 2002, 62 (5): 1764-1775.

［20］ JAVAUGUE V, DUFOUR-NOURIGAT L, DESPORT E, et al. Results of a nation-wide cohort study suggest favorable long-term outcomes of clone-targeted chemotherapy in immunotactoid glomerulopathy [J]. Kidney Int, 2021, 99 (2): 421-430.

［21］ WADHWANI S, JHAVERI K D. Rituximab in fibrillary glomerulonephritis: fumble or forward prog-ress？ [J]. Nephrol Dial Transplant, 2021, 36 (1): 11-13.

［22］ MALLETT A, TANG T, HART G, et al. End-stage kidney disease due to fibrillary glomerulonephritis and immunotactoid glomerulopathy-outcomes in 66 consecutive ANZDATA registry cases [J]. Am J Nephrol, 2015, 42 (3): 177-184.

［23］ CZARNECKI P G, LAGER D J, LEUNG N, et al. Long-term outcome of kidney transplantation in patients with fibrillary glomerulonephritis or monoclonal gammopathy with fibrillary deposits [J]. Kidney Int, 2009, 75 (4): 420-427.

［24］ SANTORIELLO D, NASR S H. Novel approaches beyond standard immunofluorescence for kidney biop-sies [J]. Curr Opin Nephrol Hypertens, 2022, 31 (3): 221-227.

［25］ KUDOSE S, CANETTA P, ANDEEN N K, et al. Diagnostic approach to glomerulonephritis with fibrillar IgG deposits and light chain restriction [J]. Kidney Int Rep, 2021, 6 (4): 936-945.

第五节 单克隆丙种球蛋白病相关免疫触须样肾小球病

一、概述

1980 年 Schwartz 及 Lewis 等报道了一位中年男性肾病综合征病例，其肾组织电镜下可见微管亚结构沉积于肾小球，刚果红染色阴性，免疫荧光检查 IgGκ 阳性，此病随即被命名为免疫触须样肾小球病（immunotactoid glomerulopathy，ITG），又称微管肾小球病（microtubular glomerulopathy）。ITG 的发病率很低，据西方国家统计，占肾活检病例的 0.06%~0.1%，为纤维样肾小球肾炎（fibrillary glomerulonephritis，FGN）所占比例的 1/10[1-2]。

ITG 与 FGN 的肾小球都存在有序亚结构，这些亚结构都由免疫球蛋白构成，刚果红染色都阴性，且两者的临床表现也十分相似，因此，过去不少学者认为两者是同一疾病的两个亚类（两者仅在有序亚结构的形态及大小上存在细微差别，并无其他理化性质的内在不同），甚至将其统称为"纤维样 / 免疫触须样肾小球病"（fibrillary/immunotactoid glomerulopathy）[3]。但是，随着研究的深入，人们已认识到两者的差别不仅体现在超微结构的形态上，在许多方面（如病因、发病机制、免疫病理表现、治疗及疗效）都存在本质不同，所以应该是两个独立疾病，这一看法现已成为主流[1,3]。因此，本章也将 FGN 及 ITG 分置于两节单独叙述。

下文将对 ITG 做一全面介绍，其中单克隆丙种球蛋白病相关免疫触须样肾小球病（monoclonal gammopathy-associated immunotactoid glomerulopathy，MGP-ITG）是介绍重点。

二、病因与发病机制

(一) 病因

ITG 常与血液病并存，却较少与自身免疫病或丙型肝炎病毒感染并存，故与 FGN 十分不同[1,4-7]。与恶性血液病并存的 ITG 占 38%~50%[3-7]，主要与慢性淋巴细胞白血病 / 小淋巴细胞淋巴瘤（chronic lymphocytic leukemia/small lymphocytic lymphoma，CLL/SLL）并存（占 19%~48%）[4-7]，少数病例与淋巴浆细胞淋巴瘤（lymphoplasmacytoid lymphoma，LPL）或多发性骨髓瘤（multiple myeloma，MM）并存（前者占 3%~12.5%[4,6]，后者占 6%~13%[4,6-7]）。ITG 与意义未明的或具有肾脏意义的单克隆丙种球蛋白病（monoclonal gammopathy of undetermined or renal significance，MGUS/MGRS）并存者占 19%~52%[3,5-6]。这些血液病都能产生单克隆免疫球蛋白（monoclonal immunoglobulin，M-Ig），约 2/3 的 ITG 患者血清和 / 或尿液的 M-Ig 检验阳性，这也与 FGN 不同[4-6]。因此，ITG 患者均应做血及尿的 M 蛋白（monoclonal protein）检验，并应仔细确认是否与上述血液病并存。

(二) 发病机制

1. 微管亚结构的形成　其形成机制不很清楚,推测与 FGN 的纤维亚结构形成机制相似(请参阅第八章第四节),可能与下列因素相关。① M-Ig 的高度同质性(homogeneity):能使免疫球蛋白分子间产生强烈吸引,聚集形成有序亚结构;②肾小球的特殊微环境:肾小球的滤过功能使球内免疫球蛋白浓缩,有利于有序亚结构形成并沉积;③淀粉样蛋白相关血清蛋白(amyloid-associated serum proteins)的参与:质谱分析已证实 ITG 患者的肾小球存在血清淀粉样蛋白 P 组分(serum amyloid P component,SAP)、载脂蛋白 E(apolipoprotein E)及丛生蛋白(clusterin,又译为簇连蛋白及簇集素)等成分,可能促进有序亚结构形成[1-2,4]。

2. 肾小球损伤的机制　绝大多数 ITG 病例都可见 M-Ig 沉积于肾小球,其 M-Ig 成分都为 IgG,主要为 IgG1,IgG2~IgG4 亚类较少见[3-6]。已知单克隆 IgG1 能通过重链上的 CH2 结构域与补体 C1q 结合,通过经典途径激活补体系统,致肾小球损伤(请参阅第七章第二节)。免疫病理检查在 ITG 患者的肾小球见到补体 C3 及 C1q 与单克隆 IgG1 共沉积即为佐证[2,4,6]。除了 M-Ig 沉积致病外,少部分病例(约占 1/3)为免疫复合物(抗体为多克隆免疫球蛋白)介导致病[4]。

三、临床及实验室表现

ITG 的发病年龄与 FGN 相似,平均或中位年龄在 61~63 岁,男女性别相当,白种人发病率高[4-7]。我国从 1996 年起也陆续有病例报道[8]。

ITG 的临床表现与 FGN 相似[1-2,7]。几乎全部 ITG 患者都有程度不同的蛋白尿,肾病综合征占 58%~70%,1/2~4/5 的患者有镜下血尿,1/2~2/3 的患者有高血压,就诊时已出现肾功能不全者占 1/2~2/3,肾功能损害逐渐进展,直至进入终末期肾病(end-stage renal disease,ESRD)[4-7]。

在实验室检查方面,ITG 患者的血清及尿液 M-Ig 检验阳性率为 63%~70%,绝大多数为单克隆 IgGκ 或 IgGλ,单克隆 IgM 及 IgA 很少见[4-6]。血清补体 C3 和 / 或 C4 降低占 33%~46%[4-6]。M-Ig 阳性率及低补体血症发生率都远远高于 FGN(请参阅第八章第四节)。

四、肾脏病理表现

(一) 光学显微镜检查

与 FGN 一样,ITG 的主要病变在肾小球。病理类型包括:膜性肾病(membranous nephropathy,MN)、膜增生性肾小球肾炎(membranoproliferative glomerulonephritis,MPGN)及毛细血管内增生性肾小球肾炎(endocapillary proliferative glomerulonephritis,EnPGN)。少数病例可伴随出现少量新月体。这些病理类型常呈不典型表现,如 MN 出现节段性系膜细胞增生及系膜区增宽,被称为非典型膜性肾病(atypical membranous nephropathy,aMN),

MPGN 出现基底膜增厚及"钉突"等[1-2,4,7]。在不同病例系列里各病理类型所占比例不同，但都以 aMN 及 MPGN 最常见[2-5]。

(二) 免疫荧光检查

现认为约 2/3 的 ITG 病例为 MGP-ITG[4-6]。患者肾小球中沉积的单型免疫球蛋白 (monotypic immunoglobulin) 基本都是单型 IgG，具有亚类限制性（IgG1 最常见，IgG2、IgG3 及 IgG4 均较少)，又有轻链限制性（轻链 κ 比 λ 略多)[2,5-6]。部分研究同时做了血及尿的 M-Ig 检验，检出的单克隆 M-Ig 类型与沉积的单型免疫球蛋白一致，显示了其单克隆性[4-6]。肾小球中的单克隆 IgG 常伴随补体 C3（85%~100%）及 C1q（50%~67%）沉积，提示补体系统已参与致病[3-6]。少部分 ITG 是免疫复合物介导致病，免疫荧光检查以多克隆 IgG 沉积最常见，IgM 次之，IgA 少见，可单独沉积或共沉积，也常伴补体 C3 及 C1q 沉积，而轻链 κ 及 λ 均阳性[4,6]。上述沉积物都呈颗粒样沉积于肾小球系膜区及毛细血管壁。

有学者强调，当电镜检查高度疑诊 ITG 而冰冻切片免疫荧光检查阴性时，应该加做石蜡切片免疫荧光检查，该检查能揭开被"掩蔽"（masked）的免疫球蛋白及轻链，帮助确诊[6]。

(三) 电子显微镜检查

电镜检查在 ITG 诊断上至关重要，能在系膜区及内皮下，有时还能在上皮下及基底膜内，见到成束平行排列的中空微管（在横断面上微管呈环形），束与束相互交错叠加分布（图 8-5-1），微管直径通常>30nm，最大达 90nm，但是，也有<30nm 者，甚至小到 10nm[1-7]。

第 7 版 *Heptinstall's pathology of the kidney* 强调：ITG 的微管亚结构应该用放大 15 000~25 000 倍的电镜观察，在极高的放大倍数下 FGN 的纤维亚结构也可能呈现电子透明管腔，容易与 ITG 混淆导致误诊[2,4-5]。

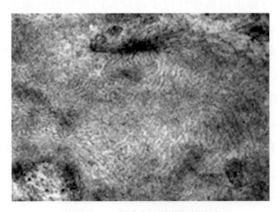

图 8-5-1 免疫触须样肾小球病

注：可见成束的平行堆叠排列的中空微管，直径>30nm（电镜 ×20 000）。

（此图由邹万忠教授提供，特致谢）

五、诊断与鉴别诊断

(一) 诊断

诊断 ITG 及 FGN 都需要进行电镜检查,但是 FGN 具有特异性生物标志物 DNAJB9,因此,电镜检查发现特征性纤维样亚结构加上免疫病理检查 DNAJB9 阳性,即能确诊 FGN(请参阅第八章第四节);而 ITG 无特异性生物标志物,故在电镜检查发现其典型的微管亚结构后,还必须除外具有有序亚结构的其他肾小球病才能做出诊断。所以,ITG 需用电镜检查加排除法进行诊断,这已被许多学者强调[9]。

诊断 MGP-ITG 主要依据如下:① ITG 诊断成立;②血清和 / 或尿液检测出 M-Ig;③免疫荧光检查证实肾小球中沉积的免疫球蛋白为单型免疫球蛋白,且其类型与血和 / 或尿检出的 M-Ig 类型相同。

(二) 鉴别诊断

ITG 具有微管亚结构,需与具有微管亚结构的冷球蛋白血症性肾小球肾炎(cryoglobulinemic glomerulonephritis,Cryo GN)鉴别。此外,部分 ITG 还能出现小直径微管(直径 < 30nm,此时中空管腔已难识别),需与具有纤维亚结构的 FGN 及淀粉样变肾病鉴别[1-7]。

1. **Ⅰ及Ⅱ型冷球蛋白血症性肾小球肾炎** 部分 Cryo GN 患者肾小球中沉积的冷球蛋白能形成微管状(于横断面上为环状)亚结构,需与 ITG 鉴别,鉴别要点如下①光镜检查:Cryo GN 患者肾小球常见 "假血栓"(又称 "透明血栓")及大量巨噬细胞浸润,而 FGN 无此表现。②免疫荧光检查:Ⅰ型 Cryo GN 患者肾小球主要是单克隆 IgG3 或 IgG1 沉积,少数为单克隆 IgM 沉积;90% 以上Ⅱ型 Cryo GN 患者肾小球是单克隆 IgMκ 伴多克隆 IgG 沉积;MGP-ITG 患者却主要是单克隆 IgG1 沉积,单克隆 IgG3 沉积少见,极少有单克隆 IgM 沉积。③电镜检查:Ⅰ型冷球蛋白血症性肾小球肾炎的微管与 ITG 的微管外观很相似,但两者的直径差别很大,冷球蛋白血症性肾小球肾炎的微管直径通常在 20~35nm,而 ITG 的微管直径常 >30nm,最大达 90nm。④血清冷球蛋白检验:冷球蛋白血症性肾小球肾炎患者检验阳性,ITG 阴性。此外,冷球蛋白血症除导致肾炎外,也常侵犯肾外器官,也与 ITG 不同[10](请参阅第七章第二节)。

2. **纤维样肾小球肾炎** 高倍电镜下 FGN 可见随机排列、不分支的纤维样亚结构,直径为 12~22nm,最大达 30nm,无中空管腔,因此 FGN 与典型的 ITG 鉴别并不困难[2,7]。但是与小直径 ITG 鉴别却不很容易,鉴别要点是①免疫荧光检查:约 2/3 的 ITG 肾小球中沉积的免疫球蛋白为 M-Ig,最常见单克隆 IgG1,而绝大多数 FGN 沉积的免疫球蛋白为多克隆 IgG4,少数为多克隆 IgG4 及 IgG1。②电镜检查:用放大倍数 <25 000 的电镜观察,如能发现亚结构具有中空管腔,则支持 ITG;若无中空管腔(小直径 ITG 常见不到中空管腔),则须看亚结构排列,呈平行堆叠排列者支持 ITG,呈随机杂乱排列者支持 FGN。③ DNAJB9 免疫组织化学染色:FGN 染色阳性,ITG 阴性[11](请参阅第八章第四节)。

3. **AL 型淀粉样变肾病** 高倍电镜检查可见随机杂乱排列、不分支、无管腔的细纤维，直径通常为 8~12nm。其与小直径 MGP-ITG 的鉴别要点是：①光镜检查：淀粉样变肾病常见淀粉样蛋白呈均质团块状沉积于肾小球系膜区，刚果红染色阳性；而 ITG 无上述肾小球病变，刚果红染色阴性。②免疫荧光检查：AL 型淀粉样变肾病沉积的 M 蛋白主要是单克隆轻链（尤其是 λ 轻链），而 MGP-ITG 沉积的 M 蛋白为完整的单克隆免疫球蛋白（单克隆 IgG1 最常见）。③电镜检查：前文所讲 FGN 与小直径 ITG 的鉴别要点也适用于 AL 型淀粉样变肾病与 ITG 的鉴别，请参阅。此外，淀粉样变性病是系统性疾病，肾病常伴随肾外器官损害（如淀粉样心肌病等），也能帮助鉴别[12]（请参阅第七章第一节）。

上述几种具有有序亚结构的肾小球病的鉴别，也可参阅表 8-4-1。

六、治疗原则

(一) 对 ITG 的治疗

由于 ITG 病例稀少，有关治疗及疗效的信息基本上都来自有限的小样本临床观察[3-6]或个例报告。以下治疗意见可供参考。

1. **对非 MGP-ITG 患者的治疗** 针对其免疫复合物致病机制常采用免疫抑制治疗，包括糖皮质激素单药治疗，糖皮质激素联合免疫抑制剂治疗，可联合环磷酰胺（cyclophosphamide）、环孢素（cyclosporine）、吗替麦考酚酯（mycophenolate mofetil）、利妥昔单抗（rituximab）等药[3,6]。

2. **对 MGP-ITG 患者的治疗** 应针对致病 M-Ig 进行克隆靶向治疗（clone-targeted therapy）。①多数病例由 CLL/SLL 等 B-NHL 引起，故可选用利妥昔单抗为基础的方案（rituximab-based regimen）或烷化剂为基础的方案（alkylating-based regimen）进行治疗[4-6,13-14]。一例由弥漫大 B 细胞淋巴瘤（diffuse large B-cell lymphoma，DLBCL）引起的 ITG 患者，在用利妥昔单抗，环磷酰胺，多柔比星（doxorubicin）、长春新碱（vincristine）及泼尼松龙（prednisolone）（即 R-CHOP 方案）联合治疗后，DLBCL 及 ITG 都获得完全缓解。5 年后疾病复发，再予 R-CHOP 方案加依托泊苷（etoposide）（即 R-EPOCH 方案）治疗，DLBCL 再次缓解，虽然尿蛋白未全部消失但也明显减少[14]。②少数由克隆浆细胞病引起的 ITG，可用蛋白酶体抑制剂（proteasome inhibitors，PIs）或免疫调节剂（immunomodulatory drugs，IMiDs）为基础的方案治疗[5-6]。理论上讲，也能用达雷妥尤单抗（daremumab）治疗，但目前尚无报道。此外，适于自体干细胞移植（autologous stem cell transplantation，ASCT）的难治性 MM 病例，也可进行 ASCT 治疗[4-5]。

不同临床试验获得的治疗疗效不同。ITG 作为一个整体，治疗后达到完全或部分肾脏效应（renal response）的比例为 24%~50%[4,13]；而其中 MGP-ITG 患者进行克隆靶向治疗后，达到完全或部分肾脏效应的比例为 50%~67%[5-6]，因此，一般认为，MGP-ITG 的治疗疗效常优于非 MGP-ITG[6,13]，而 ITG 的总体疗效优于 FGN[4,7]。

（二）终末期肾病的肾移植治疗

早在20世纪90年代初即已有ITG进展至ESRD进行肾移植治疗的报道，但是至今病例数仍少[6]。Schwartz等[9]汇总了8例肾移植病例，追踪观察2~11年，其中4例复发，1例于移植后21个月复发，3年后移植肾失功（loss of the graft），另外3例始终保持足够肾功能（adequate renal function）。Javaugue等[5]报道了2例肾移植病例，1例在移植后4年疾病复发，另1例移植后追踪观察2年无疾病复发。所以，Schwartz等[9]认为对于由ITG导致的ESRD，肾移植仍是一个可行的治疗选择。而且，移植肾疾病复发时仍可用甲泼尼龙（methylprednisolone）冲击治疗、利妥昔单抗治疗，以及泼尼松（prednisone）联合免疫抑制剂（如环磷酰胺、吗替麦考酚酯等）治疗，若治疗及时疾病仍可能获得完全或部分缓解[15-16]。至于MGP-ITG与非MGP-ITG肾移植患者移植肾疾病复发、治疗及失功情况有无不同？现在病例数太少，尚无法回答，需继续观察。

参考文献

［1］ IVANYI B, DEGRELL P. Fibrillary glomerulonephritis and immunotactoid glomerulopathy [J]. Nephrol Dial Transplant, 2004, 19 (9): 2166-2170.

［2］ ISKANDAR S S, HERRERA G A. Glomerular diseases with organized deposits [M]//JENNETTE J C, OLSON J L, SILVA F G, et al. Heptinstall's pathology of the kidney. 7th ed. Philadelphia: Lippincott Williams & Wilkins, 2014: 1017-1026.

［3］ BRIDOUX F, HUGUE V, COLDEFY O, et al. Fibrillary glomerulonephritis and immunotactoid (microtubular) glomerulopathy are associated with distinct immunologic features [J]. Kidney Int, 2002, 62 (5): 1764-1775.

［4］ NASR S H, FIDLER M E, CORNELL L D, et al. Immunotactoid glomerulopathy: clinicopathologic and proteomic study [J]. Nephrol Dial Transplant, 2012, 27 (11): 4137-4146.

［5］ JAVAUGUE V, DUFOUR-NOURIGAT L, DESPORT E, et al. Results of a nation-wide cohort study suggest favorable long-term outcomes of clone-targeted chemotherapy in immunotactoid glomerulopathy [J]. Kidney Int, 2021, 99 (2): 421-430.

［6］ NASR S H, KUDOSE S S, SAID S M, et al. Immunotactoid glomerulopathy is a rare entity with monoclonal and polyclonal variants [J]. Kidney Int, 2021, 99 (2): 410-420.

［7］ RONCO P, AUCOUTURIER P, MOULIN B. Renal amyloidosis and glomerular diseases with monoclonal immunoglobulin deposition [M]//FEEHALLY J, FLOEGE J, TONELLI M, et al. Comprehensive Clinical Nephrology. 6th ed. Edinburgh: Elsevier, 2018: 329-330.

［8］ 王素霞, 章友康, 邹万忠, 等. 触须样免疫性肾小球病的临床病理观察 [J]. 中华医学杂志, 1996, 76 (9): 688-690.

［9］ SCHWARTZ M M, KORBET S M, LEWIS E J. Immunotactoid glomerulopathy [J]. Am J Kidney Dis, 2002, 13 (5): 1390-1397.

［10］ CHEN Y P, CHENG H, RUI H L, et al. Cryoglobulinemic vasculitis and glomerulonephritis: concerns in

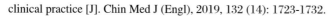

clinical practice [J]. Chin Med J (Engl), 2019, 132 (14): 1723-1732.

［11］ ROSENSTOCK J L, MARKOWITZ G S. Fibrillary glomerulonephritis: an update [J]. Kidney Int Rep, 2019, 4 (7): 917-922.

［12］ KIDD J, CARL D E. Renal amyloidosis [J]. Curr Probl Cancer, 2016, 40 (5/6): 209-219.

［13］ HOGAN J J, VOGL D T. Untangling immunotactoid glomerulopathy in the MGRS era [J]. Kidney Int, 2021, 99 (2): 303-305.

［14］ TAKAHASHI H, SANO T, KAWAMURA S, et al. Long-term clinical course of immunotactoid glomeru-lopathy complicated with diffuse large B-cell lymphoma [J]. CEN Case Rep, 2022, 11 (2): 184-190.

［15］ CARLES X, ROSTAING L, MODESTO A, et al. Successful treatment of recurrence of immunotactoid glomerulopathy in a kidney allograft recipient [J]. Nephrol Dial Transplant, 2000, 15 (6): 897-900.

［16］ SATHYAN S, KHAN F N, RANGA K V. A case of recurrent immunotactoid glomerulopathy in an allograft treated with rituximab [J]. Transplant Proc, 2009, 41 (9): 3953-3955.

第九章
肾小管间质疾病

第一节　轻链管型肾病

一、概述

轻链管型肾病（light chain cast nephropathy, LCCN）是 Ellinger 于 1899 年最早报道,1909 年 Decastello 对其作了进一步描述[1]。长期以来,仅在多发性骨髓瘤（multiple myeloma, MM）患者中观察到此病,故此病曾被命名为"骨髓瘤管型肾病"（myeloma cast nephropathy）,以及"骨髓瘤肾"（myeloma kidney）。但是,近数十年已陆续在非 MM 的其他恶性血液病患者中发现此病,故现在已统一以"轻链管型肾病"命名。

LCCN 的管型在病理形态学上有其特点,能与肾脏病的普通管型鉴别[1]（详见下文病理表现）。此外,LCCN 还有两种具有特殊形态的管型,即结晶型轻链管型（crystalline light chain cast）[1-2]及淀粉样轻链管型（amyloid light chain cast）[1-2]。

据美国哥伦比亚大学医学中心报道,2000—2014 年该中心经肾活检证实单克隆丙种球蛋白病相关肾病（monoclonal gammopathy-associated renal diseases, MGP-RD）1 078 例,其中单纯的 LCCN 297 例（占 27.6%）,与单克隆免疫球蛋白沉积病（monoclonal immunoglobulin deposition disease, MIDD）或轻链型淀粉样变性病（light chain amyloidosis, AL）并存的 LCCN 64 例（占 5.9%）,总共 361 例,在 MGP-RD 中占 33.5%[3]。

本节将详细介绍 LCCN 的病因、发病机制、临床病理表现、诊断及治疗,并在文末对结晶型轻链管型肾病及淀粉样轻链管型肾病做一单独介绍。

二、病因及发病机制

（一）病因

能产生高负荷量单克隆游离轻链（monoclonal free light chain, M-FLC）的恶性血液病都可能导致 LCCN,其中绝大多数 LCCN 由恶性浆细胞病 MM 引起。恶性 B 细胞病如华氏巨球蛋白血症（Waldenström macroglobulinemia, WM）、B 细胞非霍奇金淋巴瘤（B cell non-Hodgkin lymphoma, B-NHL）及慢性淋巴细胞白血病（chronic lymphocytic leukemia, CLL）虽

也能引发 LCCN，但所占比例较小[4]。至于意义未明的单克隆丙种球蛋白病（monoclonal gammopathy of undetermined significance，MGUS），因其多数病例 M-FLC 负荷量小，故很少引发 LCCN。

轻链管型能阻塞并对肾小管造成毒性损伤，从而引起急性肾损伤（acute kidney injury，AKI），而如下因素常能促进 AKI 发生：脱水，高钙血症（MM 致骨质破坏时常发生），肾毒性药物（如氨基糖苷类抗生素及非甾体抗炎药，后者能减少肾脏有效血容量）及碘对比剂，这些因素均应尽力避免[4]。

（二）发病机制

正常人的淋巴系统每天能产生约 500mg 游离轻链，而轻链蛋白分子量小（轻链分子量为 22.5kDa，而血浆中的 λ 轻链为二聚体，分子量为 45kDa），能顺利地从肾小球滤过进入肾小管，然后被近端肾小管上皮细胞内吞入细胞质（由细胞表面 megalin 和 cubilin 组成的异二聚体内吞受体介导），在溶酶体内被降解，因此正常人尿中排出的轻链蛋白含量极微（每天仅约 3~4mg）[4]。

若循环中出现大量 M-FLC，并从肾小球滤过进入肾小管导致近端肾小管上皮细胞内吞饱和时，这些 M-FLC 就将直接流向远端肾单位，并在流经髓袢升支厚壁段时，与此处细胞分泌的 Tamm-Horsfall 蛋白（又名尿调节素，uromodulin）相遇。Tamm-Horsfall 蛋白是一种糖蛋白，其肽骨架（peptide backbone）上的特定部位与 M-FLC 分子上的互补决定区 3（complementarity determining region 3，CDR3）非共价结合，进而在远端肾小管聚积形成轻链管型。此外，远端肾小管的某些微环境因素，例如肾小管液的离子成分（高氯离子浓度等）、缓慢流速及低 pH 等，也能促进轻链管型形成[1-2,4]。

轻链管型对尿液的金属蛋白酶（metalloproteinase）具有抵抗作用，不易被降解清除。在肾小管中，能通过轻链毒性作用及其诱发的炎症反应，造成肾小管上皮损伤，基底膜破坏，导致管腔内容物包括 Tamm-Horsfall 蛋白溢出至间质；而后，再通过趋化炎症细胞，释放细胞因子及炎症介质，导致间质性肾炎及纤维化[1,4]。

三、临床及实验室表现

（一）临床表现

LCCN 常发生于中、老年人（平均年龄 65 岁），男性多于女性。最常见的临床表现是 AKI，存在前述促发因素时尤易发生，AKI 常严重至需要紧急透析[1-2,4]。基础血液病（如 MM）治疗不及时或无效时，LCCN 及继发的间质性肾炎和纤维化也能导致慢性肾功能不全（chronic renal insufficiency，CRI）。

除了 LCCN 本身表现外，临床上还常见其基础血液病表现，尤其是 MM（请参阅第四章第一节）。值得注意的是，有时 LCCN 导致的 AKI 是 MM 的首发临床表现，因此中老年人出现原因不明的 AKI 时，都需要做血清及尿液单克隆免疫球蛋白（monoclonal immunoglobulin，M-Ig）相关检验（详见下文），确认是否有 MM 等基础血液病存在。

（二）实验室检查

1. M 蛋白（monoclonal protein）相关检验　需要做血清及尿液蛋白电泳、血清及尿液免疫固定电泳和血清游离轻链测定（serum free light chain assay，sFLC），发现 M-FLC 的检测以 sFLC 最灵敏，所以必须要做[4]。在发现 M 蛋白（包括 M-FLC）后，还须做进一步检查（如骨髓涂片、活检及流式细胞术等检查）明确基础血液病性质（请参阅第四章）。

2. 肾脏病相关检验　基础血液病为 MM 的患者，尿蛋白检验常会出现定性与定量检验结果"分离"现象，例如定性试验蛋白（+），而尿蛋白定量却达每日数克。这是因为干化学法定性试验（包括试纸条浸尿观察及尿液干化学分析仪检验）检测的蛋白是白蛋白，而尿蛋白定量检测的却是全部蛋白质包括轻链蛋白，LCCN 是肾小管间质疾病，尿液排出的白蛋白很少，但其基础病 MM 却排出大量轻链蛋白，这就造成了定性与定量检验结果的"分离"现象[1]。2020 年 Royal 等[5]发表了他们对 178 例 MM 所致 LCCN 的研究结果，患者尿蛋白定量平均值为 2.3g/d（范围为 1.2~4.4g/d），其中白蛋白仅占 9%（范围为 5%~16%）。除非 M-Ig（包括 M-FLC）同时导致了肾小球病（如 MM 同时导致轻链淀粉样变肾病）才会出现以白蛋白为主的大量蛋白尿。

此外，LCCN 导致肾功能损害时（包括 AKI 及 CRI），患者的肾小球滤过率会下降，血清肌酐及尿素氮将升高。

四、肾脏病理表现

（一）光学显微镜检查

轻链管型常有如下特点：质地浓稠，具有裂纹，管型周边出现细胞反应，包含单个核细胞及合胞体巨细胞（syncytial giant cells）（图 9-1-1）[1-2,4-6]。这些细胞可能是肾间质移入的单核巨噬细胞（肾小管基底膜断裂后移行进入），也可能是肾小管上皮细胞转分化形成的细胞[1]。由于此管型由轻链蛋白及 Tamm-Horsfall 蛋白共同构成，因此苏木精 - 伊红（hematoxylin-eosin，HE）染色呈嗜伊红性（红色），Masson 三色（Masson's trichrome）染色呈异色性（红及蓝色混合），过碘酸希夫（periodic acid Schiff，PAS）染色呈淡染，过碘酸 - 六胺银（periodic acid-silver methenamine，PASM）染色呈弱嗜银性[1-2]（图 9-1-1）。此轻链管型常位于远端肾小管及集合管，但偶尔也能见于近端肾小管及肾小囊腔，后者被认为是管型逆向充填（retrograde filling）导致[1]。

此外，管型肾病还常伴肾间质炎症（形成机制见前文叙述）。早期炎症反应明显，可见灶状或多灶状单个核细胞浸润，后期出现间质纤维化及肾小管萎缩[1,4,6]。

（二）免疫荧光检查

轻链管型的轻链都具有限制性（单型轻链 κ 或 λ）[1,6]。但是需要注意，当轻链管型滞留于肾小管时间较长时，另一种轻链也可能非特异地黏附至管型上，造成免疫荧光检查双轻链着色。虽然,此时致病轻链的着色常比非特异黏附轻链的着色强,但是强度差异常不≥2+,故无法确定此管型具有轻链限制性[1]。此时应做石蜡切片酶消化免疫荧光染色(immunofluorescence staining on enzyme-digested paraffin sections,IF-P)检查,IF-P 检查可能揭开轻链限制性的真面目[6]。

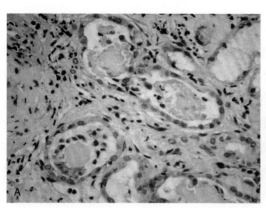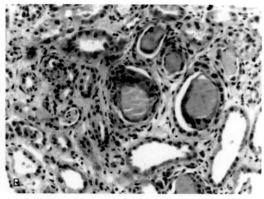

图 9-1-1　轻链管型

注:具有裂纹的浓稠管型,管型周边有细胞反应。

A. HE ×400; B. PAS ×400。

(三) 电子显微镜检查

轻链管型常显示颗粒样电子致密物[1,6]。一般而言,诊断 LCCN 并无必要做免疫电镜,若因合并轻链近端肾小管病(light chain proximal tubulopathy,LCPT)而做免疫电镜检查时,轻链管型能清楚地呈现轻链限制性[1]。

五、诊断与鉴别诊断

(一) 诊断

有基础恶性血液病,尤其是 MM 患者,出现 AKI(常呈急性肾衰竭需要透析)即应考虑 LCCN 可能。此外,老年人出现不明原因 AKI,均应做血及尿的 M 蛋白(包括 M-FLC)相关检验,如果阳性也需考虑 LCCN 可能。

确诊 LCCN 需要进行肾活检病理检查[1,4,6]。当光镜检查见到质地浓稠,具有裂纹,周边存在细胞反应(主要由单个核细胞及合胞体巨噬细胞构成)的管型,免疫荧光检查其具有轻链限制性时,即可诊断轻链管型。管型周围的肾间质常出现炎症及纤维化。

(二) 鉴别诊断

理论上讲轻链管型需要与各种管型鉴别,例如肌红蛋白管型(myoglobin cast)及血红蛋白管型(hemoglobin cast),但是这些管型都有明显的病因及临床实验室表现,而且也很容易通过免疫组织化学染色鉴别,所以鉴别并不困难。

各种原发、继发肾小球疾病患者，尤其呈现大量蛋白尿时，也常出现蛋白管型，有时这些管型质地也较黏稠，能出现裂纹，不过管型周边并不出现细胞反应，免疫荧光检查也不显示轻链限制性，鉴别也很容易。

六、治疗原则

（一）血液净化技术清除游离轻链

迅速清除循环中高负荷量的 M-FLC 是治疗 LCCN（包括解除其所致 AKI）的重要措施。正常人循环中游离轻链的半衰期为 3~6h，主要由肾脏清除，肾功能受损时（如 LCCN 导致 AKI 时）其半衰期可显著延长，当估算肾小球滤过率（estimated glomerular filtration rat, eGFR）<15ml/（min·1.73m^2）时，其半衰期可延长 10 倍以上，达到 2~3 天[7]，而蓄积在循环中的高浓度 M-FLC 又将进一步加重器官（包括肾脏）损害。所以，治疗 MM 所致 LCCN，不但要针对 MM 进行治疗（药物治疗或干细胞移植治疗），以减少 M-FLC 产生，而且还要配合进行血液净化治疗，迅速清除 M-FLC，使 LCCN 尽快缓解[7]。

清除 M-FLC 的血液净化治疗主要有两种，即血浆置换（plasmapheresis）及高截留量血液透析（high cut-off hemodialysis，HCO-HD）治疗。

1. **血浆置换治疗** 1952 年血浆置换即已开始用于治疗 MM，最初是治疗 MM 高黏滞综合征，而后也用于治疗 LCCN。在此后半个多世纪中，这是唯一可用的体外去除（extracorporeal removal）M-FLC 的血液净化技术。但是，血浆置换是否能够改善 MM 所致 LCCN 患者的肾功能，延长其存活时间？临床试验结果并不一致，因此认识始终存在分歧[7-8]。试验结果不一致的原因可能很多，但是笔者认为血浆置换是否及时、置换强度（置换容量及频度）及总次数是否足够，都可能是值得关注的因素。已知，FLC 为小分子蛋白质，能存在于血浆、血管外腔室及组织水肿液中，体内分布容积很大。血浆中的 FLC 仅占体内总含量的 15%~20%。一次 3.5L 的血浆置换最多能移除 65% 的血管内 FLC，而在置换间歇血管外 FLC 又将进入血管腔。根据 MM 的 FLC 移除模型推算，3 周的血浆置换也仅能清除体内 FLC 总量的 25%。由于清除量有限，所以血浆置换治疗的强度和总次数不足时则很难获得良好疗效[9-10]。

2. **高截留量血液透析治疗** 2005 年，HCO-HD 被开发成功，用以清除尿毒症患者的高分子量毒物。HCO-HD 所用的高截留透析膜孔径较大（8~10nm），能截留分子量高达 50~60kDa 的物质，因此应用 HCO-HD 也能明显降低透析后的血清 FLC 水平[10]。2007 年 Hutchison 等[9]发表了他们的研究结果，体外试验（*in vitro*）显示 HCO-HD 的 FLC 清除率比超通量血液透析（super flux hemodialysis）高约 60 倍[κ 轻链为（35.1∶0.59）ml/min；λ 轻链为（32.2∶0.47）ml/min]，体内试验（*in vivo*）显示最初 2 小时 HCO-HD 可减少血清 FLC 浓度达 35%~70%（2 小时后由于血管外再平衡发生，血清 FLC 清除速率会变慢）。作者据模型数据推算，3 周 HCO-HD 能清除体内 FLC 的 90%。

2009—2016 年间至少完成了 12 个 HCO-HD 治疗 LCCN 急性肾衰竭的临床试验，治疗后患者肾功能都得到不同程度恢复，提示 HCO-HD 治疗有效。但是，这些试验多数为小样本无对照的临床试验，甚至是回顾性临床观察，其研究价值有限[10]。近年，2 个用 HCO-HD 治疗 MM 所致 LCCN 的多中心、前瞻随机对照临床试验已完成，包括法国进行的 MYRE 试验[11] 及英、德等国进行的 EuLITE 试验[12]。MYRE 试验比较了 HCO-HD 与传统血液透析的治疗疗效，两组患者（46 例及 48 例）均接受硼替佐米（bortezomib）及地塞米松（dexamethasone）治疗，结果显示：治疗 3 个月时脱离透析的比例两组间差异并无统计学意义（$P=0.42$），而在治疗 9 及 12 个月时 HCO-HD 组的比例显著高于传统血液透析组（P 值分别为 0.04 及 0.02）；治疗过程中两组在透析相关并发症发生率及病死率上的差异均无统计学意义（$P>0.05$）[11]。EuLITE 试验比较了 HCO-HD 与高通量血液透析（high flux hemodialysis）的治疗疗效，两组患者（41 例及 47 例）均接受硼替佐米、多柔比星（doxorubicin）及地塞米松治疗，试验结果显示与高通量血液透析相比，HCO-HD 并未改善临床预后。治疗 3 个月时两组患者在脱离透析比例上的差异并无统计学意义（$P=0.81$），治疗 12 个月时 Kaplan-Meier 分析结果显示两组患者在脱离透析所需时间及总生存率上的差异也无统计学意义（前者 $P=0.716$，后者 $P=0.58$）。治疗过程中两组患者不良反应的总发生率相当，但是治疗 3 个月时 HCO-HD 组患者的肺部感染率却显著高于高通量血液透析组（$P=0.008$）[12]。所以，HCO-HD 在改善 MM 所致 LCCN 结局上是否具有优越性，目前也存在争议，仍需今后进一步研究。此外，HCO-HD 有一个无法避免的缺点是血浆白蛋白丢失，进行 HCO-HD 4~8h 将会丢失血浆白蛋白 20~40g，因此每次透析后均应输注 20% 浓度的人血白蛋白进行补充，以免发生低血浆白蛋白血症[9-11]。

基于上述存在分歧的临床试验结果，我们应该如何选用血液净化技术来清除 LCCN 患者的游离轻链呢？2016 年国际骨髓瘤工作组（International Myeloma Working Group，IMWG）制定的《骨髓瘤相关肾损害诊断与治疗建议》推荐：对骨髓瘤 LCCN 引起 AKI 的患者，在抗骨髓瘤治疗的同时宜进行 HCO-HD（B 级证据）；对确诊 AKI 或强烈怀疑存在 LCCN 的骨髓瘤患者，无法使用 HCO-HD 时，进行血浆置换可能获益（C 级证据）[8]。2017 年我国制定的多发性骨髓瘤肾损伤诊治专家共识认为："对管型肾病所致 AKI 的 MM 患者，应用高截量透析膜如 HCO1100 治疗，对祛除血清游离轻链更为有效"；"血浆置换治疗 MM 肾损伤者，有助于提高脱离透析的比例，建议用于合并高黏滞综合征或管型肾病相关 AKI 的 MM 患者"[13]。上述建议及意见可供临床医师参考。

（二）针对基础血液病的治疗

由于绝大多数 LCCN 是由 MM 引起，因此针对 MM 进行有效治疗非常重要，只有获得高质量的血液学缓解，才能减少 M-FLC 产生，减轻器官损害。当然，如前所述，为了尽快清除体内已蓄积的高浓度 M-FLC，在针对 MM 进行克隆靶向治疗（clone-targeted therapy）的同时，还应配合进行 HCO-HD 或血浆置换[7-8,13]。

现代用于治疗 MM 的主要措施包括：①自体干细胞移植（autologous stem cell transplantation，ASCT）治疗，具有适应证的患者宜作为首选治疗[7-8,13]。②不适于做 ASCT 治疗的患者，可进行药物治疗，如蛋白酶体抑制剂（proteasome inhibitors，PIs）为基础的治疗、免疫调节剂（immunomodulatory drugs，IMiDs）为基础的治疗、抗 CD38 单克隆抗体达雷妥尤单抗（daratumumab）治疗（请参阅第四章第一节）。PIs 与 IMiDs 都常与地塞米松或地塞米松及环磷酰胺（cyclophosphamide）联合应用，在具体选用 PIs 或 IMiDs 时需要考虑肾功能损害对药物代谢的影响及药物不良反应（请参阅第五章）。

当然，极少数由 WM、B-NHL 及 CLL 引起的 LCCN，则应针对克隆 B 细胞采用利妥昔单抗（rituximab）为基础的药物治疗，此处不再详述（请参阅第四章第二节、第三节）。

（三）辅助治疗

对无禁忌证（如心力衰竭或肾衰竭无尿）的患者在治疗初期可实施水化治疗（每天摄入 3L 或 $2L/m^2$ 的液体，对伴脱水者尤其重要），并可进行碱化尿液治疗（使尿液 pH ≥ 7），以减少轻链管型生成并帮助其清除。但是高钙血症患者应避免应用碳酸氢钠（sodium bicarbonate），以免增加磷酸钙盐沉淀风险[8,13]。

为减轻肾损害也需要纠正高钙血症，常用糖皮质激素及双膦酸盐药物如帕米膦酸二钠（pamidronate disodium）及唑来膦酸（zoledronic acid）进行治疗，由于这类双膦酸盐药物主要经肾排泄，故轻中度肾损害时需要减量，重度肾损害（肌酐清除率<30ml/min）禁用[13]。

七、两种特殊形态的轻链管型肾病

（一）结晶型轻链管型肾病

Silk 及 Neuman 于 1949 年分别发表了一例结晶型 LCCN 的尸解报告，这是最早的英文文献报道。不过，据 Silk 介绍早在 1921 年 Löhlein 即已在德文病理杂志 *Beitr Path Anat* 上作了首例尸解病例报告[2]。笔者检索了 1949—1989 年的英文文献，共发现 13 例结晶型 LCCN 尸解报告（此 13 例患者的病历详情请参阅笔者所作文献复习[2]的参考文献 25~30）；而在 1987—2023 年 6 月的英文文献中，又检索出 31 例肾活检证实的结晶型 LCCN 病例[2,14-16]（其中 27 例患者的病历详情请参阅笔者所作文献复习[2]的参考文献 31~43）。全部结晶型 LCCN 病例均由 MM 导致[2,14-16]。

结晶型轻链管型的晶体形状和大小各不相同，可呈现为针状、棒状、纺锤状、菱形、三角形、矩形、五边形、六边形等形状[2,14-16]。光学显微镜检查此管型在肾小管中的分布及其染色特性与前述非结晶型轻链管型并无差异（图 9-1-2）；免疫荧光检查此管型也呈轻链限制性（单型轻链 κ 或 λ，在笔者复习文献统计的病例中后者占优）[2]（图 9-1-3），电子显微镜检查可进一步确定疾病诊断[2]（图 9-1-4）。除此而外，有学者报道，若用甲苯胺蓝对环氧树脂包埋的半薄切片（Epon embedded simi-thin sections，约 1μm 厚）进行染色，晶体将呈蓝色，识别效果更佳[2]。

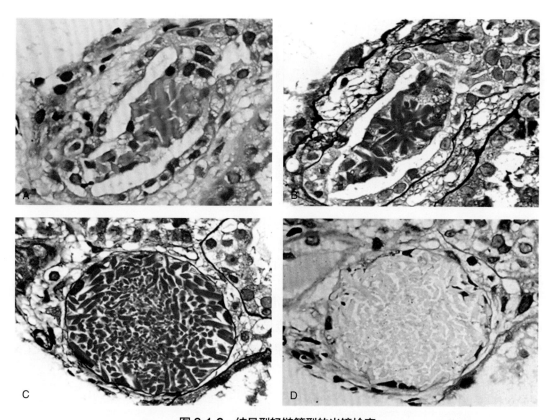

图 9-1-2　结晶型轻链管型的光镜检查

注: A. HE 染色 ×1 000; B. PASM+Masson 染色 ×1 000; C. PASM+Masson 染色 ×1 000;
D. PAS 染色 ×1 000。

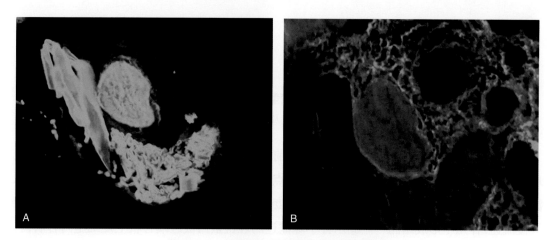

图 9-1-3　结晶型轻链管型的免疫荧光检查

注: A. 轻链 λ 染色 ×400; B. 轻链 κ 染色 ×400。

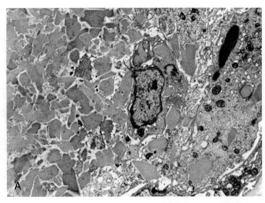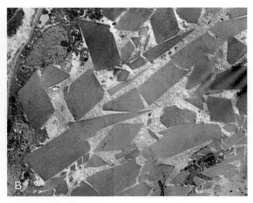

图 9-1-4　结晶型轻链管型的电镜检查

注:管型内可见各种形态结晶。

A. 电镜 ×4 000; B. 电镜 ×8 000。

对结晶型 LCCN 患者的尿液离心后的沉渣进行显微镜检查,有时能够观察到结晶管型或结晶[2,14](图 9-1-5)。为此,有学者将尿沉渣显微镜检查称为"液体活检"(liquid biopsy),他们认为所有 MM 引起的 MGP-RD 都应做尿沉渣镜检,这种"液体活检"可为发现 LCCN 提供重要线索[2,14]。

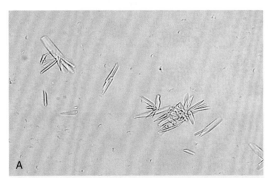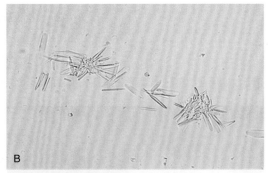

图 9-1-5　结晶型轻链管型肾病患者的尿沉渣检查

注:可见成簇或散在的针状及其他形状的结晶 ×1 000。

结晶型 LCCN 的形成机制尚不清楚,目前有如下几种假说:①某些轻链蛋白的结构及理化特性(如氨基酸序列变化、糖基化和等电点改变等)使其易于形成结晶,当它们从肾小球滤过到肾小管腔,并在小管液中达到较高浓度时,即可能在某些局部因素(如低 pH 和小管液慢流速)作用下形成结晶[2]。②从肾小球滤过的轻链蛋白被近端管状上皮细胞内吞后,若细胞质中的溶酶体酶数量不足或存在功能缺陷,或某些轻链蛋白对溶酶体酶具有抗性,这些轻链蛋白便可能在溶酶体中蓄积,并进行均相聚合(homogeneous polymerization)形成结晶。之后,这些晶体从受损上皮细胞的顶端脱落进入肾小管腔,在远端肾小管形成结晶管型[2,4]。③结晶型 LCCN 的形成还可能与结晶球蛋白血症(crystalglobulinemia)相关。此病患者循环中的 M 蛋白(包括 M-FLC)可以自发形成微结晶,栓塞器官组织,造成缺血性损害(请参阅第十一章第四节)。如果微结晶栓塞肾小球毛细血管并致其破损,循环中的微结晶即能进入肾小囊和肾小管,然后在远端肾小管形成结晶管型[2]。上述 3 种机制中,应以第一种机制最常见。

文献中,结晶型轻链管型可单独存在,或与近端肾小管上皮细胞的轻链结晶沉积物共存,在少数情况下还能与肾小动脉、肾小球毛细血管、肾小囊的轻链结晶沉积物共存。结晶轻链管型的这 3 种存在状态,在一定程度上为上述三种形成机制提供了旁证[2]。

结晶型 LCCN 的临床表现与普通 LCCN 并无不同,也常呈 AKI。其治疗措施与普通 LCCN 也一样。一些个例报告显示,MM 所致结晶型 LCCN 患者即使已出现 AKI 接受透析治疗,也不应放弃针对 MM 的化疗,在获得良好血液学缓解后,有的患者肾功能也能随之好转,甚至停止透析[2,16]。2021 年北京大学第一医院对 8 例结晶型 LCCN 及 18 例普通 LCCN 患者的治疗疗效进行了回顾性分析,结果显示:①两组患者在 ESRD 发生率和病死率上并无差异(前者 62.5%:61.1%,$P=1.000$;后者 62.5%:66.7%,$P=1.000$);②结晶型 LCCN 患者的中位存活时间比普通 LCCN 短,但差异尚无统计学意义(6 个月:35 个月,$P=0.173$);③结晶型 LCCN 患者的早期病死率显著高于普通 LCCN(50.0%:11.1%,$P=0.03$),因此结晶型 LCCN 的结局仍比普通 LCCN 差[17]。这一结论仍需今后扩大样本数做进一步验证。

(二)淀粉样轻链管型肾病

淀粉样 LCCN 的尸解报告是 Randerath 于 1947 年用德文在 *Virchows Arch path Anat* 病理杂志上最先发表;肾活检病例是 El-Zoghby 等于 2007 年在 *Kidney International*(国际肾脏病学会会刊)上最先报道[2]。笔者对 2007—2022 年的英文文献进行了检索,共查找到淀粉样 LCCN 病例 31 例,其中肾活检病例 30 例及尸解病例 1 例[2,18-21](其中 26 例患者病历详情请参阅笔者所作文献复习[2]的参考文献 6 及 13~21)。29 例淀粉样 LCCN 由 MM 引起,仅 2 例分别由 WM[18]及浆细胞病[21]导致。

淀粉样轻链管型具有如下 3 种形态。①周边型:绝大多数病例属于此型,光学显微镜检查此管型中心浅染,周边深染并带毛刺。PASM、Masson 三色及 PAS 染色时,此管型周边分别呈黑色、蓝色及紫红色(图 9-1-6);刚果红染色此管型周边部分阳性,用普通光学显微镜观察呈砖红色,偏振光显微镜观察呈绿色双折光,荧光显微镜观察呈鲜红色[2,18-20](图 9-1-7)。免疫荧光检查此管型显示轻链限制性(单型轻链 κ 或 λ,在笔者复习文献统计的病例中后者占优)[2](图 9-1-8)。电子显微镜检查于管型周边部分可见大量随机排列、无分支、直径为 8~12nm 的淀粉样纤维(图 9-1-9)[2,18-20]。②层叠型:管型中的淀粉样蛋白分层呈同心圆排列,有时像树轮状[2,18]。③均质型:管型中的淀粉样蛋白均匀地分布于整个管型[2,18]。同一患者身上,淀粉样轻链管型常以不同比例与普通轻链管型同时存在,在 Gibier 等[18]报道的

17 例患者中,淀粉样轻链管型占比<5% 者 9 例,5%~25% 者 3 例,>25% 者 5 例;而笔者单位报道的患者淀粉样轻链管型占比为 65%[2]。

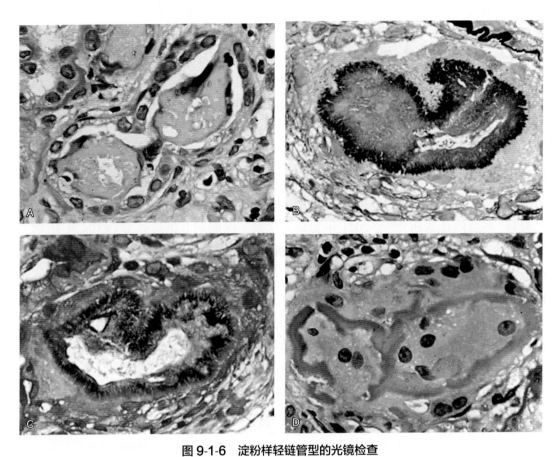

图 9-1-6　淀粉样轻链管型的光镜检查

注:A. HE 染色 ×1 000;B. PASM 染色 ×1 000;C. Masson 染色 ×1 000;D. PAS 染色 ×1 000。

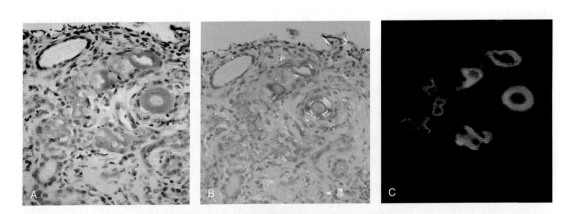

图 9-1-7　淀粉样轻链管型的刚果红染色

注:A. 普通光镜检查 ×400;B. 偏振光显微镜检查 ×400;C. 荧光显微镜检查 ×400。

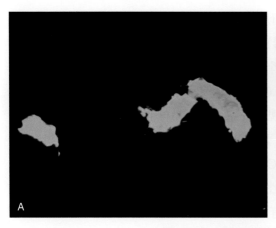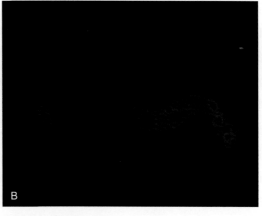

图 9-1-8 淀粉样轻链管型的免疫荧光检查

注:A. 轻链 κ 染色 ×400;B. 轻链 λ 染色 ×400。

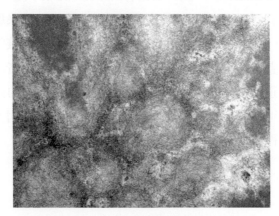

图 9-1-9 淀粉样轻链管型的电镜检查

注:可见随机排列、无分支、宽度为 8~12nm 的淀粉样纤维(电镜 ×50 000)。

淀粉样轻链管型的形成机制也不清楚,目前存在两种假说:①从循环滤过到肾小囊或肾小管腔中的轻链蛋白,受到一些局部环境因素(如滤过液的极端 pH 和高浓度尿素,后者是一种化学变性剂)影响,改变了蛋白质构象,形成了具有 β- 折叠片层的淀粉样蛋白,然后于远端小管聚集成淀粉样轻链管型[2,19]。②滤过的轻链蛋白被近端肾小管上皮细胞内吞,在细胞质溶酶体酶的作用下发生构象改变,获得淀粉样蛋白特性,之后它们从受损的上皮细胞进入管腔,在远端小管形成淀粉样轻链管型[2,18,20]。淀粉样 LCCN 常与淀粉样轻链近端肾小管病(amyloid light chain-mediated proximal tubulopathy)共存的现象,对后一假说提供了旁证[2,18]。

许多淀粉样 LCCN 患者的肾小球、肾小动脉和肾间质并无淀粉样蛋白沉积,Melato 等[22]给 4 例淀粉样 LCCN 患者做了尸体解剖,也未发现肾外器官存在淀粉样病变,这就产生了问题:淀粉样 LCCN 与系统性淀粉样变性病(systematic amyloidosis)有联系吗? 有何联系？2018年，Gibier等[18]进行的一项回顾性研究对此做了回答。他们收集到13例淀粉样LCCN及30例非淀粉样LCCN患者的肾外器官组织（包括活检组织和手术标本），进行了详细检查，结果发现：①13例淀粉样LCCN患者中5例存在肾外器官淀粉样病变，而30例非淀粉样LCCN患者均无肾外淀粉样病变（P=0.001），提示淀粉样LCCN患者具有较强的淀粉样变性能力（amyloidogenic capacity），可能出现肾外系统性淀粉样变性病。②此研究采集肾外器官标本的时间均远较肾穿刺活检时间晚，平均相差294天，故推测淀粉样LCCN比肾外器官淀粉样变发生早，为此作者认为淀粉样LCCN可能是系统性淀粉样变性病发病的前兆，而淀粉样LCCN患者是发生系统性淀粉样变性病的高危人群。据此Gibier等[18]建议，要对所有淀粉样LCCN患者进行全面检查，确认有无系统性淀粉样变性病存在，若无，也应长期进行随访观察。

淀粉样LCCN患者的临床表现与普通LCCN并无不同，也常呈AKI。治疗措施与普通LCCN也相同。至今，仅Gibier等[18]的一篇论著回顾性地比较了淀粉样LCCN（17例）与普通LCCN（42例）的治疗疗效。在用硼替佐米为基础的方案治疗或来那度胺（lenalidomide）、沙利度胺（thalidomide）为基础的方案治疗后，淀粉样LCCN获得血液学效应（至少达到部分缓解）及肾脏效应的患者比例分别为65%及35%，与普通LCCN患者的疗效相当（P>0.05）。不过，也有几篇个例报道淀粉样LCCN治疗后，患者虽可获得较好的血液学效应，但是肾功能改善不满意[2,20]。影响肾脏效应的因素很多，特别是治疗时肾脏病变的慢性化（如肾间质纤维化及肾小管萎缩）程度，所以治疗后肾脏结局不同可以理解。

参考文献

[1] HERRERA G A, PICKEN M M. Light chain (myeloma) cast nephropathy [M]//JENNETTE J C, OLSON J L, SILVA F G, et al. Heptinstall's pathology of the kidney. 7th ed. Philadelphia: Lippincott Williams & Wilkins, 2014: 957-960.

[2] SUN L J, DONG H R, XU X Y, et al. Two kinds of rare light chain cast nephropathy caused by multiple myeloma: case reports and literature review [J]. BMC Nephrol, 2021, 22 (1): 42.

[3] STOKES M B, VALERI A M, HERLITZ L, et al. Light chain proximal tubulopathy: clinical and pathologic characteristics in the modern treatment era [J]. J Am Soc Nephrol, 2016, 27 (5): 1555-1565.

[4] SATHICK I J, DROSOU M E, LEUNG N. Myeloma light chain cast nephropathy, a review [J]. J Nephrol, 2019, 32 (2): 189-198.

[5] ROYAL V, LEUNG N, TROYANOV S, et al. Clinicopathologic predictors of renal outcomes in light chain cast nephropathy: a multicenter retrospective study [J]. Blood, 2020, 135 (21): 1833-1846.

[6] LUSCO M A, FOGO A B, NAJAFIAN B, et al. AJKD atlas of renal pathology: light chain cast nephropathy [J]. Am J Kidney Dis, 2016, 67 (3): e17-e18.

[7] BRIDOUX F, LEUNG N, BELMOUAZ M, et al. Management of acute kidney injury in symptomatic multiple myeloma [J]. Kidney Int, 2021, 99 (3): 570-580.

［8］ DIMOPOULOS M A, SONNEVELD P, LEUNG N, et al. International Myeloma Working Group recommendations for the diagnosis and management of myeloma-related renal impairment [J]. J Clin Oncol, 2016, 34 (13): 1544-1557.

［9］ HUTCHISON C A, HEYNE N, AIRIA P, et al. Efficient removal of immunoglobulin free light chains by hemodialysis for multiple myeloma: in vitro and in vivo studies [J]. J Am Soc Nephrol, 2007, 18 (3): 886-895.

［10］ XING Y, YAN J, YU Z, et al. High-cutoff hemodialysis in multiple myeloma patients with acute kidney injury [J]. Front Oncol, 2022, 12: 1024133.

［11］ BRIDOUX F, CARRON P L, PEGOURIE B, et al. Effect of high-cutoff hemodialysis vs conventional hemodialysis on hemodialysis independence among patients with myeloma cast nephropathy: a randomized clinical trial [J]. JAMA, 2017, 318 (21): 2099-2110.

［12］ HUTCHISON C A, COCKWELL P, MOROZ V, et al. High cutoff versus high-flux haemodialysis for myeloma cast nephropathy in patients receiving bortezomib-based chemotherapy (EuLITE): a phase 2 randomised controlled trial [J]. Lancet Haematol, 2019, 6 (4): e217-e228.

［13］ 多发性骨髓瘤肾损伤诊治专家共识协作组. 多发性骨髓瘤肾损伤诊治专家共识 [J]. 中华内科杂志, 2017, 56 (11): 871-875.

［14］ HUIDOBRO E J P, ANGHILERI F, MÉNDEZ G P, et al. Diagnosis of light chain cast nephropathy through immunostaining of the urine: perfecting the "liquid biopsy" [J]. Clin Nephrol, 2021, 96 (4): 239-242.

［15］ LIN Z S, ZHANG X, MA Y Y, et al. Crystalline light chain cast nephropathy in multiple myeloma [J]. Korean J Intern Med, 2021, 36 (4): 1025-1026.

［16］ MIKI K, SHIMAMURA Y, MAEDA T, et al. Successful renal recovery from multiple myeloma-associated crystalline light chain cast nephropathy and accompanying acute kidney injury with early use of bortezomib-based therapy: a case report and literature review [J]. CEN Case Rep, 2023, 12 (1): 56-62.

［17］ LIN Z S, ZHANG X, YU X J, et al. Crystalline appearance in light chain cast nephropathy is associated with higher early mortality in patients with newly diagnosed multiple myeloma [J]. Int Immunopharmacol, 2021, 98: 107875.

［18］ GIBIER J B, GNEMMI V, GLOWACKI F, et al. Intratubular amyloid in light chain cast nephropathy is a risk factor for systemic light chain amyloidosis [J]. Mod Pathol, 2018, 31 (3): 452-462.

［19］ KUDOSE S, SUAREZ-FUENTES C, D'AGATI V D, et al. The Case | A 53-year-old woman with acute kidney injury and multiple myeloma [J]. Kidney Int, 2019, 96 (4): 1045-1046.

［20］ YONG Z H, YU X J, LIN Z S, et al. Myeloma cast nephropathy with diffuse amyloid casts without systemic amyloidosis: two cases report [J]. BMC Nephrol, 2021, 22 (1): 6.

［21］ MIZUNO S, KOSUKEGAWA H. Amyloid cast nephropathy with systemic AL amyloidosis [J]. Int J Hematol, 2021, 113 (1): 1-2.

［22］ MELATO M, FALCONIERI G, PASCALI E, et al. Amyloid casts within renal tubules: a singular finding in myelomatosis [J]. Virchows Arch A Pathol Anat Histol, 1980, 387 (2): 133-145.

第二节　轻链近端肾小管病

一、概述

早在 1921 年德国学者 Löhlein 在为一例多发性骨髓瘤(multiple myeloma,MM)患者做尸体解剖时,即在近端肾小管上皮内见到结晶包含物。继而 1953 年美国学者 Engle Jr 及 Wallis 对另一例临床表现为范科尼综合征(Fanconi syndrome)的 MM 患者做尸解时,在近端肾小管上皮细胞(proximal renal tubular epithelial cells,PTEC)细胞质中也观察到许多针状小结晶体[1]。在上述两篇文献发表之后,有关轻链近端肾小管病(light chain proximal tubulopathy,LCPT)的报道日益增多。除了上述结晶型(crystalline type)外,还发现有非结晶型(non-crystalline type)[1]。1962 年 Vassar 等[2]及 1973 年 Limas 等[3]在对 MM 继发淀粉样轻链管型肾病(light chain cast nephropathy,LCCN)死亡患者进行尸解时,又发现了第三种 LCPT,即淀粉样近端肾小管病(amyloid proximal nephropathy)。所以,LCPT 共有 3 种类型。

在经肾活检诊断的单克隆丙种球蛋白病相关肾病(monoclonal gammopathy-associated renal diseases,MGP-RD)中,LCPT 所占比例为 0.5%~5%[4],国内北京大学第一医院报道为 4.8%[5],都远较 LCCN 的占比低(据统计约为 LCPT 的 6.7 倍)[4]。故 LCPT 是较少见的 MGP-RD。

本节将对 LCPT 的病因、发病机制、临床病理表现、诊断及治疗进行介绍。

二、病因及发病机制

(一) 病因

导致 LCPT 的基础血液病与 LCCN 有所不同,LCCN 常发生于高负荷量单克隆游离轻链(monoclonal free light chain,M-FLC)的恶性血液病,尤其是 MM,而 LCPT 却常发生于低负荷量 M-FLC 的血液病[4,6]。因此,LCPT 最常由具有肾脏意义的单克隆丙种球蛋白病(monoclonal gammopathy of renal significance,MGRS)及低负荷量 M-FLC 的 MM 引起。此外,少数 LCPT 病例也能由华氏巨球蛋白血症(Waldenström macroglobulinemia,WM)、B 细胞非霍奇金淋巴瘤(B cell non-Hodgkin lymphoma,B-NHL)及慢性淋巴细胞白血病(chronic lymphocytic leukemia,CLL)引起[4,7]。

(二) 发病机制

正常情况下,血浆中的游离轻链(分子量小,为 22.5kDa,λ 轻链在血浆中形成二聚体,分子量为 45kDa)能顺利地从肾小球滤过,当其随原尿流经近端肾小管时,能被 PTEC 内吞入细胞质(经细胞顶端由 megalin 和 cubilin 组成的内吞受体介导),在细胞质的溶酶体内酶降解成氨基酸,氨基酸将被吸收入血重新利用[8]。

但是，单克隆丙种球蛋白病（monoclonal gammopathy，MGP）情况下，上述生理过程会被破坏，从而诱发 LCPT。现在分别简述如下。

1. **非结晶型 LCPT** 发生 MGP 时，循环中大量的 M-FLC 从肾小球滤过，会造成 PTEC 内吞超载，细胞质内过量的 M-FLC 将对细胞产生毒性作用，包括阻断葡萄糖、氨基酸和 / 或磷酸盐转运；诱发胞内氧化应激反应（特别是生成过氧化氢）；刺激细胞释放趋化因子（如单核细胞趋化因子 -1 及白细胞介素 -8）及细胞因子（如白细胞介素 -6、肿瘤坏死因子 -α 及转化生长因子 -β1）等，造成 PTEC 功能障碍，结构损害，细胞凋亡及坏死，从而导致 LCPT [8-9]。

2. **结晶型 LCPT** 90% 以上结晶型患者的 M-FLC 呈 κ 轻链限制性，而且主要发生于 Vκ1 亚型（Vκ1 subtype）。现已知在这些患者中，编码轻链互补决定区 1（complementarity determining region 1，CDR1）的某些基因已发生突变，导致其编码的氨基酸序列中某些氨基酸残基被替换（substitution），从而使 M-FLC 对蛋白酶产生抗性，不被完全降解而蓄积于溶酶体中；而且原本的极性氨基酸残基（polar amino acid residues）被疏水性残基替换后，轻链就容易聚集，在溶酶体中形成结晶，导致结晶型 LCPT 发生 [1,6,10]。

3. **淀粉样 LCPT** PTEC 中出现淀粉样蛋白的机制存在两种假说：①致病轻链蛋白被 PTEC 内吞入细胞质后，能抵抗溶酶体酶降解，从而在溶酶体内蓄积并发生蛋白构象改变（β- 折叠），生成淀粉样蛋白 [11-12]。②轻链蛋白能在肾小囊腔形成 β 纤丝结构（β-fibrillary structure），之后随原尿流经近端肾小管时，被 PTEC 内吞入细胞质，导致淀粉样 LCPT 发生 [11-12]。淀粉样 LCPT 常与淀粉样 LCCN 并存为后一假说提供了旁证。

与 LCCN 一样，LCPT 也常继发肾间质炎症及纤维化，其发生可能与如下机制相关：轻链的毒性作用致 PTEC 受损，细胞质内容物外溢至肾间质；轻链蛋白能活化 PTEC，促其合成及分泌促炎症及纤维化介质释放入肾间质；轻链蛋白还能刺激 PTEC 发生转分化（transdifferentiation），转型成成纤维细胞（fibroblast），合成细胞外基质加重间质纤维化 [8-9]。

三、临床及实验室表现

（一）肾脏病的临床及实验室表现

1. **非结晶型及结晶型 LCPT** 这两个类型均常发生于中、老年人。西方国家报道诊断时的平均或中位年龄在 58~68 岁 [4,7-8]，国内北京大学第一医院报道平均年龄为（50±9）岁 [5]。男性较多 [4,7-8]。主要临床表现为：①蛋白尿，几乎全部患者均出现蛋白尿，多数为少至中等量，少数为大量（>3.5g/d）（主要见于 MM 患者）[4-5,7]。出现大量蛋白尿时，应该做蛋白尿成分分析，存在两种可能。第一，大量蛋白尿由骨髓瘤分泌的大量 M-FLC 即本周蛋白（Bence-Jones protein）造成，此时尿中白蛋白不多，用干化学法做尿蛋白定性其结果常与尿蛋白定量结果 "分离"（请参阅第九章第一节相关内容）；第二，大量蛋白尿以白蛋白为主要成分，这提示 LCPT 已合并其他肾小球病（如 MM 继发轻链淀粉样变肾病）。②血尿，少见，仅个别患者出现轻度镜下血尿 [5]。③范科尼综合征，其发生率在不同的病例系列里差异较大，有的报道可高达 40% 或 60%[4-5]。需要注意的是若不对患者进行全面的近端肾小管功能检查，范科尼综合征很易漏诊[4]。肾性糖尿、氨基酸尿及磷酸盐尿三项都具备为完全性范科尼综合征，只具备其中两项为不完全性[5]。除此之外，有的患者仅出现肾性糖尿，虽未达到范科尼综合征，但也同样提示近端肾小管功能受损[4-5]。④血清肌酐升高，患者的肾功能损害常呈慢性进展，LCPT 诊断时，已有 33%~83% 的患者血清肌酐增高[4-5]，最终可能进入终末期肾病（end-stage renal disease，ESRD）[4]。此外，LCPT 合并 LCCN 时，患者常出现急性肾损伤（acute kidney injury，AKI）。

2. **淀粉样 LCPT**　此型极少见，据 Javauge 等[11]统计，该病在淀粉样变肾病中所占比例仅为 0.003%。笔者用 PubMed 进行搜索，从 2007 年（报道首例淀粉样 LCPT 肾活检病例）至 2023 年 6 月总共报道 24 例[11-18]。淀粉样 LCPT 也主要发生于中、老年人，女性显著多于男性（比例约为 2∶1）。患者也能出现不同程度的蛋白尿（主要成分为本周蛋白）和／或血清肌酐增高，但是与上述两型不同的是未发现淀粉样 LCPT 患者出现范科尼综合征（在笔者收集到的 24 例病例中，无一例出现范科尼综合征），却常出现 AKI（不少病例发生严重 AKI 甚至需要透析）[11-18]，Javauge 等[11]认为这提示淀粉样 LCPT 的轻链毒性作用与上述两型 LCPT 不同。不过，笔者注意到上述 24 例淀粉样 LCPT 患者中，至少 19 例合并了淀粉样 LCCN，所以，高比例 AKI 到底是淀粉样 LCPT 的特性，或是合并淀粉样 LCCN 的结果？仍需要扩大病例数进一步观察。

（二）M 蛋白检验

常做的 M 蛋白（monoclonal protein）检验包括：血清及尿液蛋白电泳、血清及尿液免疫固定电泳和血清游离轻链测定（serum free light chain assay，sFLC）。其中 sFLC 对发现 M-FLC 最灵敏，所以必须要做。

如果查出 M 蛋白包括 M-FLC，则需要再做进一步检查（如骨髓涂片、活检及流式细胞术检查等），以明确基础血液病性质（请参阅第四章）。

四、肾脏病理表现

LCPT 的肾脏病变主要在肾小管间质，现将其病理表现分别叙述如下。

（一）非结晶型 LCPT

光镜检查 PTEC 或大致正常，或出现各种非特异损伤，包括细胞质肿胀，空泡变性，刷状缘脱落等。电镜检查可见（图 9-2-1）细胞质内溶酶体显著增多，大小不等，常呈斑驳样外观（mottled appearance）[1,4-5]，此斑驳样外观是圆形电子高密度颗粒悬浮于电子透明背景或者中等电子密度基质中形成[4]。免疫荧光检查细胞质中的轻链均呈轻链限制性（单型轻链 λ 或 κ）[1,4-5]。2023 年 Li 等[19]对文献发表的资料进行统计，在 39 例患者中单型轻链 λ 占 27 例，单型轻链 κ 仅占 12 例，前者比后者多一倍余，因此他们认为非结晶型 LCPT 主要呈 λ 轻链限制性。绝大多数非结晶型 LCPT 患者 PTEC 中沉积的轻链，用冰冻组织切片免疫荧光染色（immunofluorescence staining on frozen tissue sections, IF-F）检查即能检出, 不需要做石蜡切片酶消化免疫荧光染色（immunofluorescence staining on enzyme-digested paraffin sections, IF-P）检查, 但是根据笔者单位（首都医科大学附属北京安贞医院肾内科）经验及一些学者的报道[19-20], 个别非结晶型 LCPT 患者 PTEC 中的轻链仍需要做 IF-P（或免疫组织化学）检查才能被发现。必要时还需做免疫电镜检查（图 9-2-1）。

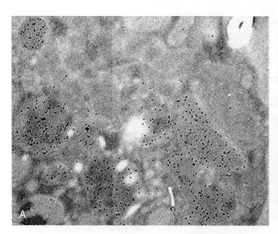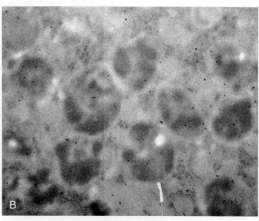

图 9-2-1　非结晶型 LCPT 细胞质中轻链呈 κ 限制性

注：A. 胶体金标记 κ 轻链呈现于近端肾小管上皮细胞溶酶体内（免疫电镜 ×30 000）；
　　B. 免胶体金标记 λ 轻链阴性, 溶酶体呈斑驳样外观（免疫电镜 ×30 000）。

（二）结晶型 LCPT

光镜检查 PTEC 常呈现非特异损伤, 与非结晶型 LCPT 的损伤表现相似[4-5]。但是, 部分病例能够在细胞质中见到结晶, 此结晶用苏木精 - 伊红（hematoxylin-eosin, HE）染色呈强嗜伊红性, Masson 三色（Masson's trichrome）染色示嗜品红性, 过碘酸希夫（periodic acid Schiff, PAS）染色淡染或阴性, 过碘酸 - 六胺银（periodic acid-silver methenamine, PASM）染色不着色[4-5]。为了更清楚地显示晶体, 还能用环氧树脂包埋组织的半薄切片（约 1μm 厚）做甲苯胺蓝（toluidine blue）染色[7], 此时晶体呈蓝色, 清晰可见。电镜检查在 PTEC 细胞质内可见各种形态的结晶, 包括菱形、多边形、矩形、杆状或针状等, 常存在于内体（endosome, 一种膜包裹的不含溶酶体酶的小囊泡）和 / 或吞噬溶酶体（phagolysosome）中, 或游离于 PTEC 细胞质内, 呈稀疏或弥漫分布[1,4-5]（图 9-2-2）。做免疫病理检查时, IF-F 检查常检测不出细胞质中的轻链, 这与晶体形成时轻链的抗原表位（epitope）被掩蔽到晶体中, 无法与荧光素标记抗体结合相关。所以, 必须进行 IP-P 检查, 石蜡切片经酶消化后, 晶体中的轻链抗原表位暴露, 抗体才能与之结合, 染色呈阳性[1,4-5]。当然, 免疫电镜检查也非常有用[1,5]（图 9-2-3）。几乎全部结晶型 LCPT 患者（仅个别例外）细胞质中的轻链均呈 κ 轻链限制性[1,4-5], 这与晶体形成机制相关（请参阅前文发病机制）。

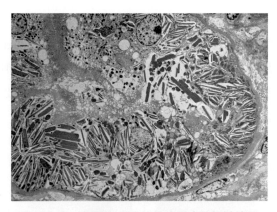

图 9-2-2　结晶型 LCPT 细胞质中的轻链结晶

注：近端肾小管上皮细胞的细胞质布满多形态轻链结晶（电镜 ×2 500）。

（此图由王素霞教授提供，特致谢）

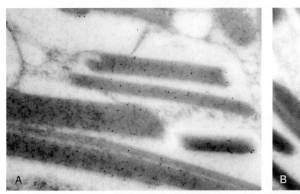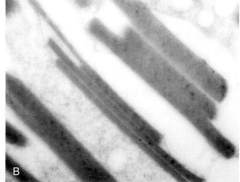

图 9-2-3　结晶型 LCPT 细胞质结晶中轻链呈 κ 限制性

注：A. 胶体金标记 κ 轻链呈现于近端肾小管上皮细胞的细胞质结晶内（免疫电镜 ×40 000）；B. 胶体金标记 λ 轻链阴性（免疫电镜 ×40 000）。

（此图由王素霞教授提供，特致谢）

　　结晶型 LCPT 常与其他 MGP 相关的结晶型肾病并存，与结晶型 LCCN 并存较常见[11]，也有与轻链结晶足细胞病（light chain crystalline podocytopathy，LCCP）并存的报道[21]。而结晶型 LCPT 与结晶贮存组织细胞增生症（crystal storing histiocytosis，CSH）并存时，结晶更能广泛地存在于全身多器官的组织细胞中[21]（请参阅第十一章第二、三节）。

　　（三）淀粉样 LCPT

　　光镜检查 PTEC 除见非特异损伤外，在某些细胞的细胞质内还能见到散在的圆形小包涵体（内含淀粉样轻链蛋白），此包涵体用 PAS 及 HE 染色不显色，Masson 三色染色呈蓝色，PASM 染色呈黑色[11,14,17]。刚果红染色阳性（普通光镜观察呈砖红色，偏振光显微镜观察呈绿色双折光，荧光显微镜观察呈鲜红色）[11-14,17]。高倍电镜检查可于上述包涵体内见到大量随机排列、无分支、相互重叠的淀粉样纤维,纤维直径 8~12nm,有时这些纤维聚集体的周边还被膜包绕[11-14,17]。免疫荧光检查细胞质中的淀粉样轻链均呈轻链限制性,其中绝大多数为单型 λ 链,很少为单型 κ 链[11-14,16-18]。如果免疫荧光检查不能肯定轻链限制性时,还应进一步做免疫电镜检查[13](笔者注:参考文献 14 及 17 有很好的淀粉样 LCPT 病理图片,建议读者查阅)。

淀粉样 LCPT 可单独存在,但绝大部分病例与淀粉样 LCCN 并存[11-14,16,18],有的病例还同时存在肾外器官淀粉样变[11]。淀粉样 LCPT 与系统性淀粉样变性病之间有无联系?是否与淀粉样 LCCN 一样可能是系统性淀粉样变性病的先兆?尚不清楚,值得今后深入研究[17]。不过,在明确淀粉样 LCPT 诊断后,对患者进行全面检查,确认肾内其他组织及肾外器官有无淀粉样变存在仍很必要[11]。

无论上述哪种类型 LCPT,均常伴随肾间质炎症(肾间质淋巴及单核细胞浸润,一般无肾小管炎),慢性化时还会出现肾间质纤维化及肾小管萎缩[4-6]。

五、诊断与鉴别诊断

中、老年人出现原因不明的肾性糖尿或范科尼综合征,或出现原因不明的 AKI 时,均应做血及尿的 M 蛋白检验(特别是 sFLC),若检验阳性,就应及时做肾活检病理检查。免疫病理检查发现 PTEC 细胞质存在单型游离轻链,且此游离轻链与血及尿中发现的 M-FLC 一致时,即可诊断 LCPT。需要强调的是结晶型 LCPT 及部分非结晶型 LCPT 病例用 IF-F 检查常检查不出细胞质中的单型轻链,而必须做 IF-P 检查,必要时还应做免疫电镜检查。

为明确 LCPT 是否为结晶型,则须做电镜检查。若考虑可能存在淀粉样 LCPT,则必须做刚果红染色及高倍电镜检查,细胞质中的轻链蛋白刚果红染色阳性及高倍电镜检查见到典型的淀粉样纤维都是诊断"金标准"(请参阅第七章第一节)。

LCPT 继发的间质性肾炎及纤维化应与药物(包括中西药及民间草药)及毒物(包括重金属、有机溶剂等)导致的肾小管间质疾病鉴别。有无明确的药物应用史或毒物接触史,血及尿 M 蛋白(包括 M-LFC)检验是否阳性,肾活检病理检查,特别是免疫病理检查在近端肾小管上皮细胞内是否发现单型轻链存在,都是进行鉴别的重要手段。

六、治疗原则

(一) 对基础血液病的治疗

LCPT 应该如何治疗,目前并无指南或共识的指导意见。但是,多数学者都认为确诊 LCPT 后,应立即针对其基础血液病开始克隆靶向治疗(clone-targeted therapy)[4,7]。

由于绝大部分 LCPT 是由克隆浆细胞病(如 MGRS 及 MM)引起,故宜采用蛋白酶体抑制剂(proteasome inhibitors,PIs)和 / 或免疫调节剂(immunomodulatory drugs,IMiDs)为基础的方案进行治疗,而且具有自体干细胞移植(autologous stem cell transplantation,ASCT)治疗适应证的患者,也宜实施 ASCT[4,7,22]。治疗非结晶型及结晶型 LCPT 的小样本队列研究显示,经上述治疗后患者多能获得良好的血液学效应,27%~44% 达到了完全缓解或非常好的部分缓解,并能获得良好的肾脏效应,肾小球滤过率稳定或提高者达 82%~90%,近端肾小管功能改善者达 1/3[4,7]。某些研究提示开始治疗时的肾小球滤过率水平与肾病治疗疗效相关,认为早期诊断和及时治疗十分重要[4]。2022 年 Javaugue 等[11]也发表了他们治疗淀粉样 LCPT 的小样本研究结果,11 例及 2 例患者分别接受了硼替佐米(bortezomib)为基础及来那度胺(lenalidomide)为基础的方案治疗,之后其中两例又做了 ASCT,平均随访 14 个月,6 例(46%)患者的肾功能仅得到部分恢复。根据上述报道,是否能认为淀粉样 LCPT 的治疗疗效比非结晶型及结晶型 LCPT 差? 目前尚难得出此结论,只有将这 3 个类型的 LCPT 纳入同一试验在同等条件下进行对比,才可能得出结果。

此外,很小部分的 LCPT 患者是由恶性 B 淋巴细胞疾病或 IgM 型 MGRS 引起,从理论上讲,这类患者则宜采用利妥昔单抗(rituximab)为基础的药物治疗[7],但是目前治疗例数太少,尚无法进行总结。

当 LCPT 已慢性化并进展至慢性肾脏病(chronic kidney disease,CKD)5 期时,患者的肾功能已不可能通过治疗逆转。因此,国际肾脏和单克隆丙种球蛋白病研究组(International Kidney and Monoclonal Gammopathy Research Group)认为,此时只应对准备进行肾移植的患者在移植前和 / 或后进行上述治疗,以减少移植肾疾病复发,否则只宜进行保守治疗[22]。

(二) 终末期肾病的肾移植治疗

目前 LCPT 进展至 ESRD 患者进行肾移植的报道很少,笔者仅搜索到 2016 年 Angioi 等[23]发表的一篇个例报道:一例由 MGUS 导致的结晶型 LCPT 患者,因进入 ESRD 接受肾移植,一年后重新出现蛋白尿、糖尿及血清肌酐上升,通过移植肾肾活检证实 LCPT 复发,骨髓活检证实 MGUS 已转换为 MM。便给予硼替佐米及地塞米松治疗,共 4 个疗程,血液病达到非常好的部分缓解,肾功能恢复正常(血清肌酐从 230μmol/L 下降至正常)。本例患者的病情提示 LCPT 患者进行肾移植,与其他 MGP-RD 一样,有移植肾 LCPT 复发可能,因此肾移植前后对基础血液病认真进行治疗,使其达到高度缓解十分重要。

参考文献

[1] HERRERA G A, PICKEN M M. Proximal tubulopathies, monoclonal light chain mediated (Proximal light chain tubulopathies)[M]//JENNETTE J C, OLSON J L, SILVA F G, et al. Heptinstall's pathology of the kidney. 7th ed. Philadelphia: Lippincott Williams & Wilkins, 2014: 960-964.

[2] VASSAR P S, CULLING C F. Fluorescent amyloid staining of casts in myeloma nephrosis [J]. Arch Pathol, 1962, 73: 59-63.

[3] LIMAS C, WRIGHT J R, MATSUZAKI M, et al. Amyloidosis and multiple myeloma. A reevaluation using

a control population [J]. Am J Med, 1973, 54 (2): 166-173.

［4］ STOKES M B, VALERI A M, HERLITZ L, et al. Light chain proximal tubulopathy: clinical and pathologic characteristics in the modern treatment era [J]. J Am Soc Nephrol, 2016, 27 (5): 1555-1565.

［5］ 许辉, 张旭, 喻小娟, 等. 轻链近端肾小管病的临床病理分析 [J]. 中华肾脏病杂志, 2017, 23 (4): 241-248.

［6］ SIRAC C, BATUMAN V, SANDERS P W. The proximal tubule toxicity of immunoglobulin light chains [J]. Kidney Int Rep, 2021, 6 (5): 1225-1231.

［7］ VIGNON M, JAVAUGUE V, ALEXANDER M P, et al. Current anti-myeloma therapies in renal manifestations of monoclonal light chain-associated Fanconi syndrome: a retrospective series of 49 patients [J]. Leukemia, 2017, 31 (1): 123-129.

［8］ BATUMAN V. Proximal tubular injury in myeloma [J]. Contrib Nephrol, 2007, 153: 87-104.

［9］ SANDERS P W. Mechanisms of light chain injury along the tubular nephron [J]. J Am Soc Nephrol, 2012, 23 (11): 1777-1781.

［10］ RYAN M, ROVIN B, NADASDY T. Stable long-term renal function in a patient with κ-light chain renal tubular crystalline deposition [J]. Clin Nephrol, 2015, 83 (3): 189-195.

［11］ JAVAUGUE V, ROCHA A B, SAID S M, et al. Clinicopathologic and proteomic characteristics of intra-tubular cytoplasmic AL amyloidosis [J]. Kidney Int, 2022, 102 (4): 926-929.

［12］ ICHIMATA S, HATA Y, ABE R, et al. An autopsy case of amyloid tubulopathy exhibiting characteristic spheroid-type deposition [J]. Virchows Arch, 2020, 477 (1): 157-163.

［13］ HEMMINGER J, SATOSKAR A, BRODSKY S V, et al. Unique pattern of renal κ light chain amyloid deposition with histiocytic transdifferentiation of tubular epithelial cells [J]. Am J Surg Pathol, 2012, 36 (8): 1253-1257.

［14］ ILIUTA I A, GARNEAU A P, LATULIPPE E, et al. Amyloid cast tubulopathy: a unique form of immuno-globulin-induced renal disease [J]. Blood Cancer J, 2016, 6 (9): e474.

［15］ SHARMA S G, BONSIB S M, PORTILLA D, et al. Light chain proximal tubulopathy: expanding the pathologic spectrum with and without deposition of crystalline inclusions [J]. ISRN Pathol, 2012, 2012: 541075.

［16］ EL-ZOGHBY Z, LAGER D, GREGOIRE J, et al. Intra-tubular amyloidosis [J]. Kidney Int, 2007, 72 (10): 1282-1288.

［17］ LARSEN C P, BORRELLI G S, WALKER P D. Amyloid proximal tubulopathy: a novel form of light chain proximal tubulopathy [J]. Clin Kidney J, 2012, 5 (2): 130-132.

［18］ KURIEN A A, FERNANDO M E. Amyloid proximal tubulopathy and amyloid casts: an unusual finding in multiple myeloma [J]. Indian J Nephrol, 2018, 28 (2): 160-163.

［19］ LI F, XIE X, SUN L, et al. Non-crystalline light chain proximal tubulopathy associated with monoclonal gammopathy of renal significance: a case report and review of the literature [J]. Clin Nephrol, 2023, 99 (1): 32-40.

［20］ SHAO L, JIANG W, WANG W, et al. Concurrent non-crystalline light chain proximal tubulopathy and light chain deposition disease: a case report [J]. Nephrology (Carlton), 2021, 26 (5): 485-486.

［21］ BOUDHABHAY I, TITAH C, TALBOT A, et al. Multiple myeloma with crystal-storing histiocytosis, crystalline podocytopathy, and light chain proximal tubulopathy, revealed by retinal abnormalities: a case report [J]. Medicine (Baltimore), 2018, 97 (52): e13638.

［22］ FERMAND J P, BRIDOUX F, KYLE R A, et al. How I treat monoclonal gammopathy of renal significance (MGRS)[J]. Blood, 2013, 122 (22): 3583-3590.

［23］ ANGIOI A, AMER H, FERVENZA F C, et al. Recurrent light chain proximal tubulopathy in a kidney allograft [J]. Am J Kidney Dis, 2016, 68 (3): 483-487.

第十章

肾脏微血管疾病

第一节　单克隆免疫球蛋白相关血栓性微血管病

一、单克隆丙种球蛋白病相关血栓性微血管病概述

血栓性微血管病(thrombotic microangiopathy,TMA)是一个病理术语,小动脉及毛细血管内皮的严重损伤为其特点[1-2]。TMA 可由多种致病因素引起,并呈现多种临床表现,其中最早认识且最重要的两种 TMA 是血栓性血小板减少性紫癜(thrombotic thrombocytopenic purpura,TTP,1925 年由 Moschcowitz 最早报道)及溶血尿毒症综合征(hemolytic uremic syndrome,HUS,1955 年由 Gasser 及其同事最早报道),后者又被进一步分为由产志贺毒素大肠埃希菌(Shiga toxin Escherichia coli,STEC)感染引起的 HUS(STEC-HUS)及补体系统异常引起的非典型溶血尿毒症综合征(atypical hemolytic uremic syndrome,aHUS)[1-2]。

单克隆丙种球蛋白病(monoclonal gammopathy,MGP)与 TMA 之间的联系本世纪才开始重视。至今其流行病学资料很少,2017 年美国梅奥医学中心(Mayo Clinic)报道,他们回顾性地调查了 2000—2016 年于该中心诊断为 TMA 并做了单克隆免疫球蛋白(monoclonal immunoglobulin,M-Ig)检验的 146 例患者,发现其中 20 例 TMA 患者 M-Ig 检验阳性,占 13.7%。在 ≥50 岁的 TMA 患者中,M-Ig 阳性率为 21%,比该人群的预期阳性率(expected positive rate)4.2% 高 4 倍;在 ≥60 岁的 TMA 患者中,M-Ig 阳性率为 24%,比该人群的预期阳性率 4.7% 也高 5 倍[3]。

从广义上讲,MGP 相关 TMA 包括:①由单克隆免疫球蛋白(monoclonal immunoglobulin,M-Ig)引起的 TMA,即单克隆免疫球蛋白相关血栓性微血管病(monoclonal immunoglobulin-associated thrombotic microangiopathy,MIg-TMA);②与 MGP 基础血液病治疗相关的 TMA,例如治疗克隆浆细胞病的蛋白酶体抑制剂(proteasome inhibitors,PIs)包括硼替佐米(bortezomib)、卡非佐米(carfilzomib)及依沙唑米(ixazomib)诱发的 TMA,和自体干细胞移植(autologous stem cell transplantation,ASCT)诱发 TMA[4-6]。本文只拟讨论 MIg-TMA。

MIg-TMA 包括 M-Ig 相关 TTP 及 M-Ig 相关 aHUS。笔者用 PubMed 进行搜索,仅查找到 8 篇 M-Ig 相关 TTP 的个例报道,共 9 例患者[7-14],至今尚无 M-Ig 相关 TTP 的队列研究论著发表。这些个例报道质量参差不齐,有的没有做外周血涂片破碎红细胞检查[7,11,13],

有的没有检验具有血小板反应蛋白 1 型基序 13 的解聚素和金属蛋白酶(a disintegrin and metalloprotease with a thrombospondin type 1 motif member 13,ADAMTS13,又称为血管性血友病因子裂解蛋白酶)活性,或者其活性下降未达到 TTP 诊断标准(10% 以下)[7,9,11-12],有的甚至已证实血中 M-Ig 并不结合 ADAMTS13 也不抑制其活性[8]。所以,就目前这些个例报道,笔者认为尚无法将 M-Ig 相关 TTP 列入本书介绍。读者如对此病感兴趣请阅读上述个例报道,并追踪今后研究进展。

为此,本节只准备对单克隆免疫球蛋白相关非典型溶血尿毒症综合征(monoclonal immunoglobulin-associated atypical hemolytic uremic syndrome,MIg-aHUS)作一介绍。

二、单克隆免疫球蛋白相关非典型溶血尿毒症综合征

(一) 发病机制

正常人机体内存在多种抑制补体旁路途径激活的保护因子,如循环中的补体调节因子 H(complement factor H,CFH)、补体调节因子 I(complement factor I,CFI)和存在于内皮细胞表面的膜辅因子蛋白(membrane cofactor protein,MCP 或 CD46)。CHF 能通过与 C3b 结合阻止旁路途径 C3 转化酶 C3bBb 形成,并促其解离;CFI 能在 CFH 辅助下将 C3b 裂解成无活性的 iC3b,阻止 C3bBb 形成;而 MCP 作为膜辅因子能协助 CFI 裂解沉积于宿主细胞膜上的 C3b[1]。在某些获得性或遗传性致病因素作用下,这些保护因子会出现数量不足和/或活性降低,致补体系统旁路途径激活,损伤血管内皮,诱发 aHUS[15]。

那么,MIg-aHUS 的发病是否也与补体系统旁路途径激活相关? 遗传因素(补体基因异常)在其发病中占多重要的地位? 还有没有其他途径可能活化补体参与致病? 下文将进行讨论。

1. 补体系统旁路途径激活 研究 MIg-aHUS 补体旁路途径激活的资料很少。法国国家病例系列研究报道了 24 例,其中血清补体 C3 下降、C4 水平正常及可溶性 C5b-9 水平升高的受试者分别占 33%,100% 及 77%,提示补体旁路途径激活在 MIg-aHUS 发病中也发挥作用[16]。研究者还检查了 22 例 MIg-aHUS 患者的血清抗 CFH 抗体,发现 7 例阳性,其中 4 例 IgG 型抗体与血清 M-Ig 种类(IgG1κ)一致,1 例 IgA 型抗体也与血清 M-Ig 类型(IgAλ)一致[16]。另有一篇 MIg-aHUS 的个例报道,也发现单克隆 IgAλ 为抗 CFH 抗体,这些抗 CFH 抗体可导致补体系统旁路途径激活[17]。而且与 MGP-C3GP 相似,这补体系统旁路途径激活是在液相中(即循环中)进行的,因此肾小球并无 M-Ig 沉积[1](请参阅第八章第一节)。

2. 补体基因异常 对 aHUS 病例进行相关基因检测很有必要,例如检测 *C3*,*CFB*,*CFH*,*CFI*,*MCP*,*THBD* 及 *CFHR* 等,它们分别编码补体 C3、B 因子、H 因子、I 因子、MCP、血栓调节蛋白(thrombomodulin) 及补体 H 因子相关蛋白(complement factor H-related proteins)。文献报道 61% 的 aHUS 患者可以检出至少一种上述基因异常[18]。但是,MIg-aHUS 的基因突变情况如何呢? 目前仅法国国家病例系列研究报道了结果,他们共检测了 17 例患者,仅 3 例(占 17.6%)发现基因异常,所以他们推论补体基因的遗传变异可能不是

MIg-aHUS 的主要致病因素[16]。

3. **M-Ig 在内皮细胞上活化补体** 法国国家病例系列研究报告,在血清补体 C3 下降的 MIg-aHUS 患者中,80% 以上常规检验并未发现上述获得性及遗传性补体异常,那么他们的补体 C3 消耗是如何引起的? 法国学者提出了一个大胆假说,认为 M-Ig 可在内皮细胞表面直接活化补体[16]。他们将 MIg-aHUS 患者血清提取的 IgG(含致病 M-Ig)作为受试 IgG,并将正常人血清及 M-Ig 阴性的 aHUS 患者血清提取的 IgG 作为对照 IgG,分别添加到体外培养的内皮细胞培养液中孵育,结果发现 4/7 例(57%)患者的受试 IgG 能明显增加内皮细胞上补体 C3 及 C5b-9 的沉积,而正常人 IgG 及 M-Ig 阴性的 aHUS 患者 IgG 孵育后,前者仅 1/16 例(6%)及后者仅 1/7 例(14%)增加了内皮细胞上 C3 沉积,且两者都未增加 C5b-9 沉积。所以,此试验结果支持了他们提出的假说,显示 M-Ig 确有可能在内皮细胞上直接激活补体[16]。不过,这假说仍需今后更多试验验证。

（二）临床与实验室表现

目前笔者能从 PubMed 检索到的 MIg-aHUS 病例共 36 例,其中 9 例来自美国梅奥医学中心(Mayo Clinic)的研究[3],24 例来自法国国家病例系列研究[16],另外 3 例为个例报道[17,19-20]。据上述报道并参考 aHUS 的诊治共识,现对 MIg-aHUS 的临床及实验室表现做一简要介绍。

在上述两篇 MIg-aHUS 的论著中,患者诊断时的平均或中位年龄分别为 59.4 岁及 63.5 岁,男性与女性比例分别为 2:1 及 1.4:1,故本病多发于中老年男性[3,16]。疾病的主要表现如下。

1. **微血管病表现** 包括微血管内溶血(血涂片破碎红细胞>1%,并有其他血管内溶血表现如血清结合珠蛋白下降、游离血红蛋白升高、乳酸脱氢酶及间接胆红素水平升高等)及溶血性贫血(程度不同的贫血,伴网织红细胞增多),并常见血小板减少(降至 150×10^9/L 以下或超过基线的 25%,伴骨髓巨核细胞增多)。法国国家病例系列研究显示,MIg-aHUS 患者的中位血红蛋白为 83g/L,中位血小板数为 110×10^9/L[16]。

2. **肾脏疾病表现** 包括蛋白尿、镜下血尿及肾功能损害。急性期常出现急性肾损伤,约 70% 患者需要透析治疗,而慢性期常出现慢性肾功能不全。美国梅奥医学中心研究及法国国家病例系列研究显示,MIg-aHUS 患者的平均或中位尿蛋白量为 3.45g/d 及 4.0g/d,平均或中位血清肌酐水平为 495μmo/L 及 363μmol/L[3,16]。

3. **肾外器官受累表现** 从前认为肾外器官受累主要见于 TTP,但是实际上 aHUS(包括 MIg-aHUS)也能见到,包括:皮肤损害(紫癜或坏死性皮肤损害),中枢神经系统病变(意识模糊、癫痫发作及昏迷等脑病表现),周围神经病变(局灶性感觉或运动障碍),胃肠道病变(腹泻,甚至消化道出血),心血管病变(高血压,常发生恶性高血压,心肌病及心肌梗死等)及肺部损害(肺动脉高压及肺出血等)。据法国国家病例系列研究报道,在 24 例 MIg-aHUS 患者中,出现皮肤损害者 7 例,中枢神经系统病变 9 例,周围神经病变 3 例,胃肠道病变 2 例,心及肺损害各 1 例[16]。

4. 单克隆免疫球蛋白及补体检查　笔者将 PubMed 检索到的 MIg-aHUS 病例 36 例做了合并统计,结果显示 M-Ig 为 IgGκ 者占 15 例,IgGλ 14 例,IgAλ 3 例,IgMκ 及 IgMλ 各 2 例;基础血液病中意义未明的单克隆丙种球蛋白病(monoclonal gammopathy of undetermined significance,MGUS)28 例,多发性骨髓瘤(multiple myeloma,MM)3 例,华氏巨球蛋白血症(Waldenström macroglobulinemia,WM)3 例,慢性淋巴细胞白血病(chronic lymphocytic leukemia,CLL)及其他淋巴瘤各 1 例[3,16-17,19-20]。至于血清补体水平及补体基因检查的结果,在前文发病机制部分已做介绍,请参阅。

(三)肾脏病理表现

aHUS 包括 MIg-aHUS 的肾脏病理表现如下。

1. 光学显微镜检查　急性期可见肾脏小动脉内皮细胞肿胀增生,内膜增厚黏液变性,及血管壁纤维素样坏死;肾小球内皮细胞肿胀,系膜溶解。此外,肾小球毛细血管及小动脉腔内常可见纤维蛋白-血小板血栓(fibrin-platelet thrombus)(图 10-1-1 及图 10-1-2)。慢性

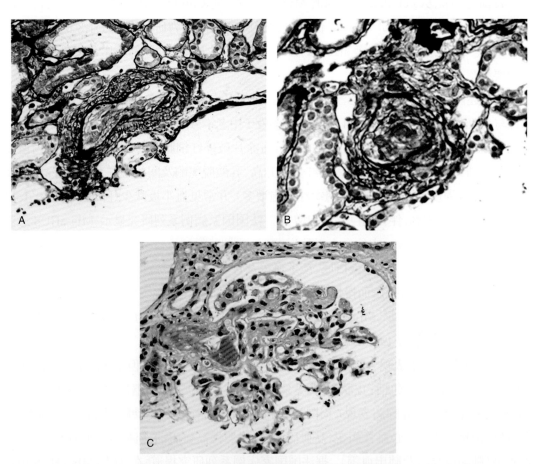

图 10-1-1　非典型溶血尿毒症综合征的小动脉病变

注:A. 小动脉内皮细胞肿胀,内膜黏液变性(PASM+Masson 染色 ×400);B. 小动脉管腔血栓(PASM+Masson 染色 ×400);C. 入球小动脉壁纤维素样坏死及管腔血栓(HE 染色 ×400)。

期主要表现为小动脉内膜纤维化（纤维组织呈同心圆样排列似"洋葱皮"），管腔狭窄及闭塞；肾小球基底膜增厚呈双轨征，肾小球毛细血管缺血性皱缩至硬化；血管腔内血栓机化及再沟通。慢性期还常伴肾间质纤维化及肾小管萎缩[1-3,16]。

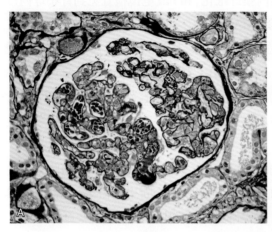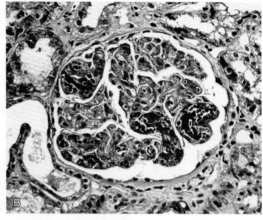

图 10-1-2　非典型溶血尿毒症综合征的肾小球病变

注：肾小球毛细血管内皮细胞肿胀，管腔血栓（A. PASM+Masson 染色 ×400；B. Masson 染色 ×400）。

　　上述小动脉病变也能发生在肾外器官组织，导致相应器官组织缺血性损害。

　　2. **免疫荧光检查**　在肾小球毛细血管及小动脉的血栓和/或纤维样坏死部位可见纤维蛋白沉积，有时还能见弱阳性 IgM（非特异性沉积），而其他免疫球蛋白及补体常阴性[1-3,16]。

　　3. **电子显微镜检查**　除了进一步证实光镜所见外，电镜尚可见肾小球内皮下间隙增宽，电子密度减低呈蓬松状，内含脂类物质及细胞（包括红细胞）碎片，这是电镜下 TMA 的一个重要特征[1-3,16]（图 10-1-3）。

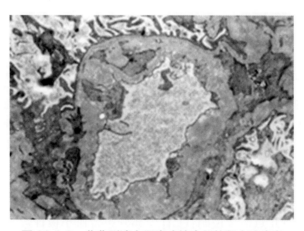

图 10-1-3　非典型溶血尿毒症综合征的肾小球病变

注：肾小球内皮下间隙增宽，电子密度减低呈蓬松状（电镜 ×12 000）。

(四) 诊断与鉴别诊断

1. aHUS 的诊断及鉴别诊断　　出现微血管内溶血性贫血、血小板减少及血清乳酸脱氢酶水平升高,加上肾脏损害和 / 或肾外器官组织损害,就应考虑 TMA。此时应做肾活检病理检查,光镜检查见到小动脉内膜黏液变性或内膜纤维化,和 / 或电镜检查见到肾小球内皮下间隙增宽,电子密度减低呈蓬松状,即能确诊 TMA[21-23]。

然而,单凭临床及病理表现无法准确区分 aHUS、STEC-HUS 及 TTP,需要进一步做粪便志贺毒素检验(可同时做粪便细菌培养)及 ADAMTS13 活性测定(能同时做 ADAMTS13 抗体或抑制物及 *ADAMTS13* 基因检测更好)来帮助鉴别:粪便志贺毒素检验阳性支持 STEC-HUS 诊断;血清 ADAMTS13 活性<10% 支持 TTP 诊断;志贺毒素检验阴性且 ADAMTS13 活性>10%,则支持 aHUS 诊断[21-22]。

总之,由于 aHUS 的临床与病理表现与其他 TMA 相似,缺乏特异性,因此只有除外其他 TMA 才能诊断 aHUS[21]。图 10-1-4 已将 aHUS 的诊断及鉴别诊断思路做了总结,可供参考[21-22](本书不准备详细介绍 STEC-HUS 及 TTP 病情,请参阅其他著作)。

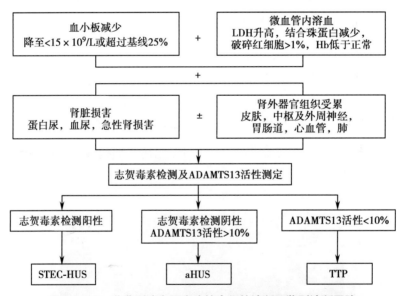

图 10-1-4　非典型溶血尿毒症综合征的诊断及鉴别诊断思路

注: ADMTS13,具有血小板反应蛋白 1 型基序的解整合素及金属蛋白酶,成员 13;aHUS,非典型溶血尿毒症综合征;Hb,血红蛋白;LDH,乳酸脱氢酶;STEC-HUS,产志贺毒素大肠埃希菌相关性溶血尿毒症综合征;TTP,血栓性血小板减少性紫癜。

在 aHUS 诊断上有几点需要说明:①有少部分患者血小板计数正常,或缺乏外周血破碎红细胞,这时需进行综合分析判断,不能轻易据此单项不达标而否认 TMA[23-24]。②高度疑诊 aHUS,特别是病情较重时,应该一边实施血浆置换治疗(详见下述),一边进行进一步检查[22,24]。aHUS 急性期病情进展很快,绝不能坐等检查结果而延误治疗,错失关键治疗时机。

2. **MIg-aHUS 的诊断** 至今没有明确的诊断标准,参考美国梅奥医学中心临床研究[3]及法国国家病例系列研究[4]的纳入及排除标准,并参考现有的 3 个 MIg-aHUS 个例报道[17,19-20],笔者认为如下诊断标准可供参考:①符合 aHUS 诊断,能够排除 STEC-HUS 及 TTP;②血清和/或尿液检测出 M-Ig。从理论上讲还应加一条,即能证实 M-Ig 是补体旁路途径有关调节因子(如 CFH)的抗体或抑制物,但是目前临床检验水平实难做到,故并未加入此条。如果患者已接受针对 MGP 基础血液病的治疗,而且观察到 aHUS 病情能随着血液病的缓解而好转,也能支持 MIg-aHUS 诊断。

(五) 治疗原则

1. aHUS 的治疗

(1)血浆治疗:包括输注新鲜冰冻血浆及强化血浆置换,前者能提供功能性补体调节蛋白,后者不但能提供功能性补体调节蛋白,而且能清除循环中的致病因子(如抗补体调节因子的自身抗体包括 M-Ig,基因突变产生的异常补体调节因子,以及促内皮损伤及血小板聚集的炎症/血栓形成因子等)。此外,血浆置换并无输注血浆造成血容量负荷增加的顾虑(对已出现无尿或少尿性急性肾衰竭的患者尤其重要)。如前所述,血浆治疗应在高度疑诊 aHUS 时就开始实施,只有早期应用才能获得良好疗效[16,22-24]。

(2)抗补体 C5 单克隆抗体治疗:包括依库珠单抗(eculizumab)及雷夫利珠单抗(ravulizumab)治疗,美国 FDA 于 2011 年及 2019 年先后批准它们用于治疗 aHUS。

依库珠单抗能以高亲和力结合补体 C5 蛋白,阻断其裂解为 C5a 和 C5b,从而阻止末端补体 C5b-9 复合体(又称膜攻击复合体)形成,缓解 aHUS 病情(包括肾损害)[16,22-24]。法国国家病例系列研究给 7 例 MIg-aHUS 患者应用了依库珠单抗治疗(其中 5 例曾用过血浆置换),结果显示全部患者的 TMA 实验室指标完全改善(complete improvement),5 例患者的肾外症状显著好转,4 例接受透析治疗的患者脱离了透析。作者认为肾功能改善欠佳的原因可能与实施依库珠单抗治疗偏晚相关(开始治疗的中位时间是 14 天,范围为 6~38 天)[16]。

雷夫利珠单抗是人源化长效抗补体 C5 单克隆抗体,可每 4~8 周输注一次。初步试验结果显示,在治疗后 26 周内,能使 54% 成人及 78% 儿童 aHUS 初治患者的病情缓解[22,24-25]。

另一个抗补体 C5 单克隆抗体可伐利单抗(crovalimab),又名珂罗利单抗,治疗 aHUS 的两个Ⅲ期临床试验(NCT04958265 及 NCT04861259)正在进行中。

2. **MIg-aHUS 的治疗** 对产生 M-Ig 的基础血液病进行克隆靶向治疗(clone-targeted therapy),在 MGP-C3GP 中已经应用,不少患者在治疗后获得了良好的血液学效应,并改善了肾脏存活情况(请参阅第八章第一节)。该治疗也适用于 MIg-aHUS 吗? 理论上可以,但是目前用过此治疗的病例数太少,证据尚不足。

Cheungpasitporn 等[19]报道的一例 MGRS 相关 aHUS 患者,用硼替佐米为基础的方案

(硼替佐米联合来那度胺及地塞米松)治疗后,患者获得血液学完全缓解,肾病表现也显著好转(血清肌酐由 513μmmol/L 降至 150μmmol/L,尿蛋白由 9.2g/d 降至 0.3g/d)。Mahmood 等[20]报道的另一例 MGRS 相关 aHUS 患者,在用血浆置换及硼替佐米为基础的方案治疗后,患者获得了血液学的极好效应(excellent response),肾损害也显著好转(血清肌酐由 340μmmol/L 降至 124μmmol/L,蛋白尿恢复正常)。

可是,法国国家病例系列研究的结果却并不理想,他们给 9 例 MIg-aHUS 患者实施了克隆靶向治疗,结果仅 2 例患者获得了血液学非常好的部分缓解,1 例获得血液学部分缓解,肾脏病表现均无改善,在平均随诊的 17 个月(范围 0.5~216 个月)里 6 例患者死亡。作者认为,与 MGP-C3GP 相比,MIg-aHUS 患者的肾损害进展快、病情重,因此疗效不如 MGP-C3GP[16]。

MIg-aHUS 应如何实施克隆靶向治疗? 其确切疗效如何? 均需今后扩大病例数继续研究及总结。

3. **肾衰竭的治疗** MIg-aHUS 患者出现急性肾衰竭时,应及时进行透析,以维持患者生命,赢得治疗时间。当肾病已进展至不可逆性末期肾病(end-stage renal disease,ESRD)时,除进行维持性透析治疗外,也可进行肾移植,不过移植肾的 aHUS 复发仍是一个非常值得关注的问题。据文献报道,aHUS 患者肾移植后移植肾的复发率高达 60%,其中 80% 发生在移植后第一年内,若不治疗,90% 的复发患者会发生移植肾失功[26]。

为了减少移植肾的 aHUS 复发,应尽量避免各种可能造成内皮损伤的因素,例如应用高剂量钙调神经磷酸酶抑制剂(calcineurinase inhibitor)预防排斥反应,高血压包括肾性高血压未能控制达标及病毒感染等。除此之外,一些学者还主张应用依库珠单抗预防 aHUS 复发,特别是用于具有高危复发风险的患者,且依库珠单抗已显现出良好的预防效果[26]。不过,鉴于依库珠单抗昂贵的费用及继发感染风险,也有学者不赞成用其预防复发,只有移植肾 aHUS 复发时才用其及时治疗[27]。

MIg-aHUS 患者肾移植后的情况如何? 由于病例数太少尚难判断。目前仅法国国家病例系列研究报道了 6 例,其中 2 例术后应用了依库珠单抗预防复发,分别随诊 5 年及 6 年,移植肾仍保持功能;另外 4 例未用依库珠单抗预防,2 例分别在移植后 1 个月及 2 个月复发,但另 2 例已分别随诊 3 年及 14 年,移植肾仍保持功能[16]。这 6 例患者在肾移植前后是否针对 M-Ig 进行了克隆靶向治疗,而且基础血液病是否已完全缓解作者未说明。

参考文献

[1] LASZIK Z G, KAMBHAM N, SILVA F G. Thrombotic microangiopathies [M]//JENNETTE J C, OLSON J L, SILVA F G, et al. Heptinstall's pathology of the kidney. 7th ed. Philadelphia: Lippincott Williams & Wilkins, 2014: 740-816.

［2］ KAVANAGH D, SHEERIN N. Thrombotic microangiopathies [M]//YU A S L, CHERTOW G M, LUYCKX V A, et al. Brenner & Rector's the kidney. 11th ed. Philadelphia: Elsevier, 2020: 1178-1195.

［3］ RAVINDRAN A, GO R S, FERVENZA F C, et al. Thrombotic microangiopathy associated with monoclonal gammopathy [J]. Kidney Int, 2017, 91 (3): 691-698.

［4］ YUI JC, VAN KEER J, WEISS BM, et al. Proteasome inhibitor associated thrombotic microangiopathy [J]. Am J Hematol, 2016, 91 (9): E348-E352.

［5］ PORTUGUESE A J, GLEBER C, PASSERO F C, et al. A review of thrombotic microangiopathies in multiple myeloma [J]. Leuk Res, 2019, 85: 106195.

［6］ NGUYEN M N, NAYERNAMA A, JONES S C, et al. Proteasome inhibitor-associated thrombotic microangiopathy: a review of cases reported to the FDA adverse event reporting system and published in the literature [J]. Am J Hematol, 2020, 95 (9): E218-E222.

［7］ PATEL T C, MOORE S B, PINEDA A A, et al. Role of plasmapheresis in thrombocytopenic purpura associated with Waldenström's macroglobulinemia [J]. Mayo Clin Proc, 1996, 71 (6): 597-600.

［8］ RIKSEN N P, LUKEN B M, KLASEN I S, et al. Antibodies against the CUB1~2 domains of ADAMTS13 in a patient with benign monoclonal gammopathy: no causal relationship [J]. Haematologica, 2007, 92 (7): e74-e76.

［9］ ALPAY N, UZUN S, BAHAT G, et al. Thrombotic thrombocytopenic purpura associated with multiple myeloma [J]. Blood Coagul Fibrinolysis, 2008, 19 (5): 439-441.

［10］ HOFMEISTER C C, JIN M, CATALAND S R, et al. TTP disease course is independent of myeloma treatment and response [J]. Am J Hematol, 2010, 85 (4): 304-306.

［11］ XIAO X, ZHONG H Y, ZHANG G S, et al. Thrombotic thrombocytopenic purpura as initial and major presentation of multiple myeloma [J]. J Thromb Thrombolysis, 2013, 36 (4): 422-423.

［12］ KOGA T, YAMASAKI S, NAKAMURA H, et al. Renal thrombotic microangiopathies/thrombotic thrombocytopenic purpura in a patient with primary Sjögren's syndrome complicated with IgM monoclonal gammopathy of undetermined significance [J]. Rheumatol Int, 2013, 33 (1): 227-230.

［13］ YAO H, MONGE M, RENOU M, et al. Thrombotic thrombocytopenic purpura due to anti-ADAMTS13 antibodies in multiple myeloma [J]. Clin Nephrol, 2014, 81 (3): 210-215.

［14］ CHEAH C H, ORLOWSKI R Z, MANASANCH E E, et al. Thrombotic thrombocytopenic purpura in a patient with lenalidomide-responsive multiple myeloma [J]. Ann Hematol, 2015, 94 (9): 1605-1607.

［15］ COOK H T. Evolving complexity of complement-related diseases: C3 glomerulopathy and atypical haemolytic uremic syndrome [J]. Curr Opin Nephrol Hypertens, 2018, 27 (3): 165-170.

［16］ MARTINS M, BRIDOUX F, GOUJON J M, et al. Complement activation and thrombotic microangiopathy associated with monoclonal gammopathy: a national French case series [J]. Am J Kidney Dis, 2022, 80 (3): 341-352.

［17］ RIGOTHIER C, DELMAS Y, ROUMENINA L T, et al. Distal angiopathy and atypical hemolytic uremic syndrome: clinical and functional properties of an anti-factor H IgAλ antibody [J]. Am J Kidney Dis, 2015, 66 (2): 331-336.

［18］ FREMEAUX-BACCHI V, FAKHOURI F, GARNIER A, et al. Genetics and outcome of atypical hemolytic uremic syndrome: a nationwide French series comparing children and adults [J]. Clin J Am Soc

Nephrol, 2013, 8 (4): 554-562.

［19］CHEUNGPASITPORN W, LEUNG N, SETHI S, et al. Refractory atypical hemolytic uremic syndrome with monoclonal gammopathy responsive to bortezomib-based therapy [J]. Clin Nephrol, 2015, 83 (6): 363-369.

［20］MAHMOOD U, ISBEL N, MOLLEE P, et al. Monoclonal gammopathy of renal significance triggering atypical haemolytic uraemic syndrome [J]. Nephrology (Carlton), 2017, 22 (Suppl 1): 15-17.

［21］FOX L C, COHNEY S J, KAUSMAN J Y, et al. Consensus opinion on diagnosis and management of thrombotic microangiopathy in Australia and New Zealand [J]. Nephrology (Carlton), 2018, 23 (6): 507-517.

［22］MCFARLANE P A, BITZAN M, BROOME C, et al. Making the correct diagnosis in thrombotic microangiopathy: a narrative review [J]. Can J Kidney Health Dis, 2021, 8: 20543581211008707.

［23］CAMPISTOL J M, ARIAS M, ARICETA G, et al. An update for atypical haemolytic uraemic syndrome: diagnosis and treatment. A consensus document [J]. Nefrologia, 2015, 35 (5): 421-447.

［24］LEE H, KANG E, KANG H G, et al. Consensus regarding diagnosis and management of atypical hemolytic uremic syndrome [J]. Korean J Intern Med, 2020, 35 (1): 25-40.

［25］SYED Y Y. Ravulizumab: a review in atypical haemolytic uraemic syndrome [J]. Drugs, 2021, 81 (5): 587-594.

［26］ABBAS F, EL KOSSI M, KIM J J, et al. Thrombotic microangiopathy after renal transplantation: current insights in de novo and recurrent disease [J]. World J Transplant, 2018, 8 (5): 122-141.

［27］DUINEVELD C, VERHAVE J C, BERGER S P, et al. Living donor kidney transplantation in atypical hemolytic uremic syndrome: a case series [J]. Am J Kidney Dis, 2017, 70 (6): 770-777.

第二节　POEMS 综合征及其相关肾病

一、概述

POEMS 综合征（POEMS syndrome）是一种由多发性神经病、器官肿大、内分泌病、单克隆浆细胞增生性疾病及皮肤病变为主要表现的综合征[1-5]，血管内皮损伤是其多器官受损的共同基础[1-2,5]。

1938 年 Scheinker 用德文在 *Dtsch Z Nervenheilkd* 期刊上发表了此病的首例尸解报告，死者具有孤立性浆细胞瘤、多发外周感觉运动性神经病、皮肤局部增厚及色素沉着等表现。1956 年 Crow 及 1969 年 Fukase 等又分别报道了 2 例及 1 例此病病例，对疾病作了进一步描述，故之后曾把此综合征称为 Crow-Fukase 综合征。1980 年 Bardwick 等在报道此病时，最先应用了 POEMS 综合征这一名称，该名称是由多发性神经病（polyneuropathy）、器官肿大（organomegaly）、内分泌病（endocrinopathy）、单克隆浆细胞增生性疾病（monoclonal plasma cells proliferative disorder）及皮肤病变（skin changes）英文单词的首字母组成，这一名称之后被广泛采纳[1-3]。

POEMS 综合征是个少见病,其准确的患病率并不清楚。2003 年日本进行过全国性调查,POEMS 综合征的患病率是 3/100 万[6],其他国家均无类似流行病学调查资料。2018 年 Keddie 等[7]用各国 POEMS 综合征最大队列研究中的患者数粗略推测各国的患病情况(作者承认这种方法不太可能准确反映流行病学情况,但仍有一定的参考意义),结果显示:中国、日本可能比欧洲国家及美国更常见 POEMS 综合征。据北京协和医院报道,该院在 2000—2016 年期间诊治了 476 例 POEMS 综合征确诊病例[8]。POEMS 综合征常侵犯多器官系统,患者可能到各不同专科就诊,如果相关专科医师对本病缺乏认识,不做全面检查,那么就很容易漏诊,必须引起重视。

本节将先对 POEMS 综合征进行全面介绍,然后再对 POEMS 综合征相关肾病进行讨论。

二、POEMS 综合征

(一)发病机制

POEMS 综合征的发病机制至今并未完全清楚,存在多种观点,下面是目前研究较深入、并认为较重要的两个机制。

1. **小浆细胞克隆及其产生的单克隆游离轻链** 与多发性骨髓瘤(multiple myeloma,MM)不同,POEMS 综合征由小浆细胞克隆(small plasma cell clone)引起,主要(超过 95% 的病例)产生 λ 型单克隆游离轻链(monoclonal free light chain,M-FLC)[6-7]。在对免疫球蛋白 λ 轻链可变区(immunoglobulin λ light chain variable region,IGLV)基因进行研究后,已发现 POEMS 综合征患者的 IGLV 种系基因(germline genes)存在限制性表达,仅表达 Vλ1 亚家族(Vλ1 subfamily)的 *IGLV1-40* 和 *IGLV1-44* 两种基因[6-7,9],近年发现还偶有患者表达 *IGLV1-36* 基因[10]。这种 *IGLV* 基因的限制性表达在 MM 及意义未明的单克隆丙种球蛋白病(monoclonal gammopathy of undetermined significance,MGUS)中均未见到[3],有学者认为它在 POEMS 综合征发病中具有重要作用[9]。

小浆细胞克隆及其产生的 M-FLC 在 POEMS 综合征发病中占有重要地位的观点,还能从抗浆细胞病治疗能使疾病获得缓解上得到旁证(详见下文),不过单克隆 λ 轻链如何导致 POEMS 综合征? 具体机制目前还知之甚少,需要今后进一步研究。

2. **血管内皮生长因子及其他细胞因子**

(1)血管内皮生长因子(vascular endothelial growth factor,VEGF):本病的血管内皮损伤机制未完全清楚,过量产生的 VEGF 可能在其中发挥重要作用。VEGF 是一个强大的多功能细胞因子,能刺激血管内皮增生及增强血管通透性,从而参与致病。目前许多研究已显示,POEMS 综合征患者骨髓浆细胞存在大量 VEGF,血液 VEGF 浓度也明显升高,而且血中 VEGF 的水平与疾病活动度相关,并能预测治疗疗效及患者存活情况[5,8]。虽然如此,某些 POESM 综合征患者的血清 VEGF 水平并不高[11]，而且用贝伐珠单抗（bevacizumab，抗 VEGF 单克隆抗体）治疗 POEMS 综合征，治疗后血清 VEGF 水平已迅速下降至正常，但患者的临床症状并无改善[12]。这就提示 VEGF 并非 POEMS 综合征的唯一致病因素，应该还有其他因素（如其他细胞因子）参与，并可能构成一个复杂网络[5,12]。

小浆细胞克隆与 VEGF 产生过量间存在联系吗？这是一个很重要的问题。Nozza[5]认为具有 *IGLV* 基因突变的浆细胞可能通过一个未被发现的机制产生过量 VEGF；Abe 等[9]认为小浆细胞克隆产生的 λ 轻链可能与 VEGF 相关蛋白（VEGF-related proteins）相互反应，从而在 VEGF 分泌中发挥作用。这些看法尚须验证。

(2) 其他细胞因子：在 POEMS 综合征患者血清中，还发现许多促炎症细胞因子（proinflammatory cytokines）水平升高，如白细胞介素 -1（interleukin-1）、白细胞介素 -6（interleukin-6）、白细胞介素 -12（interleukin-12）、肿瘤坏死因子 -α（tumor necrosis factor-α）、成纤维细胞生长因子（fibroblast growth factor）及肝细胞生长因子（hepatocyte growth factor）等[6-7]，如前所述，这些细胞因子也可能参与 POEMS 综合征致病，并可能与 VEGF 构成一个相互作用的复杂网络，但是目前对其致病作用及机制的研究仍十分缺乏，有待今后加强。

(二) 疾病表现

本病好发于中年人，文献报道诊断时的中位年龄为 51 岁，男性多于女性[1,3]。POEMS 综合征能累及多器官系统，患者就诊时常已出现 5、6 种器官病变[7]。

1. 组成 "POEMS" 的 5 个疾病表现

(1) 多发性神经病：这是 POEMS 综合征的主要表现之一。症状通常始于下肢远端，逐渐向近端进展，双侧对称。感觉神经症状先于运动神经障碍出现，之后两者同时存在，严重者可致残。肌电图及腓肠神经活检将有助诊断，前者显示神经传导速度减慢，幅度减弱，和 / 或运动末端潜伏期延长；后者显示脱髓鞘病变和 / 或轴索变性[3-5]。据北京协和医院报道，99 例 POEMS 综合征患者全部出现多发性神经病，其中 94 例（占 95%）为感觉运动神经障碍，4 例为单纯运动神经障碍，1 例为单纯感觉神经障碍；其中 12 例接受了腓肠神经活检，病理检查显示既有节段脱髓鞘病变又有轴索丢失者 5 例，仅有节段脱髓鞘病变者 5 例，仅有轴索丢失者 2 例[13]。

(2) 器官肿大：50%~78% 的 POEMS 综合征患者可出现肝大、脾大和 / 或淋巴结肿大，多为轻度肿大，巨大者罕见。其中相当一部分淋巴结肿大由伴随的 Castleman 病引起[3,5]。据北京协和医院报道，在 99 例 POEMS 综合征患者中，85 例（86%）具有器官肿大，其中淋巴结肿大 74 例，脾大 70 例，肝大 47 例，肝脾及淋巴结均肿大者 11 例。淋巴结肿大患者中 43 例接受了淋巴结活检，25 例（58%）为 Castleman 病，其余 18 例为反应性变化（reactive changes）[13]。

(3) 内分泌病：POEMS 综合征患者可出现多种内分泌病，例如甲状腺功能减退、性腺功能减退、肾上腺功能不全、糖尿病和甲状旁腺功能异常[3-5]。有学者认为糖尿病及甲状腺功能减退在普通人群中患病率很高,因此这两种表现(尤其不伴其他内分泌病单独存在时)不宜作为 POEMS 综合征的诊断依据[3-5]。据北京协和医院报道,POEMS 综合征患者出现内分泌异常的情况如下:甲状腺功能减退 67%;男性血清睾酮水平降低及血清催乳素水平升高分别为 57% 及 28%,女性血清睾酮水平升高及血清催乳素水平升高分别为 47% 及 40%;血清促肾上腺皮质激素水平升高为 60%,尿液及血清皮质类固醇水平降低分别为 18% 及 9%;高磷血症及低钙血症分别为 52% 及 36%,但是血清甲状旁腺素水平升高者仅 2%[13]。

(4)单克隆浆细胞增生性疾病:怀疑 POEMS 综合征时应立即做 M 蛋白(monoclonal protein)检验,包括血清及尿液蛋白电泳、血清及尿液免疫固定电泳(serum and urine Immunofixationelectrophoresis,sIFE 及 uIFE)和血清游离轻链测定(serum free light chain assay,sFLC)等[5,7]。POEMS 综合征患者的 M 蛋白水平很低,需用灵敏度高的检验方法才能检出,由于其绝大多数(95% 以上)病例的 M 蛋白为 M-FLC λ[5,7],按常理应该首选 sFLC。但是 Nozza[5] 指出,用 sFLC 对 POEMS 综合征患者进行检测时,尽管 90% 以上病例能显示血清游离轻链 λ 绝对值升高,但是 κ/λ 比率降低者仅 18%,所以这就限制了它的应用。在文献中绝大多数 POEMS 综合征病例是通过 sIFE 及 uIFE 检验发现 M-FLCλ 的[3,5,7]。为什么检测 POEMS 综合征的 M-FLCλ 时 sIFE 及 uIFE 的灵敏度会比 sFLC 高?并未见解释。

如果血清和 / 或尿液中发现了 M 蛋白,就需要进一步做骨髓检查(涂片、活检及流式细胞术检查等)。POEMS 综合征是小浆细胞克隆致病,故骨髓中的单克隆浆细胞数都较少(浆细胞的平均百分比<5%)[3-5]。北京协和医院的 99 例 POEMS 综合征患者都由单克隆浆细胞增生性疾病引起,患者骨髓涂片的中位浆细胞比例仅为 2%(0~16%,高于 10% 者仅 2 例)[13]。

(5)皮肤病变:68%~90% 以上的 POEMS 综合征患者会出现皮肤病变,以局部或全身皮肤色素沉着最常见,此外还可见皮肤增厚、血管瘤、多毛症、肢端发绀、多血质(plethora)及白指甲(white nails)等异常[3-5,13]。

2. **组成 "PEST" 的 4 个疾病表现**　"PEST" 是由如下 4 种病症的英文单词首字母组成[7]。

(1)视乳头水肿(papilledema):29%~64% 的 POEMS 综合征患者会出现视乳头水肿,常伴头痛、短暂视力模糊、盲点扩大或视野持续变窄,做脑脊液检验蛋白水平升高[3,5,13]。视乳头水肿的出现常提示预后不良[5]。

(2)血管外容量超负荷(extravascular volume overload):80% 的 POEMS 综合征患者会出现血管外容量超负荷表现,如外周皮下水肿、腹水、胸腔积液及心包积液[3-5]。此外,还能出现系统性毛细血管渗漏综合征(systemic capillary leak syndrome),大量血浆外渗至皮下及体腔,导致低白蛋白血症,低血容量,低血压,以及肾前性急性肾损伤(acute kidney injury,AKI)[4-5]。北京协和医院报道的 99 例 POEMS 综合征患者中,87 例(88%)出现血管外容量超负荷,其中外周皮下水肿 84 例,腹水 54 例,胸腔积液 43 例,心包积液 64 例,皮下水肿、胸腔积液、腹水及心包积液同时存在者 37 例[13]。

（3）硬化性骨病变（sclerotic bone lesions）：文献报道 90%~97% 的 POEMS 综合征患者具有硬化性骨病变，其中 47% 患者为单纯骨硬化病变，51% 患者为骨硬化及骨溶解病变并存，还有 2% 患者仅有骨溶解病变。最常见的受累部位是骨盆、脊柱、肋骨和肢体近端。患者有时出现骨痛或骨折[3-5]。在发现骨病变上，计算机断层扫描（computed tomography，CT）及核素骨闪烁扫描（bone scintigraphy）检查比 X 线片检查灵敏，不过核素骨闪烁扫描仍可能出现假阴性。在做正电子发射断层扫描（positron emission tomography，PET）检查时需注意，POEMS 综合征的骨病变对氟代脱氧葡萄糖（fluorodeoxyglucose）的摄取不一，故 PET 检查常无法识别 CT 发现的全部病变[3,5]。

（4）血小板增多症（thrombocytosis）：50%~54% 的 POEMS 综合征患者会出现血小板增多症，此外，9%~15% 的患者还能出现红细胞增多症（erythrocytosis）[3-5,7,13]。

3. 其他表现

（1）Castleman 病（Castleman disease）：文献报道 15%~24% 的 POEMS 综合征患者具有 Castleman 病。多中心型 Castleman 病有、无外周神经病时疾病表现不同，具有外周神经病者易发生水肿及外周循环障碍，血和 / 或尿可检出单克隆 λ 轻链，故与 POEMS 综合征难区分[2,5]。Castleman 病的外周神经病通常为轻微的无痛性远端感觉神经障碍，与 POEMS 综合征的痛性感觉运动神经病不同[2-3,5]，不过，欲确定是否合并 Castleman 病仍须进行淋巴结活检。

（2）内脏损害：某些 POEMS 综合征患者还能出现心脏损害如心力衰竭（heart failure），肺部病变如肺动脉高压（pulmonary hypertension，占 27%~48%）及限制性肺病（restrictive pulmonary disease），并能出现肾脏病（将于下文"三、POEMS 综合征相关肾病"详细讨论）[5,7,13]。

（3）升高的血清或血浆 VEGF 水平：北京协和医院检测了 40 例 POEMS 综合征患者的血清 VEGF 水平，升高者占 70%[13]。前文已述，检测 VEGF 水平能帮助疾病诊断、判断疾病活动度及治疗疗效。但是检测时需要注意，血清标本的检测值一般高于血浆标本检测值，可能高 10~50 倍，因为 POEMS 综合征患者的 VEGF 主要来源于浆细胞及血小板，在体外分离血清过程中血小板 VEGF 会释放入标本，导致其检测值增高[3]。那么，到底哪种血标本检测 VEGF 对临床更有意义？目前尚不清楚[5]。此外，目前不同实验室报告的血清或血浆 VGEF 参考值范围差别很大，也需要规范[5]。

笔者人为地将 POEMS 综合征的疾病表现分成了上面 3 部分介绍，并无他意（无主次之分），只是为了帮助记忆（英文 poems 的中文意思是"诗"，而英文 pest 的中文意思是"害虫"），在此进行说明。

（三）诊断标准

目前公认且应用最广的是美国梅奥医学中心（Mayo Clinic）制定的诊断标准，包括 2003 年版[1]及 2007 年修订版[2]，已分别列于表 10-2-1 及表 10-2-2。

表 10-2-1　POEMS 综合征的诊断标准(梅奥医学中心 2003 年制定)

项目	内容
主要标准	多发性神经病
	单克隆浆细胞增生性疾病
次要标准	硬化性骨病变
	Castleman 病
	器官肿大(脾大,肝大或淋巴结大)
	水肿(外周水肿,腹水或胸腔积液)
	内分泌病(肾上腺、甲状腺、垂体、性腺、甲状旁腺及胰腺疾病)*
	皮肤病变(色素沉着,多毛症,多血质,血管瘤,白指甲)
	视乳头水肿

注:要满足 2 条主要标准及 1 条次要标准才能诊断。

* 由于人群的糖尿病和甲状腺病患病率高,故这两种疾病单独存在时不能作为次要标准。

表 10-2-2　POEMS 综合征的诊断标准(梅奥医学中心 2007 年修订)

项目	内容
强制性主要标准	多发性神经病
	单克隆浆细胞增生性疾病(几乎全部是轻链 λ)
主要标准	硬化性骨病变
	Castleman 病
	血清或血浆血管内皮生长因子(VEGF)水平升高
次要标准	器官肿大(脾大,肝大或淋巴结大)
	血管外容量超负荷(外周水肿,腹水或胸腔积液)
	内分泌病(肾上腺、甲状腺、垂体、性腺、甲状旁腺及胰腺疾病)*
	皮肤病变(色素沉着,多毛症,多血质,血管瘤,皮肤潮红,白指甲)
	视乳头水肿
	血小板增多症 / 红细胞增多症

注:要满足 2 条强制性主要标准、至少 1 条主要标准及至少 1 条次要标准才能诊断。

* 由于人群的糖尿病和甲状腺病患病率高,故这两种病单独存在时不能作为次要标准。

(四) 治疗原则

治疗 POEMS 综合征首先要力求根除其致病浆细胞克隆。仅 1~3 个病灶的骨孤立性浆细胞瘤(solitary plasmacytoma),无克隆浆细胞骨髓浸润时,可以采取局部放射治疗,疗效常十分满意[4,14-15]。此外,也能采取外科手术治疗[15]。但是若患者的克隆浆细胞已经播散累及骨髓时,即需要采用如下措施治疗。

1. 自体造血干细胞移植 大量临床研究显示,自体造血干细胞移植(autologous hematopoietic stem cell transplantation,ASCT)是治疗 POEMS 综合征的最有效方法,治疗后患者能获得深度血液学效应,临床症状(尤其是外周神经病)显著改善,并延长生存期[4,7,14-15]。符合治疗条件的患者宜将其作为第一线治疗(ASCT 治疗的有关知识请参阅第四章第一节)。

2. 药物治疗 不适于做 ASCT 治疗的患者,可以进行如下药物治疗。

(1)烷化剂为基础的治疗:用美法仑(melphalan)与地塞米松(dexamethasone)联合方案(即 MDex 方案)治疗,能使 81% 的患者获得血液学效应,100% 的患者血清 VEGF 水平下降及 100% 的患者神经系统症状改善,不良反应主要为骨髓抑制及感染[7,14,16]。除了 MDex 方案外,还有环磷酰胺(cyclophosphamide)与地塞米松联合治疗 POEMS 综合征的研究,但是疗效欠佳。自从免疫调节剂(immunomodulatory drugs,IMiDs)及蛋白酶体抑制剂(proteasome inhibitors,PIs)等新药问世并用于 POEMS 综合征治疗后,烷化剂为基础的治疗方案已逐渐退出第一线。

(2)免疫调节剂为基础的治疗:在 POEMS 综合征的非 ASCT 治疗方案中,来那度胺(lenalidomide)联合地塞米松治疗(即 LDex 方案)是目前应用最多且最有效的方案[7,14-15]。用此方案治疗能获得良好的血液学效应(58% 及 37% 的患者分别获得非常好的部分缓解和部分缓解),100% 的患者血清 VEGF 水平下降,92% 的患者神经系统症状改善[7,14]。不过,来那度胺有促血栓形成作用,当 POEMS 综合征患者存在血小板增多症和 / 或红细胞增多症时,应用需谨慎[7]。

沙利度胺(thalidomide)联合地塞米松也曾被用于治疗 POEMS 综合征,且具有一定疗效,但沙利度胺诱发外周神经病及血栓形成的不良反应限制了它的应用,现已不推荐其作为第一线治疗[7,14]。泊马度胺(pomalidomide)已被美国梅奥医学中心试用于本病治疗,研究尚未结束,初步结果较好[15]。

(3)蛋白酶体抑制剂为基础的治疗:硼替佐米(bortezomib)与地塞米松联合,或与地塞米松及环磷酰胺联合治疗 POEMS 综合征,已显示出良好的血液学、VEGF 及神经系统效应(分别达到 76%、88% 及 95%),但是潜在的神经毒性副作用限制了它的应用,现在仅将其作为第二线治疗药物[7,14-15]。

除此之外,卡非佐米(carfilzomib)及伊沙佐米(ixazomib)为基础治疗 POEMS 综合征的临床试验也在进行中[7,15]。

(4)抗 CD38 单克隆抗体治疗:达雷妥尤单抗(daratumumab)可以单独使用,也能与来那度胺、硼替佐米或地塞米松以不同方式组合进行联合治疗,初步结果显示,用其治疗 POEMS 综合征(包括某些复发或难治病例),能够获得良好的血液学及 VEGF 效应,并能改善临床症状[17-18]。

现将上述各种针对浆细胞克隆的治疗列表进行小结[14-15](表 10-2-3)。

表 10-2-3 POEMS 综合征的治疗方案及其应用

治疗方案	疗效及注意事项
局部放射治疗	50%~70% 的患者临床症状改善
ASCT	存活的患者 100% 临床症状显著改善
美法仑联合地塞米松	治疗后获得血液学效应、VEGF 效应及神经系统效应的患者分别为 81%、100% 及 100%;需要注意骨髓抑制不良反应
来那度胺联合地塞米松	治疗后获得血液学效应、VEGF 效应及神经系统效应的患者分别为 95%、100% 及 92%;需警惕其促血栓形成的不良反应
沙利度胺联合地塞米松	治疗有效,但其诱发外周神经病及促血栓形成的不良反应限制了它的应用,现不推荐作为第一线治疗
硼替佐米联合环磷酰胺及地塞米松	治疗后获得血液学效应、VEGF 效应及神经系统效应的患者分别达到 76%、88% 及 95%;但是潜在的神经毒性已限制了它的应用,目前仅推荐其作为第二线治疗
达雷妥尤单抗	初步应用已显示出良好疗效,尚需扩大病例进一步验证

注:ASCT,自体造血干细胞移植;VEGF,血管内皮生长因子。

除了针对克隆浆细胞进行治疗外,还应进行必要的支持治疗,包括对多发性神经病、内分泌病及系统性毛细血管渗漏综合征的治疗及心理疏导治疗等,这对提高患者的生活质量,延长生存期都具有重要作用[7,14-15]。

三、POEMS 综合征相关肾病

(一) 发生率

POEMS 综合征相关肾病(POEMS syndrome-associated nephropathy)的发生率至今不清。据北京协和医院 2011 年报道,在 99 例 POEMS 综合征患者中,37 例患者的肌酐清除率(creatinine clearance rate,CCr)下降至<60ml/min,占 37%[13]。2016 年北京协和医院又专文对 POEMS 综合征肾损害进行分析,在 299 例患者中,67 例患者的估算肾小球滤过率(estimated glomerular filtration rate,eGFR)<60ml/(min·1.73m^2),占 22.4%[19]。不过,在上述 2011 及 2016 年报道的病例中,只分别对 7 例及 5 例患者进行了肾活检,绝大多数病例均无肾脏病理检查资料。需要注意的是,POEMS 综合征患者 CCr 或 eGFR 下降,不一定都是POEMS 综合征器质性肾病导致,也可能是系统性毛细血管渗漏综合征继发有效血容量不足导致的肾前性 AKI(参见前文疾病表现),这两种肾损害性质完全不同,需要认真鉴别。

(二) 临床实验室表现

POEMS 综合征相关肾病的主要表现如下。①蛋白尿:常见(占 67%~75%),定量多<1g/d,仅个别患者出现大量蛋白尿[20-21]。②血尿:占 1/3~2/3,不出现肉眼血尿[20-21]。③血压:多

数患者血压正常,仅少数出现高血压,部分患者因系统性毛细血管渗漏血容量不足而出现低血压[21]。④水肿及体腔积液:POEMS 综合征相关肾病患者出现大量蛋白尿及肾病综合征时,可以出现皮下水肿及体腔积液,但是少见[19-20]。如果患者在尿蛋白不多时即出现上述表现,很可能是系统性毛细血管渗漏造成,需要鉴别[20]。⑤肾功能损害:文献报道血清肌酐(serum creatinine,SCr)升高者占 2/5~1/2[20-21],其中有无肾前性因素存在? Nakamoto 等[21]已注意到这个问题,他们对 SCr>133μmol/L(1.5mg/dl)的患者,都测定了血清尿素氮 / 肌酐比值(参考值范围为 10∶1),结果显示平均值为 26.6∶1［范围为(6.6~58.4)∶1］,提示确有肾前性因素存在,作者认为这可能与水肿及体腔积液造成的有效血容量不足相关。国外文献报道有 20% 的 POEMS 综合征患者接受了透析治疗,不过其中部分患者并不是因肾衰竭进行透析,而是用透析超滤技术治疗顽固性水肿及体腔积液[20-21]。

（三）肾脏病理表现

PEOMS 综合征相关肾病的主要病理表现如下:光镜检查可见肾小球系膜细胞增生(有时还伴内皮细胞增生)及系膜基质增宽,基底膜弥漫增厚,出现“双规征”,可是免疫荧光检查肾小球无免疫球蛋白及补体沉积,电镜检查肾小球系膜区及内皮下未见电子致密物。光镜表现很像膜增生性肾小球肾炎(membranoproliferative glomerulonephritis,MPGN),但是免疫荧光及电镜表现不支持,故只能诊断为“膜增生样肾小球肾炎”(membranoproliferative-like glomerulonephritis)[20-21]。

此外,光镜检查还可见肾小球系膜溶解(mesangiolysis),系膜疏松(mesangial loosening)呈网状,伴毛细血管瘤;电镜检查可见肾小球内皮下间隙增宽,电子密度减低呈蓬松状,内含不定形物质及细胞碎片[19-22]。此电镜表现是肾小球微血管病(glomerular microangiopathy)的特征表现,光镜所见也支持肾小球微血管病诊断。所以,PEOMS 综合征相关肾病实质上是肾小球微血管病,呈膜增生样肾小球肾炎表现。

POEMS 综合征的肾小球微血管病在病理表现上与血栓性微血管病(thrombotic microangiopathy,TMA)很相似,而且两者都由血管内皮损伤造成,可是 POEMS 综合征不出现微血管病内溶血及肾小球内血栓,仍与 TMA 不同[22]。

早在 1994 年 Navis 等[20]即指出,POEMS 综合征的肾结构异常揭示了一种特殊病理模式,包括膜增生样特征和微血管病表现,当用光镜检查时,只有少数患者呈现微血管病表现,而用电镜检查时,全部患者都具有微血管病证据。笔者同意这一观点。

除肾小球外,POEMS 综合征患者的肾小动脉也常出现微血管病表现,例如小动脉内皮细胞肿胀,内膜增生,渗出,管腔狭窄或闭塞[11,20-21]。

（四）诊断

至今没有统一的诊断标准。笔者认为 POEMS 综合征患者出现蛋白尿和 / 或镜下血尿和 / 或肾功能损害时,都要怀疑 POEMS 综合征相关肾病可能,应及时进行肾活检病理检查,包括光镜、免疫荧光及电镜检查,对检查结果全面分析后若符合肾小球微血管病,则 POEMS

综合征相关肾病的诊断成立。

需要再次强调的是,POEMS 综合征患者出现系统性毛细血管渗漏时,常因血容量不足诱发肾前性 AKI,这是功能性肾损害。所以,不能仅以 SCr 增高和 / 或 eGFR/CCr 下降来判断有无 POEMS 综合征相关肾病。

（五）治疗原则

POEMS 综合征相关肾病患者仍采用前述针对浆细胞克隆的治疗方案进行治疗,随着 POEMS 综合征的病情缓解,肾病也常能获得不同程度改善[19,21]。不过需要注意肾功能不全对药物代谢的影响,某些药物如美法仑、环磷酰胺、伊沙佐米及来那度胺须相应调整用量。

至于对 POEMS 综合征患者进入终末期肾病（end-stage renal disease,ESRD）的处理,肾移植可能作为一个选择,但目前尚无报道,移植肾的疾病复发问题同样值得关注。

据 20 世纪 80 年代日本报道,未予药物治疗或仅用泼尼松龙（prednisolone）治疗的 POEMS 综合征患者平均生存期为 33 个月[23]。而近 10 年来,由于治疗方法的改进,特别是来那度胺等药物的应用,疾病结局已大为改观,据美国梅奥医学中心及我国北京协和医院的大样本研究报告,现在患者的 5 年存活率已达 79% 及 84%,10 年存活率已达 62% 及 77%[24-25]。

编后语 POEMS 综合征是多器官系统疾病,为什么没有置于第七章讲述？笔者认为第七章讲述的 3 种疾病肾损害,都是单克隆丙种球蛋白直接沉积于肾脏导致,肾小球以炎症、硬化等病变为主要表现;而 POEMS 综合征相关肾病与单克隆免疫球蛋白相关溶血尿毒症综合征相似,并非单克隆丙种球蛋白直接沉积于肾脏致病,肾小球表现以微血管病最突出,所以未将其置于第七章介绍。

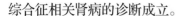

参考文献

［1］DISPENZIERI A, KYLE R A, LACY M Q, et al. POEMS syndrome: definitions and long-term outcome [J]. Blood, 2003, 101 (7): 2496-2506.

［2］DISPENZIERI A. POEMS syndrome [J]. Blood Rev, 2007, 21 (6): 285-299.

［3］ALI T, QAZILBASH M H. POEMS syndrome: a multisystem clonal disorder [J]. Eur J Haematol, 2021, 106 (1): 14-18.

［4］KIM Y R. Update on the POEMS syndrome [J]. Blood Res, 2022, 57 (S1): 27-31.

［5］NOZZA A. POEMS syndrome: an update [J]. Mediterr J Hematol Infect Dis, 2017, 9 (1): e2017051.

［6］KHOURI J, NAKASHIMA M, WONG S. Update on the diagnosis and treatment of POEMS (polyneuropathy, organomegaly, endocrinopathy, monoclonal gammopathy, and skin changes) Syndrome: a review [J]. JAMA Oncol, 2021, 7 (9): 1383-1391.

［7］KEDDIE S, LUNN M P. POEMS syndrome [J]. Curr Opin Neurol, 2018, 31 (5): 551-558.

［8］ZHAO H, CAI H, WANG C, et al. Prognostic value of serum vascular endothelial growth factor and hematological responses in patients with newly-diagnosed POEMS syndrome [J]. Blood Cancer J, 2018, 8 (4): 37.

［9］ ABE D, NAKASEKO C, TAKEUCHI M, et al. Restrictive usage of monoclonal immunoglobulin lambda light chain germline in POEMS syndrome [J]. Blood, 2008, 112 (3): 836-839.

［10］ BENDER S, JAVAUGUE V, SAINTAMAND A, et al. Immunoglobulin variable domain high-throughput sequencing reveals specific novel mutational patterns in POEMS syndrome [J]. Blood, 2020, 135 (20): 1750-1758.

［11］ HIGASHI A Y, NOGAKI F, KATO I, et al. Serial renal biopsy findings in a case of POEMS syndrome with recurrent acute renal failure [J]. Clin Exp Nephrol, 2012, 16 (1): 173-179.

［12］ SEKIGUCHI Y, MISAWA S, SHIBUYA K, et al. Ambiguous effects of anti-VEGF monoclonal antibody (bevacizumab) for POEMS syndrome [J]. J Neurol Neurosurg Psychiatry, 2013, 84 (12): 1346-1348.

［13］ LI J, ZHOU D B, HUANG Z, et al. Clinical characteristics and long-term outcome of patients with POEMS syndrome in China [J]. Ann Hematol, 2011, 90 (7): 819-826.

［14］ DISPENZIERI A. POEMS syndrome: 2021 update on diagnosis, risk-stratification, and management [J]. Am J Hematol, 2021, 96 (7): 872-888.

［15］ JACCARD A. POEMS syndrome: therapeutic options [J]. Hematol Oncol Clin North Am, 2018, 32 (1): 141-151.

［16］ LI J, ZHANG W, JIAO L, et al. Combination of melphalan and dexamethasone for patients with newly diagnosed POEMS syndrome [J]. Blood, 2011, 117 (24): 6445-6449.

［17］ KHWAJA J, KEH R, SMYTH D, et al. Daratumumab-bortezomib-dexamethasone use in relapsed POEMS syndrome [J]. EJHaem, 2022, 3 (3): 1021-1024.

［18］ TIEW H W, SAMPATH V S, GALLARDO C A, et al. Single-agent daratumumab for refractory POEMS syndrome [J]. Am J Hematol, 2022, 97 (6): E189-E191.

［19］ YE W, WANG C, CAI Q Q, et al. Renal impairment in patients with polyneuropathy, organomegaly, endocrinopathy, monoclonal gammopathy and skin changes syndrome: incidence, treatment and outcome [J]. Nephrol Dial Transplant, 2016, 31 (2): 275-283.

［20］ NAVIS G J, DULLAART R P, VELLENGA E, et al. Renal disease in POEMS syndrome: report on a case and review of the literature [J]. Nephrol Dial Transplant, 1994, 9 (10): 1477-1481.

［21］ NAKAMOTO Y, IMAI H, YASUDA T, et al. A spectrum of clinicopathological features of nephropathy associated with POEMS syndrome [J]. Nephrol Dial Transplant, 1999, 14 (10): 2370-2378.

［22］ MODESTO-SEGONDS A, REY J P, ORFILA C, et al. Renal involvement in POEMS syndrome [J]. Clin Nephrol, 1995, 43 (5): 342-345.

［23］ NAKANISHI T, SOBUE I, TOYOKURA Y, et al. The Crow-Fukase syndrome: a study of 102 cases in Japan [J]. Neurology, 1984, 34 (6): 712-720.

［24］ WANG C, HUANG X F, CAI Q Q, et al. Prognostic study for overall survival in patients with newly diagnosed POEMS syndrome [J]. Leukemia, 2017, 31 (1): 100-106.

［25］ KOURELIS T V, BUADI F K, KUMAR S K, et al. Long-term outcome of patients with POEMS syndrome: an update of the Mayo Clinic experience [J]. Am J Hematol, 2016, 91 (6): 585-589.

第十一章

结晶性肾病

第一节　单克隆丙种球蛋白病相关结晶性肾病概述

结晶性肾病（crystalline nephropathy）是结晶物质沉积于肾组织引起的肾损害[1-2]。按结晶性质及病因常将其分为如下 4 类：含钙结晶性肾病；药物诱发结晶性肾病；代谢病相关结晶性肾病；单克隆丙种球蛋白病相关结晶性肾病（monoclonal gammopathy-related crystalline nephropathy，MGP-CN）[2-3]。本节将对 MGP-CN 进行介绍。

MGP-CN 是克隆增生性浆细胞或 B 淋巴细胞疾病合成过量单克隆免疫球蛋白或其片段（如轻链）形成结晶沉积于肾组织引起的疾病[1-3]。按结晶沉积于胞内或胞外能将 MGP-CN 分成如下两类。

胞内结晶型 MGP-CN：包括结晶型轻链近端肾小管病（light chain proximal tubulopathy，crystalline type，LCPT-C）、轻链结晶足细胞病（light chain crystalline podocytopathy，LCCP）及单克隆免疫球蛋白（monoclonal immunoglobulin，M-Ig）相关结晶贮存组织细胞增生症肾病（crystal-storing histiocytosis associated nephropathy，CSH-NP）[1,4]。

胞外结晶型 MGP-CN：包括结晶型轻链管型肾病（light chain cast nephropathy，crystalline type，LCCN-C）、结晶球蛋白血症肾病（crystalglobulinemia-induced nephropathy，CGN）及冷结晶球蛋白血症肾病（cryocrystalglobulinemia-induced nephropathy，CCGN）[1,4]。

LCCN-C 及 LCPT-C 已于第九章第一、二节进行详细介绍，本章不再重述。本章第二至五节将分别对 LCCP、CSH-NP、CGN 及 CCGN 进行讨论。

现先将这几种 MGP-CN 的疾病特点列表进行比较（表 11-1-1）[1-8]。

表 11-1-1　单克隆丙种球蛋白病相关结晶性肾病的疾病特点

疾病	晶体分布	M 蛋白	肾病表现	肾外受累	基础血液病
LCPT-C	胞内：近端肾小管上皮细胞	单型轻链（几乎全为 κ 链）	肾小管性蛋白尿，范科尼综合征，CRI	无	MGRS，冒烟型 MM
LCCP	胞内：足细胞	单型轻链（几乎全为 κ 链）	蛋白尿，镜下血尿及 CRI	结晶角膜病	MM，MGRS

续表

疾病	晶体分布	M 蛋白	肾病表现	肾外受累	基础血液病
M-Ig 相关 CSH-NP	胞内:组织细胞,常位于肾间质	单型轻链(几乎全为κ链)	肾小管性蛋白尿,范科尼综合征,CRI	肾外多器官组织(包括角膜)	MM 及 MZL,其次为 MGRS 及 LPL/WM
LCCN-C	胞外:远端肾小管管腔	单型轻链(λ或κ链)	AKI	无	MM
CGN 及 CCGN	胞外:小动脉及肾小球毛细血管	IgGκ 最常见,IgGλ 次之	蛋白尿、镜下血尿、AKI 及 CRI	肾外多器官组织(包括角膜)	MM,MGRS

注:AKI,急性肾损伤;CCGN,冷结晶球蛋白血症肾病;CGN,结晶球蛋白血症肾病;CRI,慢性肾功能不全;M-Ig,单克隆免疫球蛋白;CSH-NP,结晶贮存组织细胞增生症肾病;LCCN-C,结晶型轻链管型肾病;LCCP,轻链结晶足细胞病;LCPT-C,结晶型轻链近端肾小管病;LPL,淋巴浆细胞淋巴瘤;MGRS,具有肾脏意义的单克隆丙种球蛋白病;MM,多发性骨髓瘤;MZL,边缘区淋巴瘤;WM,华氏巨球蛋白血症。

参考文献

[1] GUPTA V, EL TERS M, KASHANI K, et al. Crystalglobulin-induced nephropathy [J]. J Am Soc Nephrol, 2015, 26 (3): 525-529.

[2] HERLITZ L C, D'AGATI V D, MARKOWITZ G S. Crystalline nephropathy [J]. Arch Pathol Lab Med, 2012, 136 (7): 713-720.

[3] NICHOLAS COSSEY L, DVANAJSCAK Z, LARSEN C P. A diagnostician's field guide to crystalline nephropathies [J]. Semin Diagn Pathol, 2020, 37 (3): 135-142.

[4] GALEANO-VALLE F, DÍAZ-CRESPO F J, MELERO-MARTÍN R, et al. Massive generalized crystal-storing histiocytosis associated with extracellular crystalline nephropathy: clinical, immune-histochemical, and ultrastructural studies of a unique disorder and review of the literature [J]. CEN Case Rep, 2019, 8 (3): 166-172.

[5] LIN Z S, ZHANG X, YU X J, et al. Crystalline appearance in light chain cast nephropathy is associated with higher early mortality in patients with newly diagnosed multiple myeloma [J]. Int Immunopharmacol, 2021, 98: 107875.

[6] STOKES M B, VALERI A M, HERLITZ L, et al. Light chain proximal tubulopathy: clinical and pathologic characteristics in the modern treatment era [J]. J Am Soc Nephrol, 2016, 27 (5): 1555-1565.

[7] NASR S H, KUDOSE S, JAVAUGUE V, et al. Pathological characteristics of light chain crystalline podo-cytopathy [J]. Kidney Int, 2023, 103 (3): 616-626.

[8] MOBARKI M, PAPOUDOU-BAI A, DUMOLLARD J M, et al. Crystal-storing histiocytosis: the iceberg of more serious conditions [J]. Diagnostics (Basel), 2023, 13 (2): 271.

第二节　轻链结晶足细胞病

轻链结晶足细胞病（light chain crystalline podocytopathy，LCCP）是一种少见的单克隆丙种球蛋白病相关肾病（monoclonal gammopathy-associated renal disease，MGP-RD），属于胞内结晶型单克隆丙种球蛋白病相关结晶性肾病（monoclonal gammopathy-related crystalline nephropathy，MGP-CN）。单克隆轻链结晶在足细胞内蓄积为本病最主要的病理特征，且常继发局灶节段性肾小球硬化（focal segmental glomerulosclerosis，FSGS），尤其是塌陷型。临床上本病以不同程度的蛋白尿及慢性肾功能不全为主要表现[1-2]。

本病由美国学者 Carstens 及 Woo[3] 于 1989 年最先报道。笔者从 PubMed 等处搜索，1989 年—2023 年 6 月共查到本病英文个例报道 28 例[2-29] 及国内中文个例报道 1 例[30]。此外，美国哥伦比亚大学医学中心 D'agati 教授组织的美、法两国多中心回顾性研究已于 2023 年发表，这是首篇病例系列研究论著，共纳入 25 例病例（其中 4 例从前曾做过个例报道）[1]。因此从 1989 年—2023 年 6 月笔者共检索到本病病例 50 例。

LCCP 的发病机制并未完全清楚。循环中的单克隆游离轻链（monoclonal free light chain，M-FLC）从肾小球基底膜滤过后，足细胞即能通过受体介导的胞吞（receptor-mediated endocytosis）或胞饮（pinocytosis）作用将其吞饮入细胞质，并递送到溶酶体。这些轻链能抵抗溶酶体酶降解，并在溶酶体内形成结晶。聚集的轻链结晶将破坏溶酶体，结晶及溶酶体酶释放入细胞质，引发足细胞病，进而继发 FSGS[1]。

近年的分子生物学研究已发现，单克隆轻链对溶酶体酶的抗性与 κ 轻链可变区中编码轻链互补决定区（complementarity determining region，CDR）的某些基因（例如 *IGKV1-39*、*IGKV1-33* 及 *IGKV1-2*）发生突变相关，这些基因突变能导致其编码的氨基酸序列中某些氨基酸残基被替换（substitution），原本的极性氨基酸残基（polar amino acid residues）被疏水性残基（drophobic residues）替换后，就会产生溶酶体酶抗性，并易于聚集形成结晶[1,18-19]。

笔者检索到的 29 例 LCCP 患者的基础血液病情况如下：多发性骨髓瘤（multiple myeloma，MM）15 例，占 51.7%[2-16]；具有肾脏意义的单克隆丙种球蛋白病（monoclonal gammopathy of renal significance，MGRS）13 例，占 44.8%[17-28,30]；边缘区淋巴瘤（marginal zone lymphoma，MZL，属于 B 细胞非霍奇金淋巴瘤）1 例，占 3.5%[29]。此外，这些患者血和 / 或尿的 M 蛋白（monoclonal protein）检验结果如下：单克隆 IgGκ 阳性病例 27 例，占 93.1%；κ 型 M-FLC 阳性病例 24 例，占 82.8%（5 例阴性病例都未做灵敏的血清游离轻链检验），其中 22 例与单克隆 IgGκ 并存，2 例单独存在。全部患者无一例单克隆 IgGλ 和 / 或 λ 型 M-FLC 阳性[2-30]。现已将上述检查资料及 D'agati 等[1] 报道的相应资料列入表 11-2-1，可以看出两组资料结果十分相似。

表 11-2-1　LCCP 患者的基础血液病及 M 蛋白检验结果

检查项目	笔者统计（n=29）	D'agati 研究（n=25）[#]
基础血液病		
MGRS	44.8%（13/29）	55%（12/22）
MM	51.7%（15/29）	45%（10/22）
B-NHL	3.5%（1/29）	0（0/22）
M 蛋白		
单克隆 IgGκ	93.1%（27/29*）	86%（19/22）
单克隆 IgGλ	0	5%（1/22）
单克隆 IgAλ	0	9%（2/22）
单克隆轻链 κ	82.8%（24/29**）	83%（15/18）
单克隆轻链 λ	0	0

注：B-NHL,B 细胞非霍奇金淋巴瘤；LCCP,轻链结晶足细胞病；MGRS,具有肾脏意义的单克隆丙种球蛋白病；MM,多发性骨髓瘤。

[#] D'agati 等的研究系列共有患者 25 例，但是并非每例患者都做了表内的全部检查，故在每个检查项目中用括号列出了实际受检例数（分母）及阳性例数（分子）。

* 阴性的 2 例患者血清单克隆轻链 κ 阳性。

** 其中 22 例阳性患者与单克隆 IgGκ 并存；5 例阴性患者都未做血清游离轻链检验。

　　笔者搜索到的 29 例患者肾病临床实验室资料如下：平均年龄 55.4（29~71）岁，男女比例相当（15∶14），蛋白尿占 100%，其中肾病范畴蛋白尿（>3.5g/d）占 39%，镜下血尿占 31%，高血压（包括服用抗高血压药后血压正常者）占 39%，慢性肾功能不全占 82%，其中已进入终末期肾病（end-stage renal disease,ESRD）需要透析者占 7%[2-30]。此外，还有 1 例出现急性肾损伤占 4%,此例患者的病理诊断为急性肾小管坏死，作者认为这是轻链结晶同时蓄积于肾小管细胞所致）[8]。笔者已将上述临床实验室资料及 D'agati 等[1]报道的相应资料列入了表 11-2-2，两组资料除性别外都十分相似。性别呈现差异的原因欠详，是否与人种相关，值得关注。在 D'agati 等[1]的研究中，80% 患者是白种人，而在笔者检索到 29 例患者中，11 例为中、日、韩黄种人，这 11 例中 10 例为女性[2-30]。

表 11-2-2　LCCP 患者的肾病临床及实验室表现

肾病临床实验室表现	笔者统计（n=29）[#]	D'agati 研究（n=25）[#]
平均或中位年龄 / 岁	55.4	56
女 / 男	14/15	8/17
蛋白尿	100%（28/28）	96%（24/25）
肾病范畴蛋白尿	39%（11/28）	28%（7/25*）
镜下血尿	31%（9/29）	26%（6/23）

续表

肾病临床实验室表现	笔者统计（*n*=29）[#]	D'agati 研究（*n*=25）[#]
高血压	38%（11/29[**]）	48%（12/25）
慢性肾功能不全	82%（23/28）	84%（21/25）
需要透析治疗	7%（2/28）	8%（2/25）
急性肾损伤	4%（1/28）	8%（2/25）

注：LCCP，轻链结晶足细胞病。

[#] 在笔者统计的 29 例及 D'agati 等报道的 25 例患者中，并非每例都有表内全部项目资料，故在表内每个项目中都用括号列出了实际受检例数（分母）及阳性例数（分子）。

[*] 统计的是肾病综合征例数。

[**] 包括服抗高血压药后血压正常病例。

如前所述，LCCP 患者肾病的主要病理表现是足细胞内单克隆轻链结晶蓄积及继发性 FSGS。光学显微镜检查可见足细胞肿胀、肥大，细胞质空泡变性，有时还能见到细胞质中的结晶，此结晶用苏木精 - 伊红（HE）染色呈嗜伊红性，Masson 三色染色呈嗜品红性，过碘酸希夫（PAS）染色淡染或阴性，过碘酸 - 六胺银（PASM）染色不着色。若用环氧树脂包埋组织的半薄切片（约 1μm 厚）做甲苯胺蓝（toluidine blue）染色观察，此结晶将更清楚[2-30]。除上述足细胞病变外，还常见继发性 FSGS，在笔者检索到的 29 例患者中，出现 FSGS 者占 59%（17/29 例），其中 7 例为塌陷型 FSGS[2-30]。电子显微镜检查足细胞细胞质中的结晶清晰可见，呈现多种形态包括针状、杆状、菱形、纺锤形、多边形、矩形或正方形等[2-30]（图 11-2-1）。

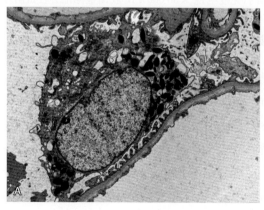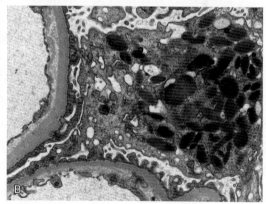

图 11-2-1　结晶足细胞病细胞质中的轻链结晶

注：足细胞的细胞质内大量结晶。A. 电镜 ×6 000；B. 电镜 ×12 000。

（此图由王素霞教授提供，特致谢）

在这 29 例病例中 28 例做了免疫病理检查（1 例尸解病例未做），24 例检出了足细胞中的结晶单型轻链成分，全部为轻链 κ[2-30]。需要注意的是做冰冻组织切片免疫荧光染色（immunofluorescence staining on frozen tissue sections, IF-F）检查时，此单型轻链检出率很低，这是抗原表位（epitope）被掩蔽在晶体中，荧光素标记抗体无法与其结合所致。只有做石蜡切片酶消化免疫荧光染色（immunofluorescence staining on enzyme-digested paraffin sections, IF-P）检查或免疫组织化学（immunohistochemistry examination, IHC）检查才能提高检出率（酶消化能使抗原表位暴露，荧光素标记抗体即能与之结合）。而免疫电镜检查（immunoelectronmicroscopy, IEM）的效果更佳（图11-2-2）（请参阅第三章）。在这28例做了免疫病理检查的患者中，足细胞结晶单型轻链的检出率如下：IF-F 为 33%（7/21 例）；IF-P 为 63%（5/8 例，其中 3 例 IF-F 染色阴性）；IHC 为 83%（10/12 例，其中 6 例 IF-F 染色阴性）；IEM 为 100%（6/6 例，其中 3 例 IF-F 染色阴性）[2-30]。

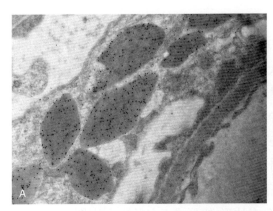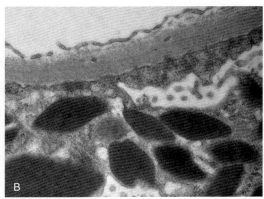

图 11-2-2 结晶足细胞病细胞质结晶中的轻链呈 κ 限制性

注：A. 胶体金标记 κ 轻链呈现于足细胞的细胞质结晶内（免疫电镜 ×30 000）；B. 胶体金标记 λ 轻链阴性（免疫电镜 ×20 000）。

（此图由王素霞教授提供，特致谢）

LCCP 患者常合并结晶型轻链近端肾小管病（light chain proximal tubulopathy, crystalline type, LCPT-C）及单克隆免疫球蛋白（monoclonal immunoglobulin, M-Ig）相关结晶贮存组织细胞增生症肾病（crystal-storing histiocytosis associated nephropathy, CSH-NP）（请参阅本章第三节），并有时合并结晶或非结晶型轻链管型肾病（light chain cast nephropathy, LCCN）。在笔者检索到的 29 例病例中，合并 LCPT-C 者占 83%（24/29 例），合并 M-Ig 相关 CSH-NP 者占 38%（11/29 例，合并 CSH 者常出现多器官损害），合并结晶型及非结晶型 LCCN 者分别为 14%（4/29 例）及 10%（3/29 例）[2-30]。此外，伴随 LCCP 有时还能在肾小球系膜细胞、内皮细胞及壁层上皮细胞细胞质内见到结晶[3-5,7,13,27]。

笔者总结的 29 例 LCCP 患者的肾脏病理资料与 D'agati 等[1]报道的 25 例患者的相应资料也已分别列入表 11-2-3，两组患者的病理表现也十分相似。

表 11-2-3 LCCP 患者的肾脏病理表现

肾脏病理表现	笔者统计（*n*=29）#	D'agati 研究（*n*=25）#
足细胞轻链结晶	100%（29/29）	100%（25/25）
结晶轻链为 κ	86%（24/28*）	92%（23/25）
结晶轻链为 λ	0（0/28）	8%（2/25）
IF-F 检出	33%（7/21）	12%（3/25）
IF-P 检出	63%（5/8）	77%（17/22）
IHC 检出	83%（10/12）	83%（5/6）
IEM 检出	100%（6/6）	100%（3/3）
FSGS	59%（17/29）	60%（15/25）
塌陷型所占比例	41%（7/17）	67%（10/15）
伴结晶型 LCPT	83%（24/29）	80%（20/25）
伴 M-Ig 相关 CSH	38%（11/29）	36%（9/25）
伴 LCCN	24%（7/29）	32%（8/25）
结晶型所占比例	57%（4/7）	75%（6/8）

注：CSH，结晶贮存组织细胞增生症；FSGS，局灶节段性肾小球硬化；IEM，免疫电镜检查；IF-F，冰冻组织切片免疫荧光染色；IF-P，石蜡切片酶消化免疫荧光染色；IHC，免疫组织化学；LCCN，轻链管型肾病；LCCP，轻链结晶足细胞病；LCPT，轻链近端肾小管病；M-Ig，单克隆免疫球蛋白。

在笔者统计的 29 例及 D'agati 等报道的 25 例患者中，并非每例都有表内全部项目资料，故在表内每个项目中都用括号列出了实际受检例数（分母）及阳性例数（分子）。

* 轻链 κ 阴性的 4 例患者中，3 例仅做了 IF-F 检查，1 例做了 IF-F 检查及 IHC，均未做 IF-P 检查及 IEM。

LCCP 还有一个很值得关注的肾外并发症，即结晶角膜病（crystalline keratopathy，CKP）。在本文收集到的 29 例患者中有 4 例并发 CKP[4,14,23,25]，在 D'agati 等[1] 报告的 21 例患者中（已去掉曾做过个例报道的 4 例）有 3 例并发 CKP，因此总共 50 例 LCCP 患者中共有 7 例并发 CKP，占 14%。合并 CSH 时出现 CKP 不足为奇，因为 CSH 常导致角膜并发症[14]，但是不伴 CSH 的 LCCP 患者出现 CKP，就很值得重视[1,23,25]。CKP 患者常无明显症状或仅视力模糊，需要用活体共聚焦显微镜（in vivo confocal microscope）或角膜密度计（corneal densitometer）进行检查才能发现[1,23]。因此 MGP 患者，尤其是呈现单克隆 IgGκ 和 / 或 κ 型 M-FLC 者，如果出现视力模糊症状应立即在眼科做上述检查。一旦 CKP 诊断成立，并且伴随蛋白尿时，即应考虑 MGP-CN（包括 LCCP）可能，应及时进行肾活检病理检查[1]。

LCCP 目前尚无明确诊断标准。根据上面讲述，笔者认为：电镜检查和 / 或光镜检查（包括环氧树脂包埋组织半薄切片甲苯胺蓝染色检查）发现肾小球足细胞细胞质内存在结晶，免疫病理检查（常需做 IF-P 检查、IHC 或 IEM）证实此结晶成分为单型轻链，且与血和 /

或尿中检出的单克隆轻链(常为 κ 轻链)一致时,即可诊断 LCCP。LCCP 常伴 FSGS 病变,特别是塌陷型 FSGS。

治疗 LCCP 应首先针对其基础血液病进行治疗,主要是 MM 及 MGRS。现在常应用蛋白酶体抑制剂(proteasome inhibitors,PIs)为基础的方案,例如硼替佐米(bortezomib)、环磷酰胺(cyclophosphamide)及地塞米松(dexamethasone)联合治疗,或免疫调节剂(immunomodulatory drugs,IMiDs)为基础的方案,例如来那度胺(lenalidomide)、环磷酰胺及地塞米松的联合治疗。适于进行自体干细胞移植(autologous stem cell transplantation,ASCT)者还可进行 ASCT[1,19,27-28]。

根据 D'agati 等[1]的研究,经上述克隆靶向治疗后(多数患者是应用硼替佐米为基础的治疗),20 例 LCCP 患者中的 12 例(60%)获得了血液学完全缓解或非常好的部分缓解,其中 8 例获得了肾脏效应(renal response),2 例肾脏无效,2 例失访;另外 8 例(40%)仅获得血液学部分缓解或无缓解,其中 1 例获得了肾脏效应,7 例肾脏无效。因此治疗后获得血液学完全缓解或非常好的部分缓解是肾脏获得较好结局的前提。Kaplan-Meier 分析显示,LCCP 患者无终末期肾病存活时间(end stage renal disease-free survival time)平均为 57.6 个月,其中伴 FSGS 者仅为 48.7 个月,与无 FSGS 患者之间的差异存在统计学意义(P=0.04)。因此伴 FSGS(尤其是塌陷型 FSGS)的 LCCP 患者预后差。

LCCP 患者进入终末期肾病(end-stage renal disease,ESRD)进行肾移植后,移植肾容易复发 LCPP 吗? 这是很值得关注的问题,但是 LCCP 做肾移植的患者数太少,目前尚无法给予回答。在 D'agati 等[1]的研究中,有 1 例患者经 ASCT 治疗获得血液学完全缓解后进行了肾移植,移植后 11 年患者肾功能正常,尿蛋白阴性。

参考文献

[1] NASR S H, KUDOSE S, JAVAUGUE V, et al. Pathological characteristics of light chain crystalline podocytopathy [J]. Kidney Int, 2023, 103 (3): 616-626.

[2] KHALIGHI M A, REVELO M P, ABRAHAM J D, et al. Light chain podocytopathy mimicking recurrent focal segmental glomerulosclerosis [J]. Am J Transplant, 2017, 17 (3): 824-829.

[3] CARSTENS P H, WOO D. Crystalline glomerular inclusions in multiple myeloma [J]. Am J Kidney Dis, 1989, 14 (1): 56-60.

[4] YAMAMOTO T, HISHIDA A, HONDA N, et al. Crystal-storing histiocytosis and crystalline tissue deposition in multiple myeloma [J]. Arch Pathol Lab Med, 1991, 115 (4): 351-354.

[5] KOWALEWSKA J, TOMFORD R C, ALPERS C E. Crystals in podocytes: an unusual manifestation of systemic disease [J]. Am J Kidney Dis, 2003, 42 (3): 605-611.

[6] TOMIOKA M, UEKI K, NAKAHASHI H, et al. Widespread crystalline inclusions affecting podocytes, tubular cells and interstitial histiocytes in the myeloma kidney [J]. Clin Nephrol, 2004, 62 (3): 229-233.

[7] PAPLA B, SPÓLNIK P, RZENNO E, et al. Generalized crystal-storing histiocytosis as a presentation of

multiple myeloma: a case with a possible pro-aggregation defect in the immunoglobulin heavy chain [J]. Virchows Arch, 2004, 445 (1): 83-89.

[8] KELLER L S, FAULL R J, SMITH P, et al. Crystalloid deposits in the kidney [J]. Nephrology (Carlton), 2005, 10 (1): 81-83.

[9] NASR S H, PREDDIE D C, MARKOWITZ G S, et al. Multiple myeloma, nephrotic syndrome and crystalloid inclusions in podocytes [J]. Kidney Int, 2006, 69 (3): 616-620.

[10] AKILESH S, ALEM A, NICOSIA R F. Combined crystalline podocytopathy and tubulopathy associated with multiple myeloma [J]. Hum Pathol, 2014, 45 (4): 875-879.

[11] JEON Y L, LEE W I, CHOI Y, et al. Crystalloid podocytopathy with focal segmental glomerulosclerosis in PCM: a case report [J]. Diagn Pathol, 2015, 10: 213.

[12] WANG Y D, DONG Z Y, ZHANG X G, et al. Renal light chain deposition associated with the formation of intracellular crystalline inclusion bodies in podocytes: a rare case report [J]. Intern Med, 2016, 55 (4): 369-373.

[13] LEE E J, LEE S Y, PARK S Y, et al. Crystalline podocytopathy and tubulopathy without overt glomerular proteinuria in a patient with multiple myeloma [J]. Kidney Res Clin Pract, 2016, 35 (4): 259-262.

[14] BOUDHABHAY I, TITAH C, TALBOT A, et al. Multiple myeloma with crystal-storing histiocytosis, crystalline podocytopathy, and light chain proximal tubulopathy, revealed by retinal abnormalities: a case report [J]. Medicine (Baltimore), 2018, 97 (52): e13638.

[15] NASR S H, CONLEY J, SAID S M. Light chain crystalline podocytopathy [J]. Kidney Int, 2021, 100 (3): 713.

[16] ZHU L, WANG L, SHI H, et al. Combined crystal-storing histiocytosis, light chain proximal tubulopathy, and light chain crystalline podocytopathy in a patient with multiple myeloma: a case report and literature review [J]. Ren Fail, 2023, 45 (1): 2145970.

[17] MATSUYAMA N, JOH K, YAMAGUCHI Y, et al. Crystalline inclusions in the glomerular podocytes in a patient with benign monoclonal gammopathy and focal segmental glomerulosclerosis [J]. Am J Kidney Dis, 1994, 23 (6): 859-865.

[18] ITO K, HARA S, YAMADA K, et al. A case report of crystalline light chain inclusion-associated kidney disease affecting podocytes but without Fanconi syndrome: a clonal analysis of pathological monoclonal light chain [J]. Medicine (Baltimore), 2019, 98 (5): e13915.

[19] YU X J, ZHOU X J, WANG S X, et al. Monoclonal light chain crystalline podocytopathy and tubulopathy associated with monoclonal gammopathy of renal significance: a case report and literature review [J]. BMC Nephrol, 2018, 19 (1): 322.

[20] ELLIOTT M R, CORTESE C, MORENO-ASPITIA A, et al. Plasma cell dyscrasia causing light chain tubulopathy without Fanconi syndrome [J]. Am J Kidney Dis, 2010, 55 (6): 1136-1141.

[21] SHARMA S, BABAR F, SAID S M, et al. Pauci-immune crescentic glomerulonephritis due to MGRS crystalline nephropathy [J]. Kidney Int Rep, 2019, 4 (10): 1503-1507.

[22] PATEL A B, CHOI J Y, MUTTER W P, et al. Crystalline light chain proximal tubulopathy and podocytopathy: a case report [J]. J Bras Nefrol, 2020, 42 (1): 99-105.

[23] LINDEMANN C, ENDERS P, BRINKKOETTER P T, et al. Crystalline deposits in the cornea and various

areas of the kidney as symptoms of an underlying monoclonal gammopathy: a case report [J]. BMC Nephrol, 2021, 22 (1): 117.

［24］ KOUSIOS A, MCADOO S, BLAKEY S, et al. Masked crystalline light chain tubulopathy and podocytopathy with focal segmental glomerulosclerosis: a rare MGRS-associated renal lesion [J]. Histopathology, 2021, 79 (2): 265-268.

［25］ BUXEDA A, SAID S, NASR S H, et al. Crystal-induced podocytopathy producing collapsing focal segmental glomerulosclerosis in monoclonal gammopathy of renal significance: a case report [J]. Kidney Med, 2021, 3 (4): 659-664.

［26］ NAKAMURA Y, KITAMURA H, IKAI H, et al. Combined light chain crystalline tubulopathy, podocytopathy, and histiocytosis associated with Bence-Jones κ protein diagnosed via immunoelectron microscopy [J]. CEN Case Rep, 2021, 10 (3): 453-458.

［27］ EYMIEUX S, MIQUELESTORENA-STANDLEY E, RABOT N, et al. Crystalline podocytopathy and tubulopathy linked to kappa light chain deposits in a context of smoldering multiple myeloma [J]. Clin Kidney J, 2022, 15 (2): 351-353.

［28］ TERINTE-BALCAN G, STEFAN G, STANCU S, et al. Crystal-induced collapsing podocytopathy and light chain proximal tubulopathy in monoclonal gammopathy of renal significance [J]. J Nephrol, 2022, 35 (8): 2127-2130.

［29］ KAMAR F, SILVERMAN M, JOHN R, et al. Light chain crystal podocytopathy in a patient with systemic indolent B-cell lymphoma [J]. Kidney Int Rep, 2019, 5 (3): 373-376.

［30］ 陈浩, 曾彩虹. 轻链足细胞病伴轻链肾小管病 [J]. 肾脏病与透析肾移植杂志, 2014, 23 (5): 491-495.

第三节 结晶贮存组织细胞增生症及其肾病

一、结晶贮存组织细胞增生症

结晶贮存组织细胞增生症（crystal-storing histiocytosis, CSH）是以结晶包涵体聚集于组织细胞的细胞质为特征的疾病[1-5]，本病由 Glaus 在 1917 年最先报道[1]。CSH 可分为如下两类：①免疫球蛋白结晶贮存组织细胞增生症（immunoglobulin crystal storing histiocytosis），据结晶成分又可为单克隆免疫球蛋白（monoclonal immunoglobulin, M-Ig）结晶或多克隆免疫球蛋白结晶。②非免疫球蛋白结晶贮存组织细胞增生症（non-immunoglobulin crystal storing histiocytosis），可由多种因素及疾病导致，例如药物氯法齐明（clofazimine）及化学物质二氧化硅（silica）等，又如遗传性胱氨酸病（hereditary cystinosis）、干燥综合征（Sjögren syndrome）、结核病（tuberculosis）及夏科 - 莱登结晶（Charcot-Leyden crystals，一种嗜酸性粒细胞相关疾病，常见于慢性过敏和炎症性疾病）等疾病[1-4]。

全部 CSH 病例中，由 M-Ig 引起者占绝大多数（76%~98%），被称为 M-Ig 相关 CSH[1-5]。下文将着重对其讨论。产生 M-Ig 相关 CSH 的基础血液病包括：多发性骨髓瘤（multiple myeloma,MM);意义未明的单克隆丙种球蛋白病(monoclonal gammopathy of undetermined significance,MGUS);B 细胞非霍奇金淋巴瘤(B cell non-Hodgkin lymphoma,B-NHL),其中以边缘区淋巴瘤(marginal zone lymphoma,MZL)最常见;淋巴浆细胞淋巴瘤(lymphoplasmacytoid lymphoma,LPL)/华氏巨球蛋白血症(Waldenström macroglobulinemia,WM)等[1-3,5-6]。上述几种基础血液病的占比已总结于表 11-3-1,可以看出 MM 所占比例最高,MZL 次之。

表 11-3-1　M-Ig 相关 CSH 患者中各种基础血液病所占比例

论著	例数	MM	MGUS	B-NHL(MZL)	LPL/WM	其他
Mobarki[1]	135	35%	12%	31%(26%)	19%	3%
Wiese-Hansen[2]	122	35%	17%	30%(27%)	17%	1%
Dogan[3]	72	32%	21%	15%(11%)	24%	8%
4 篇论著合计[5-8]	54	44%	19%	19%(13%)	18%	0

注:B-NHL,B 细胞非霍奇金淋巴瘤;LPL,淋巴浆细胞淋巴瘤;MGUS,意义未明的单克隆丙种球蛋白病;MM,多发性骨髓瘤;MZL,边缘区淋巴瘤;WM,华氏巨球蛋白血症。

　　M-Ig 相关 CSH 患者组织细胞中的 M 蛋白(monoclonal protein)结晶是如何形成的?机制未全明白,可能由多种因素造成。曾有学者提出结晶形成与 M 蛋白过度产生及胞内降解受损相关,但是临床上某些 M-Ig 相关 CSH 患者血中 M 蛋白水平不高,而某些血中 M 蛋白水平很高的患者却不出现 CSH,因此上述假说不够全面[1-4]。近年,有学者发现,CSH 患者的 κ 轻链可变区中某些极性氨基酸残基已被疏水性残基替换(substitution),如 Leu59,使这些轻链蛋白对组织细胞的溶酶体酶产生抵抗,进而在胞内蓄积形成结晶[1-4,6]。这一假说同时也解释了 M-Ig 相关 CSH 患者组织细胞结晶成分主要是单型 κ 轻链的原因。

　　M-Ig 相关 CSH 的临床及病理表现如下:患者的平均或中位年龄为 60 岁,男女比例相当或男性略多[3-6]。疾病可分为如下两型:①局灶型,仅累及一个器官或部位,占 58%~82%;②泛发型,累及一个以上器官或部位,占 18%~42%,预后常较局灶型差,最常累及的组织是骨髓,而肾、肺、胃肠道、肝脾、淋巴结、皮肤及角膜等器官组织也常被侵犯[3-6]。由于本病能累及不同器官组织,因此临床表现多样化,相关临床科室的医师都必须提高对本病的认识及警惕,以免漏诊。怀疑为本病时,都应该做血及尿 M 蛋白检验,包括检验完整的单克隆免疫球蛋白(intact monoclonal immunoglobulin,M-iIg)及单克隆游离轻链(monoclonal free light chain,M-FLC)(请参阅第二章)。M-Ig 相关 CSH 患者血和/或尿的 M 蛋白成分主要是游离轻链 κ 及含 κ 轻链的 M-iIg[3-6]。确诊本病需要做受累组织的病理学检查,光镜检查见组织细胞(CD68 染色阳性)增多,电镜检查见组织细胞细胞质含有各种形态结晶,免疫病理检查证实结晶成分为单型轻链(主要为单型轻链 κ),才能诊断 M-Ig 相关 CSH[3-6](请参阅下文 CSH-NP 中的肾组织病理检查)。

　　M-Ig 相关 CSH 应该如何治疗?泛发型病例十分缺乏治疗经验,目前并无可推荐的治疗方案,理论上仍应针对基础血液病进行克隆靶向治疗。局灶型 CSH 可以考虑外科手术治疗[1-3,5]。

二、结晶贮存组织细胞增生症肾病

CSH 可累及肾脏,肾脏受累率为 14.4%~22.5%[1-3,9],由于 CSH 的总体患病率及肾脏受累率均较低,故目前已报道的 CSH 肾病(crystal-storing histiocytosis associated nephropathy,CSH-NP)包括 M-Ig 相关 CSH-NP 的病例数都很少。

2019 年 Gupta 等[7]及 2023 年 Zhu 等[9]做文献复习时,分别收集到 23 例及 29 例 M-Ig 相关 CSH-NP。根据他们的报道,这些患者诊断时的平均或中位年龄与 M-Ig 相关 CSH 总体相似,为 60~62 岁,但是性别构成却与 CSH 总体不同,男女比例为(2.2~4.5):1[7,9]。是否男性真比女性更容易罹患肾病,尚需今后继续观察。

M-Ig 相关 CSH-NP 的主要临床实验室表现为蛋白尿(微量至大量蛋白尿)、范科尼综合征(Fanconi syndrome)、慢性肾功能不全及急性肾损伤(acute kidney injury,AKI)[7,9]。不过这些表现是否都由 M-Ig 相关 CSH-NP 引起,很需要分析。因为绝大多数 M-Ig 相关 CSH-NP 都并发了其他单克隆轻链相关肾病,例如结晶型轻链近端肾小管病(light chain proximal tubulopathy,crystalline type,LCPT-C)、轻链结晶足细胞病(light chain crystalline podocytopathy,LCCP)或轻链管型肾病(light chain cast nephropathy,LCCN,包括结晶及非结晶型)[8-10]。并发这些肾病时,它们的肾病表现也常被误认作 M-Ig 相关 CSH-NP 表现,例如,范科尼综合征可能由并发的 LCPT-C 引起,大量白蛋白尿实际是并发的 LCCP 导致,而 AKI 是并发的 LCCN 表现。CSH 引起的肾脏病主要是肾小管间质肾炎(详见下文),所以 Gupta 等[11]认为 CSH-NP 的主要临床实验室表现是肾小管性蛋白尿,范科尼综合征及慢性肾功能不全,笔者认同这一观点。此外,当 MM 导致的 CSH-NP 患者出现大量尿蛋白时,还需要做尿蛋白成分分析,此时的尿蛋白很可能主要是 MM 分泌的轻链蛋白,而非白蛋白。

肾组织病理检查是诊断 M-Ig 相关 CSH-NP 的"金标准"[1]。光镜检查常为肾小管间质肾炎,肾间质中可见大量淋巴细胞及单核巨噬细胞(即组织细胞),伴不同程度的肾间质纤维化及肾小管萎缩[11-12]。由于组织细胞的细胞质含有大量 M 蛋白,故其细胞质用苏木精-伊红(HE)染色呈嗜伊红性,Masson 三色染色呈嗜品红性,过碘酸希夫(PAS)染色着色或深或浅或阴性,过碘酸-六胺银(PASM)染色阴性[1,9]。光镜检查有时也能见组织细胞细胞质中的结晶,但检出率不高[9-10],如果用环氧树脂包埋组织的半薄切片(1μm 厚)进行甲苯胺蓝(toluidine blue)染色,结晶较易辨认,能够提高检出率[7,10]。M-Ig 相关 CSH-NP 的组织细胞除主要分布于肾间质外,偶尔也能存在于肾小球内[7,9-11]。

免疫组织化学检查显示上述组织细胞的 CD68 染色阳性[7-9,12]。在检查组织细胞细胞质中的轻链成分时,用冰冻组织切片免疫荧光染色(immunofluorescence staining on frozen tissue sections,IF-F)检查阳性率较低,这是因为抗原表位(epitope)被掩蔽在细胞质晶体中,荧光素标记抗体无法抵达与之结合,此时应做石蜡切片酶消化免疫荧光染色（immunofluorescence staining on enzyme-digested paraffin sections,IF-P）检查或免疫组织化学检查才能提高检出率,因为酶消化能使晶体中抗原表位暴露,抗体才能识别并与之结合[9-10]。M-Ig 相关 CSH-NP 患者组织细胞细胞质中的轻链绝大多数为单型轻链 κ[7-10,12],仅少数为单型轻链 λ[1-3]。

电镜检查在上述组织细胞的细胞质中可见大量菱形、长方形、多边形或针形的结晶[7-10,12]（图 11-3-1）。免疫电镜检查还能清楚显示结晶中的单型轻链成分（与 IF-P 检查及免疫组织化学检查结果相同,几乎全为轻链 κ）[8,11]。

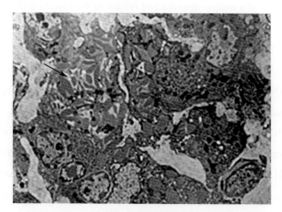

图 11-3-1　结晶贮存组织细胞增生症肾病

注:箭头所示为组织细胞的细胞质内结晶（电镜 ×6 000）。

（此图由邹万忠教授提供,特致谢）

M-Ig 相关 CSH-NP 也无成熟治疗方案,已有学者针对其基础血液病进行了克隆靶向治疗。MM 及具有肾脏意义的单克隆丙种球蛋白病（monoclonal gammopathy of renal significance,MGRS）主要应用蛋白酶体抑制剂（proteasome inhibitors,PIs）或免疫调节剂（immunomodulatory drugs,IMiDs）为基础的方案进行治疗[8,10,13],也有用达雷妥尤单抗（daratumumab）[13]或自体干细胞移植（autologous stem cell transplantation,ASCT）[7,9]进行治疗的报道,上述治疗常能获得良好或较好的血液学效应,但是肾脏效应却因人而异,或有所好转,或病情稳定,或无效并进入终末期肾病（end-stage renal disease,ESRD）接受透析治疗[7-10,13]。肾脏效应可能受多种因素影响,其中血液学效应好坏及肾脏病变慢性化程度影响最大。基础血液病为 B-NHL（包括 MZL）或 LPL/WG 的 M-Ig 相关 CSH-NP,理论上可用利妥昔单抗（rituximab）为基础的方案进行治疗,但是目前尚无报道。至于本病患者进入 ESRD 后能否进行肾移植? 移植肾的疾病复发情况如何? 目前也缺乏资料。

参考文献

［1］MOBARKI M, PAPOUDOU-BAI A, DUMOLLARD J M, et al. Crystal-storing histiocytosis: the iceberg of more serious conditions [J]. Diagnostics (Basel), 2023, 13 (2): 271.

［2］WIESE-HANSEN H, LEH F, HEMSING A L, et al. Immunoglobulin-storing histiocytosis: a case based systemic review [J]. J Clin Med, 2021, 10 (9): 1834.

［3］DOGAN S, BARNES L, CRUZ-VETRANO W P. Crystal-storing histiocytosis: report of a case, review of the literature (80 cases) and a proposed classification [J]. Head Neck Pathol, 2012, 6 (1): 111-120.

［4］GALEANO-VALLE F, DÍAZ-CRESPO F J, MELERO-MARTÍN R, et al. Massive generalized crystal-storing histiocytosis associated with extracellular crystalline nephropathy: clinical, immunohistochemical, and ultrastructural studies of a unique disorder and review of the literature [J]. CEN Case Rep, 2019, 8 (3): 166-172.

［5］FANG H, CHIU A, REICHARD K K. Crystal-storing histiocytosis in bone marrow: a clinicopathologic study of eight cases and review of the literature [J]. Am J Clin Pathol, 2018, 149 (2): 148-163.

［6］KANAGAL-SHAMANNA R, XU-MONETTE Z Y, MIRANDA R N, et al. Crystal-storing histiocytosis: a clinicopathological study of 13 cases [J]. Histopathology, 2016, 68 (4): 482-491.

［7］GUPTA R K, ROSENBERG A Z, BAGNASCO S M, et al. Renal crystal-storing histiocytosis involving glomeruli-A comprehensive clinicopathologic analysis [J]. Ann Diagn Pathol, 2019, 43: 151403.

［8］WU C K, YANG A H, LAI H C, et al. Combined proximal tubulopathy, crystal-storing histiocytosis, and cast nephropathy in a patient with light chain multiple myeloma [J]. BMC Nephrol, 2017, 18 (1): 170.

［9］ZHU L, WANG L, SHI H, et al. Combined crystal-storing histiocytosis, light chain proximal tubulopathy, and light chain crystalline podocytopathy in a patient with multiple myeloma: a case report and literature review [J]. Ren Fail, 2023, 45 (1): 2145970.

［10］BOUDHABHAY I, TITAH C, TALBOT A, et al. Multiple myeloma with crystal-storing histiocytosis, crystalline podocytopathy, and light chain proximal tubulopathy, revealed by retinal abnormalities: a case report [J]. Medicine (Baltimore), 2018, 97 (52): e13638.

［11］GUPTA V, EL TERS M, KASHANI K, et al. Crystalglobulin-induced nephropathy [J]. J Am Soc Nephrol, 2015, 26 (3): 525-529.

［12］邹万忠. 结晶贮积性组织细胞增生症 [M]// 邹万忠. 肾活检病理学. 5 版. 北京: 北京大学医学出版社, 2022: 358-360.

［13］QIN A B, YU X J, ZHENG X Z, et al. Lessons for the clinical nephrologist: a rare case with MGRS characterized by combined crystalline light chain proximal tubulopathy and crystal-storing histiocytosis responding to daratumumab [J]. J Nephrol, 2023, 36 (4): 1203-1207.

第四节　结晶球蛋白血症及其肾病

一、结晶球蛋白血症概述

结晶球蛋白血症（crystalglobulinemia，CG）也称结晶球蛋白血症血管病（crystalglobulinemic vasculopathy),患者循环中的单克隆免疫球蛋白(monoclonal immunoglobulin,M-Ig)能自发形成结晶,导致血管内皮损伤、血栓形成及多器官组织缺血性损害[1-3]。此病十分少见,查阅文献至今只有个例报道发表[1-21],尚未见队列研究资料。

二、结晶球蛋白血症的病因及发病机制

(一) 病因

导致 CG 的基础血液病主要是克隆增生浆细胞病包括多发性骨髓瘤(multiple myeloma,MM)及意义未明的单克隆丙种球蛋白病(monoclonal gammopathy of undetermined significance,MGUS)[1-20]。由克隆增生 B 细胞(如 B 细胞非霍奇金淋巴瘤及慢性 B 淋巴细胞白血病)致病者很少[1,21]。

(二) 发病机制

免疫球蛋白形成结晶的机制尚欠清楚。2007 及 2009 年日本学者发表了他们的研究成果,认为结晶形成与 IgGκ 分子中 κ 轻链 N- 末端出现异常糖基化相关。在内质网和高尔基体加工过程中,这种异常糖基化的蛋白质易发生错误折叠,形成富含 β- 折叠片构象的轻链。这种轻链与重链(如 γ 链)结合后生成的免疫球蛋白具有额外的糖侧链(extra sugar side chain),不易溶解,易自发形成结晶[8,22]。这一观点现已被不少学者接受[1-3,7,9,14]。这种 M-Ig 结晶能沉淀于体内各器官组织的小血管,损伤血管内皮,激活凝血系统,诱发血栓形成,血管狭窄及闭塞,从而发生组织缺血性损害[1,9,12,19]。

三、结晶球蛋白血症的临床及实验室表现

(一) 临床表现

本病好发于中老年人,诊断时的平均年龄 54 岁(范围 27~74 岁),男性略多于女性[1-21]。病变常累及皮肤、肾脏、关节、肌肉及外周神经,也能累及角膜、胃肠、肝脾、肺及心脏等[1-21],本病有时还呈暴发性,致多器官衰竭甚至死亡[7]。由于受累器官组织的不同,临床表现多样化。此处仅对皮肤病变作一介绍,皮损常出现于肢体,初期仅出现网状青斑、发绀、紫癜、瘀斑或血性水疱,不久即进展为坏死性溃疡,覆盖黑色焦痂,很难愈合。缺血的手指或足趾常出现干性坏疽(dry gangrene),严重坏疽的手指、足趾或肢体常需手术截除[9,12,16,18]。在皮损处取活检组织(或用手术截除组织)做病理检查,若能在血管内见到结晶及血栓,且证实结晶成分为 M-Ig(IgGκ 最常见),则 CG 皮肤损害的诊断即成立[7,9,18]。CG 皮肤损害发病率高,易于发现,并能通过皮肤活检明确疾病诊断,故临床医师一定要对其熟知。

(二) 实验室检查

1. **血及尿 M 蛋白(monoclonal protein)检验** 包括完整的单克隆免疫球蛋白(intact monoclonal immunoglobulin,M-iIg)及单克隆游离轻链(monoclonal free light chain,M-FLC)检验(请参阅第二章)。本病的 M-iIg 以 IgGκ 最常见,IgGλ 其次(在笔者收集到的 22 例患者

中两者比例约为 3 : 1）[1-21]，偶见其他类型 M-iIg[4,13,17,21]。与此同时，约 50% 的病例还能检出 M-FLC，绝大多数为 κ 轻链[1-21]。

2. **血清冷球蛋白试验**　本病检验结果应阴性。将血清放置于 4℃ 时，绝大多数患者不出现沉淀[5-7,11-18,20]，但也有少数患者能析出沉淀，镜检可见结晶，但是复温至 37℃（甚至 40℃）沉淀并不溶解[8-9]。此试验是本病与冷结晶球蛋白血症（cryocrystalglobulinemia，CCG）鉴别的关键。

3. **血涂片镜检结晶**　外周血涂片做吉姆萨染色（Giemsa stain）后用光学显微镜观察，个别 CG 患者的血涂片能发现结晶[7]。这项检验目前还未普遍应用，其灵敏度情况尚不清楚，不过一旦从血涂片检出结晶对诊断本病及 CCG 具有很大提示意义。

4. **血清补体检验**　笔者收集到的 22 例患者中有 9 例检测了血清补体水平，其中 4 例血清补体 C3 和 / 或 C4 下降[3,11,15,19]。

四、结晶球蛋白血症肾病的临床及病理表现

结晶球蛋白血症肾病（crystalglobulinemia-induced nephropathy，CGN）又称结晶球蛋白相关肾病（crystalglobulin-associated nephropathy）。尽管 CG 常累及肾脏（肾脏受累占 4/5），但是 CG 患病率低，故 CGN 仍罕见。笔者用 PubMed 数据库进行搜索并排除错误诊断的病例后，发现 1985—2022 年间仅有 21 例病例报道[2-21]（其中 4 例并无肾脏病理资料[6-9]）。

（一）临床表现

CGN 的临床表现主要为急性肾损伤（在上述 21 例患者中约占 2/3）及慢性肾功能不全，并伴不同程度的蛋白尿及镜下血尿。患者的急、慢性肾损害常严重至需要透析治疗（上述 21 例患者中 14 例曾接受透析）[2-21]。

（二）病理表现

CGN 的肾脏病理（肾活检或尸解标本检查）表现如下：光镜检查可在肾脏小动脉、有时还能在肾小囊及肾小球毛细血管腔内见到结晶，常伴血栓，此结晶用苏木精 - 伊红（HE）染色呈嗜伊红性，Masson 三色染色呈嗜品红性，过碘酸希夫（PAS）染色或阳性或阴性，过碘酸 - 六胺银（PASM）染色不着色[15-17,21]。冰冻组织切片免疫荧光染色（immunofluorescence staining on frozen tissue sections，IF-F）检查常呈假阴性（因抗原表位被隐蔽在晶体中），需要做石蜡切片酶消化免疫荧光染色（immunofluorescence staining on enzyme-digested paraffin sections，IF-P）检查或免疫组织化学检查才能提高阳性率[2,14,17,19,21]。在笔者收集到的 21 例患者中 13 例做了 IF-F 检查，4 例同时做了 IF-P 检查，经上述检查后 8 例患者检查出了单型免疫球蛋白，包括 IgGκ 4 例，IgMκ、IgAλ、单型轻链 κ 及 λ 各 1 例，这些单型免疫球蛋白的性质与血和尿检出的 M 蛋白一致[2,14,17,19]。电镜检查能清楚地显示晶体形态，包括针状、杆状、菱形或矩形等形状，在高倍放大（50 000~75 000 倍）时，有的晶体还能呈现晶格（lattice）或平行线性阵列（parallel linear array）图像[2-5,10-21]。除此之外，病理检查有时还能见到肾小

管坏死[16]或肾皮质坏死[12],这与组织严重缺血相关。甚至有一例报告出现了双侧肾动脉血栓(由结晶、纤维蛋白及血小板构成)及双肾梗死,这已超出小血管病范畴,极为罕见[4]。

在这 21 例 CGN 患者中,病理检查发现 5 例伴发肾小球肾炎(膜增生性肾炎及毛细血管内增生性肾炎等),全部呈现大量蛋白尿[10,13,16-17,21]。CG 患者出现肾小球肾炎的机制不清。在 CG 患者中致病 M-Ig 主要是 IgG,现知单克隆 IgG3 及 IgG1 能够通过经典途径激活补体,因此有可能诱发肾炎(请参阅第七章第二节)。部分 CGN 患者的血清 C3 和 / 或 C4 水平下降也支持这一推论。总之,CG 伴发肾小球肾炎是个值得关注的问题,今后需要深入研究。

五、结晶球蛋白血症的诊断与鉴别诊断

(一) 诊断

目前 CG 尚无明确的诊断标准,根据上面的叙述,笔者认为如下两条对诊断最为重要:①血及尿 M 蛋白检验阳性(主要为 IgGκ 及 κ 轻链);②组织标本(常为皮肤或肾组织活检标本)病理检查于小动脉(肾组织还包括肾小球毛细血管)腔内见到结晶,并常伴血栓形成,结晶的 M 蛋白成分与血和 / 或尿检出的 M 蛋白一致。

(二) 鉴别诊断

CG 应与 CCG 鉴别,如前所述,血清冷球蛋白试验是进行鉴别的关键。CG 患者的血清放置于 4℃后,多数不出现沉淀,少数虽出现沉淀并析出结晶,但是复温 37℃时并不溶解,均与 CCG 不同[1,6](请参阅第十一章第五节)。

需要注意的是,在已发表的文献中 CG 与 CCG 两种疾病常被混淆[1-2]。例如,有的个例报道题目是"冷结晶球蛋白血症",但实际是 CG(血清冷球蛋白试验阴性)[11,22];而有的个例报道却相反,题目是"结晶球蛋白血症",但实际是 CCG(血清冷球蛋白试验阳性,如参考文献 5 的病例一)[5]。所以,在阅读 CG 及 CCG 相关文献时,需要特别注意疾病诊断是否正确,两种疾病有无混淆。

六、结晶球蛋白血症及其肾病的治疗原则

(一) 针对结晶球蛋白血症的治疗

1. **治疗基础血液病**　针对克隆增生性浆细胞病如 MM 及具有肾脏意义的单克隆丙种球蛋白病(monoclonal gammopathy of renal significance,MGRS),现常用蛋白酶体抑制剂(proteasome inhibitors,PIs)或免疫调节剂(immunomodulatory drugs,IMiDs)为基础的方案进行治疗[1-3,13-14]。符合自体干细胞移植(autologous stem cell transplantation,ASCT)条件的患者,也可进行 ASCT[14]。此外,从理论上讲也可应用达雷妥尤单抗(daratumumab)治疗,但是目前尚无报道。经上述治疗后,治疗有效病例常能获得良好的血液学效应,急性肾损伤也常能获得不同程度缓解,不过,停止治疗后疾病仍可能复发[1-3,13]。针对克隆增生性 B 细胞病,理论上可用利妥昔单抗(rituximab)为基础的方案治疗,但由于病例数太少,目前尚缺乏

治疗经验。

2. **血浆置换治疗**　为迅速清除循环中 M 蛋白结晶,阻止病情进展,配合上述基础血液病治疗,还能进行血浆置换[2-16,18-20]。

(二)肾脏替代治疗

CGN 导致急性肾衰竭或终末期肾病(end-stage renal disease,ESRD)时,都能进行透析治疗。而 ESRD 患者能否进行肾移植治疗,目前尚无报道。文献中有 2 例分别诊断为膜增生性肾炎及 IgA 肾病的患者,进入 ESRD 后进行了肾移植,前者在移植后 9 年、后者在移植后 7 个月又出现了蛋白尿、血尿及肾功能损害,经全面检查并做移植肾活检后证实 2 例均患 CGN[16,18]。不知移植前这两例患者的肾病诊断是否正确,有无遗漏 CGN 诊断。如果原来已患 CGN,则提示本病在肾移植后移植肾仍可能出现疾病复发。

参考文献

[1] EL ENANY G, NAGUI N, NADA H, et al. Crystalglobulinemia: a rare presenting manifestation of multiple myeloma [J]. Am J Dermatopathol, 2021, 43 (9): 653-655.

[2] GUPTA V, EL TERS M, KASHANI K, et al. Crystalglobulin-induced nephropathy [J]. J Am Soc Nephrol, 2015, 26 (3): 525-529.

[3] CHOU A, LONG C, VONTHETHOFF L, et al. Crystalglobulinemia in multiple myeloma: a rare case report of survival and renal recovery [J]. Can J Kidney Health Dis, 2020, 7: 2054358120922629.

[4] DORNAN T L, BLUNDELL J W, MORGAN A G, et al. Widespread crystallisation of paraprotein in myelomatosis [J]. Q J Med, 1985, 57 (222): 659-667.

[5] STONE G C, WALL B A, OPPLIGER I R, et al. A vasculopathy with deposition of lambda light chain crystals [J]. Ann Intern Med, 1989, 110 (4): 275-278.

[6] HASEGAWA H, OZAWA T, TADA N, et al. Multiple myeloma-associated systemic vasculopathy due to crystalglobulin or polyarteritis nodosa [J]. Arthritis Rheum, 1996, 39 (2): 330-334.

[7] KAWAGUCHI T, KARIYA Y, MATSUDA M, et al. Crystalglobulinemia with fulminant course with cylinder-like bodies on peripheral blood smear [J]. Intern Med, 2014, 53 (16): 1847-1851.

[8] HASHIMOTO R, TODA T, TSUTSUMI H, et al. Abnormal N-glycosylation of the immunoglobulin G kappa chain in a multiple myeloma patient with crystalglobulinemia: case report [J]. Int J Hematol, 2007, 85 (3): 203-206.

[9] ABE N, TOMITA T, BOHGAKI M, et al. Crystalglobulinemia manifesting as chronic arthralgia and acute limb ischemia: a clinical case report [J]. Medicine (Baltimore), 2017, 96 (16): e6643.

[10] OWOYEMI I, SETHI S, LEUNG N. Kidney injury in multiple myeloma: a kidney biopsy teaching case [J]. Kidney Med, 2021, 3 (2): 303-306.

[11] LEUNG N, BUADI F K, SONG K W, et al. A case of bilateral renal arterial thrombosis associated with cryocrystalglobulinaemia [J]. NDT Plus, 2010, 3 (1): 74-77.

[12] MACEWEN C, DESHRAJ A, HAYNES R, et al. Quiz page September 2013: a crystal clear diagnosis [J].

Am J Kidney Dis, 2013, 62 (3): ⅹⅹⅵ-ⅹⅹⅸ.

［13］GILMORE B A, RODBY R A, CIMBALUK D, et al. When monoclonal gammopathy is of renal significance: a case study of crystalglobulinemia from Chicago multiple myeloma rounds [J]. Clin Lymphoma Myeloma Leuk, 2019, 19 (6): e251-e258.

［14］D'COSTA M R, DALVIN L A, MANOHAR S, et al. Crystalglobulin-induced nephropathy and keratopathy [J]. Kidney Med, 2019, 1 (2): 71-74.

［15］VANGA A, LEUNG N, NASR S H, et al. Crystalglobulin-induced nephropathy: unusual presentation in a patient with seronegative rheumatoid arthritis and leukocytoclastic vasculitis [J]. Kidney Int Rep, 2019, 4 (8): 1190-1193.

［16］GÓMEZ-LECHÓN QUIRÓS L, ACOSTA DE LA VEGA M E, COMPÁN FERNÁNDEZ O, et al. Crystalglobulinemia manifested as acute renal failure and thrombotic vasculopathy [J]. Rheumatol Int, 2020, 40 (8): 1327-1332.

［17］PICHLER SEKULIC S, NEGREA L, PRADHAN N, et al. Concomitant monoclonal immunoglobulin deposition disease and crystalglobulin-induced nephropathy with a membranoproliferative pattern of glomerular injury [J]. Clin Nephrol, 2020, 94 (3): 155-160.

［18］WILSON C, PHILLIPS C L, KLENK A, et al. Crystalglobulinemia causing cutaneous vasculopathy and acute nephropathy in a kidney transplant patient [J]. Am J Transplant, 2021, 21 (6): 2285-2289.

［19］PRASAD B, CHIBBAR R, MUHAMMAD S, et al. A rare case of crystalglobulinemia [J]. J Onco-Nephrol, 2019, 3 (1): 53-57.

［20］SHINTANI-DOMOTO Y, SHINOZAKI-USHIKU A, OKUMA H, et al. Laminar crystal deposition in large vessels in a patient with crystal-globulinemia [J]. Pathol Int, 2017, 67 (5): 269-272.

［21］GUPTA R K, AREND L J, BK A, et al. Crystalglobulin-associated nephropathy presenting as MGRS in a case of monoclonal B-cell lymphocytosis: a case report [J]. BMC Nephrol, 2020, 21 (1): 184.

［22］TODA T, NAKAMURA M, YAMADA M, et al. Glycoproteomic analysis of abnormal N glycosylation on the kappa chain of cryocrystalglobulin in a patient of multiple myeloma [J]. J Electrophoresis, 2009, 53 (1): 1-6.

第五节　冷结晶球蛋白血症及其肾病

一、冷结晶球蛋白血症概述

冷结晶球蛋白血症（cryocrystaloglobulinemia，CCG），又称结晶型冷球蛋白血症（crystalcryoglobulinemia），也是一种罕见的单克隆丙种球蛋白病（monoclonal gammopathy，MGP）。在寒冷环境下本病患者循环中的 M 蛋白（monoclonal protein）包括完整的单克隆免疫球蛋白（intact monoclonal immunoglobulin，M-iIg）和 / 或单克隆游离轻链（monoclonal free light chain，M-FLC）能析出结晶，堵塞小血管，诱发内皮损伤及血栓形成，造成多器官组织缺血性损害。CCG 与结晶球蛋白血症（crystalglobulinemia，CG）的最大区别是该病形成结晶的 M 蛋白是冷球蛋白，所以有学者认为 CCG 是Ⅰ型冷球蛋白血症的变体（variant）[1-3]。

二、冷结晶球蛋白血症的病因及发病机制

(一) 病因

导致 CCG 的基础血液病与 CG 相似,主要是多发性骨髓瘤(multiple myeloma,MM)及意义未明的单克隆丙种球蛋白病(monoclonal gammopathy of undetermined significance,MGUS)[2-13],目前报道中仅 1 例 CCG 是由克隆增生性 B 细胞疾病毛细胞白血病(hairy cell leukemia)引起[14]。

(二) 发病机制

CCG 中冷球蛋白形成结晶的机制也欠清楚。20 世纪 80 年代,美国学者发现结晶冷球蛋白含有两种成分:单克隆 IgG 及白蛋白(两者比例约为 1∶2),此单克隆 IgG 具有抗人白蛋白抗体特性,抗原表位是位于白蛋白分子上的钙依赖性抗原位点(calcium-dependent antigenic site),两者结合形成的免疫复合物在寒冷条件下能形成结晶[4,15]。

三、冷结晶球蛋白血症的临床及实验室表现

(一) 临床表现

笔者检索到 15 例 CCG 患者[2-14,16],他们诊断时的平均年龄为 50 岁(范围 38~80 岁),男性多于女性[2-14,16]。CCG 的临床表现与 CG 相似,也累及多器官系统,以皮肤病变最常见[1-13,16]。CCG 发病和病情恶化多与寒冷相关[1-13]。

(二) 实验室检查

与 CG 相同,疑诊 CCG 即应做如下检验:

1. **血清或冷沉淀物 M 蛋白检验**　包括对 M-iIg 及 M-FLC 的检验(请参阅第二章)。在笔者检索到的 15 例患者中,13 例做了血清 M-iIg 检验[2-13],1 例做了血清冷沉淀物 M-iIg 检验[14],结果显示 10 例患者为单克隆 IgGκ[2-3,5-12],4 例为单克隆 IgGλ[4,13-14];5 例患者做了血和/尿 M-FLC 检验[2-4,12-13],结果 4 例阳性,包括单克隆轻链 κ 3 例(与 IgGκ 并存)[2-3,12],单克隆轻链 λ 1 例(与 IgGλ 并存)[13]。

2. **血清冷球蛋白试验**　在笔者检索到的 15 例患者中,14 例做了血清冷球蛋白试验[2-14],结果全部阳性。

3. **血涂片镜检**　在笔者检索到的 15 例患者中,5 例做了外周血涂片镜检(染色或不染色),均观察到结晶存在[9-11,13-14]。血涂片镜检虽不能鉴别 CCG 与 CG,但对发现这两种疾病均有意义。

四、冷结晶球蛋白血症肾病的临床及病理表现

(一) 临床表现

在笔者检索到的 15 例 CCG 病例中 7 例出现肾损害[3,8-12,16],即冷结晶球蛋白血症肾

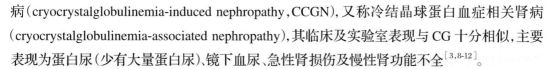

病（cryocrystalglobulinemia-induced nephropathy, CCGN），又称冷结晶球蛋白血症相关肾病（cryocrystalglobulinemia-associated nephropathy），其临床及实验室表现与 CG 十分相似，主要表现为蛋白尿（少有大量蛋白尿）、镜下血尿、急性肾损伤及慢性肾功能不全[3,8-12]。

（二）病理表现

患者的肾脏病理表现也与 CGN 相似。光镜检查常在小动脉、有时还在肾小球（肾小囊及毛细血管腔）中见到结晶，多伴血栓。小动脉管腔狭窄常继发缺血性肾小球损害（皱缩及硬化）。当小动脉严重堵塞时，还能出现肾皮质坏死[3]。电镜检查能进一步证实光镜所见，更清楚显示结晶结构[3,12]。冰冻切片免疫荧光染色（immunofluorescence staining on frozen tissue sections, IF-F）检查常呈假阴性结果（因抗原表位被隐蔽在晶体中）[3,9,12]，需要做石蜡切片酶消化免疫荧光染色（immunofluorescence staining on enzyme-digested paraffin sections, IF-P）检查或免疫组织化学检查才能提高检出率，必要时还应做免疫电镜检查[12]。肾组织检出的单型免疫球蛋白（包括单型轻链）成分与血和尿检出的 M 蛋白相同[12]。

五、冷结晶球蛋白血症的诊断与鉴别诊断

目前 CCG 也无明确的诊断标准，笔者认为下面 3 条对诊断最重要：①血及尿 M 蛋白检验阳性；②组织标本病理检查于小动脉（肾组织还包括肾小球毛细血管）腔内见到结晶，并常伴血栓形成，结晶的 M 蛋白成分与血和/或尿检出的 M 蛋白一致；③血清冷球蛋白试验阳性。CCG 需与 CG 鉴别，血清冷球蛋白试验在鉴别这两种疾病中能起到关键作用[1]。

本章第四节已强调，在已发表的文献中 CCG 与 CG 两种疾病常被混淆。在本节的参考文献中，也有个别文献题目是"结晶球蛋白血症"，但实际是 CCG（血清冷球蛋白试验阳性）[5,12]。甚至有的文献已经如此写道："冷结晶球蛋白血症也被称作结晶球蛋白血症"[2]或"结晶球蛋白血症也被称为冷结晶球蛋白血症"[17]，彻底将这两种疾病混同了。所以，阅读 CCG 及 CG 的相关文献时，对此需特别留意。

六、冷结晶球蛋白血症及其肾病的治疗原则

CCG 及其肾病的治疗原则与 CG 及其肾病的治疗原则相同。

（一）针对冷结晶球蛋白血症的治疗

1. **治疗基础血液病**　过去主要用糖皮质激素联合细胞毒性药物如环磷酰胺（cyclophosphamide）、美法仑（melphalan）等治疗，疗效有限[5,7-10]；近年针对克隆浆细胞病，已常用蛋白酶体抑制剂（proteasome inhibitors, PIs）或免疫调节剂（immunomodulatory drugs, IMiDs）为基础的方案治疗[2-3,12-13,16]，以及达雷妥尤单抗（daratumumab）治疗[2]。理论上讲条件适宜的患者也可做自体干细胞移植（autologous stem cell transplantation, ASCT），不过目前尚无报道。

2. **血浆置换治疗**　这是常用于 CCG 治疗的措施，做血浆置换治疗也是为了迅速清除循环中的 M 蛋白结晶,防止病情进展[2,5,7,9-13]。但是应用血浆置换治疗 CCG 时,需要对体外循环通路及置换液(健康人血浆或白蛋白等)加温,将其维持在 37℃,以防患者血浆在体外循环过程中,因温度低而析出冷球蛋白结晶阻塞血浆滤器,甚至进入体内堵塞小血管,造成严重后果(请参阅第七章第二节介绍)。因此,有学者认为没有上述保温条件时,不宜进行血浆置换治疗[5]。除此之外,Schoengen 等[11]的报道更应引起关注,他们给 1 例 CCG 患者进行血浆置换,置换液是加温的相容供者血浆,治疗过程中患者病情突然恶化,心电图出现多项异常,血清肌酸激酶上升 7 倍,次日患者即因左心衰竭及休克死亡。此患者生前曾做过血清冷球蛋白试验,放置于 4℃时析出了结晶沉淀,复温至 37℃后沉淀完全溶解,可是此后用肝素(heparin)、枸橼酸钠(sodium citrate)或乙二胺四乙酸(ethylenediamine tetraacetic acid, EDTA)抗凝的血浆重复上述试验,虽然 4℃时也析出结晶沉淀(甚至在室温中也析出结晶沉淀),但是复温至 37℃沉淀却不溶解。为何用血清及血浆进行试验结果会如此不同? 作者并未讨论。不过,使用抗凝剂后血中冷结晶沉淀复温不溶解,可能正是此患者做血浆置换致病情恶化死亡的原因。这是否提示我们在为 CCG 患者做血浆置换前,应同时用患者的血清及血浆做低温及复温试验? 很值得考虑。

(二) 肾脏替代治疗

CCG 导致的急性肾衰竭及终末期肾病(end-stage renal disease,ESRD)患者都能进行透析治疗。CCG 所致 ESRD 患者能否进行肾移植治疗? 目前尚无报道,不过肾移植后移植肾的 CCG 复发仍是需要关注的问题。

参考文献

[1] NICHOLAS COSSEY L, DVANAJSCAK Z, LARSEN C P. A diagnostician′s field guide to crystalline nephropathies [J]. Semin Diagn Pathol, 2020, 37 (3): 135-142.

[2] WEE C L P, LIM J H L, LEE J S S. Cryocrystalglobulinemia-an uncommon cutaneous presentation of multiple myeloma and novel finding of transepidermal elimination of crystals [J]. Am J Dermatopathol, 2021, 43 (12): e241-e244.

[3] DELYRIA P A, AVEDSCHMIDT S E, YAMADA C, et al. A case of cryocrystalglobulinemia [J]. Transfusion, 2016, 56 (7): 1678-1679.

[4] MILLS L E, BRETTMAN L R, JENTOFT J E, et al. Crystallocryo-globulinemia resulting from human monoclonal antibodies to albumin [J]. Ann Intern Med, 1983, 99 (5): 601-604.

[5] GROSSMAN J, ABRAHAM G N, LEDDY J P, et al. Crystalglobulinemia [J]. Ann Intern Med, 1972, 77 (3): 395-400.

[6] KALDERON A E, BOGAARS H A, DIAMOND I, et al. Ultrastructure of myeloma cells in a case with crystalcryoglobulinemia [J]. Cancer, 1977, 39 (4): 1475-1481.

[7] CUMMINGS F J, PARK C H, BOGAARS H A, et al. Successful therapy of crystalcryoglobulinemia: a case report [J]. Med Pediatr Oncol, 1979, 7 (2): 181-190.

［8］ LUKITSCH O, GEBHARDT K P, KÖVARY P M. Follicular hyperkeratosis and cryocrystalglobulinemia syndrome. Occurrence in a patient with multiple myeloma [J]. Arch Dermatol, 1985, 121 (6): 795-798.

［9］ PAPO T, MUSSET L, BARDIN T, et al. Cryocrystalglobulinemia as a cause of systemic vasculopathy and widespread erosive arthropathy [J]. Arthritis Rheum, 1996, 39 (2): 335-340.

［10］ DOTTEN D A, PRUZANSKI W, OLIN J, et al. Cryocrystalglobulinemia [J]. Can Med Assoc J, 1976, 114 (10): 909-912.

［11］ SCHOENGEN A, SCHREINER T, ANSELSTETTER V, et al. Cryocrystal-globulinemia: pH-dependent precipitation of a monoclonal IgG-kappa-immunoglobulin [J]. Blut, 1989, 58 (5): 255-260.

［12］ LEFLOT S, LEROY P, DEMOULIN N, et al. Crystalglobulin-associated kidney disease: a case report and literature review [J]. Kidney Med, 2022, 4 (5): 100445.

［13］ 费阳, 陆捷, 张洪波, 等. 以微血管栓塞为首发表现晶体型冷球蛋白血症一例报告并文献复习 [J]. 中华血液学杂志, 2019, 40 (10): 856-858.

［14］ KRAUSE J R, NITIYANANT P, RABIN B S. Cryocrystalglobulinemia in hairy cell leukemia [J]. Cancer, 1978, 42 (6): 2798-2801.

［15］ JENTOFT J E, DEARBORN D G, BERNIER G M. Characterization of a human cryoglobulin complex: a crystalline adduct of a monoclonal immunoglobulin G and albumin [J]. Biochemistry, 1982, 21 (2): 289-294.

［16］ MCCABE P, AGARWAL N, JOHNSON R. Small bowel ulcers from cryocrystal-globulinemia [J]. Clin Gastroenterol Hepatol, 2020, 18 (1): e2.

［17］ D'COSTA M R, DALVIN L A, MANOHAR S, et al. Crystalglobulin-induced nephropathy and keratopathy [J]. Kidney Med, 2019, 1 (2): 71-74.